KNAUR.LEBEN

Über den Autor:
Pim van Lommel, geboren 1943, war als Kardiologe in leitender Position im Rijnstate-Krankenhaus in Arnhem tätig. Seit 1986 untersucht er Nahtoderfahrungen aus wissenschaftlicher Sicht. Er ist Mitbegründer der niederländischen Sektion der International Association for Near-Death Studies.

Inhalt

Verlassen des Körpers oder außerkörperliche Erfahrungen (AKE) | Beispiel einer NTE im Kindesalter

Informationsübertragung durch die DNA | DNA, Vererbung und Bewusstsein | Fernkommunikation mit Zellen | Transplantiertes Gedächtnis | Fazit

1. Einleitung

Alle Wissenschaft ist Erfahrungswissenschaft,
alle Theorie gründet auf Wahrnehmung, eine einzige Tatsache
kann ein ganzes System stürzen.[1]
Arzt und Autor Frederik van Eeden, 1860–1932

Wie es begann

Wir schreiben das Jahr 1969. Auf der Herzintensivstation wird plötzlich Alarm ausgelöst. Das Elektrokardiogramm eines Herzinfarktpatienten zeigt auf dem Monitor eine völlig gerade Linie. Er hat einen Herzstillstand. Zwei Pflegekräfte eilen zu dem mittlerweile nicht mehr ansprechbaren Patienten und schließen schnell die Vorhänge um sein Bett. Eine beginnt mit externer Herzmassage, die andere schiebt dem bewusstlosen Patienten ein kurzes Röhrchen in den Mund und verabreicht ihm über eine Maske, die sie ihm über den Mund legt, zusätzlichen Sauerstoff. Eine dritte Pflegekraft eilt mit dem Reanimationswagen herbei, auf dem ein Defibrillator steht. Er wird aufgeladen, die Elektroden werden mit Gel bestrichen und die Brust des Patienten wird entblößt. Alle nehmen die Hände vom Bett und lassen den Patienten los, dann wird er defibrilliert – er erhält einen Stromstoß auf die Brust. Keine Reaktion. Herzmassage und externe Beatmung werden wieder aufgenommen und in Absprache mit dem Arzt wird der Infusion ein weiteres Medikament beigegeben. Dann wird der Patient ein weiteres Mal defibrilliert. Nun baut sich sein Herzrhythmus wieder auf und nach circa einer Minute erwacht er aus seiner etwa vierminütigen Bewusstlosigkeit – zur großen Erleichterung der Pflegekräfte und des diensthabenden Arztes. Der diensthabende Arzt war ich. Ich hatte in diesem Jahr meine Ausbildung zum Kardiologen begonnen.

Nach der gelungenen Reanimation waren alle zufrieden, bis auf den Patienten. Obwohl man ihn erfolgreich wiederbelebt hatte, war er zum Erstaunen aller sehr enttäuscht. Er erzählte von einem Tunnel, von Farben, einem Licht, einer wunderschönen Landschaft und von Musik. Er war aufgewühlt. Den Begriff Nahtoderfahrung (NTE) gab es damals noch nicht, und bis dahin hatte ich auch noch nie gehört, dass sich jemand an die Zeit seines Herzstillstands erinnern konnte. In meinem Studium hatte ich gelernt, dass so etwas völlig unmöglich sei: Bewusstlose haben kein Bewusstseinserleben. Das gilt für Patienten mit Herzstillstand ebenso wie für Komapatienten. Denn während eines Herzstillstands ist ein Patient bewusstlos, er atmet nicht mehr und er hat weder messbaren Puls noch Blutdruck. Auch beim Ausfall aller Hirnfunktionen kann man keine Bewusstseinserlebnisse haben und sich daher auch nicht an solche Momente erinnern.

(Nah-)Tod im Krankenhaus

1966, als sich externe Herzmassage und zusätzliche Sauerstoffzufuhr in Kombination mit externer Defibrillation (der Verabreichung eines Stromstoßes) als neue, effektive Behandlungsmethoden für Patienten mit einem Herzstillstand erwiesen hatten, wurden die ersten Herzintensivstationen in den Niederlanden eingerichtet. Für Herzinfarktpatienten ist Herzstillstand nach wie vor die häufigste Todesursache. Jährlich sterben in den Niederlanden etwa 40 000 Menschen daran. Seit es die modernen Möglichkeiten der Reanimation gibt und Herzintensivstationen eingerichtet wurden, hat sich die Sterblichkeitsrate bei Herzinfarkten deutlich verringert. Heutzutage ist es längst keine Seltenheit mehr, dass Patienten einen Herzstillstand dank einer Reanimation überleben.

Als Kardiologe wurde ich nahezu täglich mit dem Thema Tod konfrontiert. Als Arzt ist man fast dazu gezwungen, sich über alle möglichen emotionalen, philosophischen und physiologischen Aspekte von Leben und Tod Gedanken zu machen. Dennoch beginnt man oft erst dann ernsthaft darüber nachzudenken, wenn man in seinem persönlichen Umfeld von dem Tod eines Familienmitglieds betroffen ist. In meinem Fall handelte es sich um den Tod meiner 62-jährigen Mutter und meines 41 Jahre alten Bruders.

Ich hatte den 1969 erfolgreich reanimierten Patienten mit seinen Erinnerungen an die Zeit seines Herzstillstands nie vergessen, mich aber seit der Zeit auch nicht mehr damit beschäftigt. Bis ich 1986 George Ritchies Buch über Nahtoderfahrungen mit dem Titel *Rückkehr von morgen* las.[2] Ritchie hatte 1943 als Medizinstudent eine doppelseitige Lungenentzündung und war einige Zeit klinisch tot. Damals wurden Antibiotika wie Penicillin noch nicht in dem Umfang wie heute verordnet. Nach einer Krankheitsphase mit sehr hohem Fieber, die mit extremer Atemnot einherging, starb er: Seine Atmung setzte aus und er hatte keinen fühlbaren Puls mehr. Ein Arzt erklärte ihn für tot und bedeckte ihn mit einem Laken. Einer der Krankenpfleger war vom Tod dieses Medizinstudenten jedoch so erschüttert, dass er den diensthabenden Arzt überredete, Ritchie auf Herzhöhe eine Adrenalininjektion in den Brustraum zu verabreichen – eine damals sicher ungewöhnliche Maßnahme. Nachdem George Ritchie etwa neun Minuten »tot« war, kam er zum großen Erstaunen von Arzt und Pfleger wieder zu Bewusstsein. Es zeigte sich, dass er während seiner Bewusstlosigkeit, in der Zeit, in der man ihn für tot erklärt hatte, eine sehr umfassende Erfahrung gemacht hatte. Zahlreiche Details waren ihm in Erinnerung geblieben. Zunächst war es ihm weder möglich noch brachte er den Mut auf, überhaupt darüber zu sprechen. Später beschrieb er seine Erlebnisse während dieser neun Minuten in einem Buch. Nachdem er sein Studium abgeschlossen hatte, schilderte er seine Erfahrungen in den Vorlesungen, die er als Psychiater vor Medizinstudenten hielt. Einer der anwesenden Studenten war Raymond Moody. Er fand diese Schilderungen so faszinierend, dass er begann, sich eingehender mit Erlebnissen in gesundheitlich kritischen Situationen zu beschäftigen. Mit seinem Buch *Leben nach dem Tod* schrieb er 1975 einen Weltbestseller.[3] Darin gebraucht Moody zum ersten Mal den Begriff Near-Death Experience (NDE), der im Deutschen mit Nahtoderfahrung (NTE) übersetzt wird.

Nachdem ich George Ritchies Buch gelesen hatte, ließ mich die Frage nicht mehr los, wie bei Patienten während eines Herzstillstands ein Bewusstseinserleben möglich war und ob so etwas häufiger vorkam. Daher begann ich 1986 systematisch alle Patienten, die je in der Poliklinik, in der ich tätig war, reanimiert worden waren, zu befragen, ob sie Erinnerungen an die Zeit ihres Herzstillstands hätten. Und ich war nicht wenig erstaunt, dass mir von fünfzig Patienten, die in der Vergangenheit einen Herzstillstand überstanden hatten, zwölf von derartigen Nahtoderfahrungen berichteten. Bis dahin hatte ich, außer in diesem ersten Fall im Jahr 1969, nie wieder von solchen Erfahrungen gehört. Aber ich hatte auch nicht danach gefragt, weil ich dafür einfach nicht aufgeschlossen war. Doch die zahlreichen Berichte, die ich nun zu hören bekam, weckten meine Neugier. Denn schließlich ist es nach dem heutigen Stand der Medizin nicht möglich, Bewusstsein zu erfahren, wenn das Herz nicht mehr schlägt.

Während eines Herzstillstands ist ein Patient klinisch tot. Als klinischen Tod bezeichnet man eine Phase der Bewusstlosigkeit, die auf eine unzureichende Blutversorgung des Gehirns bei Kreislaufversagen und/oder Atemstillstand zurückgeht. Wenn man in einer solchen Situation nicht innerhalb von fünf bis zehn Minuten mit der Reanimation beginnt, kommt es zu einer irreparablen Schädigung der Gehirnzellen. Die Wahrscheinlichkeit, dass der Patient stirbt, ist selbst dann sehr hoch, wenn durch eine spätere Wiederbelebung der Herzrhythmus wieder in Gang gebracht werden kann.

Fragen zu Hirnfunktionen und Bewusstsein

Für mich begann alles mit Neugier. Damit, dass ich Fragen stellte und nach einer möglichen Erklärung für objektive Tatbestände und subjektive Erfahrungen suchte. Das Phänomen Nahtoderfahrung warf für mich eine Reihe grundsätzlicher Fragen auf. Eine NTE ist ein spezieller Bewusstseinszustand, der während eines drohenden oder wirklichen körperlichen Todes oder bei Todesangst auftritt. Wie und warum kommt es zu einer Nahtoderfahrung? Wie entstehen ihre Inhalte? Warum bewirken sie derartig tief greifende Veränderungen im Leben der Betroffenen? Mit einigen Antworten auf diese Fragen konnte ich mich nicht zufriedengeben, weil sie mir lückenhaft, falsch oder unbegründet erschienen. Ich wurde in einer akademischen Welt ausgebildet, in der man mich lehrte, dass es für alles eine reduktionistische und materialistische Erklärung gibt. Ein Standpunkt, dem ich bis dahin diskussionslos zugestimmt hatte.

Durch meine tiefer gehende Beschäftigung mit den persönlichen, psychologischen, gesellschaftlichen und wissenschaftlichen Aspekten von Nahtoderfahrungen gewannen auch andere, grundlegendere Fragen für mich an Bedeutung: Wer bin ich? Warum bin ich hier? Worin liegt der Ursprung meines Lebens? Wann und wie wird mein Leben enden? Und was bedeutet der Tod für mich? Geht mein Leben nach dem Tod noch weiter? Zu allen Zeiten, in allen Kulturen und in jeder Lebensphase – bei der Geburt eines Kindes oder Enkelkindes, bei der Konfrontation mit dem Sterben oder in einer ernsten Krise – stellt man sich diese Fragen zum Wunder der Geburt und zum Mysterium des Todes immer wieder neu. Aber nur selten erhält man darauf eine befriedigende Antwort. Was immer sich in unserem Leben ereignet, wie wir uns auch entwickeln, welche Glücksfälle und Widrigkeiten uns im Laufe unseres Lebens auch begegnen, wie viel Ruhm, Macht und Reichtum wir auch erlangen, der Tod bleibt immer gegenwärtig. Alles, was wir um uns anhäufen, wird in nicht allzu ferner Zukunft verloren gehen. Geburt und Tod sind Realitäten, die sich in jeder Sekunde unseres Lebens ereignen, denn unser Körper ist einem ständigen Prozess von Werden und Vergehen unterworfen.

Manche Wissenschaftler glauben, es gebe keine unlösbaren, sondern nur falsch gestellte Fragen. 2005 erschien zum Jubiläum der Zeitschrift *Science* eine Sonderausgabe mit 125 Fragen, auf die die Wissenschaft bisher noch keine Antworten gefunden hat.[4] Auf die wichtigste unbeantwortete Frage: *Woraus besteht das Universum?*, folgte direkt: *Welche biologische Grundlage hat das Bewusstsein?*

Ich würde diese zweite Frage anders formulieren, nämlich: *Hat das Bewusstsein überhaupt eine biologische Grundlage?* Darüber hinaus können wir in unserem Bewusstsein zeitliche von zeitlosen Aspekten unterscheiden. Eine weitere Frage wäre demnach: *Können wir denn von einem Anfang unseres Bewusstseins sprechen? Und gelangt unser Bewusstsein je an ein Ende?*

Diese Fragen können wir nur dann beantworten, wenn wir eine bessere Einsicht in den Zusammenhang von Hirnfunktionen und Bewusstsein erlangen. Dazu müssen wir zunächst untersuchen, ob es Hinweise für ein Bewusstseinserleben im Schlaf, im Koma, während eines Hirntods oder eines klinischen Tods, im Sterbeprozess und schließlich nach dem endgültigen Ableben gibt. Wenn sich diese Fragen positiv beantworten lassen, müssen wir nach wissenschaftlichen Erklärungen dafür suchen, warum dies möglich ist, und wir müssen den Zusammenhang zwischen Hirnfunktionen und Bewusstsein in diesen verschiedenartigen Situationen näher betrachten. Das führt zu einer ganzen Reihe weiterer Fragen, die in diesem Buch zur Sprache kommen werden:

- Wo bin ich, wenn ich schlafe? Kann mir im Schlaf noch etwas bewusst sein?
- Offensichtlich kann man Bewusstsein manchmal auch während einer Narkose erleben. Wie lässt es sich erklären, dass einige Patienten im Nachhinein genau schildern können, was während einer Narkose – meist dann, wenn es bei ihrer Operation zu Komplikationen kam – gesagt oder getan wurde?
- Kann man bei einem Patienten, der im Koma liegt, noch von Bewusstsein sprechen? Ein in der Zeitschrift *Science* erschienener Artikel befasste sich mit der Frage, ob sich Bewusstsein bei Patienten nachweisen lasse, die sich im vegetativen Status befinden.[5] Dies ist eine Form des Komas, in der Spontanatmung und Gehirnstammreflexe noch funktionieren. Bei einer Gehirnuntersuchung ließen sich bei einer betroffenen Patientin als Reaktion auf die mündlich formulierten Instruktionen, sich bestimmte Tä-

tigkeiten wie Tennisspielen oder einen Gang durch das eigene Haus vorzustellen, die gleichen Veränderungen nachweisen wie bei gesunden Probanden. Dies lässt sich nur so interpretieren, dass die Patientin die mündlichen Aufforderungen nicht nur verstanden, sondern ihnen auch Folge geleistet hat, trotz ihres Zustandes. Die Untersuchung bewies, dass diese Patientin sich im Koma sowohl ihrer selbst als auch ihrer Umgebung bewusst war. Die Schädigung ihres Gehirns hinderte sie aber daran, ihrer Außenwelt ihre Gefühle und Gedanken unmittelbar mitzuteilen. Auch Alison Korthals Altes beschreibt in ihrem Buch *Uit coma,* wie sie ihre Familie und das Personal auf der Intensivstation wahrnahm, während sie nach einem schweren Verkehrsunfall drei Wochen im Koma lag.[6]

- Kann man einer Person, die für hirntot erklärt wird, noch Bewusstsein zusprechen? In seinem Buch *Droomvlucht in coma* beschreibt Jan Kerkhoffs, was er alles bewusst wahrgenommen hat, nachdem er von Neurologen aufgrund von Komplikationen nach einer Gehirnoperation für hirntot erklärt worden war.[7] Nur der Entscheidung seiner Familie gegen eine Organspende ist es zu verdanken, dass er in seinem Buch noch von diesen Erfahrungen berichten konnte, nachdem er zum allgemeinen Erstaunen nach drei Wochen im Koma wieder zu Bewusstsein kam.

- Ist ein Mensch, der hirntot ist, wirklich tot, oder setzt mit dem Hirntod erst ein Sterbeprozess ein, der Stunden, ja Tage dauern kann? Und was widerfährt dem Bewusstsein während dieses Sterbeprozesses?

- Kommt der klinische Tod dem Verlust von Bewusstsein gleich? Zahlreiche Berichte über Nahtoderfahrungen, die in diesem Buch versammelt sind, belegen, dass Menschen während eines Herzstillstands, also in einer Phase, in der sie klinisch tot sind, ein ungewöhnlich klares Bewusstsein erfahren[8] können.

- Kann man, nachdem jemand definitiv gestorben und der Körper erkaltet ist, noch von Bewusstsein sprechen? Auf diese letzte Frage möchte ich im Folgenden näher eingehen.

Gibt es Bewusstsein nach dem Tod?

Dem Tod nahe zu sein ist sicherlich nicht dasselbe, wie tot zu sein. Dennoch kann man sich fragen, ob Studien zur NTE nicht Hinweise darauf geben können, was mit dem Bewusstsein geschieht, wenn ein Mensch definitiv gestorben ist. Es ist wichtig, die Beantwortung der Frage, *ob* und gegebenenfalls *wie* ein Bewusstseinserleben nach dem Tod möglich ist, behutsam anzugehen. Wie können wir erahnen, was mit unserem Bewusstsein geschieht, wenn wir tot sind? Woher stammen unsere Vorstellungen vom Tod? Warum sollten wir uns eigentlich so intensiv mit dem Tod und mit dem, was es bedeuten könnte, tot zu sein, beschäftigen? Die Konfrontation mit dem Tod wirft unmittelbar Fragen auf, denn der Tod ist in unserer Gesellschaft immer noch ein Tabu. Obwohl es »todsicher« ist, dass jeden Tag Menschen sterben.

An dem Tag, an dem Sie dieses Buch lesen, werden in den Niederlanden etwa 375 Menschen sterben, jährlich also dort ungefähr 135000 und weltweit siebzig Millionen. In Deutschland sterben täglich circa 2500 Menschen, jährlich demnach 900000. Da auf der Welt jedoch mehr Menschen geboren werden als sterben, nimmt die Weltbevölkerung immer noch zu. So werden in den Niederlanden täglich durchschnittlich 515 Kinder geboren. Sterben ist genauso alltäglich wie geboren werden. Wir aber haben den Tod aus unserer Gesellschaft verbannt. Immer häufiger verleben Menschen ihre letzten Tage in Krankenhäusern und Pflegeheimen, auch wenn sich in jüngster Zeit glücklicherweise eine Tendenz abzeichnet, das Leben zu Hause oder in Hospizen zu beschließen.

Was ist Tod? Was ist Leben? Und was wird geschehen, wenn ich tot bin? Warum fürchten sich die meisten Menschen so sehr vor dem Tod? Nach einer schweren Leidenszeit kann der Tod doch auch eine Befreiung sein. Warum empfinden Ärzte den Tod eines Patienten immer noch als medizinisches Versagen? Weil der Patient nicht am Leben bleibt? Warum darf man an einer ernsten, terminalen Krankheit nicht mehr »einfach« sterben, warum muss man sich vorher noch mit Hilfe von Schläuchen und Infusionen künstlich ernähren und beatmen lassen? Warum entscheiden sich Patienten im Endstadium einer lebensbedrohlichen Krankheit manchmal doch noch für eine Chemotherapie, durch die sich ihr Leben vielleicht um eine kurze Frist verlängert, sich die Qualität der verbleibenden Lebenszeit aber längst nicht immer erhöht. Warum liegt uns so viel daran, den Tod hinauszuzögern, koste es, was es wolle? Der Arzt möchte das Leben des Patienten so lange wie möglich erhalten, und oft ist dies auch der Wunsch des Patienten, der trotz aller Einschränkungen, Schmerzen und Beklommenheit noch weiterleben will. Liegt in der Angst vor dem Tod die wichtigste Ursache für dieses Verhalten? Und rührt diese Angst nicht aus der Unwissenheit über die Bedeutung des Todes? Haben wir eigentlich die richtigen Vorstellungen vom Tod? Ist mit dem Tod wirklich alles zu Ende?

Auch in der medizinischen Ausbildung wird der Frage nach der Bedeutung des Todes kaum Beachtung geschenkt. Die meisten Ärzte machen sich während ihres Studiums nur wenige Gedanken darüber. Trotzdem ist der Tod gegenwärtig. In einem lebendigen Körper sterben pro Sekunde 500 000 Zellen, das sind dreißig Millionen in der Minute und fünfzig Milliarden am Tag. Ebenso viele Zellen bilden sich jedoch täglich wieder neu, sodass man alle paar Jahre einen fast völlig neuen Körper hat. Der Zelltod ist mit dem körperlichen Tod also nicht gleichzusetzen. Im Laufe des Lebens verändert sich unser Körper ständig, in jeder Sekunde, ohne dass es uns bewusst ist oder wir etwas davon merken. Wodurch erhält ein sich ständig wandelnder Körper Kontinuität? Zellen sind Bausteine, vergleichbar den Bausteinen eines Hauses: Aber wer entwirft den Bauplan, wer koordiniert die Bauarbeiten? Sicher nicht die Bausteine selbst. Daraus ergibt sich logischerweise die Frage: Wie kommt in jeder Sekunde des Lebens der Bau und die Koordination des sich immerzu wandelnden Körpers zustande?

Biochemisch und physiologisch funktioniert jeder Körper gleich, dennoch sind alle Menschen verschieden. Wodurch entstehen diese Unterschiede? Sie werden nicht nur von körperlichen Äußerlichkeiten bestimmt. Jeder unterscheidet sich vom anderen in seinem Charakter, seinen Gefühlen und Stimmungen, seiner Intelligenz, seinen Interessen, Vorstellungen und Bedürfnissen. Das Bewusstsein spielt bei der Ausprägung dieser Unterschiede eine große Rolle. Daher stellt sich die Frage: *Ist* der Mensch sein Körper oder *hat* er einen Körper?

Etwas mehr als die Hälfte der niederländischen Bevölkerung ist fest davon überzeugt, dass mit dem Tod alles zu Ende geht.[9] Sie sind der Meinung, dass der körperliche Tod sowohl unserer Identität, unseren Gedanken und Erinnerungen als auch unserem Bewusstsein ein Ende setzte. Ungefähr 40 bis 50 Prozent glauben dagegen an eine Art Weiterleben nach dem Tod. Viele stellen sich erst dann die Frage, ob ihre Vorstellungen vom Tod richtig sind, wenn sie durch einen Todesfall, ein schweres Unglück oder eine lebensbedrohliche Krankheit in der Familie oder im engeren Freundeskreis mit der eigenen Sterblichkeit konfrontiert werden.

Die eingehende Beschäftigung mit dem, was man im Laufe der Geschichte – zu allen Zeiten, in allen Kulturen und Religionen – über den Tod gedacht und geschrieben hat, versetzt uns in die Lage, uns ein anderes oder besseres Bild vom Tod zu machen. Dazu können jedoch auch Erkenntnisse der neuesten wissenschaftlichen Studien zur Nahtoderfahrung beitragen. Die meisten Menschen haben nach einer NTE überhaupt keine Angst mehr vor dem Tod. Durch eigene Erfahrung sind sie zu der Einsicht gelangt, dass mit dem Tod nicht alles endet und dass es ein persönliches Weiterleben gibt. So schrieb mir jemand, der eine NTE erlebt hatte:

»Es liegt jenseits meiner Möglichkeiten, über etwas zu diskutieren, was nur der Tod beweisen kann. Für mich hat diese Erfahrung jedoch entscheidend zu meiner Überzeugung beigetragen, dass das Bewusstsein auch über das Grab hinaus Bestand hat. Dabei ist mir eines klar geworden: Zu sterben heißt nicht, tot zu sein, denn der Tod ist nur eine andere Form des Lebens.«

Menschen mit Nahtoderfahrung beschreiben den Tod nur als eine andere Form der Existenz, mit einem gesteigerten und erweiterten

Bewusstsein, das allgegenwärtig vorhanden und nicht länger an einen Körper gebunden ist.

Die Rolle der Wissenschaft
in der Bewusstseinsforschung

Nach Auffassung des Wissenschaftsphilosophen Ilja Maso wird in der Forschung der wissenschaftliche Ansatz am höchsten bewertet, der auf materialistischen, mechanistischen und reduktionistischen Annahmen beruht.[10] In diesen Bereich fließen die meisten Gelder, hier werden die attraktivsten Ergebnisse erzielt, und hier vermutet man auch die klügsten Köpfe. Je stärker eine Anschauung von diesem materialistischen Paradigma abweicht, desto niedriger sind ihr Stellenwert und ihr Prestige innerhalb dieser Hierarchie und desto geringer sind die Mittel, die diesen Forschungsprojekten zugeteilt werden. Erfahrungsgemäß fließen unverhältnismäßig viele Gelder in die oberen Bereiche der Hierarchie, obwohl es doch gerade in den geringer angesehenen Forschungsgebieten um das geht, was den Menschen ausmacht, seine Probleme und Nöte.[11] Wahre Wissenschaft beschränkt sich nicht auf materialistische, also einengende Annahmen, sondern ist neuen, anfangs bisweilen unerklärlichen Phänomenen gegenüber aufgeschlossen und betrachtet es als Herausforderung, auch für sie Erklärungsansätze zu finden. Maso spricht von einer »umfassenden Wissenschaft«. Sie schafft Raum für Ideen, die besser zu unseren Versuchen passen, Informationen über subjektive Aspekte der Welt und uns selbst zu gewinnen, als es mittels der gegenwärtig dominierenden materialistischen Grenzziehung möglich ist.[12] Der Psychologe Abraham H. Maslow (1908–1970) hat eine gelungene Definition für den Begriff einer umfassenden Wissenschaft vorgeschlagen:

»Wenn es eine Erste Grundregel für die Wissenschaft gibt, so besteht diese meiner Meinung nach darin, daß man der gesamten Wirklichkeit, allem was existiert, allem was geschieht, einen Platz einräumen sollte, um es zu beschreiben. Vor allem anderen muß die Wissenschaft alles einbeziehen und all-umfassend sein. Sie muß selbst das in ihren Zuständigkeitsbereich aufnehmen, was sie nicht zu verstehen oder zu erklären vermag, das, wofür keine Theorie existiert, was man nicht messen, voraussagen, kontrollieren oder einordnen kann. Sie muß selbst das Widersprüchliche und Unlogische, das Mysteriöse, Vage, Zweideutige, Archaische, das Unbewußte und all die anderen Aspekte unseres Lebens akzeptieren, die schwer mitzuteilen sind. In ihrer besten Ausprägung ist sie für alles aufgeschlossen und schließt nichts aus; sie hat keine ›Zulassungsbedingungen‹.«[13]

Nach Auffassung des amerikanischen Wissenschaftsphilosophen Thomas Kuhn (1922–1996) ist das Gros der Wissenschaftler noch immer darum bemüht, Theorie und Fakten möglichst gut an das von vornherein anerkannte (materialistische) Paradigma anzugleichen. Unter einem Paradigma versteht er hierbei die Gesamtheit der »von Wissenschaftlern geteilten Glaubensüberzeugungen«.[14] Alle Forschungsergebnisse, die sich nicht im Rahmen des derzeitigen Weltbilds erklären lassen, werden als »anormale Phänomene« betrachtet. Denn sie bedrohen das bestehende Paradigma und laufen den Erwartungen zuwider, die aufgrund der vorherrschenden Überzeugungen bestehen. Aus diesem Grund werden diese Phänomene zu Anfang auch übersehen, ignoriert, als Irrtümer verworfen oder ins Lächerliche gezogen. Nahtoderfahrungen sind solche anormalen Phänomene. Sie eröffnen uns die Möglichkeit, dass bestehende wissenschaftliche Theorien entweder an sie angepasst oder durch neue Konzepte ersetzt werden. Neue Theorien, die sich nicht in das vorherrschende materialistische Paradigma einfügen, werden meist jedoch nicht gerade mit Begeisterung aufgenommen und schwer akzeptiert. Noch immer gilt der Satz des Psychiaters Ian Stevenson (1918–2007): »Schon sehr oft sagte man, nichts sei den Leuten so unangenehm wie eine neue Idee, und ich glaube, das gilt erst recht für Wissenschaftler.«

Die meisten Neurowissenschaftler, Psychologen, Psychiater und Philosophen, die sich eingehend mit Bewusstseinsforschung beschäftigen, sind noch immer der Meinung, Bewusstsein sei materialistisch und reduktionistisch erklärbar. Zum Beispiel vertritt der bekannte Philosoph Daniel Dennett die weitverbreitete Auffassung, Bewusstsein sei nichts anderes als Materie; daher sei unsere subjektive Erfahrung, dass unser Bewusstsein etwas rein Persönliches ist und sich von anderen unterscheidet, reine Illusion.[15] Bewusstsein geht nach Meinung dieser Wissenschaftler ausschließlich aus der Materie unseres Gehirns hervor. Träfe diese Annahme zu, wäre jede Bewusstseinserfahrung nur das Produkt einer Maschine, die von den Gesetzmäßigkeiten der klassischen Physik und Chemie gelenkt würde, sodass unser Verhalten ausnahmslos das Werk der Nervenzellen im Gehirn wäre. Die Idee beinhaltet natürlich auch, dass der Glaube an einen freien Willen eine Illusion ist. Ein Standpunkt, der weitreichende Auswirkungen auf das Konzept der moralischen Verantwortung und der persönlichen Freiheit hat.

Die Notwendigkeit eines Neuansatzes

> Wenn man die allgemein akzeptierte Regel entkräften will, dass alle Krähen schwarz sind …, genügt es, zu beweisen, dass es wenigstens eine weiße Krähe gibt.
> *William James, Psychologe und Philosoph, 1842–1910*

Wenn in empirisch-wissenschaftlichen Studien Phänomene beobachtet oder Fakten bestimmt werden, die *nicht* mit heutigen wissenschaftlichen Theorien übereinstimmen, sollte man diese neuen Erkenntnisse nicht bestreiten, verschweigen oder gar der Lächerlichkeit preisgeben, wie es heute immer noch üblich ist. Neue Resultate sollten vielmehr dazu führen, dass bestehende Theorien erweitert, angepasst oder, wenn nötig, auch verworfen werden. Zur Erforschung unseres Bewusstseins und zum besseren Verständnis seiner Wirkungsweise brauchen wir neue Denkschemata und neue Formen der Wissenschaft. Einige Wissenschaftler, wie der australische Philosoph David Chalmers, zeigen eine größere Offenheit und nehmen das Thema Bewusstsein ernst: »Das Bewusstsein stellt uns vor eines der erschütterndsten Probleme der modernen Wissenschaft. Nichts ist uns so vertraut wie eine bewusste Erfahrung, dennoch ist nichts schwieriger, als für sie eine gute Erklärung zu finden.«[16] Chalmers hat sich auf Bewusstseinsfragen spezialisiert und eine gute Übersicht über die unterschiedlichen Theorien, die gegenwärtig zur Erklärung des Zusammenhangs zwischen Bewusstsein und Gehirn bestehen, zusammengestellt.[17] Diese Darstellung wird in einem der späteren Kapitel dieses Buches noch ausführlicher zur Sprache kommen.

Auch in der Vergangenheit entstanden immer dann neue Formen der Wissenschaft, wenn sich Phänomene mit den bestehenden Auffassungen nicht mehr erklären ließen. So entstand zu Beginn des letzten Jahrhunderts die Quantenphysik, weil bestimmte Sachverhalte mit den Mitteln der klassischen Physik nicht erfassbar waren. Sie hat unser bisheriges materialistisches Weltbild, mit dem wir aufgewachsen sind, auf den Kopf gestellt. Die zögerliche Aufnahme ihrer neuen Erkenntnisse ist dieser reduktionistischen Weltanschauung geschuldet. Nach Auffassung einiger Quantenphysiker wird dem Bewusstsein sogar eine entscheidende Rolle bei der Konstruktion und der Wahrnehmung der Außenwelt zuerkannt. Diese noch nicht allgemein akzeptierte Interpretation schließt auch die These ein, dass unsere Realitätsvorstellung auf Informationen beruht, die wir in unserem Bewusstsein empfangen. Aufgrund dieser Erkenntnis wandelt sich die moderne Wissenschaft zu einer subjektiven Wissenschaft, für die das Bewusstsein grundlegende Bedeutung besitzt. Der Quantenphysiker Werner Heisenberg (1901 bis 1976) erläuterte diesen Paradigmenwechsel auf folgende Weise:

»Die Naturwissenschaft steht nicht mehr als Beschauer vor der Natur, sondern erkennt sich selbst als Teil dieses Wechselspiels zwischen Mensch und Natur. Die wissenschaftliche Methode des Aussonderns, Erklärens und Ordnens wird sich der Grenzen bewusst, die ihr dadurch gesetzt sind, dass der Zugriff der Methode ihren Gegenstand verändert und umgestaltet, dass sich die Methode also nicht mehr vom Gegenstand distanzieren kann.«[18]

Die Art und Weise, in der Aspekte des Bewusstseins während einer NTE erlebt werden, ist mit den Konzepten der Quantenphysik vergleichbar oder steht in Analogie zu ihnen. Die Quantenphysik kann das Bewusstsein natürlich nicht erklären, aber sie kann in Verbindung mit den Ergebnissen und Schlussfolgerungen der Studien zur Nahtoderfahrung dazu beitragen, den Übergang oder die Schnittstelle zwischen Bewusstsein und Gehirn besser zu verstehen.

Wissenschaft heißt Fragen stellen aus einer offenen Geisteshaltung heraus

Meiner Meinung nach muss die heutige Wissenschaft ihre Annahmen über das Wesen der wahrnehmbaren Wirklichkeit einer erneuten Prüfung unterziehen. Denn die derzeitigen Theorien haben zu einer Vernachlässigung oder Leugnung wichtiger Bewusstseinsbereiche geführt. Die heutige Wissenschaft geht größtenteils noch von einer Wirklichkeit aus, die ausschließlich auf materiell wahrnehmbaren Daten basiert. Dabei sind wir uns intuitiv doch dessen bewusst, dass neben dem objektiv und sinnlich Wahrnehmbaren auch subjektive Aspekte wie Empfindungen, Eingebungen und Intuitionen von Bedeutung sind. Mit den wissenschaftlichen Techniken der Gegenwart lassen sich Bewusstseinsinhalte weder messen noch nachweisen. Wir können wissenschaftlich nicht feststellen, dass jemand verliebt ist oder ein bestimmtes Musikstück oder Gemälde schön findet. Nur die chemischen, elektrischen oder magnetischen Veränderungen der Gehirntätigkeit lassen sich messen. Inhalte von Gedanken, Empfindungen und Gefühlen sind so nicht erfassbar. Mit einer rein materialistischen Forschungsmethodik lässt sich nichts über den Inhalt unseres Bewusstseins aussagen. Wäre uns unser Bewusstsein nicht aus unserer unmittelbaren Erfahrung bekannt, könnten wir Gedanken und Gefühle nicht wahrnehmen. Man muss sich darüber im Klaren sein, dass unser Bild von der Welt ausschließlich aus unserer eigenen Wahrnehmung äußerer, messbarer und reproduzierbarer Phänomene abgeleitet ist. Denn eine andere Möglichkeit gibt es nicht. So erschafft sich jeder

Mensch aufgrund seines Bewusstseins seine eigene Wirklichkeit. Wenn man verliebt ist, erscheint einem die Welt wunderbar, ist man dagegen depressiv, gleicht dieselbe Welt einem Jammertal. Die »objektive« Außenwelt besteht allein aus dem Bild, das wir in unserem eigenen Bewusstsein konstruiert haben. So hält jeder sein eigenes Weltbild aufrecht. Genau diesen Gedanken können die meisten Wissenschaftler nur schwer akzeptieren.

Endloses Bewusstsein

Aufgrund prospektiver Studien zur Nahtoderfahrung, neuerer Erkenntnisse der neurophysiologischen Forschung und der Entdeckungen der Quantenphysik bin ich zu der festen Überzeugung gelangt, dass das Bewusstsein weder an eine bestimmte Zeit noch an einen bestimmten Ort gebunden ist. Dieses Phänomen nennt man Nicht-Lokalität. In einem solchen Raum, in dem Vergangenheit, Gegenwart und Zukunft gleichzeitig existieren und zugänglich sind, ist das vollkommene und endlose Bewusstsein allgegenwärtig. Es ist ständig um uns herum und in uns präsent. Ein nicht-lokaler Raum und ein nicht-lokales Bewusstsein sind in der materiellen Welt theoretisch weder nachweisbar noch messbar.

Unser Gehirn und unser Körper dienen nur als eine Annahmestation. Sie empfangen einen Teil unseres gesamten Bewusstseins und unserer Erinnerungen in unserem Wachbewusstsein. Das nicht-lokale Bewusstsein umfasst jedoch viel mehr als unser Wachbewusstsein. Das Gehirn lässt sich mit einem Fernsehapparat vergleichen, der aus elektromagnetischen Feldern Informationen empfängt und sie zu Bildern und Tönen dekodiert. Zugleich ähnelt es einer Fernsehkamera, die Bild und Ton in elektromagnetische Wellen umwandelt beziehungsweise kodiert. Das Bewusstsein gibt Informationen an das Gehirn weiter und empfängt durch das Gehirn Informationen aus dem Körper und den Sinnesorganen. Die Funktion des Gehirns lässt sich mit der eines »Transceivers«, eines Sende-Empfängers vergleichen, denn es hat keine produktive, sondern eine befähigende Funktion: Es ermöglicht Bewusstseinserfahrungen. Zunehmend gibt es auch Hinweise darauf, dass das Bewusstsein die Prozesse und die Anatomie des Gehirns und des Körpers unmittelbar beeinflusst, ein Vorgang, in dem wahrscheinlich die DNA eine wichtige Rolle spielt (siehe Kapitel 12).

Die Vorstellung eines nicht-lokalen und endlosen Bewusstseins macht eine große Zahl außergewöhnlicher Bewusstseinserlebnisse, wie mystische und religiöse Erfahrungen, Sterbebettvisionen, peri- und postmortale Erlebnisse, eine erhöhte intuitive Sensibilität, prophetische Träume, Fernwahrnehmungen und den Einfluss des Bewusstseins auf die Materie, begreifbar. Man kann sich nur schwer der Schlussfolgerung entziehen, dass das endlose Bewusstsein schon immer unabhängig von unserem Körper existierte und auch zukünftig weiter existieren wird. Unser Bewusstsein hat weder einen Anfang noch wird es je ein Ende haben. Wir sollten die Möglichkeit ernstlich in Erwägung ziehen, dass der Tod ebenso wie die Geburt nur ein Übergang in einen anderen Bewusstseinszustand darstellen könnte und dass unser Körper zeit unseres Lebens als Schnittstelle oder Resonanzort fungiert.

Die Nahtoderfahrung: eine Brücke zwischen Wissenschaft und Spiritualität

Ich hoffe, dass die Leser diesem Buch empathisch und vorurteilslos begegnen. Indem es wissenschaftlich plausibel macht, dass das Bewusstsein nicht-lokal und daher allgegenwärtig ist, kann es zu einem neuen Verständnis unseres Bewusstseins und dessen Beziehung zum Gehirn beitragen. Ich weiß, dass dieses Buch nicht mehr als ein Ansatz für weitere Forschungen und Diskussionen sein kann, da wir bisher auf viele wichtige Fragen noch keine definitiven Antworten formulieren können. Zweifellos werden auch zukünftig viele Fragen zum Bewusstsein und zum Mysterium des Lebens unbeantwortet bleiben. Doch wenn sich außergewöhnliche Phänomene nachweisen lassen, muss ein rein materialistisches Paradigma in der Wissenschaft zur Diskussion gestellt werden. Eine Nahtoderfahrung ist ein solches außergewöhnliches Phänomen.

Das Bewusstsein ist noch immer ein großes Mysterium. Aber neue wissenschaftliche Theorien, die auf Forschungen zur NTE beruhen, können wesentlich zur Klärung einiger Fragen beitragen. Ein einziges ungewöhnliches Phänomen, das sich *nicht* mit Hilfe der allgemein akzeptierten Vorstellungen und Ideen erklären lässt, kann die Wissenschaft grundlegend verändern.

Die Lektüre dieses Buches wird vermutlich viele Fragen aufwerfen. Mir ist durchaus bewusst, dass einige der angesprochenen Themen für zahlreiche Leser neu, vielleicht sogar unvorstellbar sein werden, vor allem für diejenigen, die bisher noch nie etwas über Nahtoderfahrungen gehört oder gelesen haben. Doch die Hunderttausende, die selbst eine NTE durchlebt haben, werden in der Lektüre vieles wiedererkennen und darin eine deutliche Bestätigung finden.

Eine NTE ist einerseits eine existentielle Krise, andererseits eine eindringliche Lektion des Lebens. Die Veränderungen, die eine NTE bei vielen Menschen bewirkt, entstehen aus der bewussten Erfahrung einer Dimension, in der Zeit und Distanz nicht von Bedeutung sind, in der man in die Vergangenheit und Zukunft sehen kann, in der man sich eins mit sich fühlt, unendliches Wissen erlangt und bedingungslose Liebe erfährt. Diese Lebensveränderungen beruhen vor allem auf der Erkenntnis, dass Liebe und Achtsamkeit sich selbst, anderen und der Natur gegenüber zu den wichtigen Grundlagen des Lebens zählen. Nach einer NTE ist man sich bewusst, dass jeder und alles miteinander verbunden ist, dass jeder Gedanke Einfluss auf das eigene Ich und ebenso auf andere hat und dass unser Bewusstsein nach dem körperlichen Tod weiter existiert. Man erkennt, dass der Tod nicht das Ende ist.

Menschen mit Nahtoderfahrungen waren meine größten Lehrmeister. Die zahlreichen Gespräche, die ich mit ihnen führte, und meine ernsthafte Auseinandersetzung mit der möglichen Bedeutung einer NTE haben meine Sicht auf den Sinn des Lebens und des Todes verändert. Jeder kann aus den Erkenntnissen, die eine NTE vermittelt, eine Menge lernen. Man muss nicht selbst eine Nahtoderfahrung erleben, um neue Einsichten über das Leben und den Tod zu gewinnen.

Die Anerkennung neuer wissenschaftlicher Konzepte im Allgemeinen und der Idee eines endlosen Bewusstseins im Besonderen erfordert eine offene Haltung und den Mut, dogmatische Standpunkte aufzugeben. Das gilt natürlich nicht nur für die Wissenschaft, sondern auch für aktuelle Fragen, die in unserer modernen westlichen Gesellschaft von Bedeutung sind. Aus unserer offenen Haltung gegenüber den universellen Fragen zu Tod, Leben und Bewusstsein kann sich ein tief greifender Wandel unseres Menschenbildes entwickeln. Ich hoffe aufrichtig, dass dieses Buch dazu einen positiven Beitrag leisten kann.

Der Aufbau dieses Buches

Das *zweite Kapitel* enthält einen ausführlichen Bericht über eine NTE und ihre Bedeutung für das weitere Leben der Betroffenen. Nach einem kurzen historischen Überblick über die ersten wissenschaftlichen Studien zur NTE werden im *dritten Kapitel* die zwölf universell genannten Elemente einer NTE ausführlich dargestellt und mit anschaulichen Zitaten belegt. Im *vierten Kapitel* gehe ich auf die lebenslangen positiven Veränderungen ein, die nach den wenigen Minuten einer NTE während eines Herzstillstands geschildert werden. Auch die zahlreichen Probleme im Verarbeitungsprozess einer NTE kommen hier zur Sprache. Denn leider werden Menschen mit Nahtoderfahrungen noch allzu oft als Träumer, Phantasten, Aufschneider oder verwirrte Patienten abgestempelt. Das *fünfte Kapitel* ist den Nahtoderfahrungen bei Kindern gewidmet. Denn bei jüngeren Kindern ist es äußerst unwahrscheinlich, dass ihre Nahtoderfahrungen auf äußere Einflüsse zurückzuführen sind. Sie erinnern sich nach ihrer NTE an die gleichen Elemente wie Erwachsene, und sie unterscheiden sich nach einer NTE auffallend von ihren Altersgenossen.

Im *sechsten Kapitel* werden alle bisher vorliegenden wissenschaftlichen Erklärungen einer NTE besprochen und mit kritischen Anmerkungen versehen. Eine akzeptable Theorie, die eine NTE in der Gesamtheit erklären kann, muss zum einen den unterschiedlichen Situationen, in denen Nahtoderfahrungen auftreten, gerecht werden, zum anderen die sehr verschiedenartigen Elemente einer NTE einbeziehen. Im *siebten Kapitel* wende ich mich ausführlich unserer eigenen niederländischen Studie zur NTE zu, an der 344 Patienten, die einen Herzstillstand überlebt hatten, teilgenommen haben.[19] Die Resultate und Schlussfolgerungen dieser Studie werden mit drei ähnlichen Untersuchungen aus den USA und Großbritannien verglichen.[20] Aus diesen vier prospektiven Studien ergab sich zwingend die Schlussfolgerung, dass alle geschilderten Elemente einer NTE in der Phase eines Herzstillstands erlebt wurden, also in einem Zeitraum, in dem die Durchblutung des Gehirns vollkommen zum Erliegen gekommen war. Wie war das möglich? Im *achten Kapitel* beschreibe ich, was im Gehirn genau abläuft, wenn aufgrund eines Herzstillstands oder eines Kreislaufzusammenbruchs abrupt ein gravierender Sauerstoffmangel auftritt. Im *neunten Kapitel* gehe ich noch tiefer auf die normalen Abläufe der Gehirntätigkeit ein sowie auf die Begrenzungen, denen unsere heutigen wissenschaftlichen Vorstellungen von der Beziehung zwischen Gehirn und Bewusstsein unterliegen.

Das *zehnte Kapitel* thematisiert Begriffe und Erkenntnisse der Quantenphysik, die zu einem besseren Verständnis unseres Bewusstseins beitragen können. Das *elfte Kapitel* gibt einen theoretischen Überblick über die Beziehung zwischen Gehirn und Bewusstsein und diskutiert einige Ideen, die eine wissenschaftliche Erklärung für diese Beziehung anbieten könnten. Im *zwölften Kapitel* gehe ich auf neue Erkenntnisse zur möglichen Funktion der DNA im kontinuierlichen Veränderungsprozess unseres Körpers ein. Möglicherweise fungiert die DNA als Schnittstelle zwischen dem nicht-lokalen Bewusstsein und unserem Körper und spielt eine wesentliche Rolle bei der Koordination der Zellen untereinander, der Zellsysteme, der Organe und des gesamten Organismus. Im *dreizehnten Kapitel* beschreibe ich detailliert die unterschiedlichen

Aspekte des nicht-lokalen oder endlosen Bewusstseins, die sich dank empirisch-wissenschaftlicher Forschung aufzeigen ließen.

Die Idee eines endlosen Bewusstseins ist nicht neu. Im *vierzehnten Kapitel* ziehe ich antike und mittelalterliche Schriften aus Europa und Asien heran, in denen Erfahrungen eines erweiterten Bewusstseins und die Vorstellung eines Bewusstseins nach dem körperlichen Tod ausführlich zur Sprache kommen. Im *fünfzehnten Kapitel* gehe ich auf einige häufig gestellte Fragen zur Forschung über Nahtoderfahrungen, zu Reinkarnation und Organspende ein. Schließlich wird im *sechzehnten Kapitel* deutlich herausgestellt, dass das Wissen über Nahtoderfahrungen nicht allein theoretische Bedeutung für unser Menschenbild hat, sondern auch für alle Mitarbeiter im medizinischen Bereich sowie für Sterbende und deren Angehörige von großer praktischer Relevanz sein kann. Jeder sollte über die außergewöhnlichen Erfahrungen, zu denen es während eines Komas, während des Sterbens oder nach dem Tod kommen kann, informiert sein.

2. Eine Nahtoderfahrung und das Leben danach

> Hier ist ein Test, um herauszufinden, ob deine Mission auf Erden schon beendet ist: Solange du noch lebendig bist, ist sie es nicht.[1]
> *Richard Bach, Schriftsteller*

Ich möchte dieses Buch mit der Schilderung einer charakteristischen Nahtoderfahrung sowie des mühsamen Verarbeitungsprozesses, der sich an sie anschließt, beginnen. Diese NTE wurde von einer schweren Komplikation während einer Entbindung ausgelöst.

»Am 23. September 1978 bekomme ich die ersten Wehen. Zu der Zeit bin ich im neunten Monat schwanger und erwarte, wie sich später herausstellen wird, unsere zweite Tochter. Bis dahin war es eine Bilderbuch-Schwangerschaft. Nach einiger Zeit machen sich mein Mann und ich gemeinsam mit der Hebamme auf den Weg ins Krankenhaus. Dort fährt man mich in den Kreißsaal. Regelmäßig hört mich die Hebamme mit einem großen hölzernen Hörrohr ab. Es kommt zum Blasensprung. Im Kreißsaal wird es ganz still. Alle laufen hin und her. Sie sprechen hastig und leise miteinander. Auf meine Frage, was denn los sei, erhalten weder ich noch mein Mann eine Antwort. Die Wehen setzen aus, aber mir geht es gut. Mittlerweile sind auch der Gynäkologe und weitere Pflegekräfte eingetroffen. Wir haben keine Ahnung, was vor sich geht. Sie sagen mir, ich solle pressen. ›Ich habe keine Presswehen!‹ Da stimmt etwas nicht. Sie hantieren mit Zangen, Scheren, Behältnissen und Decken. Mein Mann kippt um. Er wird aus dem Kreißsaal gebracht und auf den Flur gelegt.

Plötzlich bemerke ich, dass ich von oben auf eine Frau hinabschaue, die auf dem Bett liegt, ihre Beine ruhen auf Stützen. Ich sehe die Panik der Pflegekräfte und Ärzte, ich sehe eine Menge Blut auf dem Bett und auf dem Boden und große Hände, die sehr fest auf ihren Bauch drücken, und dann sehe ich, wie sie von einem Kind entbunden wird.

Das Kind wird sofort in einen anderen Raum gebracht. Die Pflegekräfte wirken niedergeschlagen. Alle warten. Mit einem harten Schlag fällt mein Kopf nach hinten, als man mir das Kopfkissen mit einem Schwung wegzieht. Wieder sehe ich, wie hektische Betriebsamkeit aufkommt. Schnell wie ein Pfeil schieße ich durch einen dunklen Tunnel. Ein intensives friedliches und seliges Gefühl durchströmt mich. Ich fühle mich von Grund auf zufrieden, glücklich, ruhig und friedvoll. Ich höre herrliche Musik. Ich sehe schöne Farben und eine große Wiese mit herrlichen Blumen, in allen nur denkbaren Schattierungen. In der Ferne leuchtet ein schönes, helles, warmes Licht. Dort muss ich hin. Ich sehe eine Gestalt in einem lichten Gewand. Sie wartet auf mich und streckt mir ihre Hand entgegen. Ich fühle, dass sie mich herzlich und liebevoll empfängt. Hand in Hand gehen wir auf das schöne warme Licht zu. Dann lässt sie meine Hand los und dreht sich um. Ich spüre, wie mich ein Sog zurückzieht. Ich muss zurück. Ich merke, wie eine Krankenschwester mich hart auf die Wange schlägt und mich ruft.

Nach einiger Zeit (?) weiß ich wieder, wo ich bin, und ich weiß auch, dass es nicht gut um mein Kind steht. Unsere Tochter ist nicht mehr am Leben. Was für eine schmerzhafte Rückkehr! Und wie gerne möchte ich wieder zurück nach ... ja wohin eigentlich? Doch diese Welt geht weiter.

Die medizinische Ursache meiner NTE war der Blutverlust, der während der Geburt aufgetreten war. Das Pflegepersonal hatte ihn zunächst nicht oder nicht richtig bemerkt. Wahrscheinlich weil sich alle so darauf konzentriert hatten, das Kind zur Welt zu bringen. Erst im letzten Moment traf man die notwendigen Maßnahmen, man zog mir das Kissen unter dem Kopf weg und versorgte mich mit Blut ... Aber das habe ich alles nicht mehr gesehen. Denn in diesem Moment war ich schon im Paradies.

Bei meiner Rückkehr aus jener schönen Welt, von dieser schönen Erfahrung, erlebte ich den Empfang hier, in dieser Welt, kühl, frostig und vor allem lieblos. Die Pflegekraft, der ich erzählen wollte, wie viel Schönes ich erlebt hatte, tat meinen Versuch nur mit der Bemerkung ab, gleich bekäme ich meine Medikamente, dann könne ich gut schlafen und schon bald sei alles vorbei! Vorbei? Vorüber? Das wollte ich überhaupt nicht. Ich wollte ja gerade, dass es nicht vorüber, nicht vorbei war. Ich wollte zurück an diesen Ort. Der Gynäkologe erklärte mir, ich sei noch jung und könne noch genug Kinder bekommen, ich solle einfach weitermachen und nach vorne schauen.

Ich erzählte meine Geschichte niemandem mehr. Ich fand es ohnehin schon schwierig genug, meine Erfahrung in Worte zu fassen. Wie hätten denn Worte beschreiben können, was ich erlebt hatte? Aber was nun? Wem konnte ich meine Geschichte denn dann mitteilen? Was war mit mir los? War ich verrückt geworden?

Der Einzige, dem ich meine Geschichte bis zum Gehtnichtmehr erzählen durfte, war mein Mann. Er hörte zu und stellte Fragen. Aber er wusste auch nicht, was ich eigentlich erlebt hatte, was ich damit anfangen sollte, wie man so etwas nannte und ob ich die Einzige war, die eine solche Erfahrung gemacht hatte. Wie froh war ich damals und wie froh bin ich heute noch, dass er so gut zuhören konnte. Meine NTE hat meine Beziehung nicht gefährdet. Und ich weiß heute, wie ungeheuer wertvoll das ist. Das ist wirklich bedingungslose Liebe! Aber ich fühlte mich, als sei ich die Einzige, die so etwas erlebt hatte. Kein Mensch fragte mich danach, niemand wollte etwas wissen. Nun war das in meinem Fall auch nicht gerade einfach, denn wie soll man reagieren, wenn man eine Geburtsanzeige erwartet und dann eine Trauerkarte erhält? Das ist für viele Leute schon schwierig genug, und wie viel schwieriger ist es erst, einer Erfahrung, wie ich sie gemacht hatte, Gehör zu schenken.

Ich lebte damals wie ein Roboter. Ich kümmerte mich zwar um meinen Mann und unsere älteste Tochter, und ich ließ den Hund raus, aber ich war nicht bei der Sache. Ich war mit meiner Erfahrung beschäftigt. Wie kam ich wieder an diesen Ort? Wo konnte ich diese schöne Musik hören, diese schönen Farben sehen, diese schönen Blumen finden, dieses schöne Licht sehen, wo konnte ich so viel bedingungslose Liebe erfahren? War ich denn verrückt, weil ich mir solche Gedanken machte? Was war mit mir los?

Als wichtigen Hinweis für alle professionellen Helfer schrieb ich in meiner Diplomarbeit: ›Wie dankbar wäre ich damals gewesen, wenn ich nur ein Prozent der vielen Ratschläge bekommen hätte, die heute in Büchern und Artikeln über NTE zu finden sind!‹ 1978 war die Betreuung noch nicht auf dem heutigen Stand, denn außer den Pflegekräften, dem Gynäkologen und der Hebamme kümmerte sich niemand um mich. Mein Hausarzt hat mich nicht besucht, auch nach Wochen nicht. Er hat nie Kontakt zu mir aufgenommen. Ob er wohl davon ausging, dass mit mir alles in Ordnung sei? Auch ich ging nicht zu ihm, denn was hätte ich ihm erzählen sollen? Ich war zu dem Schluss gekommen, dass meine Erfahrung nicht normal sei und ich besser den Mund halten sollte. Die Kontrolluntersuchung beim Gynäkologen verlief normal. Mechanisch funktionierte ich noch, das reichte aus. Ich wurde nichts weiter gefragt. Und ich schwieg.

Jahrelang verbrachte ich mein Leben schweigend und suchend. Und als ich endlich in der Bibliothek auf ein Buch stieß, in dem etwas über eine NTE stand, konnte ich mir selbst nicht mehr vorstellen, dass ich eine solche Erfahrung gemacht hatte. Das war doch nicht möglich? Ich glaubte mir selbst nicht mehr. Nur sehr, sehr langsam brachte ich den Mut und die Kraft auf, mir selbst zu vertrauen und meine Erfahrung als real anzusehen. Und erst von da an konnte ich sie allmählich akzeptieren und in mein Leben integrieren. Das war nicht einfach. Im Laufe der Jahre hatte ich eine wirkungsvolle Überlebensstrategie oder besser gesagt Fluchtstrategie entwickelt. Ich floh vor meinen Gefühlen und floh damit vor mir selbst. Ich halste mir immer mehr Arbeit auf und fing fanatisch an, Sport zu treiben, bezeichnenderweise zu laufen. Wie sinnig! Lief ich nicht auch vor mir selbst und meiner NTE davon? Das ging in den ersten Jahren noch gut, auch aus der Sicht anderer: Ziemlich oft stand ich mit Blumen in der Hand auf dem Siegertreppchen, doch das waren nicht die Blumen, nach denen ich auf der Suche war. Ich bekam immer mehr Schwierigkeiten mit den Ansichten anderer, mit den Auffassungen meiner Arbeitskollegen. Ich geriet immer mehr in Konflikt mit mir selbst, mit dem, was ich fühlte und wusste. Alles wurde immer schwieriger.

Mein Körper rebellierte. Aus Überlastung, Überanstrengung und dem Gefühl, ausgebrannt zu sein, entwickelte sich eine Depression. Ich begann eine Behandlung bei einem homöopathisch orientierten Psychologen. Das war sicher kein Zufall, denn er ist der erste professionelle Helfer, der sich meine Geschichte, meine Erfahrung anhörte. Er glaubte mir auch und fand sie normal! Aber heute liegt meine NTE schon ungefähr zwanzig Jahre zurück! Er riet mir, mein Erlebnis zu zeichnen, es schriftlich festzuhalten, mich unbedingt irgendwie damit zu beschäftigen. Mit ihm habe ich mich auf eine spannende Reise zu mir selbst begeben. Alles erscheint nun akzeptabel und normal. Ich merke, dass ich nicht verrückt bin, wohl aber, dass mich meine NTE verändert hat. Ich habe nun überhaupt keine Angst mehr vor dem Tod; ganz anders als in den Jahren vor meiner NTE. Jahre, in denen ich mit dem Tod und der Furcht vor dem Tod gerungen habe. Ich habe nun Schwierigkeiten mit der Zeitvorstellung. Immer vergesse ich die Zeit, ganz im Gegensatz zu früher, als ich ständig nach der Uhr lebte. Nun ist mir Materielles nicht mehr so wichtig. Es zählt für mich nur bedingungslose Liebe. Und die fand und finde ich bei meinem Mann. Auch wenn ich kürzlich erst wieder in einer Studie las, dass es zwischen Menschen keine bedingungslose Liebe geben könne. Aber mir will ja keiner glauben! Nun fühle ich mich manchmal als Außenseiter. Im Urlaub suche ich meist sehr intensiv nach den Landschaften, Farben und Blumen, die ich damals gesehen habe und die ich jetzt nicht wiederfinden kann. Ich kann seither sehr schlecht mit Streit umgehen, denn ich möchte zurück an diesen friedlichen Ort. Es gelingt mir einfach nicht, mich zu streiten.

Nun, da ich auf meiner Reise zu mir selbst an dem Punkt angekommen bin, an dem ich heute stehe, freue ich mich über meine NTE. Ich nehme sie als etwas Schönes an, das ich erleben durfte, das mir Ruhe gibt und es mir möglich macht, mit meiner Erfahrung ich selbst zu sein. Heute kann ich gut damit leben. Seit es mir gelingt, meine NTE in mein Leben zu integrieren, ist diese Welt für mich zu einer besseren Welt geworden. Erst als ich damit begann, meine NTE zu akzeptieren, hatte ich hier wieder ein bisschen Spaß an meinem Leben. Meine Gedanken und Gefühle sind doch wichtig, sie sind nicht merkwürdig oder verrückt; ich brauche sie, um in all dem Durcheinander zu einer Identität zu finden, nicht zu irgendeiner, sondern zu meiner eigenen Identität. Das heißt aber auch, dass ich noch eine Aufgabe vor mir habe: Ich will den Menschen, vor allem den professionellen Helfern, Nahtoderfahrungen näherbringen. Meine eigenen bescheidenen Nachforschungen bei praktischen Ärzten in meinem Wohnort haben zu meiner Enttäuschung ergeben, dass viele von ihnen immer noch nicht wissen, wie sie sich einem Patienten gegenüber verhalten sollen, der eine NTE hatte.

Aber für mich ist heute das Wichtigste, dass ich sein darf, wer ich bin – mit meiner Erfahrung. Ich bin, wer ich bin, nicht mehr, aber auch nicht weniger! Und das ist gut so.«

E. M.

3. Was ist eine Nahtoderfahrung?

Es lohnt sich zu sterben, um zu erfahren, was das Leben bedeutet.
T. S. Elliot, Dichter und Schriftsteller, 1888–1965

Definition einer Nahtoderfahrung

In der Geschichte findet man zu allen Zeiten und in allen Kulturen Berichte von Menschen, die sich nach einer lebensbedrohlichen Krise an eine außergewöhnliche Erfahrung erinnert haben. Heute nennt man so etwas eine Nahtoderfahrung. Meiner Definition nach umfasst eine Nahtoderfahrung (NTE) alle aus der Erinnerung geschilderten Eindrücke während eines außergewöhnlichen Bewusstseinszustands – mit charakteristischen Elementen wie der Erfahrung eines Tunnels, eines Lichts, eines Lebenspanoramas, der Begegnung mit Verstorbenen oder der Wahrnehmung der eigenen Reanimation. Zu diesem Bewusstseinszustand kann es während eines Herzstillstands kommen – also in einer Phase, in der ein Mensch klinisch tot ist –, aber auch bei einer ernsthaften Erkrankung oder ohne klare medizinische Ursache. Diese Erfahrung führt fast immer zu tief greifenden und nachhaltigen Änderungen der Lebensauffassung und zu einer furchtlosen Einstellung gegenüber dem Tod. Der subjektive Charakter und der fehlende Bezugsrahmen dieser Erfahrung bringen es mit sich, dass das Vokabular, mit dem eine NTE geschildert wird, durch individuelle, kulturelle und religiöse Faktoren geprägt ist. Gleiches gilt auch für die Interpretationen einer NTE. Ein Kind wird seine Erlebnisse anders in Worte fassen und interpretieren als ein Erwachsener, ein Christ anders als ein Buddhist oder Atheist.

Eine weitere gelungene Definition einer NTE hat meiner Meinung nach der amerikanische NTE-Forscher Bruce Greyson formuliert:

»Nahtoderfahrungen sind tief gehende psychische Ereignisse mit transzendenten und mystischen Elementen, die vor allem bei Menschen auftreten, die dem Tode nahe sind oder sich in einer Situation ernster körperlicher oder emotionaler Gefährdung befinden.«

Und Professor Janice Holden, die derzeitige Vorsitzende von IANDS (International Association of Near-Death Studies), schreibt:

»Nahtoderfahrungen sind Erinnerungsberichte von tief greifenden psychischen Erfahrungen mit generell auftretenden ›paranormalen‹, transzendenten und mystischen Merkmalen. Sie treten während eines außergewöhnlichen Bewusstseinszustands in einer realen oder drohenden körperlichen, psychologischen, emotionalen und spirituellen Sterbephase auf und haben generell auftretende Nachwirkungen.«

Situationen, in denen eine NTE erlebt werden kann

In der Vergangenheit hatten diese Erlebnisse oft andere Namen. Man bezeichnete sie als Visionen, Erleuchtungen, mystische oder religiöse Erfahrungen.[1] In der Antike sah man in ihnen Berichte von Reisen in die Unterwelt. Der Begriff »Nahtod«-Erfahrung ist verwirrend, weil Menschen in ganz unterschiedlichen Situationen von solchen Erfahrungen berichten. Sie erleben sie nicht nur in Todesnähe, sondern auch in Situationen, die körperlich oder psychisch nicht bedrohlich sind. Darauf werde ich später noch zurückkommen. Am häufigsten werden sie nach einer Phase geschildert, in der die Gehirnfunktionen stark beeinträchtigt waren, wie etwa bei einem Herzstillstand. Andere vergleichbare klinische Situationen sind: eine Gehirnschädigung mit Koma nach einem schweren Verkehrsunfall, eine Gehirnblutung sowie eine Bewusstlosigkeit, die von einem Schock aufgrund eines gravierenden Blutverlusts während oder nach einer Geburt oder einer Komplikation bei einer Operation ausgelöst werden kann. Bei Kindern ist eine Situation, in der sie kurz vor dem Ertrinken sind, eine bekannte Ursache für Nahtoderfahrungen. Atemnot oder ernste, aber nicht unmittelbar lebensbedrohliche Erkrankungen, die mit hohem Fieber einhergehen, können ebenfalls ursächlich sein. Es gibt aber auch Berichte, dass solche Erfahrungen in Zeiten von Isolation, bei Depressionen oder ohne klare medizinische Ursache gemacht wurden, etwa auf einem Spaziergang in der freien Natur oder während einer Meditation.

Sogenannte Todesangsterfahrungen (»fear-death« experiences) sind durch plötzliche heftige Todesangst verursacht. Sie werden nach dem Erlebnis eines scheinbar unvermeidlichen Todes geschildert, etwa bei einem drohenden Verkehrsunfall oder bei einem Sturz beim Bergsteigen. Diese Erfahrungen können auch während eines Sterbeprozesses auftreten, sie werden dann als Sterbebettvisionen bezeichnet.

In Kapitel 6 werde ich näher auf die unterschiedlichen Faktoren der geschilderten Nahtoderfahrungen eingehen. Die Tatsache, dass Nahtoderfahrungen in ganz verschiedenartigen Situationen erlebt werden – während eines Komas, eines Herzstillstands, unter Vollnarkose, aber auch ohne Vorliegen eines klaren medizinischen Grunds –, ist für die Diskussion über die möglichen Ursachen einer NTE von großer Bedeutung. In Kapitel 6 und 7 werden verschiedene Erklärungsmodelle ausführlich zur Sprache kommen. Insbesondere werde ich darstellen, dass das immer wieder vorgebrachte Argument, die Ursache einer NTE sei Sauerstoffmangel im Gehirn, nicht greift. Diese Theorie lässt sich entkräften, wenn man sich klarmacht, dass eine NTE auch während einer Depression oder einer Isolation erlebt werden kann.

Wie oft kommt es zu einer NTE?

Seitdem verbesserte Reanimationstechniken und Behandlungsmöglichkeiten die Überlebenschancen erhöht haben, berichten Patienten immer öfter von Nahtoderfahrungen. Weltweit sind viele tausend Menschen mit solchen Erfahrungen bekannt, man schätzt jedoch, dass in den vergangenen fünfzig Jahren etwa 25 Millionen eine NTE erlebt haben. Neuere amerikanische und deutsche Forschungen haben ergeben, dass ungefähr 4,2 Prozent der Bevölkerung von einer NTE berichten. Wenn man davon ausgeht, dass die

Bevölkerung der Niederlande mit der in Amerika[2] und Deutschland[3] vergleichbar ist, kann man hier einen ähnlichen Prozentsatz vermuten. In den Niederlanden hatten also wahrscheinlich 600 000 Menschen eine NTE. Dies wären in Deutschland ungefähr 3,4 Millionen.

Angesichts dieser großen Zahl können wir davon ausgehen, dass solche Erfahrungen bei einer lebensbedrohlichen Symptomatik regelmäßig vorkommen. Vermutlich werden Nahtoderfahrungen in Krankenhäusern jedoch nur sehr unzureichend dokumentiert. Dies ist darauf zurückzuführen, dass eine NTE aus heutiger medizinischer Sicht nicht erklärt werden kann und daher von den meisten Ärzten als ein unglaubliches und unbegreifliches Phänomen angesehen wird. Da Ärzte ebenso wie andere Mitarbeiter im Gesundheitswesen einer NTE nicht aufgeschlossen gegenüberstehen, haben sie selbst kaum die Gelegenheit, Schilderungen darüber anzuhören. Forschungen haben zudem ergeben, dass die meisten Patienten über ihre NTE schweigen, weil man ihnen beim ersten vorsichtigen Versuch, über ihre Erfahrung zu sprechen, keinen Glauben schenkte.[4] Das bestätigte sich auch auf einem Kongress über NTE im Jahr 1994, an dem etwa dreihundert Interessenten in einer Universitätsklinik in den USA teilnahmen. Nach einigen Vorträgen und einer persönlichen Schilderung einer selbst erlebten NTE stand ein Mann auf und sagte:

»Ich arbeite nun ungefähr 25 Jahre als Kardiologe und ich habe in meiner Praxis noch nie eine so unglaubliche Geschichte gehört. Ich halte das für den größten Humbug und glaube kein Wort davon.« Woraufhin sich ein anderer Mann erhob und entgegnete: »Ich war einer Ihrer Patienten. Vor einigen Jahren habe ich einen Herzstillstand überlebt, bei dem ich eine NTE hatte, und Sie wären sicher der Letzte, dem ich je davon erzählt hätte.«

Aufgrund ihrer medizinischen Ausbildung haben Ärzte große Schwierigkeiten, der Schilderung einer NTE zu glauben, auch wenn sie selbst oder ein Kollege Ähnliches erleben. So schrieb mir ein praktischer Arzt, nachdem er einen Herzstillstand überlebt hatte und sich einer Bypass-Notoperation unterziehen musste: »Ich dachte immer, dass es so etwas nicht wirklich gibt.« Ein anderer Allgemeinmediziner, bei dem es während einer Dilatation (Erweiterung eines Herzkranzgefäßes durch Einbringung eines Ballons) zu Komplikationen und einem Herzstillstand gekommen war, hatte versucht, mit seinen Kollegen darüber zu sprechen. Er schrieb mir:

»Ich stieß bei den Kardiologen durchgängig auf Skepsis. Sie blieben jedoch höflich. Einige Jahre später war ich zur Kontrolluntersuchung bei einem Internisten, der ebenso wenig auf meine Schilderung einging. Es ist mir nicht gelungen, meinen Ärztekollegen und anderen Menschen meine Erfahrung zu vermitteln.«

Einteilung einer NTE in Elemente nach Moody

1975 schrieb Raymond Moody sein erstes Buch über Nahtoderfahrungen, in dem er zwölf verschiedene Elemente einer NTE charakterisierte.[5] Er wies darin nachdrücklich darauf hin, dass die meisten Menschen nur einige dieser Bestandteile erleben, ganz selten werden alle genannt. Jede NTE ist einzigartig und wird als Einheit erlebt, nicht als eine Reihe unterschiedlicher, klar getrennter Einzelteile. Auch die Reihenfolge der geschilderten Elemente kann sich gelegentlich ändern. In einer Vergleichsstudie ist der Unterschied zu den Elementen der vor 1975 protokollierten NTE-Schilderungen untersucht worden.[6] Denn man fragte sich, ob die große Publizität, die mit der Veröffentlichung von Moodys Buch einherging, nicht einen Einfluss auf die geschilderten Inhalte einer NTE haben könnte. Aus dieser Studie ging jedoch hervor, dass alle von ihm genannten Elemente bereits vor 1975 ebenso oft erwähnt wurden, mit Ausnahme des zuvor etwas seltener beschriebenen Tunnelerlebnisses. Die Inhalte einer NTE und ihre Auswirkung auf Patienten scheinen weltweit im Wesentlichen gleich zu sein, auch wenn natürlich einzelne kulturspezifische Unterschiede bestehen bleiben.

Eine einzige interkulturelle Studie macht Aussagen darüber: Bestimmte Elemente einer NTE, wie ein Lebenspanorama oder ein Tunnelerlebnis, werden von den Ureinwohnern Nordamerikas, Australiens und der Südseeinseln seltener genannt.[7]

Moody beschrieb zwölf mögliche Elemente einer NTE sowie die Reihenfolge, in der sie meistens genannt werden. Im weiteren Verlauf dieses Kapitels werde ich auf diese Bestandteile noch im Einzelnen eingehen:

1. Das Unaussprechliche der Erfahrung.
2. Ein Gefühl des Friedens und der Ruhe. Der Schmerz ist verschwunden.
3. Die Erkenntnis, tot zu sein. Manchmal ist danach auch ein Geräusch zu hören.
4. Ein Verlassen des Körpers oder eine außerkörperliche Erfahrung (AKE). Die eigene Reanimation oder Operation wird von einer Position außer- und oberhalb des eigenen Körpers aus wahrgenommen.
5a. Aufenthalt in einem dunklen Raum. Nur 15 Prozent der Betroffenen empfinden diese Erfahrung als beängstigend. In diesem dunklen Raum entsteht ein kleiner Lichtfleck, zu dem es sie hinzieht. Sie beschreiben dieses Erlebnis als:
5b. Tunnelerlebnis. Sie werden mit hoher Geschwindigkeit zum Licht gezogen.
5c. Etwa 1 bis 2 Prozent der Betroffenen kommen nicht über diesen dunklen Raum hinaus und erleben den Aufenthalt als Furcht einflößende NTE. Dies wird manchmal auch »Höllenerlebnis« genannt.
6. Wahrnehmung einer außerweltlichen Umgebung, einer wundervollen Landschaft mit herrlichen Farben, schönen Blumen und manchmal auch Musik.
7. Begegnung und Kommunikation mit Verstorbenen.
8. Begegnung mit einem strahlenden Licht oder einem Wesen aus Licht. Die Erfahrung vollkommener Akzeptanz und bedin-

gungsloser Liebe. Man tritt mit tiefem Wissen und Weisheit in Kontakt.

9. Lebensschau, Lebenspanorama oder Rückblick auf den Verlauf des Lebens seit der Geburt. Alles wird noch einmal durchlebt. Man überblickt das ganze Leben in einem einzigen Augenblick, es gibt weder Zeit noch Distanz, alles ist gleichzeitig, man kann tagelang über diese Lebensschau sprechen, die nur einige Minuten dauerte.

10. Vorausschau oder »flash forward«. Man hat das Gefühl, einen Teil des Lebens, der erst vor einem liegt, zu überblicken und zu betrachten. Auch hier gibt es weder Zeit noch Distanz.

11. Das Wahrnehmen einer Grenze. Man erkennt, dass nach dem Überschreiten dieser Grenze keine Rückkehr in den eigenen Körper mehr möglich ist.

12. Die bewusste Rückkehr in den Körper. Nach der Rückkehr in den kranken Körper empfindet man tiefe Enttäuschung darüber, dass einem so etwas Herrliches genommen wurde.

Andere Einteilungen einer NTE

Nachdem Moody eine NTE 1975 in zwölf Elemente eingeteilt hatte, konnte Kenneth Ring diese Bestandteile 1980 in einer eigenen Studie bestätigen.[8] Er nahm jedoch eine Neueinteilung einer NTE in fünf Phasen vor. Der Kardiologe Michael Sabom unterschied zwei Jahre später drei Haupttypen,[9] bevor Bruce Greyson im Jahre 1983 eine Einteilung in vier Komponenten erarbeitete.[10] Ich möchte auf diese unterschiedlichen Einordnungen noch genauer eingehen. Denn indem diese Forscher jeweils andere Aspekte einer NTE beleuchteten, hat jeder von ihnen einen wesentlichen Beitrag geleistet. Allerdings bleibt für jeden Menschen, der eine NTE erlebt hat, seine eigene Erfahrung einzigartig und jegliche Systematisierung wird ihm völlig überflüssig erscheinen.

Einteilung der NTE in fünf Phasen nach Ring[11]

Ring hielt die Abfolge von zwölf unterschiedlichen Elementen für weniger erhellend als eine Einteilung in Phasen. Im Allgemeinen werden die in der zeitlichen Abfolge »früh« auftretenden Elemente am häufigsten genannt, während die späteren Bestandteile seltener erwähnt werden. Ring benennt zunächst eine affektive Phase, in der die Gefühle absoluten Friedens, der Ruhe, der Hingabe und des Glücks vorherrschen. Der Schmerz ist verschwunden. Diese Phase wird fast immer als positiv erlebt und kommt in 60 Prozent aller Fälle vor. Als zweite Phase beschreibt Ring das Verlassen des Körpers, das in 37 Prozent aller Nahtoderfahrungen erwähnt wird. Manche Menschen haben nur das Gefühl, körperlos zu sein, sie spüren keinen Schmerz oder keine Einschränkungen mehr. Andere können ihren leblosen Körper und ihre Umgebung aus einer Position außerhalb und oberhalb ihres Körpers sehen. Sie können klar wahrnehmen und »hören«, was gesprochen wird. Sie spüren keine Verbindung mehr zu ihrem Körper und erleben sich als vollkommen eins mit sich selbst. In der dritten Phase, die von 23 Prozent der Betroffenen geschildert wird, erreicht man eine dunkle, meist friedvolle Umgebung. Manchen Menschen gelingt es nicht, diese Phase zu überwinden, andere bewegen sich mit hoher Geschwindigkeit durch einen Tunnel auf ein sehr helles, aber nicht blendendes Licht zu, das bedingungslose Liebe und Akzeptanz ausstrahlt. Diese vierte Phase beschreiben 16 Prozent der Menschen mit einer NTE. In der fünften und letzten Phase, die noch von 10 Prozent der Betroffenen erlebt wird, betritt man eine außerweltliche Dimension von unglaublicher Schönheit, in der eine wundervolle Musik erklingt und man manchmal verstorbenen Freunden und Angehörigen begegnet. Manche erleben auch einen Rückblick oder eine Vorausschau. Es erfordert große Anstrengung, diese Umgebung wieder zu verlassen und in den Körper zurückzukehren. Ring unterstreicht, dass die Ergebnisse seiner Forschung bemerkenswerte Ähnlichkeiten mit Moodys Resultaten aufweisen.

Einteilung der NTE in drei Haupttypen nach Sabom[12]

Nach dem Erscheinen von Moodys Buch baten einige seiner Freunde Michael Sabom um eine Erklärung dafür, warum er als Kardiologe noch nie etwas von einer NTE gehört habe. Äußerst skeptisch begann er, Patienten nach ihrer Reanimation zu fragen, ob ihnen vielleicht irgendetwas aus der Phase ihrer Bewusstlosigkeit in Erinnerung geblieben sei. Zu seinem großen Erstaunen schilderte ihm einer seiner Patienten schon nach wenigen Wochen eine sehr eindrucksvolle Nahtoderfahrung. Dies war für ihn Grund genug, eine Studie, an der vorwiegend Herzpatienten teilnahmen, zu starten. 1982 veröffentlichte er dazu ein Buch, in dem er eine NTE in drei Kategorien einteilte.

Die erste Kategorie nannte er den »autoskopischen« Aspekt, ein Verlassen des Körpers, bei dem eine Trennung von Bewusstsein und Körper erlebt wird und es möglich ist, die eigene Reanimation und die Umgebung, zumeist aus einer erhöhten Position von der Decke herab, wahrzunehmen. Dieser Aspekt wurde in der Studie in 53 Prozent aller Fälle genannt. Obwohl die Betroffenen die anwesenden lebenden Menschen sehr wohl sehen und hören können, ist eine Kommunikation mit ihnen nicht möglich. Man bewegt sich mittels Gedankenkraft, auch »mental force« genannt. Sobald man etwas sehen oder hören will, braucht man nur daran zu denken und ist schon dort. Mit seinem immateriellen Körper bewegt man sich durch Menschen und Mauern hindurch. Der Zeitpunkt der Rückkehr in den materiellen Körper fällt häufig exakt mit dem manchmal auch wahrgenommenen Zeitpunkt der gelungenen Reanimation zusammen. Das medizinische Personal war meist völlig konsterniert darüber, wie detailliert die Patienten ihre eigene Reanimation beschreiben konnten, und reagierte daher zunächst ungläubig. Aus diesen detaillierten Schilderungen der selbst erlebten Wiederbelebungen zog Sabom den Schluss, dass diese außerkörperlichen Erfahrungen und die überprüfbaren Wahrnehmungen, die damit verbunden waren, nur während des Herzstillstands erlebt worden sein konnten. Um zu kontrollieren, ob die Beschreibungen der eigenen Reanimation nicht doch aus Bildern rekonstruiert wurden, wie man sie zum Beispiel aus medizinischen Fernsehsendungen kennt, interviewte Sabom 25 Herzpatienten, die nach ihrer Wiederbelebung keine NTE erwähnt hatten. Sie schilderten jedoch alle mindestens einen Aspekt ihrer Reanimation, der nicht mit der Realität übereinstimmte, was bei Patienten mit einer außerkörperlichen Erfahrung nie der Fall war. Vielmehr konnten diese manchmal sogar signifikante und ungewöhnliche Details beschreiben, von denen sie unmöglich etwas wissen konnten (siehe Schilderung einer NTE auf S. 56).

Die zweite Kategorie umfasst die Schilderung von Dingen und Ereignissen, die die irdische Dimension übersteigen, also transzendente Aspekte. 54 Prozent der Patienten mit einer NTE beschreiben einen Aufenthalt in einer dunklen Umgebung oder in einer Leere, bei dem sie ein Gefühl des Friedens empfanden. Danach trafen die meisten auf ein strahlendes, nicht blendendes Licht am Ende eines Tunnels und gelangten dann in eine außerweltliche oder himmlische Umgebung. Etwa die Hälfte aller Patienten mit einer NTE verständigten sich dort nonverbal mit verstorbenen Angehörigen und Bekannten oder mit einer »spirituellen Entität«. Gewöhnlich ging es in dieser Kommunikation um die Entscheidung, zu bleiben oder auf die Erde, also in den zurückgelassenen materiellen Körper, zurückzukehren. Manche Patienten schildern auch einen Lebensrückblick oder das Wahrnehmen einer Grenze.

Die dritte Kategorie betrifft Patienten, die ihre NTE als ununterbrochene Abfolge verschiedener Elemente beschrieben. Sie nahmen eine Kombination aus Merkmalen der ersten und der zweiten Kategorie wahr. In diese Gruppe lassen sich etwa 20 Prozent der NTE-Patienten einordnen.

Eigentlich ist der Begriff Autoskopie, wie Sabom ihn verwendet, für eine außerkörperliche Erfahrung nicht zutreffend. Denn bei einer Autoskopie nimmt jemand mit einer meist psychiatrischen Symptomatik seinen eigenen Doppelgänger aus seiner eigenen körperlichen Perspektive wahr. Bei einer außerkörperlichen Erfah-

rung sieht man jedoch seinen eigenen Körper, häufig mit objektivierbaren Details, aus einer Position außerhalb und oberhalb des
leblosen Körpers.

Einteilung einer NTE in vier Komponenten nach Greyson[13]

Bruce Greyson reduzierte die Gesamtzahl von 80 Merkmalen einer
NTE auf 16 Elemente, die er nach vier Kategorien unterschied: ko-
gnitiv, affektiv, paranormal und transzendent. Die kognitive Komponente beinhaltet den Verlust des Zeitbewusstseins, das schnelle-
re Denken, den Rückblick, die Vorausschau und die Möglichkeit
universellen Wissens. Die affektive Komponente betrifft Gefühle
des Friedens, der Freude, der kosmischen Vereinigung und das
Wahrnehmen oder Eintauchen in ein strahlendes, nicht blendendes
Licht. Als »paranormal« bezeichnet Greyson alle Phänomene, die
sich nicht mit unseren »normalen« physikalischen Gesetzmäßigkeiten und allgemeingültigen Vorstellungen erklären lassen. Diese
Komponente beinhaltet die Fähigkeit, schärfer zu sehen und zu
hören, Ereignisse aus der Ferne wahrzunehmen, Ahnungen und
vorausschauende Visionen sowie außerkörperliche Erlebnisse zu
haben. »Transzendent« bedeutet dem Wortsinn nach »das Irdische
übersteigend«. Die »transzendente« Komponente ermöglicht es, in
eine außerweltliche Sphäre einzutreten, einem mystischen Wesen
zu begegnen oder seine Anwesenheit zu spüren, Verstorbene oder
religiöse Gestalten zu sehen und mit ihnen zu sprechen sowie an
eine Grenze zu gelangen. Die affektiven und die transzendenten
Komponenten werden am häufigsten erwähnt, die paranormalen
und kognitiven Elemente seltener.

Erläuterung der Unterschiede zwischen retrospektiven und prospektiven wissenschaftlichen Studien

Empirische oder epidemologische Sachverhalte lassen sich auf
zwei Arten erforschen: retrospektiv oder prospektiv. In retrospektiven Studien interviewt man Probanden, die sich aufgrund einer
Anzeige oder eines Artikels, einer Lesung, einer Radio- oder Fern-

sehsendung gemeldet haben. Da dies freiwillig erfolgt, werden in eine derart angelegte NTE-Studie manchmal Probanden aufgenommen, deren Erfahrung schon zehn oder zwanzig Jahre zurückliegt. In diesen Fällen sind die allgemeinen und medizinischen Umstände der NTE jedoch nicht mehr nachvollziehbar. Es bleibt auch unklar, warum sich manche Menschen zu einer solchen Studie bereit erklären, andere hingegen nicht. Die Gründe können vielfältig sein: Manche möchten einfach nicht teilnehmen, andere haben nicht den Mut dazu oder wussten einfach nichts von der Untersuchung. Daher sind die Resultate retrospektiver Studien weniger zuverlässig. Die vier bekanntesten und bedeutendsten NTE-Forscher Moody, Ring, Sabom und Greyson haben sich bei ihren Systematisierungen in Elemente, Phasen, Typen oder Komponenten auf Ergebnisse ihrer retrospektiven Studien gestützt, wobei Saboms Studie teilweise schon prospektiv angelegt war.

Bei einer prospektiven Studie wendet man sich wenige Tage nach einem Koma oder einem Herzstillstand konsekutiv an alle Patienten mit einer bestimmten, vor Untersuchungsbeginn festgelegten Diagnose und fragt sie nach ihren Erinnerungen aus der Zeit ihrer Bewusstlosigkeit. Da auf diese Weise alle medizinischen und persönlichen Daten erfasst werden können, ist einer prospektiven Studie ein wesentlich höherer wissenschaftlicher Wert beizumessen. Sie lässt sich nur bei Patienten durchführen, die sich in einer eindeutig medizinisch objektivierbaren und lebensbedrohlichen Situation befunden haben.

In der Vergangenheit waren fast alle Studien zur NTE retrospektiv angelegt; erst in den letzten Jahren wurden einige prospektive Untersuchungen zur NTE publiziert. Die Probanden waren Patienten, die einen Herzstillstand überlebt hatten. In Kapitel 6 und 7 werde ich näher auf die bisher publizierten retrospektiven und prospektiven Studien eingehen.

Die Tiefe einer Erfahrung

Für die Wissenschaft sind Definitionen wichtig, mit deren Hilfe man die Tiefe und Komplexität einer Erfahrung beschreiben und beurteilen kann. Werden in einer Studie Erinnerungen aus der Zeit der Bewusstlosigkeit geschildert, kodiert man diese nach einem bestimmten Index, der die Tiefe einer NTE anhand der Anzahl der beschriebenen Elemente aufschlüsselt. Eine NTE gilt als umso tiefer, je mehr Aspekte erwähnt werden. Der Gesamtwert an Punkten steigt mit zunehmender Tiefe. Darüber hinaus werden die einzelnen Elemente unterschiedlich hoch bewertet.

Kenneth Ring hat zur Einschätzung der Tiefe einer NTE das WCEI-Verfahren entwickelt, den »Weighted Core Experience Index«.[14] Wird auf dieser Skala nur ein Punktewert von 0 bis 6 erreicht, so spricht Ring noch nicht von einer NTE. Eine Erfahrung mit einem Punktewert zwischen 6 und 9 ist von eher mäßiger Tiefe. Bei einer Erfahrung jedoch, die mit mehr als 10 der 29 maximal erreichbaren Punkte bewertet wird, geht man von einer tiefen oder sehr tiefen NTE aus.

Bruce Greyson hat dieses WCEI-Einschätzungsverfahren leicht verändert. Mit seinem neuen System wollte er nicht nur die Tiefe einer NTE messen, sondern auch einen Maßstab dafür gewinnen, wie man Elemente, die lediglich Ähnlichkeiten mit Nahtoderfahrungen aufweisen, sogenannte falsch positive Elemente, aus retrospektiven Studien ausschließen kann.[15] Diese neue »Greyson Scale« war übersichtlicher und einfacher anzuwenden. Sie erlaubte es zudem, Nahtoderfahrungen gegen Erfahrungen abzugrenzen, die auf Hirnschäden, unspezifische Stressreaktionen in lebensgefährlichen Situationen oder eine Bewusstseinsveränderung nach Drogenkonsum zurückgingen. Greyson legt eine Skala von 0 bis 32 Punkten zugrunde. Um in einer retrospektiven Studie von einer echten NTE sprechen zu dürfen, muss ein Mindestwert von 7 erreicht werden. Greyson berechnete, dass beide Einschätzungsverfahren, der WCEI und seine eigene Skala, genau sind und mit einem Korrelationskoeffizienten von 0,9 deutliche Übereinstimmungen aufweisen. Der

WCEI eignet sich am besten dazu, die Tiefe einer NTE einzuschätzen, während man die Greyson-Skala vor allem zur Ermittlung von Nahtoderfahrungen innerhalb einer bestimmten Patientengruppe einsetzen kann.

Nach beiden Einschätzungsverfahren werden in retrospektiven Studien erfasste Erfahrungen, deren Punktewert bei 6 oder darunter liegt, nicht als echte Nahtoderfahrungen anerkannt. Ich persönlich bin jedoch der Überzeugung, dass man in den neueren prospektiven Studien, in denen alle Patienten ab dem Moment ihres Erwachens aus einer Bewusstlosigkeit oder einem Koma beobachtet werden, auch Erfahrungen mit nur einem typischen Element als NTE einstufen kann. Denn in der niederländischen Untersuchung zeigten alle Patienten mit einem niedrigen Punktewert, also mit einer sogenannten »oberflächlichen« NTE, in späteren Interviews die klassischen Persönlichkeitsveränderungen. Hierzu mehr in den Kapiteln 4 und 7.

Die zwölf Elemente einer NTE, mit anschaulichen Beispielen

Moodys Einteilung in zwölf Elemente bietet einen geeigneten Ansatzpunkt, um die unterschiedlichen Aspekte einer NTE zu beschreiben. Ich bin mir vollkommen darüber im Klaren, dass es sich hierbei um eine künstliche Unterteilung in Einzelaspekte handelt, die sich zwar voneinander abheben, sich aber nicht voneinander trennen lassen, da eine solche Erfahrung kontinuierlich verläuft. Dennoch erweist sich Moodys Einteilung als zweckmäßig, da sich aus jedem der zwölf Elemente unterschiedliche Fragen zu einer denkbaren wissenschaftlichen Erklärung ergeben.

Wie ist es möglich, dass Menschen ihre eigene Reanimation aus einer Position oberhalb ihres leblosen Körpers wahrnehmen? Wie können sie ohne materiellen Körper klar nachdenken und sich erinnern? Wie ist es ihnen möglich, verstorbenen Angehörigen zu begegnen und sie wiederzuerkennen? Wie können sie einen Rückblick oder eine Vorausschau auf das eigene Leben innerhalb nur weniger Minuten durchleben, als ob es in dieser anderen, außerweltlichen Umgebung weder Zeit noch Distanz gäbe?

Ich möchte die unterschiedlichen Elemente in der Reihenfolge vorstellen, in der sie meistens erlebt werden, und sie mit anschaulichen Beispielen belegen. Um die verschiedenen Aspekte deutlicher zu charakterisieren, habe ich mich bei manchen Elementen für eine Auswahl mehrerer Berichte entschieden. Die meisten Zitate stammen von Menschen, die mir persönlich begegnet sind und mir ihre Erfahrungen schriftlich oder mündlich schilderten. Die Berichte wurden anonymisiert und alle Bezüge zu Personen so weit wie möglich unkenntlich gemacht. Aus Gründen der Authentizität habe ich mich bewusst dafür entschieden, die selbst gewählten Formulierungen wörtlich wiederzugeben, auch wenn sie manchmal umgangssprachlich klingen. Die Übersetzungen aus dem Niederländischen und Englischen geben die Formulierungen so originalgetreu wie möglich wieder.

1. Das Unaussprechliche

Da die Erlebnisse in einer lebensbedrohlichen Situation manchmal völlig fremdartig und unbeschreiblich sind und jenseits unseres normalen Erfahrungshorizonts liegen, kann man sich gut vorstellen, welche großen Probleme der Versuch bereitet, eine NTE in Worte zu fassen.

»Ich war dort ... Ich war auf der anderen Seite.‹ Sehr lange konnte ich nicht mehr darüber sagen. Mir schießen heute noch die Tränen in die Augen, wenn ich an dieses Erlebnis denke. Es war zu viel! Einfach zu viel, um es in menschliche Worte zu fassen. Die andere Dimension, so nenne ich es heute, in der es keinen Unterschied zwischen Gut und Böse gibt, in der es weder Zeit noch Raum gibt. Und eine unermessliche, intensive, reine Liebe, die die Liebe in unserer heutigen menschlichen Dimension verblassen lässt wie einen schalen Abglanz der Liebe, die sie sein könnte. Die Verlogenheit, in der wir in unserer Dimension leben, tritt klar hervor und doch ist sie mit unseren dürftigen Worten nicht zu beschreiben. Alles, was ich sah, war von einer unbeschreiblichen Liebe durchdrungen. Das Wissen und die Botschaft, die mich durchströmten, waren so klar und rein. Ich wusste auch, wo ich war, gab es keinen Unterschied zwischen Leben und Tod. Die Enttäuschung, dass ich es nicht in menschliche Worte fassen kann, ist groß.«

»Ich bedaure, dass Worte nicht genügen, um meine Erfahrung zu beschreiben. Ich muss eingestehen, dass die menschliche Sprache überhaupt nicht dazu taugt, den vollen Umfang und die Tiefe der Erfahrung dieser anderen Dimension, die ich gesehen habe, adäquat zu vermitteln. Letztlich lässt sich auf keinerlei Weise beschreiben, was ich erlebt habe.«

2. Gefühl des Friedens und der Ruhe; Befreiung von Schmerzempfindung

Viele Menschen erleben zuerst die überwältigenden Gefühle von Friede, Freude und Glückseligkeit. Dies ist zugleich die Phase, an die sie sich am besten erinnern können. Die heftigen Schmerzen, die bei einem Autounfall oder einem Herzinfarkt häufig auftreten, sind plötzlich vollkommen verschwunden.

»Und der Schmerz, den ich empfunden hatte, vor allem der Druck auf meine Lunge, war verschwunden. Die ganze Atmosphäre vermittelte mir ein völlig entspanntes Gefühl. Ich habe mich noch nie so glücklich gefühlt.«

3. Die Erkenntnis, tot zu sein

Oft geraten Menschen mit einer NTE dadurch in Verwirrung, dass Umstehende und Ärzte sie in einem Moment für tot erklären, in dem sie sich gerade besonders lebendig und vollkommen eins mit sich fühlen. Wenn sie in dieser Phase ein Geräusch hören, ist es meist ein Summen oder Pfeifen, manchmal auch ein lautes Klicken oder leises Rauschen.

»Es ist seltsam, dass ich überhaupt nicht überrascht war und auch sonst kein Gefühl hatte. Ganz nüchtern dachte ich: So, jetzt bin ich tot. Das ist es also, was wir Tod nennen.«

4. Ein Verlassen des Körpers oder eine außerkörperliche Erfahrung (AKE)

Menschen mit außerkörperlichen Erfahrungen haben Wahrnehmungen aus einer Position außerhalb und oberhalb ihres Körpers, die sich im Nachhinein gut überprüfen lassen. Sie haben das Gefühl, als hätten sie ihren Körper wie einen alten Mantel abgestreift und zurückgelassen. Doch zu ihrem großen Erstaunen sind ihnen ihre eigene Identität, ihre Wahrnehmungsfähigkeit, ihre Emotionen und ein sehr klares Bewusstsein erhalten geblieben.

Die außerkörperliche Erfahrung beginnt mit dem Gefühl, dass das Bewusstsein den materiellen Körper verlässt und weiterhin unverändert funktioniert. Manche Menschen reagieren auf diese Erfahrung ängstlich und unternehmen einen meist sinnlosen Versuch, wieder in den Körper zurückzukehren. Oft fühlen sie sich jedoch auch befreit und sind erstaunt, wenn sie ihren leblosen und schwer verletzten Körper betrachten. Meistens blickt man von der Decke herab, und weil diese Position so ungewohnt ist, kann es vorkommen, dass man seinen Körper auf den ersten Blick nicht einmal erkennt. Man empfindet den neuen, schwerelosen Körper als einen spirituellen beziehungsweise immateriellen Körper, der ohne jeden Widerstand durch feste Strukturen wie Mauern oder Türen hindurchgehen kann. Es besteht keine Möglichkeit, mit Anwesenden zu kommunizieren oder sie zu berühren, und obwohl man selbst alles sieht und hört, wird man zum eigenen Erstaunen von niemandem bemerkt. Wahrnehmungen sind in einem Radius von 360 Grad möglich, man sieht winzigste Details und hat gleichzeitig einen Überblick aus größerer Höhe. Auch Blinde können eine klare visuelle Wahrnehmung haben, und taube Menschen wissen genau, was gesagt wurde. Man erlebt in diesem Moment, dass man nur an jemanden denken muss, um sofort bei ihm zu sein.

Diese außerkörperlichen Erfahrungen sind wissenschaftlich von Bedeutung, da Ärzte, Pflegekräfte und Angehörige die beschriebenen Wahrnehmungen und den Zeitpunkt, zu dem sie stattgefunden haben müssen, überprüfen und bestätigen können. Ein kürzlich erschienener Bericht dokumentiert, dass von 93 möglicherweise glaubwürdig geschilderten außerkörperlichen Erfahrungen bei einer NTE 43 Prozent inhaltlich von einer unabhängigen Person kontrolliert und dem Forscher bestätigt worden waren. Bei weiteren 43 Prozent der Erfahrungen gaben die Betroffenen an, eine unabhängige Person habe ihre Wahrnehmungen überprüft und bestätigt, doch in diesen Fällen konnte der Wissenschaftler keinen Kontakt mehr zu diesen Personen aufnehmen. Nur 14 Prozent der Schilderungen basierten ausschließlich auf der Darstellung der Betroffenen. Von all diesen Berichten über außerkörperliche Erfahrungen waren 92 Prozent ganz richtig, 6 Prozent nicht ganz korrekt und nur 1 Prozent völlig falsch. Von den Wahrnehmungen, die eine unabhängige Person geprüft und dem Forscher bestätigt hatte, waren 88 Prozent vollkommen richtig, 10 Prozent nicht ganz korrekt und nur 3 Prozent vollkommen falsch geschildert worden.[16] Das beweist auch, dass es sich bei außerkörperlichen Erfahrungen nicht um *Halluzinationen* handeln kann, denn Halluzinationen sind sinnliche Wahrnehmungen, die zwar subjektiv als real erlebt werden, die jedoch objektiv mit der Wirklichkeit nicht übereinstimmen. Eine Halluzination, wie sie etwa bei einer Psychose oder dem Gebrauch halluzinogener Drogen auftritt, ist also eine Wahrnehmung, für die es keine Grundlage in der objektivierbaren Realität gibt. Bei der außerkörperlichen Erfahrung handelt es sich zudem weder um eine *Delusion* – dies wäre eine Fehlinterpretation einer richtigen Wahrnehmung beziehungsweise eine Wahnvorstellung – noch um eine *Illusion,* also eine Trugbild oder eine falsche Realitätsvorstellung. Es drängt sich die Frage auf, ob es sich bei der außerkörperlichen Erfahrung um eine Form außersinnlicher Wahrnehmung handeln könnte.

Aufgrund der wissenschaftlichen Bedeutung außerkörperlicher Erfahrungen habe ich mich dafür entschieden, recht viele Beispiele sehr unterschiedlichen Inhalts zu zitieren. Hier schließt sich zunächst eine Episode an, von der mir ein Pfleger einer kardiologischen Station berichtete. Sie wurde auch in unserem Artikel in *The Lancet* zitiert.[17] Wir haben den Bericht persönlich überprüft und ich habe bewusst den Pfleger und nicht den Patienten um eine möglichst objektive Schilderung gebeten.

»Während der Nachtschicht liefert der Rettungswagen einen 44 Jahre alten, bereits bläulich-violett verfärbten, komatösen Mann auf der kardiologischen Station ein. Passanten hatten ihn etwa eine Stunde zuvor in einem Park gefunden und bisher lediglich mit Herzmassage begonnen. Nach seiner Ankunft im Krankenhaus wird er mit Beutel und Maske beatmet, erhält Herzmassage und wird defibrilliert. Als ich die Beatmung übernehme und den Patienten intubieren will, fällt mir auf, dass er noch ein künstliches Gebiss trägt. Vor der Intubation entferne ich den oberen Teil der Prothese und lege sie auf den Instrumentenwagen. In der Zwischenzeit setzen wir die Maßnahmen zur erweiterten Reanimation fort. Nach etwa anderthalb Stunden hat der Patient zwar wieder einen ausreichend stabilen Herzrhythmus und Blutdruck, er wird aber noch beatmet, ist noch intubiert und noch immer komatös. In diesem Zustand wird er zur weiteren Beatmung auf die Intensivstation gebracht. Erst eine Woche später, bei der Medikamentenausgabe, begegne ich dem Patienten, der gerade wieder auf die Kardiologie verlegt wurde, wieder. Als er mich sieht, sagt er: ›Oh, dieser Pfleger weiß, wo mein Gebiss liegt.‹ Ich bin ganz überrascht, doch er erklärt mir: ›Ja, Sie waren doch dabei, als ich ins Krankenhaus kam, und haben mir das Gebiss aus dem Mund genommen und es auf einen Wagen gelegt, auf dem alle möglichen Flaschen standen. Er hatte so eine ausziehbare Schublade und in die haben Sie meine Zähne gelegt.‹ Das erstaunte mich vor allem deshalb, weil sich dies meiner Erinnerung nach alles zu einer Zeit abgespielt hatte, als der Patient in tiefem Koma lag und gerade reanimiert wurde. Weitere Nachfragen ergaben, dass er damals selbst sehen konnte, wie er im Bett lag, und dass er von oben auf die Pflegekräfte und Ärzte herabsah, die ihn mit aller Kraft zu reanimieren versuchten. Er konnte auch den kleinen Raum, in dem er wiederbelebt wurde, und das Aussehen der Anwesenden korrekt und genau beschreiben. Damals, als er die Szene beobachtete, hatte er große Angst davor, dass wir ihn nicht weiter reanimieren würden und er sterben müsste. Wir hatten uns tatsächlich große Sorgen um ihn gemacht, da er schon in sehr schlechter Verfassung ins Krankenhaus eingeliefert worden war. Er schilderte mir, wie er uns verzweifelt und erfolglos zu signalisieren versuchte, dass er noch lebe und wir ihn weiter reanimieren sollten. Er war tief bewegt von dem, was er damals erlebt hatte, und sagte, dass er sich heute nicht mehr vor dem Tod fürchte.«

Es folgt der Bericht eines Patienten, der eine NTE mit einer außerkörperlichen Erfahrung erlebte, die von einer Komplikation während seiner Operation ausgelöst worden war:

»Nein, von Nahtoderfahrungen hatte ich bisher noch nie etwas gehört, und ich interessierte mich auch nicht für paranormale Phänomene oder Ähnliches. Was passierte, war Folgendes: Mir wurde auf einmal bewusst, dass ich über dem Fußende des Operationstisches schwebte und auf das hektische Treiben um den Körper eines Menschen unter mir herabsah. Schon bald begriff ich, dass es mein eigener Körper war. Ich schwebte über ihm, also auch über der Lampe, aber ich konnte durch sie hindurchschauen. Ich hörte auch, was dort geredet wurde. ›Komm schon, verdammter Mistkerl‹, schrien sie, daran erinnere ich mich noch. Noch seltsamer war, dass ich sie nicht nur reden hörte, ich kannte auch die Gedanken aller Menschen, die da herumliefen, jedenfalls kam es mir so vor. Später hörte ich, es sei alles sehr aufregend gewesen, denn es waren viereinhalb Minuten vergangen, bis sie mein Herz, das plötzlich ausgesetzt hatte, wieder zum Schlagen gebracht hatten. Dabei kommt es wegen des Sauerstoffmangels oft schon nach dreieinhalb Minuten zu Gehirnschädigungen. Ich hörte den Arzt auch sagen, er denke, dass ich schon tot sei. Später bestätigte er mir, dass er davon gesprochen hatte, und er war völlig perplex, als er erfuhr, dass ich ihn gehört hatte. Ich sagte ihnen damals auch, dass sie während einer Operation besser auf ihre Worte achtgeben sollten.«

Hier folgt nun die Schilderung des Psychologen C. G. Jung (1875 bis 1961), der 1944 während eines Herzinfarkts eine außerkörperliche Erfahrung machte. Im Nachhinein beschreibt er, wie er die Erde aus großer Höhe wahrnehmen konnte. Dies ist sehr bemerkenswert, da seine Schilderung genau mit dem übereinstimmt, was dank der Bilder aus dem Weltraum erst seit vierzig Jahren bekannt ist.

»Es schien mir, als befände ich mich hoch oben im Weltraum. Weit unter mir sah ich die Erdkugel in herrlich blaues Licht getaucht. Ich sah das tiefblaue Meer und die Kontinente. Tief unter meinen Füßen lag Ceylon und vor mir lag der Subkontinent von Indien. Mein Blickfeld umfasste nicht die ganze Erde, aber ihre Kugelgestalt war deutlich erkennbar, und ihre Kontinente schimmerten silbern durch das wunderbare blaue Licht. An manchen Stellen schien die Erdkugel farbig oder dunkelgrün gefleckt wie oxydiertes Silber. ›Links‹ lag in der Ferne eine weite Ausdehnung – die rotgelbe Wüste Arabiens. Es war, wie wenn dort das Silber der Erde eine rotgelbe Tönung angenommen hätte. Dann kam das Rote Meer, und ganz weit hinten, gleichsam ›links oben‹, konnte ich gerade noch einen Zipfel des Mittelmeers erblicken. Mein Blick war vor allem dorthin gerichtet. Alles andere erschien nur undeutlich. Zwar sah ich auch die Schneeberge des Himalaya, aber dort war es dunstig oder wolkig. Nach ›rechts‹ blickte ich nicht. Ich wusste, dass ich im Begriff war, von der Erde wegzugehen. Später habe ich mich erkundigt, wie hoch im Raume man sich befinden müsse, um einen Blick von solcher Weite zu haben. Es sind etwa 1500 km! Der Anblick der Erde aus dieser Höhe war das Herrlichste und Zauberhafteste, was ich je erlebt hatte.«[18]

Nachfolgend zitiere ich den Bericht über eine tief komatöse Frau, bei der die Beatmungsgeräte abgeschaltet werden sollten, nachdem der behandelnde Neurologe sie für hirntot erklärt hatte. Es war keine messbare Hirnaktivität mehr vorhanden.

»Während sie offensichtlich in tiefem Koma lag und keine Gehirnaktivität mehr zu erkennen war, führten der zuständige Facharzt und ihr Ehemann an ihrem Bett ein Gespräch. Der Facharzt prognostizierte seiner Patientin ein Leben wie eine ›Treibhauspflanze‹ und schlug ihrem Mann vor, in Betracht zu ziehen, sie von den lebenserhaltenden Geräten zu trennen. Ihr Mann hatte noch Hoffnung, dass sich ihr Zustand bessern würde, daher blieb sie an den Geräten angeschlossen. Trotz der düsteren Prognose erwachte die Frau nach einigen Monaten aus dem Koma. Da trat zu Tage, dass sie fast die ganze Zeit ihres Komas alles wie gewohnt gehört hatte, auch das Gespräch zwischen dem Arzt und ihrem Mann über die passive Sterbehilfe! Sie erzählte, wie schrecklich das gewesen sei. Während sie herausschreien wollte, dass sie noch da ist, dass sie leben möchte, dass sie bei ihrem Mann und ihren Kindern sein möchte, wurde über ihr mögliches Sterben gesprochen.«

Die Schilderung eines Farbenblinden:

»Ich sah wirklich die leuchtendsten Farben – was besonders erstaunlich war, da ich farbenblind bin. Die Primärfarben kann ich zwar auseinanderhalten, aber Pastelltöne sehen für mich alle gleich aus. Damals konnte ich sie plötzlich doch unterscheiden, sogar in vielfältigen Nuancen. Fragen Sie mich nicht nach den Namen, die kenne ich nicht, denn damit habe ich keine Erfahrung.«

Hier schließt sich der Bericht von Vicki an, einer Frau, die von Geburt an blind ist. Sie kam 1951 nach 22 Schwangerschaftswochen viel zu früh zur Welt und wurde sofort in einen noch sehr primitiven Inkubator gelegt, in dem ihr 100-prozentiger Sauerstoff verabreicht wurde. Eine so hohe Sauerstoffkonzentration schadet der Entwicklung der Augäpfel und des Sehnervs, was damals, in der Anfangsphase der Inkubatoren, noch nicht bekannt war. Tausende von Frühgeburten, die in diesen Jahren in den primitiven Brutkästen überlebten, sind so völlig erblindet. Auch bei Vicki kam es zu einer vollständigen Schrumpfung der Augäpfel und des Sehnervs. Auch der visuelle Kortex, der Teil der Großhirnrinde, der angebotene Lichtreize in Bilder umsetzt, entwickelte sich nicht richtig, da aufgrund der Funktionsunfähigkeit beider Augen und des Sehnervs das Angebot an Lichtreizen zu gering war.

Vickis Nahtoderfahrung wird in dem Buch *Mindsight* von Ring und Cooper geschildert.[19] Sie wurde auch in der BBC-Sendung »The Day I Died« ausführlich interviewt. 1973, im Alter von 22 Jahren, wurde Vicky bei einem Autounfall aus dem Wagen geschleudert. Nach einer Schädelbasisfraktur und einer schweren Gehirnerschütterung war sie ins Koma gefallen; sie hatte Frakturen an Nacken- und Rückenwirbeln und ein gebrochenes Bein. Blitzartig sah sie von oben gerade noch das beschädigte Auto. Obwohl sie blind war, »erkannte« sie, dass es sich um einen VW-Bus handelte. Später in der Notaufnahme des Krankenhauses, in das sie der Rettungswagen gebracht hatte, konnte sie aus einer Position oberhalb ihres Körpers die Umgebung wahrnehmen. Sie konnte in dem Raum, in dem sie auf einer metallenen Krankenbahre einen Körper liegen sah, auch zwei Personen erkennen und hören, was sie sagten und wie besorgt sie waren. Erst als sie ihren Ehering erkannte, begriff sie, dass dort ihr eigener Körper lag, den sie natürlich nur von ihrem Tastgefühl her kannte. Als sie sich »durch die Decke« bewegte, nahm sie auch das Krankenhausdach und die Bäume der Umgebung wahr.

»Ich habe niemals auch nur das Geringste gesehen, kein Licht, keinen Schatten, überhaupt nichts. Sehr viele Leute fragen mich, ob ich Schwarz sehen könne. Nein, auch Schwarz sehe ich nicht. Ich sehe überhaupt nichts. Und in meinen Träumen habe ich keine visuellen Eindrücke. Dort gibt es nur Geschmack, Gefühl, Geräusch und Geruch …

Zunächst kann ich mich daran erinnern, dass ich im Harbour View Medical Centre war und auf alles hinabschaute. Es war beängstigend, denn ich war es nicht gewohnt, etwas visuell wahrzunehmen, das war mir vorher noch nie passiert! Am Anfang war es ziemlich unheimlich! Aber dann erkannte ich meinen Ehering und mein Haar. Und ich dachte: ›Ist das mein Körper da unten? Bin ich etwa tot?‹ Sie schrien immer wieder: ›Wir können sie nicht zurückholen, wir können sie nicht zurückholen!‹ Und … sie arbeiteten wie besessen an diesem Ding, von dem ich jetzt wusste, dass es mein Körper war, obwohl er mir eigentlich nichts bedeutete. Ich hatte so ein Gefühl von ›na und?‹ und dachte nur: ›Warum regen die sich denn eigentlich alle so auf?‹ So waren meine Empfindungen. Ich beschloss fortzugehen, denn ich konnte diese Leute einfach nicht dazu bringen, mir zuzuhören. Allein schon bei dem Gedanken bewegte ich mich nach oben, quer durch die Decke, als ob sie gar nicht da wäre. Es war fantastisch, draußen zu sein, mich frei zu fühlen und mir keine Sorgen darum machen zu müssen, wogegen ich dieses Mal wieder stoßen würde. Ich wusste auch, wohin ich unterwegs war. Ich hörte einen rauschenden Klang wie von einem Windgong; es war der unglaublichste Klang, den man sich vorstellen kann – er war vom tiefsten bis zum höchsten Ton zu hören. Als ich mich diesem Gebiet näherte, waren Bäume, Vögel und viele Menschen dort, aber sie wirkten wie Lichtgebilde. Und ich konnte sehen. Es war unglaublich, wirklich fantastisch, ich war überwältigt von dieser Erfahrung, denn schließlich hatte ich nie eine Vorstellung davon gehabt, was Licht eigentlich ist. Es gab noch ... es bewegt mich noch sehr, wenn ich darüber rede, wenn ... denn es gab einen Moment, in dem ich ... in dem ich fühlte, dass mir, wenn ich nur wollte, alles Wissen offenstand ... Und in dieser anderen Welt ›sah‹ ich einige Bekannte, die mich willkommen hießen. Insgesamt waren es fünf. Debby und Diane waren früher meine Schulfreundinnen, aber sie waren schon vor langer Zeit gestorben, in einem Alter von elf und sechs Jahren. Als sie noch lebten, waren sie beide minderbegabt und blind. Hier aber ›sahen‹ sie strahlend, schön, gesund und vital aus. Sie waren offenbar keine Kinder mehr, sondern standen ›in der Blüte ihres Lebens‹. Außerdem ›sah‹ ich zwei der Betreuer aus meiner Kindheit wieder, ein Ehepaar, Herr und Frau Zilk hießen sie; auch sie waren beide verstorben. Schließlich war da noch meine Oma – bei der ich eigentlich aufgewachsen war. Sie war zwei Jahre vor diesem Unfall von uns gegangen. Meine Oma, die ein wenig abseits stand, streckte die Arme nach mir aus, um mich zu umarmen ... Und dann wurde ich zurückgeschickt und kehrte zurück in meinen Körper. Der Schmerz war unerträglich und brutal. Ich kann mich erinnern, dass ich mich fürchterlich krank fühlte.«

Die Tatsache, dass sie Personen und ihre Umgebung wahrnehmen konnte, obwohl sie aufgrund der Schrumpfung ihrer Augäpfel und ihres Sehnervs sowie der Unterentwicklung der visuellen Hirnrinde von Geburt an blind war, wirft wichtige Fragen auf. Wie kann bei dieser Frau zu einer Zeit, in der sie infolge eines schweren Autounfalls mit einer Gehirnschädigung im Koma liegt, Wahrnehmung möglich sein? Sie konnte von Geburt an nichts sehen. Und doch hat sie visuelle Sinneseindrücke aus einer Position außerhalb ihres Körpers. Was nimmt da wahr? Und wie nimmt sie wahr? Wie kann sie sich der Wahrnehmung während ihres Komas bewusst sein? Nach heutigen medizinischen Erkenntnissen ist dies nicht möglich. Vickis Bericht und die Schilderungen anderer Blinder mit Nahtoderfahrungen zwingen die Wissenschaft, neu über die Beziehung zwischen Gehirn und Bewusstsein nachzudenken. Denn Vickis »Beobachtungen« können unmöglich das Produkt sinnlicher Wahrnehmung oder einer funktionierenden visuellen Hirnrinde sein. Und sie können auch nicht ihrer Fantasie entspringen, denn ihre Beschreibungen enthalten überprüfbare Aspekte. Diese und andere Fragen werden in den Kapiteln 8, 9 und 11 ausführlich zur Sprache kommen.

5a. Aufenthalt in einem dunklen Raum

Ihrem eigenen Empfinden nach werden manche Menschen ziemlich abrupt in einen dunklen Raum gezogen, den sie als geschlossenen Ort, als Leere oder Schacht beschreiben. Etwa 15 Prozent von ihnen empfinden ihren Aufenthalt dort als beängstigend.

»... danach wurde alles dunkel. Aber meinem Gefühl nach verlor ich nicht das Bewusstsein, denn die Erinnerungen daran sind noch genauso klar wie sonst auch ... Als ich in das Dunkel schaute, veränderte sich seine Farbe von Schwarz zu tiefem Blau, nicht zu einem Dunkelblau, sondern zu einem tiefen Kobaltblau, das einen still werden ließ ...«

»... Schon bald befand ich mich in einem dunklen Raum, einer Art Tunnel, der kein Ende zu haben schien. Zurück konnte ich nicht, aber mich durch

ihn hindurchzuzwängen, kam mir ebenso schrecklich vor. Würde ich je
wieder hinausfinden? Oder würde ich irgendwo auf meinem Weg nach
Luft ringend ersticken? Der Tunnel ließ mir kaum Raum und hielt mich eng
umfangen. Nachdem ich mich geraume Zeit – weit mehr als eine Schreck-
sekunde – durch den Tunnel hindurchgeschoben hatte, erreichte ich am
Ende so etwas wie ein Licht. Nachdem ich mich mühsam durch das letzte
Stück durchgekämpft hatte, stand oder befand ich mich dann in diesem
vollkommenen Glanz, der mich ganz umfing ...«

5b. Tunnelerlebnis

In diesem dunklen Raum erscheint ein kleiner Lichtfleck, der einen
meistens mit unglaublicher Geschwindigkeit anzieht. Dieser Teil
der Erfahrung wird als Tunnelerlebnis beschrieben. Man bewegt
sich durch diesen dunklen, bisweilen mehrfarbigen oder spiralförmigen engen Raum, begleitet von sichtbaren oder unsichtbaren
Wesen und Musik. Je näher man dem Licht kommt, umso intensiver wird es, bis es schließlich sehr hell, aber nicht blendend ist.
Zuletzt wird man von diesem Licht ganz eingehüllt und fühlt sich
in ihm vollkommen geborgen. Es ist damit ein unbeschreibliches
Glücksgefühl und das Wissen um bedingungslose Liebe und Akzeptanz verbunden. Die Reise durch den Tunnel ist offenbar der
Übergang von unserer physischen Welt in eine andere Dimension,
in der Zeit und Distanz keine Rolle mehr spielen. Das Erlebnis, sich
durch einen Tunnel auf ein Licht zuzubewegen, ist zu einem Syn-
onym für eine Nahtoderfahrung geworden.

»... Ich fühlte, dass ich ganz weit weg, in ein anderes Bewusstsein, versank...
Das heißt, mein Bewusstsein ging auf Reisen, während mein Körper auf
dem Bett liegen blieb. Ich sah meinen Körper, aber ich spürte ihn nicht. Ich
wurde gleichsam weggezogen. Ich gelangte in einen tiefdunklen, schma-
len, spiralförmigen Tunnel, was mir zunächst beängstigend, aber nicht
unbekannt vorkam. Ich schwebte wahnsinnig schnell durch diesen Trich-
ter, und je weiter und höher ich dabei kam, desto mehr ging die Dun-
kelheit in Licht über. Die Intensität des Lichts wandelte sich in tiefe Lila-

Violett-Töne. ›Über‹ mir sah ich ein ungeheuer gleißendes, strahlendes, weißliches Licht. Ich wirbelte und schwebte darauf zu.«

»Ich fühlte, wie ich meinen Körper losließ und anfing, in die Höhe zu steigen. Durch das Dach hindurch. Über das Krankenhaus. Alles wurde immer kleiner und das Tempo nahm erheblich zu. Um mich herum war alles dunkel, bis auf ein paar Sterne, die auf mich herabsausten, und ich sah, dass sie unterschiedliche Farben hatten. Mir blieb keine Zeit, etwas wahrzunehmen, dazu ging alles zu schnell. Das Tempo verlangsamte sich erst, als ich erkannte, dass ich mich in einer Art Sanduhr befand und zu ihrer Öffnung ›gezogen‹ wurde. Ich bemerkte nun, dass ich nicht allein war, denn ein Strom durchscheinender Wesen nahm denselben Weg wie ich, während sich ein anderer Strom in die Gegenrichtung bewegte. Als ich später über Reinkarnation nachdachte, kam mir die Idee, das könnte wohl dieser Strom gewesen sein. Als ich durch die Öffnung hindurch war, begann sich alles zu verändern. Zunächst mein Gefühl. Ich war so aufgewühlt, dass ich es nicht in Worte fassen kann. Mich überkam ein Gefühl des Friedens, das ich auf Erden nie empfunden hatte ... Ein vollkommen überwältigendes Gefühl der Liebe, nicht der irdischen Liebe, mit der ich ebenfalls vertraut war, sondern einer Liebe, die ich nicht beschreiben kann. Ich sah über mir ein helles Licht, und auf dem Weg zu ihm hörte ich herrliche Musik und sah Farben, die ich zuvor noch nie gesehen hatte. Doch neben den Gefühlen, die ich eben schilderte, gab es auch das Gefühl, hier in einer völlig anderen Dimension zu sein. Wenn es etwas hier nicht gab, dann war es unser irdischer Zeitbegriff! Ich hatte gleichsam einen erweiterten Blick auf diese andere Dimension. Auf meinem Weg hinauf zu dem alles umfangenden Licht sah ich unzählige andere ›Wesen‹, die sich ebenfalls auf diesem Weg befanden. Kurz bevor ich das Licht erreicht hatte, wurde ich von einer Art Hülle, die es abschirmte, zurückgehalten.«

»Mit einem Mal wusste ich, dass ich tot war. Ich fand es seltsam, dass ich mir dessen bewusst war. Ich schwebte etwa sechs Meter schräg über meinem Körper, der noch auf dem Operationstisch lag. Ärzte standen um mich herum und sprachen miteinander, aber ich hörte ihre Stimmen nicht.

Ich sah auch meinen Mann, wie er irgendwo im Krankenhaus, in einem halbdunklen Raum, ganz allein auf einer Bank saß und wartete. Er war nervös. Er drehte sich eine Zigarette. Plötzlich, völlig übergangslos, flog ich durch einen Tunnel. Er war sehr lang und ich flog mit dem Kopf voran durch ihn hindurch. Der Tunnel verlief fast horizontal und hatte nur eine leichte Aufwärtsneigung. Sein Durchmesser betrug etwa dreieinhalb Meter. Ich hörte ein säuselndes Geräusch, wie von einem an den Ohren vorbeistreichenden Wind. In der Ferne erkannte ich ein helles Licht, zu dem es mich hinzog, aber es war scheinbar noch sehr weit entfernt. Und die ganze Zeit über fühlte ich mich ängstlich, machtlos und einsam, denn niemand wusste, dass ich mir über meinen Tod im Klaren war. Ich wollte entweder zurück oder nicht wissen, dass ich tot war. Aber offenbar zählte mein Wille nicht … Das Licht, dem ich mich jetzt näherte, war anders als jedes Licht, das ich je zuvor gesehen hatte; es war nicht mit einem Licht wie dem Sonnenlicht zu vergleichen. Es war ein kräftiges, gleißendes Licht, in das man dennoch mühelos hineinschauen konnte.«

5c. Furcht einflößende NTE

Vielleicht 1 oder 2 Prozent der Menschen, die eine Nahtoderfahrung erleben, bleiben in dem Furcht einflößenden dunklen Raum und können ihn nicht verlassen. Einige werden zu ihrem Entsetzen auch weiter hinab in die dunkle Tiefe gezogen. Die NTE endet für sie in dieser angsterfüllten Atmosphäre, aus der sie direkt in ihren Körper zurückkehren. Positive Gefühle bleiben aus. Dieses Erlebnis zieht später tief gehende Schuldgefühle nach sich. Meistens führt eine solche Furcht einflößende NTE zu einem Jahre währenden emotionalen Trauma. Nicht ohne Grund wird es manchmal auch »Höllenerlebnis« genannt. Man weiß nicht genau, wie viele Menschen eine Furcht einflößende Nahtoderfahrung erlebt haben, denn aus Scham und Schuldgefühlen schweigen sie darüber. Wie eine Studie zeigt, lassen sich auch bei ihnen langfristig positive Veränderungsprozesse erkennen, wenn es ihnen gelingt, die negative Erfahrung zu akzeptieren und zu interpretieren.[20] Aus derselben Studie geht hervor, dass Menschen, die beängstigende Erlebnisse hatten, nicht zwangsläufig ein schlechtes Leben führten. Das Erlebnis wird vielleicht am ehesten verständlich, wenn man sich vor Augen führt, dass der Charakter jedes Menschen auch negative Züge aufweist. In einer Furcht einflößenden NTE treten diese deutlicher hervor und können später bearbeitet werden. Ein negativer Charakterzug entscheidet noch nicht darüber, wer man »ist«, aber natürlich ist er wahrnehmbar. Eine Furcht einflößende NTE kann auch von der momentanen Stimmung des Betroffenen abhängen.

»Ich steckte plötzlich in diesem dunklen Tunnel und begann in rasender Geschwindigkeit zu fallen, schneller, schneller und schneller. Als stürzte ich direkt senkrecht nach unten, mit dem Kopf voran, in dieses schwarze Loch. Es war so stockdunkel, ich konnte die Hand nicht vor Augen sehen. Und während ich fiel, hörte ich auf einmal Gekreische, Schreie, herzzerreißend fürchterliches Lachen und den ekelhaftesten Gestank, den man sich vorstellen kann, und dann wurde das Schwarz, das mich umgab, zu Feuer ... Und überall waren scheußlich aussehende, beängstigende Geschöpfe, eines unheimlicher als das andere, die nach mir grapschten ... Ich flehte zu Gott um Hilfe ... Und plötzlich weckten mich auf der Notaufnahme die Stimmen der Ärztinnen, die mich reanimiert hatten ...«

Hier folgt nun die Schilderung eines Besuchs in den »niederen Sphären«, den George Ritchie während seiner NTE erlebte, als er als zwanzigjähriger Student beinahe gestorben wäre (siehe S. 13). Seine Beschreibung zeigt eine sehr auffallende Ähnlichkeit mit der Höllendarstellung in Dantes *Divina Commedia*:

»Wir waren wieder in Bewegung. Wir hatten den Marinestützpunkt mit seiner Umgebung von schäbigen Straßen und Bars verlassen und standen jetzt am Rande einer weiten, flachen Ebene, in einer Dimension, wo das Reisen keinerlei Zeit in Anspruch zu nehmen schien ... Ich konnte jetzt keinen lebenden Menschen entdecken. Die Ebene wimmelte, ja sie war gedrängt voll von Horden körperloser Wesen ... All diese Tausende von Menschen waren anscheinend nicht mehr körperlich wie ich selbst. Und sie waren die enttäuschtesten, ärgerlichsten, rundum miserabelsten Wesen, die ich jemals gesehen hatte. ›Herr Jesus!‹, schrie ich. ›Wo sind wir?‹ ... Überall waren die Menschen dazu verdammt, einen Kampf miteinander zu führen, sie krümmten sich, schlugen sich, kämpften wie wild ... Obwohl sie buchstäblich übereinander zu liegen schienen, war es doch so, als ob jedermann in die Luft schlug; schließlich erkannte ich natürlich, dass sie sich nicht wirklich berühren konnten, weil sie ja keine Körper waren ... Wenn ich bereits vorher angenommen hatte, dass ich die Hölle erlebte, dann war ich jetzt dessen sicher. Bis zu diesem Augenblick hatte ich die ganze Misere beobachtet, die darin bestand, an die irdische Welt gebunden zu sein, an der wir nicht mehr teilhatten. Jetzt sah ich, dass es noch andere Arten von Ketten gab ... Diese Kreaturen schienen an Gewohnheiten der Sinne und Gefühle, an Hass, Lust und zerstörerische Gedanken und Vorstellungen gebunden zu sein. Noch scheußlicher als die Bisse und Tritte, die sie einander verpassten, waren die sexuellen Misshandlungen, die viele von ihnen in fieberhafter Pantomime zur Schau trugen ... Was jemand dachte, ob flüchtig oder unwillig, war sofort um ihn herum für alle sichtbar, vollständiger, als Worte es hätten ausdrücken können ... Und die Gedanken, die am meisten ausgetauscht wurden, hatten etwas mit der überlegenen Kenntnis, der Fähigkeit oder Vergangenheit des Denkens zu tun. ... Wie würde es sein, dachte ich in plötzlicher Panik, wenn ich ewig dort leben müsste, wo meine privatesten Gedanken nicht mehr privat waren? Ohne sie verhehlen zu können, ohne sie verbergen zu können, keine Möglichkeit mehr zu heucheln, wer ich war, sondern das zu sein, was ich wirklich war. Wie untragbar ... Vielleicht hatte sich ja die Kreatur hier im Abschnitt von Äonen oder auch von Sekunden die Gesellschaft derer ausgesucht, die genauso stolz und hasserfüllt waren wie sie selbst, bevor sie miteinander die Gesellschaft der Verdammten bildeten ... Ich wusste es nicht. Alles, was ich klar erkannte, war dies, dass nicht eines dieser zankenden Wesen auf der Ebene verlassen worden war. Jemand war neben ihnen, achtete auf sie und diente ihnen. Und genauso sichtbar war die Tatsache, dass keiner von ihnen es wusste.«[21]

6. Wahrnehmung einer außerweltlichen Umgebung

Viele Menschen befinden sich während ihrer NTE in einer pracht-
vollen Landschaft mit herrlichen Farben, ungewöhnlichen Blumen
und einer unglaublich schönen Musik. Manchmal sehen sie auch
Städte oder prächtige Bauten.

»Was ich zu sehen bekam, war unsagbar schön: Ich sah eine wunderschöne Landschaft voller Blumen und Pflanzen, die ich nicht näher benennen
könnte. Alles schien Hunderte von Kilometern entfernt, und doch konnte
ich alles bis ins kleinste Detail erkennen, sogar ohne Brille, obwohl ich im
normalen Leben schlecht sehe. Es war weit entfernt und dennoch nahe. Es
war außergewöhnlich schön. Am treffendsten lässt es sich wohl mit den
Worten ›himmlische Szenerie‹ beschreiben.«

»Ich trat in eine majestätische Sphäre ein, zumindest roch es danach. Die
Atmosphäre trug, wenn man das so sagen kann, Gott in sich, es war eine
süß nach Blumen duftende Landschaft, sie wirkte völlig dreidimensional
und tausendmal schöner als der schönste Ferienort im Frühling, den man
sich vorstellen kann.«

7. Begegnung und Kommunikation mit Verstorbenen

> Hamlet: Mein Vater – mich bedünkt, ich sehe meinen Vater.
> Horatio: Wo, Prinz?
> Hamlet: In meines Geistes Aug', Horatio.[22]
> *William Shakespeare, 1564–1616*

Einige Menschen sind sich während einer NTE der Anwesenheit
verstorbener Angehöriger oder Bekannter bewusst und erkennen
sie auch eindeutig wieder. Manchmal sehen die Verstorbenen bei
der Begegnung wieder ausgesprochen gesund aus, obwohl man sie
aus der Zeit vor ihrem Tod noch als sehr schwach und krank in
Erinnerung hatte. Wenn sie noch sehr jung waren, als sie starben,
begegnet man ihnen manchmal als jungen Erwachsenen wieder. Es

kommt auch vor, dass man Personen sieht, denen man nie zuvor begegnet ist oder von deren Tod man nicht wissen kann. In einem solchen Moment ist man intensiv mit den Gedanken und Gefühlen derjenigen verbunden, die vor einem gestorben sind.

»Als ich während meines Herzstillstands eine NTE hatte, sah ich nicht nur meine Großmutter, sondern auch einen Mann, der mich liebevoll anschaute, den ich jedoch nicht erkannte. Etwa zehn Jahre später, an ihrem Sterbebett, erzählte mir meine Mutter, dass ich aus einer außerehelichen Beziehung hervorgegangen sei. Mein biologischer Vater war ein Jude, den man im Zweiten Weltkrieg abtransportiert und umgebracht hatte: Meine Mutter zeigte mir sein Foto. Der unbekannte Mann, den ich etwa zehn Jahre zuvor während meiner NTE gesehen hatte, war offenbar mein biologischer Vater.«

»Als ich sechzehn war, hatte ich einen schweren Mofa-Unfall. Ich lag fast drei Wochen im Koma. Während dieses Komas hatte ich eine sehr erschütternde Erfahrung. ... und schließlich kam ich zu einer Art Metallzaun, hinter dem Herr van der G. stand, der Vater des besten Freundes meiner Eltern. Er sagte zu mir, ich dürfe nicht weitergehen. Ich müsse zurückgehen, denn meine Zeit sei noch nicht gekommen ... Als ich wieder bei Bewusstsein war und meinen Eltern die Geschichte erzählte, sagten sie mir, dass Herr van der G., während ich im Koma lag, gestorben und beerdigt worden sei. Ich konnte gar nicht wissen, dass er tot war.«

»Auf einmal entdeckte ich überall Verwandte. Sie waren alle etwa 35 Jahre alt, auch mein kleiner Bruder, den ich nie kennengelernt hatte; er war in den Kriegsjahren im Alter von zwei Jahren, noch vor meiner Geburt, gestorben. Er war also ordentlich gewachsen, meine Eltern waren auch da und lächelten mir zu, genau wie die andern.«

8. Begegnung mit einem strahlenden Licht oder einem Wesen aus Licht.

> Im Himmel, der das meiste Licht empfangen,
> war ich und ich sah Dinge, die kann keiner verkünden,
> der von dort oben herniedersteigt.[23]
> *Divina Commedia von Dante Alighieri, 1265–1321*

Das Licht, das mit seinen Strahlen alles durchdringt, wird als sehr hell, nicht blendend beschrieben. Es übt eine große Anziehungskraft aus und oft wird man in das Licht aufgenommen. Einige erleben es als ein Wesen aus Licht; religiöse Menschen nennen es manchmal Jesus, Engel oder Lichtwesen. Der jeweilige religiöse Hintergrund bestimmt weitgehend, welchen Namen sie ihm verleihen. Es findet immer eine direkte Kommunikation mit diesem Wesen statt, als könne es Gedanken lesen und auch auf gedanklicher Ebene antworten. In und um dieses Licht erfährt man absolute Akzeptanz und bedingungslose Liebe, man kommt mit tiefem Wissen und Weisheit in Berührung. Antworten auf die meisten Fragen werden schon erkennbar, bevor man die Fragen ausdrücklich gestellt hat.

»Ich sah in der Ferne ein Licht, wie ich es auf Erden noch nie gesehen hatte. So rein, so intensiv, so vollkommen. Ich wusste, dies war ein Wesen, zu dem ich gehen musste. Ich weiß nicht, wie es geschah. Ich brauchte nicht zu denken, ich wusste alles. Meine Bewegungen waren nicht mehr eingeschränkt. Ich hatte keinen Körper mehr. Dieser Ballast war von mir abgefallen ... Ich bewegte mich durch alles hindurch. Mir war plötzlich klar: Zeit und Raum gab es hier nicht. Alles war immer gegenwärtig. Und das gab mir ein unbeschreiblich friedliches Gefühl. Das erlebte ich gleichzeitig mit dem Licht, das die Krönung allen Seins war, aller Energie und Liebe und vor allem aller Wärme und Schönheit.«

»... wo ich in ein Gefühl vollkommener Liebe eintauchte. Mir war plötzlich glasklar bewusst, warum ich Krebs bekommen hatte. Und vor allem warum man mich in dieses Leben gestellt hatte. Welche Rolle jeder einzelne meiner Angehörigen in meinem Leben spielte, in Bezug auf den großen Plan, in dem alles festliegt, und auf das allgemeine Wesen des Daseins. Ich besaß in diesem Zustand eine Klarheit und Einsicht, die einfach unbeschreiblich ist. Worte scheinen diese Erfahrung nur einzuengen – ich war an einem Ort, an dem mir klar wurde, wie viel mehr es gibt, als wir uns in unserer dreidimensionalen Welt vorstellen können. Ich begriff, was für ein Geschenk das war und dass ich von liebenden, spirituellen Lichtwesen umgeben war, die sich ständig in meiner Nähe befanden.«

»Im gleichen Augenblick durchdrang mich mit einem Schlag eine ungeheure Erkenntnis, ein umfassendes Wissen und Verstehen. Alles Wissen. Universales Wissen. Ich verstand, wie das Weltall entstanden war, woraus das Universum bestand, ich verstand das Handeln der Menschen. Ihr positives Handeln, aber auch ihre Gründe, sich manchmal mutwillig Leid zuzufügen. Krieg und Naturkatastrophen, alles hat seinen Sinn, seinen Grund. Es ist logisch. Ich begriff die Vergangenheit, die Gegenwart und die Zukunft. Ich sah die Evolution. Alles und jedes entfaltet und entwickelt sich gemeinsam. Ich sah und verstand – ohne zu urteilen – den Zusammenhang, die Kohärenz, die logische und manchmal weitreichende Konsequenz, die jede noch so kleine Handlung hat. Und zwar auf jeder Ebene und bis ins kleinste Detail … Die Funktionen aller möglichen mechanischen, elektrischen und elektronischen Geräte, Apparate und Motoren. Alles. Ich kannte und verstand die gesamte Mathematik, die Elektronik, die Physik, die DNA, die Atome, die Quantenmechanik und Quantenphysik. Ich erkannte auch, worauf alle Evolution hinausläuft, worin letzten Endes ihr Ziel liegt. Mir wurde bewusst, dass nicht nur ich Teil dieser großen Einheit bin, sondern alles und jeder, jeder Mensch, jedes beseelte Wesen, jedes Tier, jede Zelle, die Erde und jeder andere Planet, das Universum, der Kosmos, das Licht. Alles ist miteinander verbunden, alles ist untrennbar. ›Ich weiß es!‹, dachte ich froh. ›Ich verstehe es. Es ist alles so einfach. So logisch. So naheliegend …‹ Nein, dieses Wissen selbst durfte ich nicht mit hinüberbringen. Warum, weiß ich nicht … Vielleicht liegt der Sinn nicht darin, dass wir hier und jetzt als physische Wesen über derlei universelles

Wissen verfügen? Weil wir hier sind, um zu lernen? Oder aus einem anderen Grund?«

9. Lebensschau oder Rückblick

Die meisten Menschen erleben die Lebensschau in Anwesenheit des Lichtes oder des Lichtwesens. Während eines Lebenspanoramas oder einer Lebensschau erlebt man nicht nur jede Handlung oder jedes Wort, sondern auch jeden Gedanken des vergangenen Lebens erneut und ist sich bewusst, dass alles aus derselben Energie gespeist wird, die sowohl das eigene Ich als auch andere beeinflusst. Man kann als Zuschauer und Beteiligter das ganze Leben, von der Geburt bis zum Zeitpunkt der gesundheitlichen Krise, noch einmal erleben. Die Lebensschau umfasst also viel mehr als nur einen »schnell ablaufenden 8-Millimeter-Film«. Bei vergangenen Ereignissen kennt man sowohl die eigenen Gefühle und Gedanken als auch die der anderen, da man mit ihnen verbunden ist. In einem Rückblick auf das eigene Leben erkennt man die Konsequenzen, die die eigenen Gedanken, Worte und Taten für andere hatten. Und dies genau in dem Moment, in dem sie in der Vergangenheit aufgetreten waren.

Einsicht wird gewonnen und Liebe wird verschenkt oder vorenthalten. Das kann sehr konfrontierend sein, aber niemand fühlt sich verurteilt: Jeder kann erkennen, wie er selbst gelebt hat und wie sein Leben andere beeinflusst hat. Es entwickelt sich ein Verständnis dafür, dass jeder Gedanke, jedes Wort oder jede Handlung eine nachhaltige Wirkung auf das eigene Ich und genauso auf andere hat. Man bezeichnet dies auch als »kosmisches Gesetz«. Alles, was man bei anderen bewirkt, erfährt man letztlich auch selbst, und das betrifft sowohl Liebe und Zuwendung als auch Gewalt und Aggression.

In einer Lebensschau überblickt man sein ganzes Leben in einem einzigen Augenblick. Zeit und Distanz scheinen nicht mehr existent. Man gelangt ganz plötzlich an einen Ort, auf den man gerade noch seine Gedanken gerichtet hat. Und man kann stunden- oder tagelang über die Lebensschau sprechen, obwohl der Herzstillstand nur wenige Minuten gedauert hat. Alles scheint gleichzeitig existent und gleichzeitig erlebbar. Alles und jeder Mensch scheinen zeitlos miteinander verbunden zu sein.

»Mein ganzes Leben bis zum heutigen Tag schien sich in einer Art panoramaartigem dreidimensionalem Rückblick vor mir auszubreiten. Jedes Ereignis wurde von einem Wissen über Gut und Böse oder der Einsicht in seine Ursachen und Folgen begleitet. Ich betrachtete alles nicht nur ausschließlich aus meiner Warte, sondern kannte auch die Gedanken aller anderen, die an diesem Ereignis beteiligt waren, als wären ihre Gedanken in mir. Ich konnte nicht nur sehen, was ich getan und gedacht hatte, sondern sogar, wie mein Handeln andere beeinflusst hatte – als sähe ich mit allwissenden Augen. Auch die Gedanken gehen nicht verloren. Und immerfort wurde während des Rückblicks die Bedeutung der Liebe bezeugt. Im Nachhinein kann ich nicht sagen, wie lange dieser Lebensüberblick oder diese Lebenserkenntnis dauerte. Es kann eine ganze Weile gewesen sein, denn jeder Punkt wurde berührt. Andererseits erschien es mir nur wie der Bruchteil einer Sekunde, da ich alles gleichzeitig wahrnahm. Zeit und Distanz waren scheinbar nicht mehr existent. Ich war überall gleichzeitig, manchmal wurde meine Aufmerksamkeit auf etwas gelenkt und schon war ich dort.«

»Ganz am Anfang sah ich Bilder aus meinen beiden ersten Leben. Das erste Mal fand ich in der Römerzeit auf einem Feldzug in England den Tod. Ich war der Anführer einer Kohorte, die eine Reihe weiblicher Gefangener zur Küste brachte. Auf dem Weg dorthin wurden wir von Einwohnern dieses Landstriches überfallen. Ich habe auch mein Sterben im Ersten Weltkrieg durchlebt. Es muss im Jahr 1917 gewesen sein, als ich in einem Jagdflieger saß und in einen Kampf mit einer deutschen Maschine verwickelt wurde. Ich wurde abgeschossen und stürzte zwischen den Fronten in den Tod. Ich denke, es war 1917, weil ich auf Fotos aus diesem Jahr diesen Maschinentyp, den damals die englische Luftwaffe flog, wiedererkannt habe. Ich weiß nicht, warum ich auch diese beiden Leben in Bruchstücken sah. Und ich habe überhaupt keinen Bezugspunkt, um irgendetwas davon zu überprüfen. Was mir viel besser in Erinnerung geblieben ist, sind die Bilder aus meinem letzten oder – wenn man so will – jetzigen Leben. Ich sah zuerst meine eigene Geburt. Anders als bei meinen Geschwistern, bei deren Geburt eine Hebamme anwesend war, hat mir ein Arzt auf die Welt geholfen. Er hielt mich in seinen Armen und sagte zu meiner Mutter die denkwürdigen Worte: ›Das ist ein außergewöhnliches Kind. Es wird entweder ein großes Genie oder ein großer Schurke.‹ Ich bin weder das eine noch das andere geworden. Ich sah meine ersten Schritte. Ich sah, wie meine Mutter unter meinen Launen litt. Ich sah mich selbst noch einmal, wie ich mit Bello, dem Hund der Nachbarn, spielte, einem Kettenhund, der den Hof bewachte. Einem Kalb von einem Hund, der nur auf seinen Besitzer hörte. Merkwürdigerweise hatte ich aber überhaupt keine Angst vor ihm, er ließ sich auch alles von mir gefallen. Manchmal kroch ich sogar in seine Hütte, um dort ein Nickerchen zu machen. Und selbst Bauer Mast, sein Herrchen, hätte den Versuch, mich dort rauszuholen, sicher bitter bereut. Auch mit dem großen Pferd Bles war ich gut befreundet. Wenn es auf der Weide stand und ich unter dem Stacheldraht hindurchkroch, kam es im Galopp auf mich zugelaufen, um sich dann direkt vor mir auf die Hinterbeine zu stellen und sich danach fallen zu lassen, sodass ich zwischen seinen Beinen und auf seinem Bauch herumkriechen konnte. Alle, die dabei zuschauten, standen Todesängste aus.

Ich sah auch meine Schuljahre an mir vorüberziehen und einige Lehrer, die ihre liebe Mühe mit mir hatten. Auch die Kriegszeit lief in intensiven Bildern an mir vorbei. Ich sah einige Menschen, denen ich im Lager begegnet war und denen ich in meinem Kampf ums Überleben manchmal ihr bisschen Essen gestohlen hatte. Aber ich sah auch Revue passieren, was ich Gutes getan hatte. Ich sah das indische Mädchen wieder, mit dem ich vier Jahre lang Liebe und Leid geteilt hatte. Ich fühlte erneut die starke Liebe, aber auch das große Leid, das ich ihr einmal zugefügt hatte und von dem ich bisher dachte, dass sie es nie bemerkt hätte. Mir kamen einige Situationen in den Sinn, in denen ich als Soldat ziemlich erbarmungslos gewesen war. Vage tauchten in meinem NTE-Gedächtnis auch wieder Situationen auf, in denen ich gegen jeden Befehl Gnade vor Recht ergehen ließ.

Viele dieser Fälle hatte ich schon lange aus meinem Gedächtnis verbannt. Es gab auch Situationen in meinem Leben, die ich selbst als ›schlecht‹ bewertet hatte und die nun plötzlich als gut beurteilt wurden. Ebenso kam es vor, dass Handlungen, die ich immer als Pluspunkte verbucht hatte, nun als Fehler angesehen wurden.

Die folgende Begebenheit, mit der ich mich sehr eingehend auseinandergesetzt habe, ereignete sich im September 1944 in der Schlacht um Arnheim. Was mir auffiel, war die Tatsache, dass trotz der kurzen Zeitspanne der NTE so viele Menschen vor meinem geistigen Auge vorbeizogen. Ich sah viele, die ich ins Spital gebracht hatte oder die in meinen Armen gestorben waren. Viele von ihnen versicherten mir, sie würden mich willkommen heißen, wenn ich auf die ›andere‹ Seite käme. Ich war erstaunt darüber, dass ich nur einen einzigen Deutschen wiedersah. Einen deutschen Soldaten, der sich auf dem Schlachtfeld zunächst einen Kampf mit einem englischen Soldaten geliefert hatte, in dem beide so schwer verwundet worden waren, dass sie unmittelbar nacheinander starben. Er schenkte mir sein Eisernes Kreuz, das ich erstaunlicherweise mein Leben lang aufbewahren konnte. Er gab es mir, weil ich ihn an der letzten Zigarette seines englischen Gegners ziehen ließ. Diese Handlung, dass ich ihn rauchen ließ, wurde mir als gute Tat ausgelegt, und das verstehe ich eigentlich nicht, denn ich tat es nur auf Befehl beziehungsweise Bitte des Engländers. Ich hätte den Deutschen am liebsten in seinem Blut ersticken sehen. Ich will mit diesem Beispiel nur zeigen, dass man dort oben anders urteilt als hier unten.«

10. Ausblick, Vorschau oder »flash forward«

Wenn man dieses Element erlebt, hat man das Gefühl, einen Teil des Lebens, der noch vor einem liegt, zu überblicken. Auch während dieser Erfahrung gibt es offenbar weder Zeit noch Distanz. Die Schilderungen überprüfbarer Begebenheiten, die sich erst zukünftig ereignen, führen unweigerlich zu Fragen des freien Willens und zu der Überlegung, ob und wieweit man seine eigene Zukunft bestimmen oder beeinflussen kann.

»... und blitzartig sah ich, wie mein Leben weitergehen würde. Ich über-blickte einen Großteil meines Lebens, der noch vor mir lag; die Sorge um meine Kinder, die Krankheit meiner Frau, alle Situationen, in die ich selbst geraten würde, sowohl bei meiner Arbeit wie privat. Ich überblickte alles vollkommen. Ich sah den Tod meiner Frau und das Sterben meiner Mutter vorher. Irgendwann schrieb ich alles, was ich damals vorhergesehen hatte, auf: Im Laufe der Jahre konnte ich es dann einfach abhaken. So hatte ich auch meine Frau auf ihrem Sterbebett in einem weißen Tuch gesehen, und genau so ein Tuch bekam sie kurz vor ihrem Tod von einer ihrer Freundin-nen ...«

11. Das Wahrnehmen einer Grenze

Man sieht einen dichten Nebel, eine Mauer, ein Tal, einen Fluss, eine Brücke oder eine Pforte. Man erkennt, dass man nicht mehr in seinen Körper zurückkehren könnte, wenn man diese Grenze über-schreitet. Manchmal kommt es in einem solchen Moment zu einer Kommunikation mit einem verstorbenen Angehörigen oder einem Lichtwesen. Man »hört«, dass man noch nicht willkommen sei, da die Zeit dafür noch nicht reif sei, und dass man noch einmal in seinen Körper zurückkehren müsse, weil man im Leben noch eine Aufgabe habe. Dies kann die Sorge für ein neugeborenes Baby, ein Kind oder die Familie sein. Manche Menschen wissen nicht mehr genau, wegen welcher Aufgabe sie zurückgeschickt wurden. Einige haben das Gefühl, sie hätten die Entscheidung selbst getroffen, manche denken auch, ein anderer habe ihnen die Pflicht auferlegt zurückzukehren.

Hier folgt nun der Bericht eines Jungen, der von Geburt an taub ist und im Alter von zehn Jahren beinahe ertrank:

»... dann kam ich an eine Grenze. Selbst mir mit meinen zehn Jahren musste das niemand erklären. Mir war einfach klar, dass ich nie wieder zurückkehren könnte, wenn ich diese Grenze überschritt. Aber einige mei-ner Vorfahren standen auf der anderen Seite und zogen meine Aufmerksamkeit auf sich, denn sie redeten in einer Art Telepathie miteinander. Ich bin von Geburt an völlig taub. Alle meine Angehörigen können ganz normal hören und verständigen sich mit mir immer in Gebärdensprache. Und nun konnte ich auf einmal mit zwanzig meiner Vorfahren durch eine Art Telepathie direkt kommunizieren. Das war eine überwältigende Erfahrung ...«

»Er zeigte mir eine Pforte, hinter der ich die gleiche Landschaft wiedersah. Aber nun, mit dieser Pforte davor, war mir das ganze Bild auf einmal sehr vertraut. Schlagartig erkannte ich das Ganze und hatte das Gefühl: ›Hier war ich schon mal.‹ Es war wie eine Heimkehr nach einer langen, anstrengenden Reise. Es war ein Zustand, der bei mir vollkommene Ruhe auslöste, eine Ruhe, die ich lange nicht mehr empfunden hatte. Für mich war das der Höhepunkt der Erfahrung. Die ›Gestalt‹ ermutigte mich wortlos, mich zu entscheiden, ob ich in diesem Zustand bleiben oder in mein irdisches Leben zurück wolle. Ich durfte das Tor passieren oder in meinen leblosen Körper zurückkehren, den ich plötzlich auch wieder unter mir spürte. Ich hatte das Gefühl, der Weg durch die Pforte würde meinen endgültigen körperlichen Tod bedeuten. Im Bewusstsein, nun die Chance zu haben, mit der Einsicht zurückzukehren, dass dieser Seinszustand eine Realität ist, die realer erlebt wird als alles, was wir hier darunter verstehen, und mit dem Gedanken an meine junge Frau und meine drei kleinen Kinder entschloss ich mich zurückzukehren ...«

12. Die bewusste Rückkehr in den Körper

Die Rückkehr in den Körper vollzieht sich meist plötzlich. Manche Menschen fühlen sich von einer großen Kraft durch den Tunnel zurückgezogen. Und einige schildern, wie sie durch ihren Schädel in ihren Körper zurückgedrängt wurden, nachdem sie deutlich gesehen hatten, wie eine Pflegekraft oder ein Arzt das Wiederbelebungsgerät an ihrem Körper angelegt hatte. Die meisten Menschen erleben die bewusste Rückkehr als sehr unangenehm. Wieder vereint mit ihrem kranken, lädierten und schmerzvollen Körper, empfinden sie es als herbe Enttäuschung, dass ihnen etwas so

Wundervolles genommen wurde. Daher reagieren manche Patienten entrüstet, enttäuscht und widerwillig, wenn sie nach einer Reanimation oder einem Koma wieder zu sich kommen. Oft scheitert jeder Versuch, mit Ärzten, dem Pflegepersonal oder Angehörigen über die tief greifende Erfahrung zu sprechen, was zu einer weiteren Enttäuschung führt. Manche Menschen sprechen sogar fünfzig Jahre oder länger nicht mehr darüber.

»Als ich wieder in meinem Körper zu mir kam, war das schrecklich, einfach schrecklich. ... diese Erfahrung war so wundervoll, ich wollte nie mehr zurückkommen, ich wollte dort bleiben ... und trotzdem kam ich zurück. Und von dem Moment an war es für mich sehr schwierig, wieder in meinem Körper zu leben, mit all den Einschränkungen, die ich damals empfand ... Später erst erkannte ich, was für ein Segen diese Erfahrung für mich war, denn nun hatte ich die Gewissheit, dass es eine Trennung von Körper und Geist und ein Leben nach dem Tod gibt.«

»... bevor ich mich umdrehen und in das himmlische Licht eintauchen kann, sehe ich rechts auf meinem Rücken eine schlanke Hand, die mich von der Schulter bis zur Taille fasst. Kräftig, aber dennoch liebevoll drückt mich diese große Hand zurück in meinen Körper. Kurz kommt es mir so vor, als würde ich in der Luft einige Saltos schlagen. Und ich merke, wie ich wieder in meinem Körper lande. Wieder bei dem Schmerz, dem ohrenbetäubenden Geschrei und den Ohrfeigen des Arztes. Ich bin wütend, unsagbar wütend! Und ich weiß nicht, ob ich all die Beleidigungen, die mir in dem Moment durch den Kopf gingen, wirklich laut ausgesprochen habe ... Ich glaube schon, denn ich fühlte mich danach irgendwie erleichtert. Nie zuvor hatte ich eine Wut gespürt, die mit dieser Raserei vergleichbar war ...«

Empathische NTE

Eine sogenannte empathische NTE oder geteilte Todeserfahrung ist eine Erfahrung, die auf »Einfühlungsvermögen« beruht. Sie wird nicht durch eigene körperliche oder psychische Probleme ausgelöst, sondern durch starke Emotionen, die jemand empfindet, wenn ein geliebter Mensch stirbt. Man wird gewissermaßen in die Erfahrung einer sterbenden oder dem Tode nahen Person aufgenommen und von ihr mitgenommen. Diese empathische NTE ist inhaltlich mit einer »klassischen« eigenen Nahtoderfahrung identisch.

»Anne und ich hatten eine Beziehung, und dann starb sie plötzlich an den Folgen eines schweren Verkehrsunfalls. Ihr Sohn, der gerade sieben Jahre alt geworden war, erlitt eine dramatische Kopfverletzung. Sein Gehirn quoll fast aus seinem Schädel, der aussah wie eine kaputte Wassermelone. Er brauchte fünf Tage für seinen Übergang. Er war das älteste von neun Enkelkindern in seiner Familie. Ungefähr sechzig Angehörige hatten sich um sein Krankenhausbett versammelt, und ich war nur der Freund seiner Mutter, der irgendwo hinten am Fenster stand. In dem Moment, als er starb, als sein EEG zu einer geraden Linie wurde, ›sah‹ ich seine Mutter, die kam, um ihn abzuholen. Dabei muss man sich ganz klar vor Augen halten, dass sie schon fünf Tage zuvor gestorben war. Und dann kam es zu dieser unglaublich schönen Wiederbegegnung. Irgendwann reichte sie mir die Hand und bezog mich in ihre Umarmung mit ein. Es war unbeschreiblich und ekstatisch. Und ein Teil von mir verließ meinen Körper und begleitete sie zum Licht. Ich weiß, dass das sehr seltsam klingt. Aber in diesem Moment, in dem ich Anne und ihren Sohn auf ihrem Weg zum Licht begleitete, war ich vollkommen bei Bewusstsein und zugleich war ich auch ganz bewusst in dem Raum, in dem die ganze Familie entsetzlich traurig darüber war, dass ihr kleiner Neffe und Enkelsohn gerade gestorben war. Ich begleitete die beiden. Gemeinsam gingen wir auf das Licht zu, doch irgendwann wusste ich, dass ich zurückkehren musste. Ich fiel einfach in meinen Körper zurück. Es war eine derart überwältigende Erfahrung, ich glühte förmlich vor Glück und bemerkte plötzlich, dass ich mit einem strahlenden Lächeln in diesem Raum zwischen all diesen Menschen stand, die gerade ein geliebtes Kind verloren hatten. Um zwischen all den trauernden und weinenden Menschen nicht pietätlos zu wirken, bedeckte ich hastig mein Gesicht mit den Händen. Ich habe über diese Erfahrung geschwiegen. Damals schien es mir völlig unangebracht, darüber zu reden, und es war mir auch nicht möglich, weil mir für das, was passiert war, die Worte fehlten. Bis zu diesem Augenblick dachte ich immer, ich wüsste, wie es in der Welt zugeht. Aber mein Weltbild hat sich mit einem Mal radikal gewandelt.«

»Ich war achtzehn Jahre alt, als mein Onkel in New York Krebs bekam, im einzigen Lungenflügel, den er noch hatte. Ich reiste nach New York und führte lange Gespräche mit ihm. Unmittelbar nach meiner Rückkehr reiste meine Mutter – seine Schwester – in die USA. Sie hat ihm damals Tag und Nacht beigestanden. Er hatte wirklich Todesangst. Angst, dass da ›nichts‹ sei. Als er starb, war er allein. Das wollte er so. Und nun zu meiner Erfahrung, die sich ein paar Stunden nach seinem Tod ereignete: Ich schlief und ›träumte‹. Mein Onkel nahm mich mit durch einen mannshohen Tunnel, der in eine wunderschöne Landschaft führte. Zu einer grünen Wiese an einem Hang. Zu einem kleinen Baum und einem Weiher. Und über allem lag das Strahlen einer silbern schimmernden Sonne. ›Hier bin ich jetzt‹, sagte er. Und er sah ausgesprochen glücklich aus.«

Fazit

> Mensch, wo du deinen Geist schwingst über Ort und Zeit,
> so kannst du jeden Blick sein in der Ewigkeit.
> *Angelus Silesius, eigentlich Johannes Scheffler, Arzt, Mystiker*
> *und Dichter, 1624–1677*

Die Berichte von Menschen, die eine NTE erlebt haben, beeindrucken und berühren mich immer wieder aufs Neue. In dem Moment, in dem sie ihre Erfahrung mit jemandem teilen wollen, ist ihre Wahrhaftigkeit immer spürbar. Aber in ihren Formulierungen liegt auch Zurückhaltung, denn Menschen mit Nahtoderfahrungen wissen, dass sich ihre unbeschreibliche Erfahrung nicht leicht in Worte fassen lässt. Und es ist für sie sehr gut nachvollziehbar, dass andere eine NTE kaum begreifen können oder grundsätzlich an ihr zweifeln. Denn meist hatten sie selbst größte Mühe, ihre überwältigende Erfahrung zu verstehen und zu akzeptieren. Auch Wissenschaftlern, die meistens der Ansicht sind, dass eine derartige Erfahrung aus wissenschaftlicher Sicht nicht möglich sei, fällt es offenbar schwer, sich vorurteilslos die Schilderung einer NTE anzuhören. Menschen mit Nahtoderfahrungen werden von vielen Wissenschaftlern noch immer als Träumer, Phantasten, Aufschneider oder verwirrte Patienten abgetan.

Ich selbst bin der Meinung, dass wir von Menschen, denen es gelingt, ihre außergewöhnliche Erfahrung in Worte zu fassen, viel über das menschliche Bewusstsein und seine Beziehung zum Gehirn lernen können. Die Suche nach einer Erklärung für die Ursache und den Inhalt der Nahtoderfahrung stellt daher auch eine große wissenschaftliche Herausforderung dar.

4. Veränderungen durch Nahtoderfahrungen

Wie wir dem Tod entgegensehen, entscheidet darüber,
wie wir im Leben stehen.

Dag Hammarskjöld, Friedensnobelpreisträger,
UN-Generalsekretär, 1905–1961

Einleitung

Auf Nahtoderfahrungen reagieren viele Menschen mit Unglauben und stellen kritische Fragen. Wie lässt es sich wissenschaftlich erklären, dass sich das Leben nach einem zweiminütigen Herzstillstand grundlegend und nachhaltig verändert? Muss man eine NTE als existentielle Krise betrachten? Eine NTE stellt eine überwältigende Konfrontation mit unbegrenzten Dimensionen unseres Bewusstseins dar. Wenn man selbst keine NTE erlebt hat, macht man sich keine Vorstellung von der Tragweite und den tief greifenden Konsequenzen einer solchen Erfahrung, die das bestehende Weltbild völlig auf den Kopf stellt. Ein Betroffener formulierte es so: »Ich hatte das Gefühl, ich wäre eine andere Person, aber mit der gleichen Identität.«

Die meisten Menschen sagen, dass sich ihr Blick auf das, was im Leben wirklich zählt, nach ihrer NTE völlig verändert habe und sie ihre Furcht vor dem Tod verloren hätten:

»Auch wenn man körperlich tot ist, kann der Geist noch weiterleben. Nur eines ist wichtig: die eigene Einstellung zu den Menschen. Heute mache ich mir über alles Gedanken. Warum? Alles geht weiter wie vorher und doch hat sich alles verändert. Heute fühle mich sehr ruhig und fürchte mich nicht mehr vor dem Tod. Ich nehme das Leben jetzt so, wie es kommt.«

Immer wieder wird die größere Wertschätzung und Sinnhaftigkeit des Lebens hervorgehoben. Äußerlichkeiten wie teure Autos, ein großes Haus oder eine prestigeträchtige oder einflussreiche berufliche Stellung verlieren an Bedeutung. Die »Nahtod«-Erfahrung erweist sich als eine »Lebenserkenntnis«-Erfahrung. Oder, wie jemand seinen Einstellungswandel treffend beschrieb, als ein »Bewusstwerden-durch-Erfahrung«, in Anlehnung an die niederländische Abkürzung für Nahtoderfahrung BDE. Man gewinnt die Einsicht, dass jetzt andere Dinge von Bedeutung sind: Akzeptanz und bedingungslose Liebe für sich selbst, andere und die Natur, also eine Akzeptanz, die auch die eigenen Schattenseiten einschließt. Zudem wird man sich eines universellen Zusammenhangs bewusst: Man erkennt, dass jeder mit allem verbunden ist. Aufgrund dieses Gefühls nennen manche Menschen ihre Erfahrung auch »Einheitserfahrung«. Aber ist denn nach einer NTE immer alles so herrlich und schön? Kommt es während des Verarbeitungsprozesses nicht auch zu Belastungen? Wie oft ergeben sich aus einer NTE neue Erkenntnisse? Und wie entwickeln sich diese neuen Einsichten im Laufe der Zeit: Gewinnen Sie an Kraft oder verblassen sie allmählich? Sind die Veränderungsmuster bei allen immer gleich oder wirken sich kulturelle Unterschiede aus? Lassen sich Ursachen dafür identifizieren, warum sich Menschen nach einer NTE in dieser Weise verändern? Gehen die auftretenden Veränderungen aus einem aktiven Prozess hervor oder kommen sie unwillkürlich zustande? Sind die Auswirkungen eher positiv oder verursachen sie eher Probleme? Und wenn ja, in welchem Maße? Spielen Verständnis oder Ablehnung aus dem Umfeld eine Rolle? Auf diese Fragen möchte ich nachfolgend näher eingehen.

Worin bestehen die Folgen einer NTE?

Unabhängig von der direkten Ursache einer NTE lässt sich bei Menschen nach einer solchen Erfahrung ein nachhaltiger und tief greifender Wandel der Lebenseinstellung, der Glaubensauffassung, der Werte und des Verhaltens beobachten. Die Tiefe der Erfahrung und besonders das Erleben eines panoramaartigen Lebensrückblicks und die Begegnung mit dem Licht scheinen dazu beizutragen, dass sich diese Veränderungen intensivieren und unumkehrbar werden.[1] In populären Veröffentlichungen über Nahtoderfahrungen wird der positive Charakter dieses Wandels ausgiebig beleuchtet und akzentuiert, obwohl viele Menschen nach einer NTE vor allem wegen negativer Reaktionen von Angehörigen, Bekannten und professionellen Helfern über lange Zeit eine ganze Reihe von Problemen haben. Es fällt ihnen schwer, die neu gewonnenen Erkenntnisse zu akzeptieren und in ihr Leben zu integrieren: »Mein Körper, mein Leben und die ganze Welt glichen nun einem Gefängnis.«

Die geschilderten Veränderungen lassen sich wahrscheinlich auf das bewusste Erleben einer Dimension zurückführen, in der Zeit und Distanz keine Bedeutung haben, in der es möglich ist, Vergangenheit und Zukunft zu sehen, in der man eins mit sich ist und sich geheilt fühlt und in der man unendliches Wissen und bedingungslose Liebe erfahren kann. Die neue Einsicht beruht nicht mehr auf einem Glauben, sondern auf einem sicheren Wissen.

»Die Folgen für mein weiteres Leben waren so tief greifend: die Erfahrung der Zeitlosigkeit, das Wissen, dass mein Bewusstsein außerhalb meines Körpers weiterexistiert. Das genügte, um mein Leben aus den Angeln zu heben.«

Manche Menschen haben Heimweh nach dem unvergesslichen Gefühl von Frieden, Akzeptanz und Liebe, mit dem sie während einer NTE in Berührung kamen. Auch ihre Lebensveränderungen gehen maßgeblich auf die neu gewonnene Erkenntnis zurück, wie wichtig Liebe und Achtsamkeit sind und dass der Tod nicht das Ende von allem ist. Nach ihrer NTE wissen sie aus eigener Erfahrung, dass das »Leben« nach dem körperlichen Tod weitergeht: »Nach dieser Erfahrung sah ich alles anders: Es kommt noch etwas nach dem Tod und das ist gut. Der Tod befreit uns nur von unserm Körper.«

Zur Illustration folgen nun einige Zitate aus einem Interview mit einem Patienten, der acht Jahre zuvor während eines Herzstillstands eine NTE hatte.

»Ich fürchte mich überhaupt nicht mehr vor dem Tod, denn was ich damals erlebt habe, werde ich nie mehr vergessen. Ich bin nun sicher, dass das Leben weitergeht. Im Laufe der Jahre hat sich einiges in mir verändert. Ich spüre eine tiefe Verbundenheit mit der Natur. Der Garten spielt in meinem Leben eine wichtige Rolle. Ich bin viel emotionaler geworden. Ich habe ein starkes Gefühl für Gerechtigkeit entwickelt. Ich bin geduldiger und ruhiger geworden. Ich kann die Dinge gut relativieren. Meine frühere Aggressivität habe ich hinter mir gelassen. Ich habe den starken Drang, nie wieder zu lügen. Ich schweige lieber, als eine Notlüge zu gebrauchen. Doch mit der Einhaltung von Terminen habe ich so meine Schwierigkeiten: damit, dass etwas zu einer bestimmten Zeit fertig sein muss. Doch ich komme einigermaßen damit zurecht. Früher hatte ich keine Ahnung von spirituellen Dingen. Ich interessierte mich nicht dafür. Doch jetzt habe ich hellseherische Kräfte in mir entdeckt, mit denen ich anderen Menschen helfen kann. Ich habe ein sicheres Gespür für die Dinge. Im Laufe der Zeit habe ich gelernt, damit umzugehen. Sie sind zu einem normalen Teil meines Lebens geworden. Heute gehe ich ganz nach meinem Gefühl. Sobald ich anfange nachzudenken, geht es schief. Dieses besondere Gespür schafft oft Probleme. Bei Menschen, die es nicht nachvollziehen können, entstehen Spannungen zwischen ihrer Ablehnung und ihrer Neugier. Ich habe gelernt, gut auf meinen Körper zu hören, und genieße das Leben in vollen Zügen. Ich habe jetzt einen Blick für Dinge, die ich vor meiner Erfahrung gar nicht wahrgenommen habe. Ich finde, dass in der heutigen Welt viel zu wenig aus dem Herzen heraus gelebt wird. Ich mache alles gerne so einfach wie möglich. Ich bin so froh und dankbar, dass ich mit meiner Frau darüber sprechen kann.«

Studien zu Veränderungsprozessen nach einer NTE

In den vergangenen 25 Jahren sind viele Bücher mit persönlichen Berichten über Nahtoderfahrungen und die nachfolgenden meist intensiven Veränderungen veröffentlicht worden. Die systematischsten retrospektiven Studien zu diesem Aspekt wurden von Kenneth Ring, Margot Grey, P. M. H. Atwater, Cherie Sutherland, Melvin Morse, Peter und Elisabeth Fenwick sowie von Kenneth

Ring in Zusammenarbeit mit Evelyn Elsaesser-Valarino und von Anja Opdebeeck publiziert.[2] Die in diesen Büchern beschriebenen Veränderungsprozesse stimmen weitgehend überein, und das offenbar unabhängig vom Alter der Patienten, vom kulturellen und religiösen Hintergrund oder von den medizinischen Ursachen der NTE. Die Teilnehmer, die in diesen retrospektiven Studien interviewt worden waren, unterlagen jedoch einer gewissen Vorauswahl, da man mit ihnen über Anzeigen, Vorträge und das Internet in Kontakt getreten war. Auf dieses Problem habe ich zuvor bereits hingewiesen. Wer meldet sich bewusst zu einem solchen Interview an, und wer verzichtet darauf? Sind es Menschen, denen der Verarbeitungsprozess große Probleme bereitet? Oder gerade diejenigen mit den geringsten Schwierigkeiten? Das wird man leider nie erfahren.

Und darin liegt genau die Einschränkung dieser Publikationen, die trotz alledem interessant und lehrreich sind und viele eindrucksvolle persönliche Schilderungen enthalten. Man bekommt zwar eine klare Vorstellung von den unterschiedlichen Aspekten des Veränderungsprozesses, aber man kann nicht sicher sein, wie zuverlässig die Aussagen über die Häufigkeit der Veränderungen und den genauen Zeitpunkt ihres Auftretens sind. Ein weiteres Problem dieser Studien liegt darin, dass sie nichts über den zeitlichen Abstand zwischen der NTE und dem Interview aussagen. Nur Sutherlands Studie[3] stellt hier eine Ausnahme dar. Dieser zeitliche Abstand bestimmt aber maßgeblich, wie weit die Veränderungsprozesse bereits akzeptiert und ins Leben integriert wurden. Je länger die NTE zurückliegt, desto mehr positive Veränderungen werden genannt. Daher können die Aussagen ganz unterschiedlich ausfallen, je nachdem, ob man die Befragung nach einem oder erst nach 25 Jahren durchführt. Das macht es schwierig, die Aussagen in diesen Publikationen zu interpretieren. Längst nicht alle Veränderungen, die in der Literatur genannt werden, treten wirklich auf, und wenn sie vorkommen, kann der Zeitpunkt ihres Erscheinens sehr unterschiedlich sein.

In ihrer um einiges systematischeren Studie hat Cherie Sutherland die persönlichen Veränderungen in Bezug auf die religiöse Einstellung, das spirituelle Interesse und die Intuitionskraft vor und nach der NTE untersucht und die Daten anschließend mit denen der Gesamtbevölkerung verglichen. Sie nahm in ihre Studien fünfzig Menschen mit einem relativ geringen Durchschnittsalter von 31 (7–76) Jahren auf. Zwischen der NTE und dem Interview lag im Durchschnitt ein großer zeitlicher Abstand von 19 (2–52) Jahren. Außer der Studie von Sutherland sind nur wenige retrospektive Untersuchungen bekannt, in denen die Veränderungen nach einer NTE mit den Veränderungen einer Kontrollgruppe von Patienten verglichen wurden, die eine ernste gesundheitliche Krise ohne NTE durchlebt hatten.[4] Ein solcher Vergleich ist wichtig, um nachzuvollziehen, ob sich die beschriebenen Wandlungen ausschließlich auf die NTE zurückführen lassen oder ob sie von der gravierenden gesundheitlichen Krise ausgelöst worden waren. Um die Ergebnisse besser objektivieren zu können, hat Ring in seiner Studie auch die engsten Familienmitglieder und gute Bekannte befragt.

Die niederländische Studie (siehe Kapitel 7) ist die einzige prospektiv angelegte Langzeitstudie über Veränderungsprozesse nach einer NTE. In ihr wurden für die Kontrollgruppe Patienten ausgewählt, die einen Herzstillstand ohne NTE überlebt hatten und die in Alter und Geschlecht mit den Patienten mit einer NTE übereinstimmten. Unsere Untersuchung, in der wir beide Gruppen jeweils nach zwei und nach acht Jahren interviewten, weist die längste Follow-up-Dauer aller bisher publizierten Studien auf. Um die genannten Veränderungsprozesse so weit wie möglich zu objektivieren, wurden auch die Lebenspartner in das Gespräch einbezogen. Weitere Details dieser Langzeitstudie finden sich in Kapitel 4, hier besonders unter der Überschrift »Der Einfluss der Zeit auf Veränderungsprozesse bei Menschen mit und ohne NTE«.

Faktoren, die den Veränderungsprozess beeinflussen

Der Veränderungsprozess, den alle Menschen mit einer NTE beschreiben, verläuft bei jedem anders, in Bezug sowohl auf den

Inhalt wie auch auf die Geschwindigkeit, in der sich Akzeptanz und Integration der Erfahrung entwickeln.[5] Demographische Faktoren wie Alter (außer bei Kindern in den ersten Lebensjahren), Geschlecht oder Bildungsstand spielen hierbei keine Rolle. Aber Wesensmerkmale, die sich auch vor der NTE schon zeigten, etwa ein eher offener oder eher verschlossener Charakter, eine optimistische oder pessimistische Lebenseinstellung, haben Einfluss auf den Verarbeitungsprozess. Wenn man es immer schon schwierig fand, mit unvorhergesehenen Situationen umzugehen, wird man auch mit der Verarbeitung einer NTE ein größeres Problem haben. Und wenn man streng religiös erzogen wurde, verarbeitet man eine NTE anders als Menschen, für die – wie für viele in der früheren DDR – Religion, in welcher Form auch immer, nicht so wichtig war. Auch kulturelle Faktoren spielen eine Rolle: In Ländern wie Indien, in denen Spiritualität, Meditation und Reinkarnation zu den allgemein anerkannten Vorstellungen gehören, sind der Inhalt einer NTE und die daraus erwachsenden Lebenserkenntnisse eher akzeptabel als in unserer westlichen Kultur. Denn hier im Westen steht das Erleben einer NTE im krassen Gegensatz zu dem, was mit den gängigen kulturellen Konzepten vereinbar ist. Und es ist verständlich, dass es einem Menschen, der mit materialistischen Werten aufgewachsen ist, schwerer fällt, die neue Erkenntnis zu akzeptieren, dass Geld und Macht für das eigene Glück nicht mehr ausschlaggebend sind. Daher sollte man eigentlich nicht den Inhalt einer NTE als Hauptursache der Verarbeitungsprobleme ansehen, sondern den Umstand, dass die westliche Kultur und Wissenschaft kaum Raum für solche »spirituellen« Erfahrungen lässt.

Wie bereits erwähnt, ist nicht nur die Tiefe der NTE für den Veränderungsprozess von großer Bedeutung, sondern auch die medizinischen Umstände, unter denen sie aufgetreten ist. War es ein Autounfall, der eine langwierige Rehabilitation nach sich zog, ein Herzinfarkt, der mit Einschränkungen und Unsicherheit einherging, oder eine Gehirnblutung mit bleibenden Lähmungserscheinungen. In diesen Situationen geht es nicht nur darum, die eigentliche NTE zu verarbeiten, es geht auch um die Akzeptanz einer ernsten gesundheitlichen Krise, die Anlass zu der NTE war und die manchmal eine langwierige Rehabilitationszeit, den Verbleib in einem Rollstuhl und andere Folgeerscheinungen nach sich zieht.

Nach einer NTE spielt außer der persönlichen Verarbeitung und Akzeptanz der Erfahrung auch die soziale Unterstützung der Angehörigen und Freunde eine sehr große Rolle. Eine NTE stellt Beziehungen auf eine harte Probe. Dazu später mehr. Für die Integration der Erfahrung ist es ebenfalls wichtig, wie professionelle Helfer reagieren und ob sie in der Lage sind, respektvoll zuzuhören und Veränderungsprozesse zu unterstützen (siehe auch Kapitel 16). Die distanzierte und ablehnende Reaktion der meisten professionellen Helfer ist eine äußerst frustrierende Erfahrung.

Der Prozess der Integration kann sich beschleunigen, wenn ein Betroffener erkennt, dass er nicht der Einzige ist, der eine derart tief greifende Erfahrung gemacht hat, und dass dieses Phänomen einen Namen hat. Es kann auch hilfreich sein, mit anderen Betroffenen in Kontakt zu treten und Bücher über NTE und die möglichen Konsequenzen für das weitere Leben zu lesen. Eine solche Bestätigung erleichtert es, die eigene Erfahrung besser zu verstehen, sie verringert die eigene Unsicherheit und kann zu einer günstigeren und schnelleren Integration beitragen.

Die Integration der Erfahrung

Die Akzeptanz der Erfahrung und der neu gewonnenen Erkenntnisse hängt vielfach von der Reaktion des Partners und der Aufgeschlossenheit von Angehörigen, Freunden, Bekannten, Ärzten, Pflegekräften und anderen professionellen Helfern ab. Diese Abhängigkeit besteht vor allem in den ersten Monaten und Jahren nach einer NTE. Viele Menschen mit einer NTE müssen erkennen, dass andere meist nicht dazu fähig sind, ihnen vorurteilsfrei und kommentarlos zuzuhören. Manchmal ist ein jahrelanges Schweigen die einzige Möglichkeit, einigermaßen mit der Erfahrung umzugehen. Man spürt zwar bei sich selbst eine starke Veränderung, doch das Umfeld ist gleich geblieben. Meistens kann der Prozess der Akzeptanz und Integration erst dann einsetzen, wenn man seine Gefühle und Gedanken über die NTE mit anderen teilen kann.[6] Dank großer Beharrlichkeit und oft auch dank positiver Reaktionen aus dem Umfeld gelingt es manchen Menschen, ihr Leben an den neu erworbenen Einsichten über die Dinge, die im Leben wirklich zählen, zu orientieren. Sutherland unterscheidet vier Phasen in diesem Prozess: die Phasen der Leugnung, der Stagnation, des allmählichen Fortschritts und der rascheren Integration.[7] Regina Hoffman identifiziert fünf Phasen: den Schock oder das Erstaunen über den Inhalt der NTE, das Bedürfnis nach Bestätigung (und die Erfahrung ihres Ausbleibens), die Konsequenzen für die persönlichen Beziehungen, die aktive Suche nach einer Bewältigungsmöglichkeit und schließlich den Prozess der Integration.[8] Dieser Prozess dauert meistens mindestens sieben Jahre,[9] manchmal auch länger, da der Integrationsversuch sowohl bei Menschen mit einer NTE als auch in ihrem näheren Umfeld enorme Widerstände hervorruft. Ich bin Menschen begegnet, denen es erst nach etwa fünfzig Jahren gelungen war, über ihre NTE und deren Konsequenzen zu sprechen. Aus Furcht vor Zurückweisung hatten sie ihre Erfahrung ein Leben lang wie ein Geheimnis gehütet. Daher waren sie offenbar kaum oder gar nicht in der Lage, ihr Leben an den Erkenntnissen auszurichten, die sie aus ihrer NTE gewonnen hatten. Trotz des zumeist positiven Inhalts der NTE erwies sie sich in diesen Fällen als eine traumatische Erfahrung, da der Verarbeitungsprozess sehr mühevoll war.[10]

Positive und negative Aspekte der Veränderungsprozesse

Vor allem in den ersten Jahren nach einer NTE leiden manche Menschen unter Depressionen, Heimweh und Einsamkeit. Die positiven Aspekte erleben die meisten Menschen erst dann, wenn es ihnen gelingt, ihre NTE zu akzeptieren und zu integrieren. Fällt die erste Reaktion negativ oder ablehnend aus, sind die Akzeptanzprobleme oft deutlich größer als bei einer ersten positiven, interessierten oder neutralen Reaktion. Je mehr Personen aus dem Umfeld positiv reagieren, desto reibungsloser und schneller findet der Betroffene sein inneres Gleichgewicht wieder. Ohne eine Möglichkeit, über die NTE zu sprechen, setzt der Verarbeitungsprozess häufig gar nicht erst ein. Das große Bedürfnis nach Kommunikation entspringt jedoch weniger dem Wunsch nach Bestätigung als dem Wunsch nach Unterstützung. Natürlich gibt es auch immer wieder Menschen, die ihre NTE lieber im Stillen verarbeiten möchten.

Überblick über die verschiedenartigen Veränderungen

Im Folgenden möchte ich einen Überblick über die unterschiedlichen Aspekte des Veränderungsprozesses geben, den Menschen nach einer NTE möglicherweise durchlaufen. Sicherlich ist nicht jeder Betroffene mit allen geschilderten Veränderungen vertraut. Zumal viele der genannten Transformationsaspekte auch erst Jahre nach einer NTE erlebt werden. Der Überblick basiert zum einen auf Zeitschriftenartikeln[11] und den acht bereits erwähnten Büchern, zum anderen auf meinen Gesprächen mit Hunderten von Menschen, die ihre NTE und deren Folgen mit mir geteilt haben.

Selbstakzeptanz und ein verändertes Selbstbild

Das Erleben transpersonaler Aspekte während einer NTE ermöglicht ein neues Bewusstsein dafür, wer man im tiefsten Innern seines Wesens ist. Mit transpersonalen Aspekten sind hier Anteile des menschlichen Bewusstseins gemeint, die über das Persönliche oder das Ego hinausgehen (siehe auch Kapitel 13). Diese Erfahrung kann mit einem gesteigerten Selbstwertgefühl einhergehen. Der Wandel des Selbstbildes macht einen unabhängiger von der Anerkennung anderer, man kann besser mit Stress umgehen, wird abenteuerlustiger und geht höhere Risiken ein. Man entwickelt eine andere Einstellung zum eigenen Körper und wird sich neuer Denkmuster bewusst. Man denkt mehr in großen Zusammenhängen, verstrickt sich weniger in Details und kann sich eher eine objektive Meinung bilden, läuft damit aber auch Gefahr, sich stärker von anderen zu distanzieren. Menschen mit einer NTE gehen leichter in einer Beschäftigung auf und sind sich daher ihrer Umgebung weniger bewusst. Sie sind viel neugieriger und verspüren einen starken Wissensdrang. Daher wenden sie sich besonders theologischen Fragen, der Philosophie, der Psychologie und den Naturwissenschaften, besonders der Quantenphysik, zu, obwohl die eigene Schulbildung für diesen tieferen Wissensdurst oft keine gute Basis bietet. Bemerkenswert ist auch das wachsende Interesse an körperlichen und psychischen Prozessen und den Möglichkeiten der Heilung und Selbstheilung.

Mitgefühl für andere

Die Beziehung zu den Mitmenschen hat sich spürbar verändert. Man kann ihnen nun mitfühlender begegnen: »Heute ist mir sehr bewusst, dass meine NTE ›mein ganzes Lebensgefühl‹ und ›mein ganzes Gefühlsleben‹ verändert hat. Bei allem, was ich tue, bemühe ich mich darum, dieses Gefühl der Liebe noch einmal zu erleben und weiterzugeben.«

Man ist versöhnlicher, toleranter, urteilt weniger über andere und ist insgesamt gefühlvoller. Die Wertschätzung menschlicher Beziehungen wächst, man verbringt mehr Zeit mit seiner Familie, seinen Verwandten und Freunden und ist eher bereit und in der Lage, seine Gefühle mit anderen zu teilen. Man ist mitfühlender, fürsorglicher und sucht stärker nach bedingungsloser Liebe. Aber es entstehen auch neue Beziehungsprobleme. In einigen Fällen nimmt das Interesse an sexuellem Kontakt zu, in anderen wird es geringer. Manchmal kommt es zu Kommunikationsschwierigkeiten, weil man nach einer NTE nur schwer die richtigen Worte finden kann. Man verspürt ein starkes Gerechtigkeitsgefühl und den Drang, die Wahrheit zu sagen und offen auszusprechen, was man denkt. Hatte man früher vielleicht eine aggressive Haltung, so ist diese nach der NTE meist völlig verschwunden. An ihre Stelle tritt ein starkes Bedürfnis, anderen Menschen nützlich zu sein, ihnen zu helfen und sie zu unterstützen. Aus diesem Bedürfnis heraus suchen sich viele Menschen nach einer NTE einen anderen Arbeitsplatz und wechseln zum Beispiel in pflegerische Berufe – in die Krankenpflege, die häusliche Pflege Sterbender oder die ehrenamtliche Arbeit für Senioren in sozialen Brennpunkten. Man ist nun eher bereit, etwas für einen guten Zweck zu spenden oder sich für soziale Belange zu engagieren.

Wertschätzung des Lebens

Das Verständnis dessen, was der eigentliche Zweck des Lebens ist, wandelt sich nun vollkommen. Ein Betroffener drückt es folgendermaßen aus: »Offenbar habe ich in meinem Leben noch eine Aufgabe zu erfüllen.«

Man ist überzeugt, ein neues Ziel oder eine neue Aufgabe im Leben zu haben, schätzt die kleinen Dinge des Alltags mehr und richtet sein Augenmerk stärker auf die Gegenwart. Man kann den Moment viel intensiver genießen und ist besser in der Lage, die Dinge zu relativieren. Man macht sich unabhängiger von den Beschränkungen, die soziale Normen und die Gesellschaft einem auferlegen, und setzt größeres Vertrauen in die eigenen Möglichkeiten, mit Problemen umzugehen. Man ist offener für Veränderungen und seltener mit der Zeit und Zeitplänen beschäftigt. Die Vorstellung von »Zeit« ist einem fremd geworden. Doch Verabredungen hält man meist gewissenhaft ein. Es fällt einem leicht, nichts zu verabsolutieren, man betrachtet alles mit einem offenen Blick, lacht gerne und ist zugleich auch ernster geworden. Die größere Wertschätzung des Lebens drückt sich auch in einer größeren Ehrfurcht vor und einer engeren Verbundenheit mit der Natur aus. Man nimmt die Jahreszeiten jetzt viel stärker wahr als vor einer NTE und liebt es, Fenster und Türen offen zu lassen für frische Luft. Man findet eher Genuss an klassischer oder ruhiger Musik und kann Lärm nur schwer ertragen. Man misst persönlichem Status, Geld und materiellem Besitz nun einen geringeren Wert bei und distanziert sich von den Wettbewerbsstrukturen unserer heutigen Gesellschaft.

Befreiung von Todesangst und
Glaube an ein Leben nach dem Tod

Die Erfahrung, dass man sich während einer NTE, als man für eine Weile seinen Körper verlassen hatte, als Person überhaupt nicht anders gefühlt hatte, führt zu der Überzeugung, dass der Tod etwas ganz anderes ist, als man bisher angenommen hatte:

»Der Tod ist nicht der Tod.«

In den meisten Fällen verringert sich durch diese Erfahrung die Furcht vor dem Tod beträchtlich. Man ist stärker von einem persönlichen Weiterleben nach dem Tod überzeugt.

»Ich fürchte mich überhaupt nicht mehr vor dem Tod. Ich betrachte die Erfahrung als ein Geschenk. Ich weiß nun, dass mich nach dem Tod noch etwas erwartet. Dafür bin ich dankbar. Ich glaube, dass ich darüber sprechen sollte, um anderen zu helfen und sie zu beruhigen, wenn sie sich vor dem Tod fürchten. Ich fühle mich privilegiert.«

In welchem Maß die Furcht vor dem Tod abnimmt und der Glaube an ein persönliches Weiterleben zunimmt, wird aus Tabelle 4.1 ersichtlich. Hier werden die veränderten Ansichten, die mehr als zwanzig Jahre nach der NTE abgefragt wurden, mit der Haltung verglichen, die diese Menschen vor ihrer NTE hatten. Wer vorher schon an ein Leben nach dem Tod geglaubt hatte, gewinnt nach der NTE an Gewissheit.

Offenbar nimmt die Furcht vor dem Sterben im Laufe der Jahre immer mehr ab (siehe hierzu Tabelle 4.5 »Lebensveränderungen nach einem Herzstillstand« auf Seite 110). Ohne Furcht vor dem Tod packt man sein Leben anders an: Manche Aspekte gewinnen an Bedeutung, andere werden hingegen völlig unwichtig. Nach einer NTE wollen viele ihre Zeit und Energie nur noch für bleibende Werte einsetzen. Fast alles Vergängliche oder Materielle – ein Vermögen, ein großes Haus oder teure Autos – verliert an Bedeutung. Man identifiziert sich in viel geringerem Maße mit seinem eigenen Körper, da man in ihm »nur« noch den körperlichen und äußerlichen Aspekt der eigenen Person sieht.

Tabelle 4.1 Veränderte Haltung zum Tod nach einer NTE[12]

Keine Furcht vor dem Tod:	Vor NTE (%)	Nach NTE (%)
Sutherland	16	98
Grey	37	100
Opdebeeck	55	100
Glaube an ein Leben nach dem Tod:		
Sutherland	38	100
Grey	24	76
Ring	?	86
Opdebeeck	25	96
Musgrave	22	92

Welche Auswirkung die Befreiung von der Todesangst hat, lässt sich schön an der Geschichte eines 82-jährigen Patienten illustrieren, der mit einem sehr schweren Fall von Herzversagen auf der Station aufgenommen worden war, auf der ich als Kardiologe arbeitete. Er befand sich in der Sterbephase, seine Atemnot war auch durch die verabreichten Medikamente nicht mehr zu lindern. Gewöhnlich ist das Zimmer eines sterbenden Patienten ein Raum, um den Pflegekräfte und Ärzte am liebsten einen weiten Bogen machen. Denn der Patient ist »austherapiert«, das heißt, »man kann nichts mehr für ihn tun«. In diesem Fall war alles anders. Dieser Patient hatte etwa zehn Jahre vor seinem jetzigen Krankenhausaufenthalt einen schweren Herzinfarkt erlitten. Er war damals erfolgreich reanimiert worden und hatte während des Herzstillstands eine tiefe NTE, sodass er sich vor dem Sterben nun nicht mehr fürchtete. Er wusste, dass er sterben würde. Aber er lag trotz seiner Atemnot mit einem strahlenden Lächeln im Bett. Immer war bei ihm schöne, klassische Musik zu hören und sein Zimmer war von morgens bis abends von Pflegekräften, Angehörigen und Mitpatienten belagert, denen er behilflich sein wollte. Er war heiter, hatte für jeden ein offenes Ohr, und es war ein wirkliches Vergnügen, in seiner Nähe zu sein. So starb er auch, freundlich, heiter und hilfsbereit zu jedermann. Als er schließlich gestorben war, lag er mit einem friedvollen Lächeln auf dem Gesicht in seinem Bett und viele Menschen kamen, um sich von ihm zu verabschieden.

Geringere Kirchenbindung bei stärkerer Religiosität

Im Allgemeinen verstärken sich die religiösen Gefühle nach einer NTE, während sich das Interesse an institutionalisierter Religionsausübung deutlich abschwächt (siehe Tabelle 4.2).

»Ich habe jetzt ein starkes religiöses Gefühl. Ich ›glaube‹ nicht mehr an Gott, der Glaube ist zu einer absoluten Gewissheit geworden. Aber er hat nichts mehr mit der Kirche zu tun.«

Tabelle 4.2 Veränderung der Kirchenbindung nach einer NTE[13]

	Vor NTE (%)	Nach NTE (%)	Bevölkerung (%)
Keine Religionszugehörigkeit	46	84	31
Anglikanisch	24	4	28
Römisch-katholisch	12	8	26
Protestantisch			
Reformiert	12	0	15
Jüdisch	2	0	£1
Buddhistisch	0	2	£1
Sonstiges	4	2	£1

Zeitintervall zwischen NTE und Interview: durchschnittlich 19 Jahre

In der Tabelle sind australische Daten aus dem Jahr 1990 aufgeführt. Da die kirchliche Bindung in verschiedenen Ländern sehr unterschiedlich ist, hängt der Anteil derjenigen, die keiner Reli-

gionsgemeinschaft angehören, wesentlich von dem Jahr und dem Land ab, in dem die Studie durchgeführt wurde.

Man muss allerdings die Tatsache berücksichtigen, dass in den Niederlanden auch bei Menschen ohne NTE der Anteil derjenigen, die keiner Religionsgemeinschaft nahestehen, im vergangenen Jahrhundert enorm gestiegen ist.[14] Im Jahr 1900 waren nur 2 Prozent der Bevölkerung nicht konfessionell gebunden, 1960 hatte sich ihre Zahl schon auf 18 Prozent erhöht und 1999 waren 63 Prozent der Bevölkerung konfessionslos. In den vergangenen vierzig Jahren stieg also die Zahl derjenigen, die sich selbst als nicht konfessionell gebunden bezeichnen, um 45 Prozentpunkte. Religiosität hat für die meisten Menschen kaum noch etwas mit regelmäßigem Kirchenbesuch zu tun. Aus der gleichen Studie geht hervor, dass im Jahr 2002 37 Prozent der konfessionell ungebundenen niederländischen Bevölkerung an ein Leben nach dem Tod und 25 Prozent an ein Jenseits glaubten.[15] 19 Prozent hielten Beten für sinnvoll und 31 Prozent glaubten an religiöse Wunder. Um religiös zu sein, braucht man also keiner Kirche mehr anzugehören. Von den niederländischen Kirchenmitgliedern gehören 18 Prozent der römisch-katholischen Kirche an, 8 Prozent der niederländisch-reformierten Kirche, 7 Prozent der evangelisch-reformierten Kirche und 4 Prozent der moslemischen Gemeinde an.

Schließlich ist noch zu erwähnen, dass eine NTE manchmal sehr tiefe religiöse Gefühle hervorruft, die die Vorstellung einer persönlichen Verbindung zu Gott einschließen können.

»Mein Band zu Gott ist um vieles stärker geworden. Ich sehe und empfinde ihn als die größte Kraft in meinem Leben. Er ist in mein Leben getreten, ohne dass ich ihn darum gebeten habe, doch ich habe ihn willkommen geheißen.«

Eine NTE führt in manchen Fällen sogar zu der Vorstellung, man sei auserwählt und in Gottes Auftrag gerettet worden. Diese Vorstellung kann das Empfinden hervorrufen, nahezu unverwundbar und sehr bedeutsam zu sein. Daraus erwächst ein starker Drang, die eigene NTE als tief religiöse Erfahrung zu präsentieren. Dieser »missionarische Eifer« wird meist als penetrant empfunden und ruft starken Widerstand hervor.

Gesteigerte Spiritualität

> Glück hängt nicht von äußeren Dingen ab, sondern von der Art,
> wie wir sie sehen.
> *Leo N. Tolstoj, 1828–1910*

Nach einer NTE kann das Gefühl aufkommen, das »alte« Ich sei gestorben und eine neue Person sei geboren worden. Manche Menschen erleben die NTE und die sich daran anschließenden Veränderungen als Tod und Wiedergeburt im spirituellen Sinne. Die Religiosität und das Interesse an Spiritualität, Meditation, Gebet und Ergebung in den Willen Gottes nehmen zu (siehe Tabelle 4.3), während gleichzeitig ein deutlicher Rückgang der Kirchenbesuche und eine geringere Wertschätzung institutionalisierter Religionsausübung zu verzeichnen sind. Man hat sein kostbares Leben wieder und betrachtet dieses in einem Gefühl spiritueller Berufung als einzigartige Aufgabe. Man empfindet sich als Teil eines sinnhaften Universums und gelangt zu einer philosophischeren Lebenseinstellung.

Auffällig ist das deutlich geringere Interesse an Spiritualität bei Menschen, die einen Herzstillstand ohne NTE überlebt hatten (siehe hierzu Tabelle 4.5 »Lebensveränderungen nach einem Herzstillstand« auf Seite 110).

Tabelle 4.3 Veränderungen der Religiosität nach einer NTE[16]

	Vor NTE (%)	Nach NTE (%)	Bevölkerung (%)
Wertschätzung organisierter Religion	36	20	56
Kirchenbesuch	38	20	34
Gebet	48	74	56
Meditation	12	60	≤ 1
Spirituelle Suche	20	88	≤ 1
Ergebung in den Willen Gottes, von Gott geleitet werden	32	86	44

Zeitintervall zwischen NTE und Interview: durchschnittlich 19 Jahre

Körperliche Veränderungen

Nach einer NTE durchleben Menschen nicht nur psychische Veränderungen, es werden auch beträchtliche körperliche Veränderungen geschildert. Gelegentlich entsteht eine Überempfindlichkeit, Hyperästhesie, gegen grelles Licht, vor allem gegen Sonnenlicht. Im Grunde bildet sich eine stärkere Sensibilität gegenüber allen Sinneseindrücken aus, seien es Geräusche, Geschmacksempfindungen, haptische Eindrücke, Gerüche, Druck oder Berührungen. Einige Menschen können die körperliche Nähe ihres Partners nicht mehr ertragen. Immer wieder wird auch eine »Synästhesie« erwähnt, ein Phänomen, bei dem sich Sinneseindrücke gegenseitig beeinflussen. In diesen Fällen treten offenbar verschiedene Hirnregionen, die an der Verarbeitung der Informationen unterschiedlicher Sinne beteiligt sind, enger in Verbindung und tauschen untereinander Informationen aus. Manche Menschen sprechen dann auch davon, Gerüche zu sehen oder Farben zu riechen (zum Beispiel können sie Rot riechen). Viele werden lärmempfindlicher, ziehen sich gerne in die Stille zurück und entwickeln eine neue Vorliebe für eher beruhigende Musik.

»Nach meiner NTE fühlte ich mich wie ein Kind, das noch laufen lernen muss. Ich war überwältigt von der Welt, die mich umgab. Es gelang mir nicht, meinen Platz darin zu finden. Monatelang konnte ich weder Geräusche noch Licht ertragen, kein Fernsehen, kein Radio und auch keine Musik, obwohl ich früher ganz verrückt danach war. Ich denke manchmal, das liegt wohl daran, dass ich gegen zu viele Geräusche und gegen Lärm so empfindlich geworden bin.«

Manche Menschen vertragen nach einer NTE weniger Alkohol oder sind allergisch gegen ganz normale Medikamente, deshalb wenden sie sich stärker ergänzenden oder alternativen Heilverfahren zu. Hin und wieder treten auch Veränderungen des Stoffwechsels oder der Körperenergie auf: Man wird schneller wieder gesund und wirkt jünger. Immer wieder berichten Menschen von elektrischen Phänomenen: Vor allem in emotionalen Momenten kann von einem Körper ein störendes elektromagnetisches Feld ausgehen, das auf elektrische Geräte einwirkt: Lampen verlöschen, der Computer fällt aus, die Autozündung versagt, plötzlich streikt die Supermarktkasse.[17]

»Es war wirklich sehr eigenartig, jedes Gerät, das ich nach meiner NTE anfasste, ging kaputt: Lampen, Geschirrspüler, Wasserkocher, die Leuchte über der Kochplatte, ich gab an alles Energie ab.«

Einige Menschen haben mehrere Uhren in der Schublade liegen, tragen aber keine am Handgelenk, weil die Uhren stehen bleiben, sobald sie sie anlegen. Sie hatten sich zunächst immer wieder eine neue Uhr gekauft, weil sie dachten, die alte Uhr sei defekt. Manche Menschen erkennen, dass es ihnen möglich ist, anderen »heilende« Energie zu senden, um ihnen bei körperlichen oder psychischen Problemen zu helfen.[18] Es wurde auch von Fällen unerklärlicher (Selbst-)Heilung nach einer NTE berichtet.[19]

Verstärkte intuitive Gefühle

Viele Menschen haben nach ihrer NTE das Gefühl, unwillkürlich von Informationen aus einer »anderen Dimension« überflutet zu werden. Dies ist bei 84 (Ring)[20] bis 92 Prozent (Sutherland)[21] aller Menschen nach ihrer NTE der Fall. Damit gehört eine erhöhte intuitive Sensibilität zu den häufigsten Folgen einer NTE; zugleich wird dieses Phänomen jedoch am seltensten spontan erwähnt (siehe Tabelle 4.4). Plötzlich können sich diese Menschen bis ins Kleinste in andere einfühlen. Doch diese gesteigerte Intuition kann zu massiven Problemen führen, denn Hellsichtigkeit, erhöhte Sensibilität und prophetische Gefühle werden manchmal als sehr bedrohlich empfunden.

Tabelle 4.4 Symptome erhöhter intuitiver Sensibilität[22]

Erfahrung	Vor NTE (%)	Nach NTE (%)	Bevölkerung (USA) (%)
Hellsichtigkeit	38	71	38
Telepathie	42	86	36
Prophetische Gefühle	49	86	?
Déjà-vu	73	85	?
Verstärkte Intuition	54	92	?
Erinnerung an Träume	44	79	42
Außerkörperliche Erfahrung	8	49	12
Wahrnehmen von »Erscheinungen«	22	65	26
Heilende Kräfte	8	65	?
Auren sehen	13	47	5
Glaube an das »Paranormale«	55	98	39

Zeitintervall zwischen NTE und Interview: durchschnittlich 19 Jahre

In Gesprächen mit Menschen nach einer NTE werden diese verstärkten Intuitionen nur selten spontan erwähnt. Es ist auch nicht einfach, die passenden Worte dafür zu finden. Was soll man anderen denn erklären? Dass man so etwas wie »paranormale« Fähigkeiten entwickelt hat? Als interessierte Zuhörer oder Forscher müssen wir daher gezielt nach Intuitionen fragen und zugleich darauf hinweisen, dass sehr viele Menschen nach ihrer NTE eine erhöhte Sensibilität besitzen. Es ist bestimmt jedem schon einmal passiert, dass er an eine bestimmte Person denkt und kurz darauf das Telefon klingelt und genau dieser Mensch anruft. Diese sogenannte Synchronizität ist ein häufig vorkommendes Phänomen. Man versteht darunter ein Zusammenfallen von Ereignissen, das nicht streng kausal, sondern vermeintlich »zufällig« zustande kommt.

»Als ich mich wieder etwas besser fühlte, spürte ich in mir so unglaubliche paranormale Fähigkeiten, dass es richtig unheimlich war. Auch vor diesem Zwischenfall hatte ich manchmal schon Ahnungen, aber das war anders. In Utrecht konnte ich von meinem Bett aus sehen, wer im Nebenzimmer lag, und ich wusste, was sich der Pastor zum Essen bestellt hatte. Das alles ist nun ein wenig zurückgegangen, doch ich kann mich jetzt besser in Menschen einfühlen, und manchmal kann ich sogar buchstäblich ihre Gedanken lesen und fühlen.«

Man »weiß« plötzlich von den Gefühlen und dem Kummer anderer, oder man nimmt wahr, dass eine ernste Krankheit in einem Menschen schlummert. So erging es einem jungen Vater, der bei seiner anderthalbjährigen Tochter »sah«, dass sie einen Gehirntumor hatte. Hilflos, weil er nicht erklären konnte, wie er zu der Vermutung gekommen war, ging er mit ihr nicht zu seinem Hausarzt. Kaum drei Monate später bekam sie ihren ersten epileptischen Anfall und wurde an einen Neurochirurgen überwiesen, der sich zu einer Gehirnoperation entschloss.

Manche Menschen haben auch das Gefühl, vom nahenden Tod einer anderen Person zu wissen. Sie haben ein Vorgefühl, das sich in vielen Fällen als richtig erweist. Diese erhöhte intuitive Sensibilität macht Menschen nach ihrer NTE äußerst unsicher; sie können mit diesen unwillkürlich auf sie einströmenden Informationen nicht gut umgehen und ziehen sich daher oft in sich selbst zurück.

Sie meiden Orte, an denen sich viele Leute aufhalten, wie Supermärkte oder öffentliche Verkehrsmittel. Aus Furcht, abgelehnt oder für verrückt erklärt zu werden, finden sie nicht den Mut, über diese neue, unerwünschte Fähigkeit zu sprechen. Denn in aller Regel reagieren Menschen sehr verunsichert, wenn sie erfahren, dass ein anderer »durch sie hindurchschauen kann«: »Ich konnte nicht darüber reden, sonst hätte man mich in eine Anstalt gesteckt.«

Nach einer NTE besitzen manche Menschen die Fähigkeit, Auren wahrzunehmen. Auch Kinder schildern nach einer NTE manchmal spontan, dass sie um andere Menschen herum überall schöne Farben sähen. Man ist sich unsichtbarer Energiefelder bewusst und es wird möglich, anderen durch diese Energien zu helfen. Aus diesen Gründen beginnen einige Menschen nach ihrer NTE, freiwillig in der palliativen oder terminalen Pflege zu arbeiten. Sie möchten die Einsicht teilen, dass mit dem Tod nicht alles endet, und Patienten in ihrer letzten Lebensphase unterstützen, indem sie ihnen innere Ruhe geben und ihre Schmerzen lindern.

Psychische Probleme nach einer NTE

Wer die Menschen sterben lehrte, würde sie leben lehren.[23]
Michel de Montaigne, Schriftsteller und Philosoph, 1533–1592
Seine eigene NTE beschrieb er in seinem Essay
»Über das Üben«, in: Essays II, 6.

Für viele ist eine NTE noch immer ein unbekanntes und unverstandenes Phänomen, und unsere Gesellschaft bietet solchen »spirituellen« Erfahrungen wenig Raum. So entstehen Spannungen, die zu den psychischen Problemen führen, die nach einer NTE häufig beschrieben werden. Den meisten Menschen gelingt es nicht, über ihre NTE zu sprechen. Man hört ihnen nicht vorurteilsfrei zu, und wenn sie doch den Versuch wagen, werden sie oft nicht verstanden und sogar ignoriert oder lächerlich gemacht. Aus Sutherlands Studie geht hervor: Beim Versuch, die NTE anzusprechen, reagierten

50 Prozent der Angehörigen und 25 Prozent der Freunde mit Ablehnung, 30 Prozent der Pflegekräfte, 85 Prozent der Ärzte und 50 Prozent der Psychiater reagierten ebenfalls negativ.[24]

»Neben der positiven Erinnerung an meine NTE gab es auch eine Phase großer Einsamkeit, die auf das Unverständnis meines unmittelbaren Umfelds und die damit verbundene Furcht und Aggression mir selbst gegenüber zurückging.«

Diesen Komplex der negativen Wechselwirkungen mit dem Umfeld bezeichnet man als interpersonelle Problematik:[25]

1. Ein Gefühl der Exklusivität oder der Isolation von anderen, die keine NTE erlebt haben.
2. Die Angst, von anderen lächerlich gemacht oder abgelehnt zu werden.
3. Probleme damit, die eigenen Persönlichkeitsveränderungen in den Erwartungshorizont der Familie und der Freunde zu integrieren.
4. Das Unvermögen, die Bedeutung und die Folgen der NTE in Worte zu fassen.
5. Schwierigkeiten, an alten Rollenmustern festzuhalten, deren Bedeutung sich seit der NTE gewandelt hat.
6. Die Schwierigkeit, nach der Erfahrung bedingungsloser Liebe während einer NTE die Grenzen und Unzulänglichkeiten menschlicher Beziehungen zu akzeptieren.
7. Das Problem, mit Familienangehörigen über die eigenen großen Persönlichkeitsveränderungen zu sprechen, die als »soziales Sterben« erlebt werden.
8. Die gelegentlich absurd hohen Erwartungen von Familienangehörigen, nachdem sie durch populäre Veröffentlichungen, Radio- oder Fernsehsendungen von positiven Veränderungen nach einer NTE erfahren haben.

Einerseits fällt es Angehörigen und Freunden schwer, die Persönlichkeitsveränderungen zu akzeptieren, andererseits tragen sie an Menschen mit einer NTE mitunter unrealistische Erwartungen heran und stellen sie so auf einen Sockel. Sie erwarten eine alles verzeihende Persönlichkeit mit Engelsgeduld, wundersamen Heilkräften und prophetischen Gaben. Und wenn jemand mit einer NTE diesen übersteigerten Erwartungen nicht entspricht, folgen Enttäuschung und Ablehnung.

»Ich muss meinen Platz in der Welt finden, aber wie? Ich bin so verletzlich. Jahrelang war ich auf mich selbst zurückgeworfen. Lange Zeit konnte ich nichts mehr genießen und litt an der Härte des Lebens.«

Die Veränderungen nimmt vor allem der Ehepartner wahr. Der Mensch, den man einmal geheiratet hat, ist nach der NTE nicht mehr derselbe. Wie Nancy Bush herausfand, sind Probleme auf der Beziehungsebene sogar für eine Scheidungsrate von bis zu 75 Prozent verantwortlich.[26] Doch spielen bei einer Trennung auch eine ganze Reihe sozialer Faktoren eine Rolle: das fehlende Interesse an Geld, der Verlust der früheren Stellung und der damit verbundene soziale Abstieg, die Entfremdung, die innerhalb der Familie entstanden ist, und das Unvermögen, nach der NTE weiterhin in der materiell und wettbewerbsorientierten Gesellschaft zu funktionieren. Dadurch ist es schwer, die alten Rollen im Alltag wieder aufzunehmen. Ebenso ist es für Menschen nach einer NTE schwierig – und manchmal fast unmöglich –, sich noch auf zwischenmenschliche Beziehungen und deren »irdische« Begrenztheit einzulassen. Die negativen Reaktionen aus dem Umfeld können auch zu einer Neigung führen, die Erfahrung zu verdrängen oder zu leugnen, was es wesentlich schwieriger macht, sie zu verarbeiten. Einige beginnen sogar zu zweifeln, ob sie die NTE wirklich erlebt haben. Dies hat zur Folge, dass sie weiterhin lange Zeit darüber schweigen: »Ich wusste nichts über Nahtoderfahrungen, ich dachte, dass ich der Einzige sei, und hatte das Gefühl, die anderen würden denken, ich sei nicht ganz bei Trost.«

Diese Schwierigkeiten im Inneren einer Person werden als intra-personelle oder intrapsychische Problematik bezeichnet:[27] Dies ist häufig ein anhaltender Zorn und eine Depression, die von der Tatsache ausgelöst wird, dass man wieder ins Leben zurückkehren musste. Dieses Phänomen nennt man auch das »re-entry problem« (Wiedereinstiegsproblem). Des Weiteren kann es Probleme bereiten, die NTE in die Lebensgrundsätze und religiösen Überzeugungen zu integrieren, die man vor der Erfahrung vertreten hatte. Auch aus einer zu starken Identifikation mit der Erfahrung ergeben sich Schwierigkeiten. Einige beginnen auch, an ihrer eigenen geistigen Gesundheit zu zweifeln, und haben die Befürchtung, dass die NTE ein Ausdruck geistiger Instabilität sein könnte. Es fällt ihnen schwer, an die eigene NTE und die empfundenen Persönlichkeits-veränderungen zu glauben. Sie fühlen sich anders, manchmal sogar besser und privilegierter als Menschen ohne NTE, wahren jedoch Distanz aus Angst, lächerlich gemacht oder abgelehnt zu werden. Es lässt sich anderen auch nur schwer verständlich machen, wie und warum man sich so verändert hat. Es folgt eine Phase tiefer Einsamkeit und Depression, weil man erkennt, dass die eindrucksvollste Erfahrung des eigenen Lebens abgelehnt wird. Da die NTE wunderbar und mit tiefen Glücksgefühlen verbunden war, ist man enttäuscht und empfindet starke Sehnsucht, wenn man erkennt, dass man sich wieder in seinem kranken Körper befindet mit all seinen physischen Schmerzen, Einschränkungen und seinen bisweilen chronischen Beschwerden. Die körperliche und psychische Anpassung an das tägliche Leben macht es sehr schwer, neue Werte und Einsichten zu verarbeiten. Das kann manchmal zu einem posttraumatischen Stresssyndrom führen und in seltenen Fällen sogar eine Neigung zur Selbsttötung hervorrufen.

Die Verarbeitung einer Furcht einflößenden NTE ist noch viel schwerer, da diese Erfahrung in den meisten Fällen mit starken Schuldgefühlen verbunden ist. Während man sich nach einer positiven NTE privilegiert fühlen kann, verspürt man nach einem »Höllenerlebnis« möglicherweise starken Ekel und lehnt sich selbst ab.

Betroffene neigen dazu, sich als Person ganz mit diesem negativen, schrecklichen Erlebnis zu identifizieren, und erkennen dabei nicht, dass jede Erfahrung, auch eine beängstigende NTE, nur einen Aspekt der eigenen Person widerspiegelt. Es ist nahezu unmöglich, mit anderen darüber zu sprechen. Daher hüllen sich viele in tiefes Schweigen, was die Chance auf eine Integration der Erfahrung in vielen Fällen zunichtemacht und die Furcht vor dem Tod verstärkt. Wenn jemand während eines misslungenen Selbsttötungsversuchs eine NTE hat, wird er danach meist von einem weiteren Versuch absehen.[28] Denn er hat die Erfahrung gemacht, dass ihn alle Probleme, vor denen er flüchten wollte, auch weiterhin begleiten. Aus der NTE ist die Erkenntnis erwachsen, dass sich Probleme besser in diesem Leben bewältigen lassen, da es in der »anderen Dimension« schlecht möglich ist, »diesseitige« Probleme »zu lösen«.[29]

Der Einfluss der Zeit auf Veränderungsprozesse bei Menschen mit und ohne NTE

Welche Rolle spielt die Zeit bei der Verarbeitung der psychischen Probleme und der positiven Veränderungen? 2004 befragte Igor Corbeau in den Niederlanden 84 Menschen zu den Problemen bei der Verarbeitung ihrer NTE, wobei er sich besonders der Frage widmete, was die Zeit zur Verringerung der Problematik beitrage.[30] In dieser solide durchgeführten, jedoch retrospektiv angelegten Studie wurde danach gefragt, welche interpersonellen und intrapsychischen Probleme aufgetreten waren: (1.) im ersten Jahr nach ihrer NTE und (2.) in den darauf folgenden Jahren. Es wurde auch (3.) nachgefragt, welche Probleme zum Zeitpunkt der Befragung noch relevant waren. Das durchschnittliche Alter, in dem die NTE erlebt wurde, betrug 29 Jahre bei einer Spanne von zwei bis sechzig Jahren. Zwischen der NTE und der Befragung lag im Durchschnitt ein Zeitraum von 24 Jahren (drei Monate bis 77 Jahre). Die Befragten konnten selbst angeben, ob sie die Verarbeitung bestimmter Aspekte gering, mittelschwer oder schwerwiegend belastet hatte. Bei neun von vierzehn Themen gaben mehr als die Hälfte der Teilnehmer mittelschwere bis schwere Probleme sowohl im ersten Jahr nach der NTE als auch in der Phase danach an. In diesem Zusammenhang wurden folgende Themen genannt:

1. Ein drängendes Bedürfnis, über die NTE zu reden.
2. Zorn, Trauer oder Depression bei der Erkenntnis, wieder zurückgekehrt zu sein.
3. Die NTE ist alles; das gewöhnliche Leben hat seinen Reiz verloren.
4. Das Gefühl, von anderen, die keine NTE hatten, abgelehnt zu werden.
5. Die Angst, andere könnten einen für verrückt erklären.
6. Die Schwierigkeiten anderer mit den eigenen Persönlichkeitsveränderungen.
7. Die Bedeutung der NTE nicht in Worte fassen zu können.
8. In Beziehungen keine bedingungslose Liebe zu erfahren.
9. Der erhöhten intuitiven Sensibilität ratlos gegenüberzustehen.

Erst zum Zeitpunkt der Befragung, also durchschnittlich 24 Jahre nach der NTE, schienen die meisten Probleme einigermaßen verarbeitet zu sein. Dies gelang umso besser, je positiver die Reaktionen des Umfelds waren. Nebenbei bemerkt: Zum Zeitpunkt der Befragung waren mehr als die Hälfte der Teilnehmer offenbar noch immer nicht in der Lage, in befriedigendem Maße über ihre NTE zu sprechen. Auch die Erkenntnis, in irdischen Beziehungen keine bedingungslose Liebe zu finden, war für etwa die Hälfte der Betroffenen nach wie vor problematisch.

Vor der niederländischen Studie[31] gab es keine prospektive Langzeituntersuchung, die den Einfluss der Zeit auf die Veränderungsprozesse bei Menschen mit einer NTE mit einer Kontrollgruppe verglichen hatte. Diese Kontrollgruppe bestand bei uns aus Patienten, die einen Herzinfarkt ohne NTE überlebt hatten. Bis dahin waren alle publizierten Studien retrospektiv angelegt. Außerdem ging aus vielen dieser Untersuchungen nicht hervor, wie groß der

Zeitraum zwischen der NTE und der Befragung gewesen war. In Kapitel 7 folgt ein ausführlicher Bericht über die Teilnehmergruppe der niederländischen Studie und die signifikanten Unterschiede der Veränderungsprozesse bei Menschen mit und ohne NTE. Jeweils zwei Jahre und acht Jahre nach ihrem Herzstillstand wurde den Patienten der gleiche Fragenkatalog vorgelegt: Sie entsprach Rings Skala der Lebensveränderungen.[32] Im Folgenden möchte ich die Antworten auf 28 der 34 gestellten Fragen in einer Tabelle darstellen (siehe Tabelle 4.5). Bei den übrigen Fragen hatten sich nach acht Jahren nur geringfügige Änderungen ergeben.

Es zeigte sich, dass sich die Veränderungen im Laufe der Zeit fast ausnahmslos verstärken. Nach zwei Jahren hatten mehr als zwei Drittel der Befragten mit einer NTE lediglich die höhere Wertschätzung alltäglicher Dinge und ein gesteigertes Gefühl für soziale Gerechtigkeit als positive Veränderungen genannt. Nach acht Jahren nahmen jedoch mindestens zwei Drittel der Betroffenen eine positive Veränderung bei folgenden Aspekten wahr: 1. Gefühle zeigen, 2. der Wunsch, anderen zu helfen, 3. andere akzeptieren, 4. Liebe zeigen können, 5. Mitgefühl mit anderen, 6. für andere Verständnis zeigen, 7. Bindung zur eigenen Familie, 8. den Sinn des Lebens erkennen, 9. Bedeutung der Natur und der Umwelt, 10. Wertschätzung alltäglicher Dinge und 11. Gefühl für soziale Gerechtigkeit (siehe Tabelle 4.5). Es zeigte sich, dass die positiven Veränderungen vielen Betroffenen erst im Laufe von acht Jahren bewusst wurden. Dies war häufig darauf zurückzuführen, dass sich Verarbeitungsprobleme allmählich verringerten, wenn sich die Kommunikation über die NTE verbesserte.

Auffallend war, dass sich bei den Befragten, die einen Herzstillstand ohne NTE überlebt hatten, ebenfalls Veränderungen zeigten – wenn auch viel später und in viel geringerem Maße. Nach acht Jahren hatten mehr als zwei Drittel dieser Teilnehmer Veränderungen in folgenden Bereichen genannt: 1. anderen zuhören, 2. Verständnis für andere zeigen, 3. den Sinn des Lebens erkennen, 4. worum es im Leben geht 5. Bedeutung des Glaubens.

Tabelle 4.5 Lebensveränderungen nach einem Herzstillstand

	Zunahme (%) mit NTE		Zunahme (%) ohne NTE	
	Nach 2 Jahren	Nach 8 Jahren	Nach 2 Jahren	Nach 8 Jahren
Selbstbewusstsein	58	63	8	58
Positive Zukunftsperspektive	26	57	58	50
Lebenszweck wahrnehmen	52	63	25	50
Gefühle zeigen	42	78	16	58
Wunsch, anderen zu helfen	26	73	8	58
Was andere über mich denken	–31	–21	8	41
Anderen zuhören	47	52	8	75
Andere akzeptieren	42	78	16	41
Liebe zeigen	52	68	25	50
Mitgefühl mit anderen	47	73	41	50
Für andere Verständnis zeigen	36	73	8	75
Bindung an die eigene Familie	47	78	33	58
Den Sinn des Lebens erkennen	52	89	33	66
Wertschätzung von Geld und Besitz	–47	–42	–25	–25
Bedeutung von Natur und Umwelt	47	84	33	58
Bedeutung eines höheren Lebensstandards	–25	–50	0	33
Wertschätzung alltäglicher Dinge	78	84	41	50
Gefühl für soziale Gerechtigkeit	75	68	16	33
Worum es im Leben geht	42	57	33	66
Bedeutung des Glaubens	52	57	33	66
Suche nach persönlicher Bedeutung	52	57	25	25
Religiöses Erleben	36	47	16	25
Kirchenbesuch	–15	–42	8	25
Interesse an Spiritualität	15	42	–8	–41
Interesse am Tod	21	47	8	8
Furcht vor dem Tod	–47	–63	–16	–41
Furcht vor dem Sterbeprozess	–26	–47	–16	–25
Glaube an ein Leben nach dem Tod	36	42	16	16

Die Zahlen in der Tabelle geben den Prozentsatz der Teilnehmer an, die als Veränderung eine leichte bis starke Zunahme der aufgelisteten Verhaltensweisen oder eine Verstärkung der Einstellungen nannten. Wenn in der Tabelle ein negativer Prozentsatz angegeben ist, kam es zu einer Abnahme.

Nach acht Jahren waren immer noch deutliche Unterschiede zwischen der NTE-Gruppe und der Kontrollgruppe zu erkennen. Nur diejenigen Patienten, die eine NTE erlebt hatten, berichteten von der Entwicklung oder Verstärkung ihrer intuitiven Sensibilität (siehe auch Tabelle 4.4). Ein deutlicher Unterschied ließ sich auch an der Bedeutung, die einem höheren Lebensstandard beigemessen wurde, ablesen. Während dieser Wert bei Befragten mit NTE meist abnahm, stieg er bei Teilnehmern ohne NTE. Das Interesse an Spiritualität sank bei den Teilnehmern ohne NTE erheblich, während es bei bei NTE-Betroffenen stark zunahm. Kirchenbesuche fanden dagegen nach einer NTE deutlich seltener statt, ohne NTE hingegen etwas öfter. Bemerkenswert ist, dass es Menschen ohne NTE nach acht Jahren offensichtlich häufig besser gelang, anderen zuzuhören, als Menschen mit einer NTE, und dass für Menschen ohne NTE die Meinung der anderen über ihre eigene Person eine größere Rolle spielte.

Zusammenfassend ergaben sich bei NTE-Betroffenen nach acht Jahren in folgenden Kategorien deutlich höhere Werte: 1. Gefühle zeigen, 2. Abnahme der Bedeutung dessen, was andere von einem halten, 3. Andere akzeptieren, 4. Mitgefühl mit anderen, 5. Bindung an die eigene Familie, 6. Abnahme der Wertschätzung von Geld und Besitz, 7. Zunahme der Bedeutung von Natur und Umwelt, 8. Abnahme der Bedeutung eines höheren Lebensstandards, 9. Wertschätzung alltäglicher Dinge, 10. Gefühl für soziale Gerechtigkeit, 11. Suche nach persönlicher Bedeutung, 12. Abnahme des Kirchenbesuchs, 13. Zunahme des Interesses an Spiritualität, 14. Verringerung der Furcht vor dem Tod, 15. Abnahme der Furcht vor dem Sterbeprozess, 16. Zunahme des Glaubens an ein Leben nach dem Tod. Diese Unterschiede in den geschilderten Veränderungen gehen also auf die NTE und nicht auf das Überleben eines Herzstillstands zurück.

Im Vergleich zu anderen Studien, etwa denen von Ring und Sutherland,[33] in denen sich der Anteil der Veränderungen zwischen 80 und 100 Prozent bewegt, ergab sich aus der niederländischen Studie ein deutlich geringerer Prozentsatz an Veränderungen. Dies ist zum einen wahrscheinlich auf den viel längeren Zeitraum – von meist mehr als zwanzig Jahren – zwischen der NTE und dem Interview in diesen Studien zurückzuführen. Zum anderen hatten sich die Teilnehmer dort selbst zur Studie angemeldet und daher im Allgemeinen ausgeprägtere NTE beschrieben als die Befragten in unserer prospektiven niederländischen Studie. Im Verlauf unserer Studie starben zudem viele Teilnehmer mit einer tiefen oder sehr tiefen Erfahrung kurze Zeit nach ihrem Herzstillstand, sodass sie bei den späteren Interviews über die eingetretenen Veränderungen keine Berücksichtigung mehr finden konnten. Aus unserer Tabelle wird zudem nicht ersichtlich, inwieweit jemand bereits vor seiner NTE keine Furcht vor dem Tod hatte oder an ein persönliches Weiterleben glaubte. Immerhin ist festzuhalten, dass etwa 40 bis 50 Prozent der niederländischen Bevölkerung bereits an die eine oder andere Form eines Weiterlebens nach dem Tod glauben (siehe auch S. 95).

Fazit

> Geistiges Wachstum ist der einzige Grund
> unseres irdischen Daseins.
> *Elisabeth Kübler-Ross, 1926–2004*

Die klassische Nahtoderfahrung und *die* klassische Verarbeitung einer solchen Erfahrung gibt es nicht. Der oft mühselige Verarbeitungsprozess und die letztlich doch feststellbaren positiven Veränderungen sind von der Tiefe der NTE, der Persönlichkeitsstruktur der Betroffenen, vom jeweiligen kulturellen Hintergrund und vor allem von Umfeldfaktoren abhängig. Unter Umfeldfaktoren sind die gelegentlich positiven, meist jedoch ablehnenden Reaktionen von Angehörigen, Freunden und professionellen Helfern zu verstehen, die eine Kommunikation über die NTE unmöglich machen. So kommt es zu einer Stagnation oder einer erheblichen Verlangsamung des Verarbeitungsprozesses. Statt einer positiven und liebevollen Lebenshaltung dominieren dann psychische Probleme. Der Veränderungsprozess kommt erst in Gang, wenn der Betroffene seine Erfahrungen mit anderen teilen kann und sich akzeptiert fühlt. Denn so ist es ihm leichter möglich, die daraus entstehenden Veränderungen zu integrieren. Um den Veränderungsprozess zu unterstützen und eventuell zu beschleunigen, sollte man einem Betroffenen raten, seine NTE schriftlich zu schildern. So erhält er die Möglichkeit, seine Erfahrung in Worte zu fassen und mit anderen auf diese Weise über seine NTE zu kommunizieren.

5. Nahtoderfahrungen bei Kindern

Was wäre, wenn du schliefest? Und was, wenn du im Schlaf träumtest? Und was, wenn du im Traum zum Himmel gingst und da eine wundersame schöne Blume pflücktest? Und was, wenn du erwachtest und hieltest diese Blume in der Hand? Ja, was dann?
S. T. Coleridge, Dichter und Philosoph, 1772–1834

Einleitung

Der Nahtoderfahrung von Kindern möchte ich ein eigenes Kapitel widmen. Denn bei Kindern in den ersten Lebensjahren ist es äußerst unwahrscheinlich, dass ihre NTE auf irgendeine äußere Einflussnahme zurückgeht. Sie erinnern sich an dieselben Elemente, die auch Erwachsene schildern. Aber wie ist das bei Kindern möglich, die noch nie etwas von einer NTE gehört haben? Und von denen manche nicht einmal lesen können? Immer noch ist der Glaube weit verbreitet, dass jemand, der über eine NTE berichtet, nur eine spannende Story erzähle, die auf seinem Vorwissen über dieses Phänomen beruht oder auf dem, was sein religiöser Hintergrund ihm als Erwartungshorizont zu den Inhalten einer NTE vorgibt. Aber das trifft auf jüngere Kinder in all ihrer Spontaneität nicht zu. Es ist kaum vorstellbar, dass sich Kinder ohne jegliches Vorwissen ganz spontan eine kleine Geschichte ausdenken, die völlig mit den Schilderungen der Nahtoderfahrungen Erwachsener übereinstimmt. In ihrer kindlichen Unbefangenheit werden sie eher das erzählen, was sie wirklich erlebt haben.

»Im Alter von fünf Jahren bekam ich eine Gehirnentzündung und fiel ins Koma. ›Ich starb‹ und trieb in einer schwarzen Leere, in der ich mich geborgen fühlte. Ich fürchtete mich nicht und hatte keine Schmerzen. Es war ein Ort, an dem ich mich zu Hause fühlte ... Ich sah ein Mädchen von etwa zehn Jahren und ich bemerkte, dass sie mich erkannte. Wir umarmten uns und sie sagte zu mir: ›Ich bin deine Schwester. Ich bin einen Monat nach meiner Geburt gestorben. Man hat mich nach unserer Großmutter benannt. Unsere Eltern nannten mich einfach Rietje.‹ Sie küsste mich und ich spürte ihre Wärme und Liebe. ›Du musst zurückgehen‹, sagte sie zu mir ... Sofort war ich wieder in meinem Körper. Ich öffnete die Augen und blickte in die glücklichen und erleichterten Gesichter meiner Eltern. Ich erzählte ihnen von meiner Erfahrung, die sie erst als Traum abtaten ... Ich zeichnete meine Engelsschwester, die mich willkommen geheißen hatte, und beschrieb alles, was sie erzählt hatte. Meine Eltern erschraken so sehr, dass sie regelrecht in Panik gerieten. Sie standen auf und verließen den Raum. Nach einiger Zeit kehrten sie endlich wieder zurück. Sie bestätigten mir, dass sie eine Tochter verloren hatten, die Rietje hieß. Sie war ungefähr ein Jahr vor meiner Geburt an einer Vergiftung gestorben. Meine Eltern hatten damals beschlossen, mir und meinem Bruder erst dann davon zu erzählen, wenn wir in der Lage wären zu verstehen, was Tod und Leben bedeuteten.«

Wissenschaftliche Forschung zur NTE bei Kindern

Die wissenschaftliche Forschung hat erwiesen, dass Kinder tatsächlich Nahtoderfahrungen erleben können. Der Kinderarzt Melvin Morse führte in einem Krankenhaus in Seattle über einen Zeitraum von zehn Jahren die erste systematische Untersuchung zur Nahtoderfahrung bei Kindern durch.[1] Er befragte 121 Kinder, die schwer erkrankt waren; drei berichteten von einer Halluzination, aber keines dieser Kinder hatte eine NTE erlebt. Er befragte 37 Kinder, denen man Medikamente verabreicht hatte, die in manchen Fällen starke psychische Veränderungen bewirken, doch keines dieser Kinder schilderte eine Nahtoderfahrung. Von den zwölf Kindern, die einen Herzstillstand oder ein Koma überlebt hatten, berichteten jedoch acht, das sind 67 Prozent, von einer NTE. Aus seiner Untersuchung geht hervor, dass der psychische Stress bei einer schweren Erkrankung und dem Aufenthalt im Krankenhaus oder die Einnahme starker Medikamente bei Kindern nicht ausreichen, um eine NTE auszulösen. Kinder haben nur in wirklich lebensbedrohlichen Situationen eine NTE. Bei Erwachsenen hingegen kann schon die Furcht vor dem Tod zu einem außergewöhn-lichen Bewusstseinszustand, einer sogenannten Todesangsterfah-rung, führen (siehe Kapitel 3). Möglicherweise haben Kinder bis zu einem gewissen Alter noch keine Todesangst im eigentlichen Sinne, weil sie noch nicht wissen, was Sterben bedeutet.

P. M. H. Atwater, eine Wissenschaftlerin, die selbst drei Nahtod-erfahrungen hatte, forschte über viele Jahre zu NTE bei Kindern.[2] Sie sprach zu diesem Zweck sowohl mit betroffenen Kindern als auch mit Erwachsenen, die in ihrer Kindheit eine solche Erfahrung gemacht hatten. Sie betont, dass Kinder jeden Alters eine NTE er-leben[3] können. In ihren Untersuchungen stellte sich heraus, dass es sogar sehr kleine Kinder, die gerade erst sprechen gelernt hatten, gab, die ihren Eltern von einer NTE erzählten oder sie zeichneten. Kinder, die bei ihrer NTE jünger als drei oder vier Jahre waren, können sich jedoch selten spontan an ihre Erfahrung erinnern. Aber auch hier gibt es Ausnahmen: Ich selbst sprach mit einigen Erwachsenen, die eine umfassende NTE erlebt hatten, bevor sie drei Jahre alt waren. Sie konnten sich sehr viele Details und sogar ihre außerkörperliche Erfahrung ins Gedächtnis rufen. Kinder im Alter von drei bis sechs Jahren können sich meistens schon an ihre NTE erinnern, doch erst ab einem Alter von zwölf Jahren sind sie wirk-lich in der Lage, ihre Erfahrung mit anderen zu teilen. Erst rück-blickend wird Menschen, die allem Anschein nach als Kind eine NTE erlebt haben, ohne sich zunächst daran erinnern zu können, bewusst, dass sie von klein auf anders waren als ihre Altersgenos-sen:

»Ich hatte eine ziemlich normale Jugend und dachte damals, dass jeder hin und wieder von bestimmten Dingen ›wisse‹ und ähnliche Träume hätte wie ich. Darüber wurde nie gesprochen. Man gewöhnt sich an alles, und ich hatte genug mit den Dingen zu tun, mit denen junge Frauen nun mal beschäftigt sind: studieren, heiraten, Kinder kriegen, unterrichten. Aber plötzlich lief es nicht mehr rund ...«

Es kommt vor, dass Menschen mit solchen Erfahrungen in sehr jungen Jahren später eine weitere NTE erleben. Währenddessen wird ihnen plötzlich bewusst, dass sie schon als Kind etwas Ähnliches durchlebt hatten. Sie erkennen Aspekte ihrer ersten NTE wieder. Bemerkenswerterweise konnten wir in der niederländischen Studie (siehe Kapitel 7) nachweisen, dass Menschen mit einer früheren NTE bei einem späteren Herzstillstand signifikant häufiger als die übrigen Patienten eine (zweite) Erfahrung dieser Art machen.

Situationen, in denen Kinder eine NTE erleben

Kinder erleben am häufigsten eine NTE, wenn sie drohen zu ertrinken oder wenn sie nach einem schweren Verkehrsunfall mit einer Schädelverletzung im Koma liegen – zum Beispiel nachdem sie unvermittelt auf die Straße gerannt sind. Weitere typische Situationen sind: ein Koma, das von einem Zuckerschock oder einer Gehirnentzündung ausgelöst wird, ein Herzstillstand, der durch lebensbedrohliche Herzrhythmusstörungen verursacht wird, Erstickungszustände bei einem Asthmaanfall, bei Diphtherie, bei Muskeldystrophie, beim Verschlucken oder bei einem lebensgefährlichen Stromschlag.

Inhalte von Nahtoderfahrungen bei Kindern

Inhaltlich gleicht eine NTE im Kindesalter in vielerlei Hinsicht der Erfahrung eines Erwachsenen, sie enthält jedoch meist weniger Elemente. Atwater fand in den zahlreichen Interviews, die sie im Zuge ihrer retrospektiven Untersuchung[4] führte, heraus, dass bei etwa drei Vierteln der befragten Kinder die NTE positiv beginnt: mit dem Erlebnis einer liebevollen Umgebung, mit dem Vernehmen einer freundlichen Stimme, der Begegnung mit einem liebevollen Wesen oder einem Engel, einem friedlichen Gefühl, einer außerkörperlichen Erfahrung, bei der die Kinder ihren eigenen Körper und die Krankenhausumgebung wahrnehmen, oder mit einer Reise durch einen Tunnel. Etwa ein Fünftel der Kinder nimmt eine himmlische Umgebung wahr, nur 3 Prozent schildern eine Furcht einflößende Erfahrung.[5] In einigen Fällen berichten sie auch von der bewussten Rückkehr in den Körper und von ihrer Enttäuschung über das Ende dieser schönen Erfahrung. Während der NTE begegnen sie eher ihren verstorbenen Großeltern als ihren Eltern.

Wenn eine NTE nur einem Wunschdenken entspringen würde, wäre doch zu erwarten, dass die Kinder in einer solchen Situation ihre noch lebende Familie, ihren Vater und ihre Mutter, sehen würden. Kinder begegnen öfter als Erwachsene ihrem verstorbenen Lieblingstier. Auch erleben kleinere Kinder meist keine Rückschau, obwohl ab einem Alter von sechs Jahren auch dies möglich ist. Letztendlich fällt es Kindern ebenso schwer wie Erwachsenen, über ihre Erfahrung zu sprechen. Wenn sie dies versuchen, finden sie bei ihren Familien oder Ärzten höchst selten Gehör. Manchmal können dreißig Jahre vergehen, bevor es ihnen gelingt, sich über ihre NTE im Kindesalter und das Gefühl, anders zu sein, mitzuteilen.

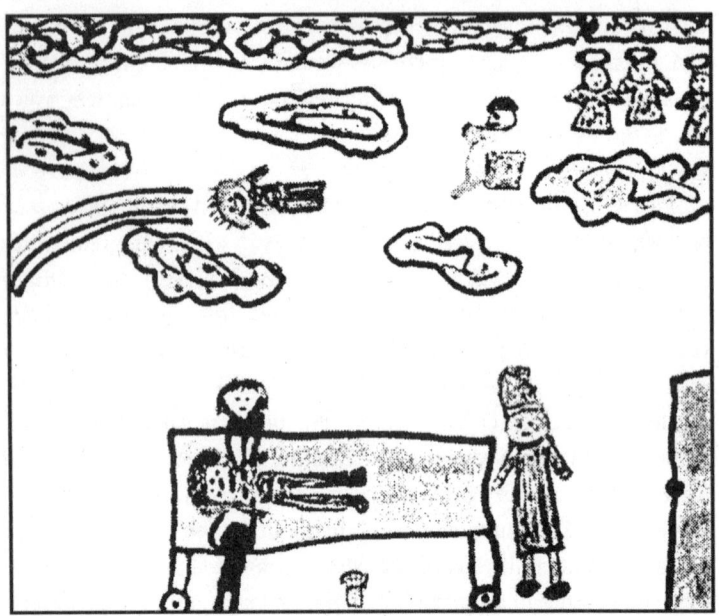

Außerkörperliche Erfahrung eines sechsjährigen Mädchens während einer NTE

Veränderungen nach einer NTE im Kindesalter

P. M. H. Atwater schildert eingehend die Veränderungsprozesse, die nach einer NTE im Kindesalter auftreten können.[6] Auch Morse geht ausführlich darauf ein.[7] Beide Untersuchungen stellten bei den Kindern übereinstimmend ein tief greifendes und charakteristisches Veränderungsmuster fest, das ihre zukünftige Lebenseinstellung entscheidend beeinflusst. Ein großer Unterschied zu Erwachsenen besteht jedoch darin, dass diese wegen ihrer Lebenserfahrung vor der NTE ihre veränderte Sicht auf Leben und Tod als neue Erkenntnis begreifen. Um diese neuen Einsichten akzeptieren und integrieren zu können, müssen sie ihre bisherigen, allgemein anerkannten Annahmen aufgeben (siehe Kapitel 4). Da Kinder durch die gesellschaftlich verbreiteten Vorstellungen noch nicht »indoktriniert« wurden, tritt bei ihnen kein Wandel in ihrer Lebensanschauung ein. Sie akzeptieren ihre Einsicht in Leben und Tod als etwas Normales und können noch nicht begreifen, dass andere Kinder und Erwachsene ihre Weltsicht nicht teilen. Daher empfinden Eltern und Lehrer ein solches Kind manchmal als schwierig, denn nach einer NTE begehrt es gegen deren Normen und Werte auf: »Das ist nicht wahr, Mama!«

Bis zu einem gewissen Alter sind sich diese Kinder jedoch noch nicht dessen bewusst, dass sie anders sind als ihre Altersgenossen. Sie akzeptieren den Tod als einen Teil ihres Lebens und begreifen daher auch den Tod ihres Hundes oder ihrer Katze anders als ihre Geschwister oder Freunde. Ihnen ist nicht bewusst, dass ein erweitertes Bewusstsein und eine erhöhte intuitive Sensibilität, die es ihnen ermöglicht, sich in andere hineinzuversetzen, für andere Kinder nicht selbstverständlich ist. Sie hören, was »hinter« den gesprochenen Worten verborgen ist, und sie erkennen den Grund, warum manches auf eine bestimmte Weise gesagt wird.

Kinder verspüren nach einer NTE in erster Linie ein Verlustgefühl, das sich nicht in Worte fassen lässt. Nirgendwo sonst finden sie eine solche Schönheit und einen solchen Frieden wie in ihrer NTE. Sie haben das Bedürfnis, sich von ihren Altersgenossen ein wenig fernzuhalten. Sie stehen oft abseits, schauen ruhig zu und beteiligen sich nur selten an den Spielen der anderen. Gern ziehen sie sich auch in die Natur zurück. Sie lieben die Stille, können gellende Geräusche und Lärm nicht ertragen und entwickeln oft schon in jungen Jahren eine Vorliebe für ruhige, klassische Musik. Sie haben ein unausgesprochenes Bedürfnis nach Sicherheit, Beruhigung, Verständnis, Wärme, ehrlichem Interesse und Zuwendung. Kleine Kinder können mit unsichtbaren Wesen kommunizieren, die sie oft als Engel oder Spielkameraden bezeichnen. Sie haben das Gefühl, mehr als ihre Altersgenossen zu wissen, ohne darüber reden zu können. Sie suchen kein rationales Gespräch, sondern eher einen Kontakt auf gefühlsmäßiger Ebene. Im Religionsunterricht können sie unendlich viele Fragen stellen. Sie sind innerlich viel zu erwachsen für ihr Alter und es besteht die Gefahr, dass sie sich dem spielerischen Verhalten verschließen, das für andere Kinder in ihrem Alter typisch ist.

Als Jugendliche haben etwa ein Drittel von ihnen Probleme mit Alkohol oder Drogen, auf die sie zudem manchmal viel sensibler reagieren als ihre Altersgenossen. Die Vielzahl der unwillkürlich auf sie einströmenden Eindrücke bewirkt einen Konzentrationsmangel, sodass sie wegen ihres unangepassten oder unruhigen Verhaltens gelegentlich als ADS-Kinder eingestuft werden. Einige von ihnen werden in diesem Alter auch depressiv oder entwickeln Selbstmordneigungen. In dieser Phase kommt es eher zu einem Verdrängungsprozess als zu einer sinnvollen Verarbeitung oder Integration.[8]

Kinder mit diesen außergewöhnlichen Erfahrungen sind aufmerksam, scharfsinnig und oft hochintelligent. Viele von ihnen studieren später Philosophie, Theologie oder Physik. Andere entscheiden sich für einen kreativen Beruf. Sie malen, fotografieren oder musizieren, da sie nach Möglichkeiten suchen, ihren Empfindungen Ausdruck zu verleihen. Manche von ihnen entscheiden sich auch für soziale oder pflegende Berufe, wie Krankenpfleger, Arzt oder Sozialarbeiter, weil sie Menschen helfen möchten. Sie streben

noch so sichtbar und spürbar, als hätten die Betroffenen die Erfahrung erst gestern erlebt. Weinend ringen sie um die richtigen Worte. Zum andern schilderten die Befragten in den auf Band aufgezeichneten Interviews der niederländischen Studie ihre NTE auch nach zwei und acht Jahren fast mit identischen Worten, mit denen sie sie schon in ihrem ersten Erfahrungsbericht einige Tage nach ihrer erfolgreichen Reanimation beschrieben hatten (siehe Kapitel 7). Auch Familienangehörige und Partner bestätigen, dass Betroffene die Schilderung ihrer NTE auch nach vielen Jahren fast wortwörtlich wiederholen können. Obendrein ist es äußerst unwahrscheinlich, dass sich jemand die häufig eintretenden Veränderungen, wie den Verlust der Todesangst, die unterschiedlichen Aspekte der neu gewonnenen Lebenserkenntnis (siehe auch Kapitel 4) und die erhöhte intuitive Sensibilität, so konsequent zusammenreimen könnte.

Die folgende NTE im Kindesalter wurde mir persönlich erzählt. Ich habe die betreffende Person gebeten, ihre Erfahrungen und die damit verbundenen Veränderungen schriftlich festzuhalten.

»Ich hatte als Kind eine Nahtoderfahrung. Das wurde mir aber erst vierzig Jahre später klar! Mit fünfzehn hatte ich beim Schwimmen eine wunderbare, tief greifende Erfahrung, als ich im Nieuwe Waterweg zwischen Schiedam und Rotterdam fast ertrunken wäre. Ich schwamm mit meinen Freunden quer über den Waterweg zum gegenüberliegenden Ufer. Die Strömung war jedoch stärker, als wir dachten, und das Wasser war auch noch sehr kalt. Irgendwann war ich völlig erledigt, aber mit letzter Kraft schwamm ich zu einer Boje. Als ich an der Boje hing, hatte ich das Gefühl, meine Situation sei hoffnungslos, ich war kurz davor, sie loszulassen und zu ertrinken. Plötzlich war ich in einer anderen Welt – einer Welt voller herrlicher grüner, sanft gewellter Hügel, auf denen die schönsten Blumen wuchsen, schöner, als man sie hier auf Erden finden kann. Das herrlichste Licht und eine unvorstellbare Ruhe durchströmten mich. Es war eine Welt, die ich nicht mehr verlassen wollte. Wie lang ich dort war, weiß ich nicht. Aber plötzlich war ich zurück in der irdischen Welt. Ich war ziemlich verblüfft, dass ich gleich wusste, was zu tun war, um mich aus meiner misslichen Lage zu befreien. Meine Augen wurden gewissermaßen auf die Fransen eines Taus gelenkt, mit dem ein Hochseeschiff an der Boje, an der ich jetzt hing, festgemacht war. An das Tau geklammert, konnte ich wieder einigermaßen zu Kräften kommen und schließlich doch noch das gegenüberliegende Ufer des Waterwegs erreichen. So gelang es mir schließlich, mich vor dem Ertrinken und dem sicheren Tod zu retten. Die Hilfe von ›der anderen Seite‹ war für mich wirklich sehr präsent. Noch lange wunderte ich mich über das, was damals geschehen war. Doch ich konnte mit niemandem darüber reden, auch zu Hause nicht. Denn fünf Jahre zuvor war mein kleiner Bruder ertrunken, und ich brachte es nicht übers Herz, durch mein Erlebnis die schmerzlichen Gefühle, die damit verbunden gewesen waren, wieder aufzurühren. Merkwürdigerweise hatte ich danach viele ›paranormale‹ Wahrnehmungen. Ich konnte die Gedanken von Menschen lesen und wusste, was sie wollten. Glücklicherweise hat das später nachgelassen, aber meine Intuitionen sind geblieben und haben sich sogar noch verstärkt. Schließlich bin ich in unserer Gesellschaft zum Einzelgänger geworden. Viele meiner Gefühle konnte ich nicht mit anderen teilen, und auf den Kummer anderer reagierte ich überempfindlich. Nichts, was hier auf Erden geschah, ließ mich kalt. Ich wurde zu einem Menschen, der Emotionen in sich einströmen ließ, die eigentlich nicht seine eigenen waren. Meine Einsamkeit wurde immer größer. Und ich eckte überall an, bei meinen Kollegen, in meinen Beziehungen und in der Gesellschaft. Mein Verhältnis zu meinen Mitmenschen hat sich stark verändert. Etwa vierzig Jahre später, im Jahr 1992, saß ich nichtsahnend vor dem Fernseher, als plötzlich Leute in einer Sendung von denselben Empfindungen sprachen, die ich auch kannte. Sie hatten diese Gefühle nach einer Nahtoderfahrung. Nach der Sendung rief ich sofort bei der Telefonnummer an, die in der Sendung genannt worden war. Endlich konnte ich mich jemandem mitteilen. Ich erzählte ihnen meine Geschichte und sie sagten mir, dass ich eine NTE gehabt hätte. Ich erhielt das Verständnis und die Anerkennung, die ich so dringend brauchte. Seither habe ich eine stürmische Entwicklung durchgemacht. Ich habe Hunderte von Büchern zu diesem Thema gelesen. Ich habe regelrecht alles in mich aufgesogen ... Und später hatte ich auch noch andere außerkörperliche Erfahrungen ...«

6. Forschung zu Nahtoderfahrungen

In dieser Beziehung unterscheiden sich die Skeptiker nicht von den Gläubigen. An der Spitze der Dogmatiker stehen heutzutage die Naturwissenschaftler und Skeptiker. Sie gestehen zwar Fortschritt in Einzelheiten zu, etwas grundsätzlich Neues aber ist nach ihrer Ansicht verboten. Dieser dogmatische Common Sense ist der Todfeind aller philosophischen Abenteuer. Und doch ist das Weltall ungeheuer groß.[1]

A. N. Whitehead, Mathematiker und Philosoph, 1861–1947

Einleitung

Elisabeth Kübler-Ross gelang es 1969 mit ihrem Buch *Interviews mit Sterbenden,* das Tabu, mit dem Sterben und Tod in unserer westlichen Gesellschaft belegt sind, zu brechen.[2] 1975 weckte Raymond Moody ein gesteigertes Interesse an diesem Thema durch seine Beschreibungen von Nahtoderfahrungen in seinem ersten, viel gelesenen Buch *Leben nach dem Tod.*[3] Seine Studie zu klaren Bewusstseinserfahrungen in lebensbedrohlichen Situationen und zu der Möglichkeit eines »Lebens nach diesem Leben« hat weltweit leidenschaftliche Diskussionen ausgelöst und kritische Fragen hervorgerufen. Seit dieser Zeit wurden zahlreiche spannende, jedoch keinesfalls immer wissenschaftlich überprüfbare Berichte und Bücher zu diesem Thema verfasst.

Mit dem wachsenden Interesse an Nahtoderfahrungen kam auch die Frage auf, ob es sich bei den Betroffenen um außergewöhnliche Menschen handele und ob eine NTE nur unter besonderen Umständen auftrete. Daraus erwuchsen mit der Zeit Spekulationen darüber, wie es möglich sein könnte, eine wissenschaftliche Erklärung für derartige Phänomene zu finden. Immer wieder fragte man sich, wie im Zustand der Bewusstlosigkeit oder im Koma ein klares Bewusstsein oder Erinnerungen möglich sind, wo doch objektive Hinweise auf einen Totalausfall der Gehirnfunktionen hindeuteten.

Konnte man wirklich davon ausgehen, dass Bewusstsein und Erinnerungen ein Produkt des Gehirns sind? War diese allgemein anerkannte wissenschaftliche Erkenntnis unumstößlich erwiesen oder konnte man sie zur Diskussion stellen?

Die meisten Erklärungsversuche basieren auf anekdotischen Schilderungen einer NTE und auf retrospektiven Studien, in denen eine selektierte Gruppe von Patienten mit zurückliegenden Nahtoderfahrungen untersucht wurde. Nach einem Zeitraum von vielen Jahren ist es jedoch unmöglich, die exakten medizinischen Umstände ihrer NTE nachzuvollziehen. Erst seit kurzer Zeit hat sich eine prospektive Forschung entwickelt, die strengeren wissenschaftlichen Anforderungen genügt und exaktere und verlässlichere Resultate liefern kann.

Die Entwicklung der wissenschaftlichen Forschung zu Nahtoderfahrungen schildere ich nachfolgend in einem kurzen Überblick. Danach stelle ich die Forschungsergebnisse zum Auftreten von Nahtoderfahrungen vor: Wie oft, bei wem und unter welchen Umständen kommt es zu einer solchen Erfahrung? Schließlich bespreche ich eine ganze Reihe von Theorien, mit denen Wissenschaftler das Auftreten, den speziellen Charakter oder bestimmte Merkmale von Nahtoderfahrungen zu erklären versuchen.

Entwicklung der wissenschaftlichen Forschung zum Phänomen Nahtoderfahrung

Die erste systematische Studie zur Nahtoderfahrung verfasste der Schweizer Albert (von Sankt Gallen) Heim im Jahr 1892.[4] Im *Jahrbuch des Schweizer Alpenclubs* stellte er unter dem Titel »Notizen über den Tod durch Absturz« dreißig ihm persönlich übermittelte Berichte vor, in denen Bergsteiger Abstürze in den Alpen schildern, die sie nur knapp überlebt hatten. Darüber hinaus sind darin Berichte von Soldaten versammelt, die im Krieg lebensgefährlich verwundet worden waren, von Arbeitern, die vom Gerüst gestürzt waren, und von Menschen, die bei Unfällen fast gestorben, zum Beispiel fast ertrunken, waren. Die Sammlung enthält auch die

Schilderung einer eigenen Erfahrung. Er war der Erste, der in seiner Studie nicht nur die Erfahrungen von Menschen beschrieb, die ihren schweren Verwundungen fast erlagen, wie verwundete Soldaten, sondern auch die Erlebnisse von Menschen, die sich nur in Todesnähe wähnten, wie es bei Bergsteigern der Fall sein kann.

Zwischen 1975 und 2005 wurden insgesamt 42 Studien mit etwa 2500 Menschen mit Nahtoderfahrungen in wissenschaftlichen Zeitschriften und Büchern publiziert.[5] Oft handelte es sich dabei um Untersuchungen mit einer begrenzten Zahl von Patienten oder um Studien, die sich nur auf Briefe stützten und nicht auf persönlichen Interviews basierten. Trotz der Unterschiede im Aufbau dieser Studien, in den medizinischen Ursachen, die den untersuchten Erfahrungen zugrunde lagen, und in den Auswahlkriterien für die Teilnehmer zeigt sich eine auffallende Übereinstimmung in den Resultaten und Schlussfolgerungen bezüglich der inhaltlichen Aspekte und der Folgen einer NTE.

Bis zum Jahr 2000 waren die meisten Studien retrospektiv angelegt. Die Teilnehmer der Studien meldeten sich auf Anzeigen in Zeitungen und Zeitschriften oder nach Aufrufen in Funk und Fernsehen. Retrospektiven Untersuchungen mangelt es daher an einer wissenschaftlich fundierten Auswahl der Patienten. Da die Teilnehmer sich selbständig und freiwillig melden, werden möglicherweise Personen aufgenommen, deren Erfahrung zehn oder zwanzig Jahre zurückliegt, sodass sich die medizinischen und persönlichen Umstände ihrer NTE nicht mehr ermitteln lassen. Außerkörperliche Erfahrungen können nicht mehr an objektivierbaren Fakten überprüft werden. Es bleibt unklar, warum manche Menschen an einer solchen Studie teilnehmen und andere nicht. Vermutlich haben viele Menschen kein Interesse oder nicht den Mut dazu, weil sie in der Vergangenheit bei dem Versuch, sich einem Arzt oder Angehörigen mitzuteilen, auf negative Reaktionen gestoßen waren. Einige haben sicherlich auch Schwierigkeiten, die richtigen Worte zu finden. Zudem besteht auch die Möglichkeit, dass manche ihre Erfahrung gar nicht als NTE erkennen und sich aus diesem Grund nicht zu einer solchen Studie anmelden. Und schließlich kann es sein, dass jemand nicht über die Studie informiert ist.

All diese Faktoren tragen dazu bei, dass Ergebnisse retrospektiver Studien weniger verlässlich sind. Als Sammlung allgemeiner Informationen über Nahtoderfahrungen sind sie jedoch nützlich und zu diesem Zweck werden sie im Folgenden vorgestellt. Sie können jedoch meist keine konkreten Fragen zur Entstehung oder zu inhaltlichen Aspekten einer NTE beantworten und nicht erklären, wie ein klares Bewusstsein während eines Herzstillstands möglich ist. Um diesen Schwächen zu begegnen, wurden in den letzten Jahren einige prospektive Studien durchgeführt und in medizinischen Fachzeitschriften publiziert. Prospektive Forschung kann ausschließlich Patienten einbeziehen, die sich in einer eindeutig diagnostizierten, gesundheitlich kritischen Situation befinden. In einer prospektiven Studie tritt man an alle beteiligten Patienten wenige Tage nach ihrem Herzstillstand oder dem Erwachen aus dem Koma mit der Frage heran, ob ihnen aus der Zeit ihrer Bewusstlosigkeit etwas in Erinnerung geblieben sei. Alle medizinischen und persönlichen Daten können genau erfasst und eventuell auftretende außerkörperliche Erfahrungen exakt überprüft werden. Außerdem kann man mit Hilfe einer Kontrollgruppe untersuchen, ob Unterschiede zu Patienten vorliegen, die einen Herzstillstand oder ein Koma ohne NTE überlebt haben. Daher hat eine prospektive Studie einen viel höheren wissenschaftlichen Wert.

Im Kapitel 7 werde ich näher auf den Inhalt und die Schlussfolgerungen der prospektiven niederländischen Studie eingehen.[6] An ihr nahmen nur Patienten teil, die einen Herzstillstand überlebt hatten. Die Studie wurde im Dezember 2001 in der Zeitschrift *The Lancet* publiziert. Ihre Resultate wurden mit drei prospektiv angelegten Studien aus Amerika und England verglichen, die ebenfalls mit Herzpatienten durchgeführt wurden. Diese vier prospektiven Studien ermöglichten sowohl eine tiefere Einsicht in die Ursachen von Nahtoderfahrungen als auch eine Erklärung dafür, wie Menschen zu einem Zeitpunkt, zu dem ihre Gehirnfunktionen vorübergehend ausgefallen sind, ein erweitertes Bewusstsein erfahren können.

Wie oft kommt es zu einer NTE?

Laut einer repräsentativen Umfrage aus dem Jahr 1982 hatten etwa 5 Prozent der US-amerikanischen Bevölkerung eine NTE.[7] Eine neuere Umfrage in Deutschland aus dem Jahr 1998 deutet auf einen ähnlichen Prozentsatz von 4,2 hin.[8] Die Zunahme der Berichte über Nahtoderfahrungen in den vergangenen Jahren ist wahrscheinlich zum einen auf die gestiegene Aufmerksamkeit der Presse, zum anderen auf das stärkere Interesse bei Mitarbeitern im medizinischen, seelsorgerischen und sozialpflegerischen Bereich zurückzuführen. Seit man in Krankenhäusern kardiologische und allgemeine Intensivstationen sowie gut organisierte Notaufnahmen mit adäquaten Reanimationsmöglichkeiten eingerichtet hat, haben Patienten bei einer schwerwiegenden Erkrankung eine höhere Überlebenschance und damit auch eine größere Chance, eine NTE zu erleben. In der heutigen Zeit, in der vermutlich mindestens jeder zehnte Patient nach einer schweren, lebensbedrohlichen Krise von einer NTE berichten kann, lässt sich das Phänomen besser erforschen.

Aufgrund des unterschiedlichen Aufbaus der Studien ließ sich nur schwer feststellen, wie oft es in lebensbedrohlichen Situationen zu einer NTE kam. Je sorgfältiger die Studie angelegt war, desto geringer war der Anteil der geschilderten Nahtoderfahrungen. In retrospektiven Studien differiert der Prozentsatz sehr stark: Die Häufigkeit, mit der Patienten eine NTE schildern, liegt hier zwischen 14 und mehr als 80 Prozent. Patienten, die in der Vergangenheit erfolgreich reanimiert und daher meist etwas älter waren, beschreiben in 27 bis 43 Prozent der Fälle eine NTE. Bruce Greyson publizierte 1998 einen guten Überblick über die unterschiedlichen Anteile von NTE, die sich aus den verschiedenen Studien ergaben.[9] In drei neueren prospektiven Studien mit Patienten, die einen Herzstillstand überlebten (siehe Kapitel 7), ergaben sich Werte zwischen 11 und 18 Prozent.[10] Die beträchtlichen Unterschiede zwischen den prozentualen Ergebnissen der retrospektiven und prospektiven Studien beruhen zum Teil auf dem Ausschluss einer Selbstselektion der Patienten in den prospektiven Studien. Doch auch die Ergebnisse der prospektiven Studien sind nicht ganz miteinander vergleichbar. Für Patienten, die während ihres Aufenthalts im Krankenhaus mehrmals reanimiert werden mussten, bestand eine größere Wahrscheinlichkeit, eine NTE zu erleben.[11] Hingegen berichteten diejenigen, die nach einer mühevollen Reanimation Tage oder Wochen im Koma lagen und über längere Zeit künstlich beatmet werden mussten, signifikant seltener von einer solchen Erfahrung. Ein funktionierendes Kurzzeitgedächtnis ist offenbar von entscheidender Bedeutung dafür, sich an eine NTE erinnern zu können (siehe auch S. 177).[12]

Der Einfluss des Alters

Alle Studien belegen einen Zusammenhang zwischen dem Alter der Teilnehmer und der Zahl der erwähnten NTE. Je jünger der Patient ist, mit desto größerer Wahrscheinlichkeit berichtet er von einer NTE. Bei Kindern, die dem Tod nahe waren, kam Melvin Morse auf einen Anteil von 67 Prozent.[13] Kenneth Rings Studie ergab, dass 48 Prozent der durchschnittlich 37 Jahre alten Patienten eine NTE schilderten.[14] Der Kardiologe Michael Sabom ermittelte unter seinen durchschnittlich 49 Jahre alten Patienten einen Anteil von 43 Prozent, der sich an eine NTE erinnern konnte.[15] Auch in Saboms Studie wurden vor allem Patienten mit einem Herzstillstand aufgenommen. Daher lässt sich die Studie gut mit den nachfolgenden prospektiven Untersuchungen vergleichen. Hier wurden ältere Herzpatienten befragt, die auch seltener von einer NTE berichteten. In den retrospektiven Studien lag der lebensbedrohlichen Krise der Patienten nur selten ein Herzstillstand zugrunde, außerdem waren die Patienten jünger.[16] Bei einem Patientenalter zwischen 22 und 32 Jahren ergab sich dort ein höherer Prozentsatz an Nahtoderfahrungen. Auch Greyson und Ring ermittelten in ihren Studien mit jüngeren Patienten einen höheren Anteil besonders tief gehender NTE.[17] In der niederländischen Studie, bei der das Durchschnittsalter 63 Jahre betrug, berichteten Patienten unter sechzig Jahren ebenfalls häufiger von Nahtoderfahrungen als ältere Patienten (siehe Kapitel 7).[18]

Wer erlebt eine NTE?

In den verschiedenen Studien zeigte sich kein Zusammenhang zwischen dem Auftreten oder Ausbleiben einer NTE und den folgenden Merkmalen: soziale Klasse, Rasse, Geschlecht, Bildungsniveau, Beruf, Wohnort oder Familienstand. Auch Vorkenntnisse über die Möglichkeit einer NTE und deren typische Inhalte machten keinen Unterschied aus. Ebenso wenig ließ sich ein Zusammenhang zwischen dem Erleben einer NTE und deren jeweiligen Religionszugehörigkeit erkennen. Es war bedeutungslos, ob jemand Protestant, Katholik, Jude, Moslem, Hindu, Buddhist, Agnostiker oder Atheist war. Es war auch unerheblich, ob man oft in die Kirche ging und sich auf diese Weise aktiv zu seiner Religion bekannte oder nicht. Da individuelle, kulturelle und religiöse Faktoren im Verarbeitungsprozess einer NTE jedoch eine Rolle spielen, fielen je nach Religionszugehörigkeit Unterschiede in der Wortwahl und der Interpretation der Erfahrung auf.

Es sind nur wenige interkulturelle Studien zur NTE publiziert worden. Darum möchte ich hier eine prospektive Studie aus Japan erwähnen, in der Patienten untersucht wurden, die infolge eines Herzstillstands, eines Atemstillstands, einer Gehirnblutung oder eines schweren Verkehrsunfalls in einem tiefen Koma lagen.[19] 37 Prozent von ihnen berichteten nach dem Erwachen aus dem Koma von einer NTE mit den charakteristischen Elementen, die wir aus westlichen Studien kennen. Eine tiefer gehende Analyse zeigt, dass auch in Japan weder Geschlechtszugehörigkeit, Alter und Beruf noch Religion oder Bildungsstand einen Einfluss auf das Auftreten einer NTE hatten.

Situationen, in denen eine NTE auftreten kann

Wie in Kapitel 3 bereits beschrieben, können Nahtoderfahrungen nicht nur nach lebensbedrohlichen Krisen auftreten, sondern auch dann, wenn keine körperliche oder psychische Gefährdung bestand (siehe Tabelle 6.1).

Tabelle 6.1 Situationen, in denen eine NTE auftreten kann

A. Gehirnfunktionen sind schwerwiegend in Mitleidenschaft gezogen

1. Herzstillstand bei Patienten mit einem Herzinfarkt oder bei schwerwiegenden Herzrhythmusstörungen

2. Koma durch Gehirnschädigung bei einem Verkehrsunfall oder einer Gehirnblutung

3. Koma durch Beinahe-Ertrinken, vor allem bei Kindern

4. Zuckerkoma, Ersticken oder Atemstillstand (Apnoe)

5. Koma durch eine misslungene Selbsttötung oder Intoxikation

6. Bewusstlosigkeit durch niedrigen Blutdruck bei Schock als Folge

   - eines gravierenden Blutverlustes während oder nach einer Geburt oder während einer Operation

   - einer allergischen Reaktion

   - einer schwerwiegenden Infektion (Sepsis)

7. Während einer Narkose, meist bei Komplikationen während einer Operation

8. Bei einem lebensgefährlichen Stromschlag

B. Gehirnfunktionen sind nicht in Mitleidenschaft gezogen

9. Ernste, aber nicht unmittelbar lebensbedrohliche Erkrankungen, die mit hohem Fieber einhergehen

10. In Isolation (zum Beispiel bei Schiffbrüchigen), bei extremer Austrocknung oder Unterkühlung

11. Bei Depressionen oder in einer existentiellen Krise

12. Während einer Meditation

13. Ohne klar identifizierbare medizinische Ursache, etwa bei einem Spaziergang in der Natur

14. Vergleichbare Erfahrungen, sogenannte Todesangst-Erfahrungen, kommen auch bei drohenden Verkehrsunfällen und beim Bergsport vor, wenn der Tod unvermeidlich scheint.

Obwohl diese Erfahrungen in ganz unterschiedlichen physiologischen und psychologischen Zuständen auftreten können, werden sie meistens nach einer Phase geschildert, in der die Gehirnfunktionen ernsthaft in Mitleidenschaft gezogen waren. Wie lässt es sich aber erklären, dass nur wenige Patienten nach einer solchen mehr oder weniger kritischen Situation von einer NTE berichten? Sabom fand keine Unterschiede, die dies erklärt hätten – weder in den medizinischen Ursachen der lebensbedrohlichen Situation oder in den angewandten Reanimationstechniken noch in der geschätzten Dauer der Bewusstlosigkeit oder im Zeitraum zwischen der gesundheitlichen Krise und der Befragung.[20] Auch in der niederländischen Studie ergaben sich zu unserem Erstaunen keine statistischen Differenzen zwischen den NTE-Patienten und der Kontrollgruppe.[21] Weder die Dauer ihres Herzstillstands oder ihrer Bewusstlosigkeit noch ihre medizinischen Daten konnten hier Aufschluss geben. Ebenso wenig waren psychologische Faktoren wie Todesangst oder Vorkenntnisse über NTE, Geschlecht, Bildungsgrad oder Religion von Bedeutung. Aus unserer Studie ging also nicht hervor, warum manche Menschen während eines Herzstillstands, also zu einem Zeitpunkt, in dem ihre Gehirnfunktionen vollständig ausgefallen waren, Bewusstseinserleben hatten und andere nicht (siehe dazu auch Kapitel 7).

Vorläufiges Fazit zum Auftreten von Nahtoderfahrungen

In zahlreichen retrospektiven und einigen prospektiven Studien wurde deutlich nachgewiesen, dass Nahtoderfahrungen nicht nur in lebensbedrohlichen Situationen, sondern unter sehr unterschiedlichen Bedingungen auftreten können. Man fand keine klaren medizinischen oder psychologischen Ursachen dafür, warum manche Menschen eine NTE haben, die meisten jedoch nicht. Offenbar sind dabei weder die medizinischen noch die demographischen Faktoren wie Geschlecht oder Bildungsniveau von Bedeutung. Zu einer NTE kann es in vielen unterschiedlichen Situationen, in allen Schichten der Gesellschaft, in allen Bevölkerungsgruppen, in allen Religionen, in allen Kulturen und zu allen Zeiten kommen. Nur das Alter spielt eine gewisse Rolle. Je jünger man ist, desto größer ist die Wahrscheinlichkeit einer außergewöhnlichen Bewusstseinserfahrung.

Dass es in einer Phase tiefer »Bewusstlosigkeit« möglich ist, ein klares und erweitertes Bewusstsein zu erfahren, das logisches Denken, Gefühle und Erinnerungen aus frühester Kindheit und in manchen Fällen auch Wahrnehmungen aus einer Position außerhalb und oberhalb des leblosen Körpers einschließt, wirft grundlegende Fragen auf. Eine solche Erfahrung hat Ähnlichkeit weder mit einem Traum noch mit den wirren Geschichten, die manche Patienten erzählen, wenn sie aus einem Koma mit einer Gehirnschädigung erwachen. Sie ist nicht mit einer Halluzination, mit bekannten Nebenwirkungen von Medikamenten oder mit Geburtserinnerungen vergleichbar. Aber was ist eine NTE dann?

Theorien über die Ursache und den Inhalt einer NTE

Viele Wissenschaftler gehen immer noch davon aus, dass das Auftreten einer NTE auf Sauerstoffmangel im Gehirn zurückzuführen ist. Das war früher auch meine feste Überzeugung. Andere Wissenschaftler glauben, dass psychologische Reaktionen wie etwa Todesangst oder auch eine Kombination aus seelischen und körperlichen Faktoren eine Rolle spielen könnten. Dass das Gehirn beteiligt ist, ist schon deshalb sehr wahrscheinlich, weil bestimmte Phänomene, die Aspekten einer NTE gleichen, durch Stimulation bestimmter Hirnregionen bei Epilepsiepatienten ausgelöst werden können. Auch die Einnahme halluzinogener Medikamente wie LSD kann eine Bewusstseinsveränderung hervorrufen. Diese erweiterten Bewusstseinszustände, die sich aktiv herbeiführen lassen, bestehen meist nur aus bruchstückhaften Erlebnissen und Erinnerungen und enthalten beispielsweise weder einen Lebensrückblick noch eine außerkörperliche Erfahrung. Zudem werden nach drogeninduzierten Zuständen selten Lebensveränderungen geschildert.

Im Folgenden möchte ich mit Hilfe der Einordnung in physiologi-

sche und psychologische Theorien einen Großteil der Erklärungsansätze systematisch beleuchten, die in den Jahren nach dem Erscheinen von Moodys Buch veröffentlicht wurden. Diese beiden
Zugangsweisen ergänzen einander. Während die Theorien der ersten Gruppe körperliche Funktionen – in diesem Fall Gehirnfunktionen – in den Blick nehmen, thematisiert die zweite Gruppe von
Erklärungsansätzen psychische Vorgänge. Jede Theorie wird sach-
lich dargestellt und kritisch kommentiert. Manche Merkmale einer
NTE, vor allem klares Bewusstsein und überprüfbare Wahrnehmungen innerhalb einer Zeitspanne, in der die Gehirnfunktionen
ausgefallen oder schwer beeinträchtigt sind, stellen die derzeitig
gängigsten Theorien über die Beziehung zwischen Gehirn und Bewusstsein in Frage. Denn nach diesen herkömmlichen Auffassungen ist Bewusstsein ein Produkt der Gehirntätigkeit. Daher gehen
viele Wissenschaftler davon aus, dass sich eine NTE nicht zufriedenstellend erklären lässt, und empfinden die Forschung zu Nahtoderfahrungen manchmal als eine Bedrohung der vorherrschenden wissenschaftlichen Ansichten. Es wird große Energie darauf
verwandt, eine NTE mit Hilfe bestehender Modelle zu erklären.
Hierbei wird das vielfältige Phänomen oft einseitig und vereinfacht
dargestellt, um es in die vorherrschenden Auffassungen zu integrieren. Auf diese Weise wurden Theorien aufgestellt, die nur einen
oder einige wenige Aspekte einer NTE, nicht aber ihr komplexes
Ganzes zu erklären vermochten. Andere theoretische Erklärungen
für Nahtoderfahrungen gehen von unbewiesenen oder unbeweis-
baren Annahmen aus[22] oder von Spekulationen, die auf einer geringen Anzahl neurochemischer Gehirnstudien bei Tieren basieren[23] und daher keine verlässliche Grundlage für weiterführende
Diskussionen bieten können.

Eine Theorie, die den Anspruch erhebt, dem besonderen Charakter einer NTE gerecht zu werden, und die dieses Phänomen weitgehend auf der Grundlage der gängigen Paradigmen begreiflich
machen will, muss:

- den empirisch nachgewiesenen Merkmalen von Nahtoderfahrungen auch dann Rechnung tragen, wenn diese nicht mit allgemein akzeptierten Erkenntnissen übereinstimmen;
- einen Bezug zwischen Nahtoderfahrungen und den jeweiligen Situationen herstellen, in denen sie sich manifestieren;
- anhand von Gemeinsamkeiten und Unterschieden zu anderen, in gewissen Hinsichten vergleichbaren Phänomenen den speziellen Charakter von Nahtoderfahrungen herausarbeiten.

Nach unserem heutigen Wissens- und Erkenntnisstand scheint eine umfassende Theoriebildung noch nicht wirklich möglich zu sein. Daher muss man eine vielseitige Zugangsweise zur Erklärung einzelner Aspekte der NTE akzeptieren. Bruce Greyson bietet einen guten Überblick über die verschiedenen biologischen Aspekte einer NTE.[24] In ihrem kürzlich erschienenen Buch *Irreducible Mind* geben auch Edward und Emily Kelly in einem Kapitel über Nahtoderfahrungen eine sehr gut dokumentierte Übersicht über die unterschiedlichen Theorien zur Erklärung einer NTE.[25]

Physiologische Theorien

Sauerstoffmangel

Wenn wegen eines Herzstillstands kein Blut mehr zum Gehirn fließt oder bei drohendem Ersticken die Atmung ausfällt, kommt es wegen des Totalausfalls der Sauerstoffzufuhr zum Gehirn, einer sogenannten Anoxie, zu Bewusstlosigkeit. In diesem Zustand fallen alle Körper- und Hirnstammreflexe aus und kein Patient würde überleben, wenn man ihn nicht innerhalb von fünf bis zehn Minuten reanimierte (siehe Kapitel 8). Dagegen führt ein Sauerstoffmangel im Gehirn, eine Hypoxie, wie man ihn bei niedrigem Blutdruck (Schock), Herzversagen oder Atemnot beobachten kann, nicht zu Bewusstlosigkeit, sondern es kommt zu geistiger Verwirrung und innerer Unruhe. Auch wenn nach dem Erwachen aus dem Koma eine Hirnschädigung vorliegt, leidet der Patient meist unter Verwirrung, Angst, Unruhe, Gedächtnisstörungen und eingeschränktem Sprachvermögen.

Dennoch ist die am häufigsten angeführte theoretische Erklärung für eine NTE ein gravierender, lebensbedrohlicher Sauerstoffmangel im Gehirn, der kurzzeitig eine anormale Gehirnaktivität, dann eine verminderte Aktivität und schließlich einen Totalausfall der Gehirnfunktionen zur Folge hat. Dadurch werden bestimmte Rezeptoren im Gehirn blockiert und es wird Endorphin freigesetzt, eine Art vom Körper selbst produziertes Morphin, das Halluzinationen und ein friedliches und glückliches Gefühl auslöst.[26] Die Theorie ist allerdings auf unser Phänomen nicht anwendbar, da man ja bei einer NTE klare Bewusstseinserfahrungen macht, an die man sich zudem erinnern kann. Überdies kommen Nahtoderfahrungen auch in Situationen vor, in denen kein Sauerstoffmangel vorliegt, etwa während eines drohenden Verkehrsunfalls oder bei Depressionen. Ferner entbehrt eine Halluzination jeder realen Grundlage, wohingegen sich die geschilderten Wahrnehmungen während einer außerkörperlichen Erfahrung von anwesenden Personen überprüfen und bestätigen lassen. Schließlich sind während eines Totalausfalls aller Gehirnfunktionen auch keine Halluzinationen mehr zu erwarten, denn sie sind ohne ein funktionierendes Gehirn nicht möglich. Auf dieses Thema werde ich später in diesem Kapitel noch einmal zurückkommen.

Susan Blackmore vertritt die Auffassung, ein Tunnelerlebnis ließe sich mit einem Sauerstoffmangel in der visuellen Hirnrinde erklären.[27] Andere sehen eine Unterbrechung der Sauerstoffzufuhr im Augapfel als Ursache an. Da sich dadurch das Gesichtsfeld allmählich verdunkelt, bis schließlich für einen kurzen Moment nur noch ein zentraler Lichtfleck zurückbleibt, entstünde der Eindruck eines Tunnels.[28] Ein Tunnelerlebnis bei einer NTE ist jedoch mit einer Bewegung in großer Geschwindigkeit verbunden; manche begegnen dort verstorbenen Angehörigen oder hören schöne Musik. Das alles lässt sich mit Sauerstoffmangel im Gehirn nicht erklären.

Auch ein Experiment mit Düsenjägerpiloten wird als Erklärung herangezogen.[29] Die Piloten werden dabei in einer Zentrifuge einer massiv erhöhten Schwerkraft ausgesetzt, sodass ihr Blut »in die Füße sackt« und ein kurzzeitiger Sauerstoffmangel im Gehirn auftritt. Sie können in der Tat bewusstlos werden, und meist kommt es zu epilepsieähnlichen Krämpfen oder zu einem Prickeln um den Mund sowie in den Armen und Beinen. Zudem sind sie häufig verwirrt, wenn sie wieder zu sich kommen. Gelegentlich berichten sie auch von einzelnen Erlebnissen, die Aspekten einer NTE gleichen, etwa eine Art Tunnelvision oder eine Lichtwahrnehmung. Sie haben ein friedliches Gefühl des Schwebens oder nehmen kurzzeitig bruchstückhafte Bilder aus ihrer Vergangenheit wahr.[30] Sie sehen auch Bilder von lebenden Menschen, nie aber von Verstorbenen. Sie berichten weder von einem Lebensrückblick oder einer außerkörperlichen Erfahrung noch von einem anschließenden Veränderungsprozess, wie er in Kapitel 4 ausführlich beschrieben wird. Diese Erlebnisse sind also nicht mit einer NTE identisch und ihre Teilaspekte stimmen inhaltlich nicht mit denen einer NTE überein.

Zu ähnlichen Erlebnissen kann es auch bei Ohnmachtsanfällen kommen, die durch Hyperventilation, also ein beschleunigtes tiefes Atmen, und ein anschließendes Valsalva-Manöver hervorgerufen werden.[31] Hierbei versucht man, mit geschlossenem Mund Luft aus dem Körper zu pressen, sodass sich der Herzschlag verlangsamt und der Blutdruck so stark absinkt, dass für kurze Zeit ein Sauerstoffmangel im Gehirn entsteht. Auch die Folgen einer solchen Ohnmacht wurden zu Unrecht mit einer NTE verglichen.[32]

Zu viel Kohlendioxid

Bei Sauerstoffmangel steigt gleichzeitig der Kohlendioxidgehalt (CO_2) im Körper an. Auch dieser erhöhte Kohlendioxidspiegel im Blut wird manchmal als Ursache für Nahtoderfahrungen angesehen. Vor etwa fünfzig Jahren ließ Ladislas Meduna in einem Experiment Testpersonen CO_2 einatmen, woraufhin diese das Gefühl hatten, ihren Körper zu verlassen.[33] Einige nahmen ein helles Licht und einen Tunnel wahr, hatten ein friedliches Gefühl oder beschrieben aufblitzende Erinnerungssequenzen. Diese Bilder wurden jedoch nur äußerst selten wahrgenommen, waren meist sehr bruchstückhaft und nie von einer Lebensübersicht oder von einer Begegnung mit Verstorbenen begleitet. Die Erlebnisse lösten bei den Probanden auch keine Veränderungsprozesse aus. Einige charakteristische Phänomene einer NTE werden also durch das Einatmen von Kohlendioxid nicht hervorgerufen.

Ein praktisches Problem erwächst daraus, dass es in der gebotenen Eile und der heiklen Reanimationssituation kaum möglich ist, den Sauerstoff- und Kohlendioxidgehalt im Blut, vor allem in den Blutgefäßen des Gehirns, zu messen. In den wenigen Fällen, in denen Blutgaswerte ermittelt wurden, geschah das meist erst dann, wenn sich Herzschlag und Blutdruck wieder aufgebaut hatten. Der Patient war noch bewusstlos, wurde aber mit Hilfe eines Beatmungsgerätes mit zusätzlichem Sauerstoff versorgt.[34] In diesen Fällen entnahm man Blut aus einer Vene oder Arterie in Arm oder Bein. Die gemessene Sauerstoffsättigung war dann natürlich besonders hoch und der Kohlendioxidspiegel war sehr niedrig. Für die Untersuchung der Ursachen einer NTE waren diese Werte nicht zu gebrauchen.

2010 erschien in der Zeitschrift *Critical Care* eine Studie über Nahtoderfahrungen, in der 52 Patienten untersucht worden waren, die außerhalb des Krankenhauses einen Herzstillstand (out-of-hospital arrest) überlebt hatten.[35] Aus dieser Studie ging hervor, dass 21 Prozent dieser Patienten von Nahtoderfahrungen berichtet hatten. Außerdem stellte man eine signifikante Korrelation zwischen dem Auftreten einer NTE und einem höheren initialen »endtidalen« CO_2-Partialdruck (Pet CO_2; die maximale Kohlendioxidkonzentration am Ende des Ausatmens) und einem höheren peripheren arteriellen CO_2-Druck im Blut (der Kohlendioxidkonzentration im arteriellen Blut) fest.

Dieser Artikel führte zu einer gewaltigen Reaktion in den Medien.

In den Presseberichten wurde ungerechtfertigter Weise immer wieder behauptet, es sei nun wissenschaftlich erwiesen, dass ein erhöhter CO_2-Wert in der Ausatemluft und im Blut für das Auftreten von Nahtoderfahrungen ursächlich sei. Eine *Korrelation* zwischen einem CO_2-Wert und dem Auftreten von Nahtoderfahrungen festzustellen, ist jedoch etwas völlig anderes, als die Ursache für Nahtoderfahrungen zu ermitteln. Selbst in einem kurzen Artikel in der *Nederlands Tijdschrift voor Geneeskunde* (Niederländischen Zeitschrift für Medizin) mit der Überschrift »Hyperkapnie erklärt Nahtoderfahrungen« wurde behauptet, dass das Phänomen der Nahtoderfahrung nun pathophysiologisch erklärt werden könne.[36] Dabei schreiben die Autoren des ursprünglichen Artikels in *Critical Care* über ihre Studie Folgendes: »Es ist allerdings nicht möglich, NTEs nur durch physiologische Prozesse zu erklären«, und »die klinische Zuverlässigkeit und Relevanz unserer Ergebnisse sollte eingehend untersucht werden«. Darüber hinaus ist vieles in dieser Studie durchaus kritisch zu betrachten, etwa die Tatsache, dass die Autoren nur Patienten untersucht haben, die außerhalb des Krankenhauses einen Herzstillstand überlebt hatten. Arterielle Blutproben werden jedoch erst in den ersten fünf Minuten nach der Aufnahme in die Klinik genommen. Das bedeutet, dass die meisten der betroffenen Patienten zum Zeitpunkt der Blutabnahme schon erfolgreich defibrilliert worden waren und sowohl Herzschlag als auch Blutdruck vorhanden waren. Zudem äußern sich die Autoren nicht dazu, wie und wann der end-tidale Pet CO_2 während und nach dem Herzstillstand und auf dem Transport ins Krankenhaus genau gemessen wurde. Es ist sehr unwahrscheinlich, dass die erwähnten Korrelationen statistisch signifikant gewesen wären, wenn ihre statistische Auswertung wegen der geringen Anzahl der Patienten mit bestimmten Testverfahren, nämlich mit *multiple simultaneous univariate tests,* korrigiert worden wäre.

Als wichtigste Schlussfolgerung der Studie ergibt sich, dass eine hohe CO_2-Konzentration im peripheren arteriellen Blut und in der ausgeatmeten Luft mit einer leicht erhöhten Zahl an NTE-Schilderungen korreliert. Das erklärt allerdings noch nicht, warum die meisten Patienten mit einem hohen CO_2-Wert keine NTE erlebt haben. Es muss auch noch erwähnt werden, dass ein end-tidaler (Pet) CO_2 als zuverlässige Methode gilt, den erfolgreichen Verlauf einer Reanimation vorauszusagen und zugleich stark positiv mit dem *cardiac output,* der Blutmenge, die nach einer Reanimation wieder durch das Herz gepumpt wird, korreliert.[37] Die Schlussfolgerung, dass hohe CO_2-Werte das Auftreten einer NTE ursächlich erklären können, scheint auf der Grundlage all dieser Fakten höchst zweifelhaft und zumindest voreilig zu sein.

Chemische Reaktionen im Gehirn

Ketamin

Ketamin – ein Medikament, das früher in der Anästhesie verwendet wurde – kann in geringer Dosierung Halluzinationen auslösen. Es wurde darauf hingewiesen, dass es bei Stress oder Sauerstoffmangel möglicherweise zu einer Freisetzung solcher Substanzen im Gehirn kommen kann. Die Halluzinationen entstehen dadurch, dass Ketamin bestimmte Rezeptoren (NMDA) im Gehirn blockiert. Eine geringe Dosis Ketamin löst bei manchen Menschen eine außerkörperliche Erfahrung oder ein Tunnelerlebnis aus.[38] Soweit ich weiß, wurde in diesem Kontext aber nie von einer Begegnung mit Verstorbenen oder von einem Lebensrückblick berichtet. Und auch positive Veränderungen blieben aus. Meist ruft Ketamin derart beängstigende und eigenartige Bilder hervor, die als Halluzinationen erkennbar sind, sodass Testpersonen eine weitere Einnahme dieses Medikaments eher ablehnen. Noch nie konnten im Körper oder Gehirn natürlich vorkommende ketaminartige Stoffe nachgewiesen werden. Daher scheidet auch dieser Ansatz für eine Erklärung einer NTE aus. Dass eine Blockade oder ein Ausfall von NMDA-Rezeptoren in manchen Fällen für das Erleben bei Nahtoderfahrungen dennoch maßgeblich ist, kann nicht ausgeschlossen werden.

Endorphin

Einer der ersten Erklärungsversuche für Nahtoderfahrungen basiert auf dem Faktum, dass Stress Endorphin freisetzt. Endorphin ist ein körpereigenes Morphin, das als Neurotransmitter fungiert und ständig in geringen Mengen im Körper enthalten ist. Bei Stress wird dieser Stoff in großen Mengen freigesetzt. Endorphin kann in der Tat Schmerz stillen und ein friedliches und wohliges Gefühl auslösen. Seine Wirkung hält aber in der Regel einige Stunden an, während sich bei einer NTE die Schmerzlosigkeit und das friedliche Gefühl sofort nach dem Erwachen aus der Bewusstlosigkeit wieder verlieren. Auch andere Elemente einer NTE lassen sich durch Endorphin nicht erklären.

Psychodelika (DMT, LSD, Psilocybin und Meskalin)

Mit Ausnahme von LSD kommen alle diese psychoaktiven Substanzen in großen Mengen in der Natur vor, vor allem in Pflanzen, die in Südamerika und Mexiko wachsen, aber auch in halluzinogenen Pilzen.[39] Schon seit Jahrhunderten werden sie als Zusatz in Getränken, Pulvern oder Schnupfmitteln dazu verwandt, bewusstseinserweiternde Erfahrungen hervorzurufen. Dimethyltryptamin oder DMT wirkt hingegen nur dann, wenn es intravenös injiziert wird, und hat darüber hinaus nur eine sehr kurze Wirkdauer, da es vom Köper schnell abgebaut wird.[40]

All diese psychoaktiven Substanzen sind eng mit dem in unserem Körper reichlich vorhandenen Neurotransmitter Serotonin verwandt. Sie sprechen denselben S2-Rezeptor im Gehirn an und ihre chemische Struktur leitet sich von Tryptamin ab. DMT wird in der Zirbeldrüse, auch Epiphyse genannt, produziert. Die Epiphyse, die nicht aus Hirngewebe besteht, liegt in der Nähe der emotionalen, visuellen und auditiven Gehirnzentren und gibt ihre Substanzen sowohl direkt an das Gehirn als auch ins Blut ab. Die von dieser Drüse produzierten Substanzen regulieren den Wasserhaushalt, die Entwicklung der Geschlechtsdrüsen bis zur Pubertät und den Schlaf-wach-Rhythmus. Möglicherweise haben sie auch Einfluss auf unsere Träume. Die Epiphyse enthält auch Substanzen, die Serotonin unter anderem in DMT umwandeln, sowie Stoffe, die den enzymatischen Abbau von DMT blockieren können. Letztere kommen auch in einigen Pflanzen vor, die die Wirkung von DMT enorm verstärken. Daher werden sie im Amazonasgebiet in Kombination mit DMT als Ayahuasca, ein halluzinogen wirkendes Gebräu, getrunken.[41]

DMT findet sich nicht nur überall im Gehirn, es wurde auch in der Lunge, der Leber, dem Blut und den Augen nachgewiesen. DMT hat eine sehr kurze Lebensdauer: Es wird von bestimmten Enzymen rasch abgebaut und durchdringt die Blut-Hirn-Schranke. Diese Schranke fungiert innerhalb der Hirnblutgefäße als Barriere, die das Eindringen bestimmter Stoffe von den Blutgefäßen ins Gehirn verhindern soll, um es so vor deren Wirkung zu schützen.

Es ist auffallend, dass die DMT-Produktion von den Nebennierenrindenhormonen Kortisol, Adrenalin und Noradrenalin angeregt wird. Also von Hormonen, die auch im Gehirn vorkommen. Bei starkem psychischem oder körperlichem Stress, wie etwa bei einem drohenden Verkehrsunfall, einem Herzstillstand oder heftigem Schmerz, setzt der Körper große Mengen dieser Nebennierenrindenhormone frei, was wiederum eine große Ausschüttung an DMT auslöst. Während des Sterbeprozesses werden wahrscheinlich durch das Absterben von Zellen ebenfalls große Mengen DMT in der Epiphyse freigesetzt. Auch bei einer tiefen Meditation verlaufen die körperlichen Prozesse anders als gewöhnlich, im Blut steigt der Serotoninspiegel und vermutlich auch der DMT-Spiegel, wohingegen der Cortisol- und Adrenalinspiegel absinkt.[42]

Die Erlebnisse, die von diesen psychoaktiven Substanzen, vor allem von DMT, ausgelöst werden, weisen eine verblüffende Ähnlichkeit mit Nahtoderfahrungen auf, selbst wenn sie, je nach Dosierung, manchmal verwirrend und Furcht einflößend wirken. Folgende Teilaspekte werden in diesen Erlebnissen benannt: das Gefühl, außerhalb seines Körpers zu sein; die Wahrnehmung, seinen Körper zu verlassen; klareres und beschleunigtes Denken; eine

Begegnung mit einem Lichtwesen; das Gefühl bedingungsloser Liebe; der Aufenthalt in einer außerweltlichen Umgebung; das Vordringen zu einem tiefen Wissen und nonverbale Kommunikation mit einem »immateriellen« Wesen. Auch nach der Einnahme von DMT[43] oder LSD[44] wird gelegentlich ähnlich wie bei einer NTE von einer charakteristischen Persönlichkeitsveränderung berichtet, die mit einem Verlust der Todesangst einhergeht.

Daraus resultiert die neue und erstaunliche Hypothese, dass das natürlich im Körper vorhandene DMT durchaus für das Erfahren eines erweiterten Bewusstseins während einer NTE von großer Bedeutung sein könnte. Möglicherweise hebt DMT in unserem Körper die natürliche Blockade auf, die in der Regel eine solche Bewusstseinserfahrung verhindert. Es ist noch zu ergänzen, dass das Metall Zink für die Synthese von Serotonin und verwandten Substanzen erforderlich ist. In fortgeschrittenem Alter sinkt der Zinkspiegel im Körper, und wie ich in diesem Kapitel bereits erwähnt habe, berichten ältere Menschen auch seltener von einer NTE.

Elektrische Aktivität des Gehirns

Epilepsie

Bei einem epileptischen Anfall kommt es zu einer Art elektrischem Sturm, einem Kurzschluss, der die elektrische und magnetische Aktivität in einer bestimmten Gehirnregion zum Erliegen bringt. Damit werden in jenem Teil der Hirnrinde, in dem der epileptische Anfall entstand, die normalen Aktivitäten der Nervenzellen, auch Neuronen genannt, blockiert. Wenn ein epileptischer Anfall in einer Hirnregion in der Nähe des Schläfenbeins, in den Temporallappen, ausgelöst wird, können manchmal verwirrende Wahrnehmungen die Folge sein: rätselhafte Gefühle, Déjà-vu-Erlebnisse, das Gefühl, sich von seinem Körper gelöst zu haben, sowie olfaktorische oder visuelle Halluzinationen. In einigen Fällen kommt es bei diesen Anfällen zu Bewusstlosigkeit oder unwillkürlichen

Bewegungen. Die meisten Patienten haben nach einem solchen Anfall von Temporallappenepilepsie keine Erinnerung an das, was körperlich mit ihnen geschehen ist. Sie erinnern sich nur an innerhalb ihres Bewusstseins ablaufende Prozesse.

Manche Forscher schlussfolgerten daraus, dass eine NTE mit einer verstärkten Aktivität der Temporallappen oder aber mit dem Ausfall dieses Bereichs im Gehirn zusammenhängen könnte. Doch Untersuchungen mit Hilfe oberflächlich angebrachter wie auch tiefer platzierter Elektroden haben ergeben, dass die Symptome der Temporallappenepilepsie von den darunter liegenden limbischen Strukturen und nicht von der Hirnrinde selbst »ausgelöst« werden. Eine sorgfältig erarbeitete Studie kam ebenfalls zu dem Ergebnis, dass nur selten charakteristische Teilaspekte einer NTE als Symptome eincr solchen Temporallappenepilepsie genannt werden.[45] Hin und wieder zeigen jedoch einzelne Bestandteile eine große Ähnlichkeit mit einer NTE. Déjà-vu-Erlebnisse werden im Übrigen auch oft von »gesunden« Menschen geschildert. Und natürlich kann eine Temporallappenepilepsie keine Erklärung für eine NTE bieten, die bei Angstzuständen, Depression oder in Isolation auftritt.

Stimulation

Die Diskussion darüber, welche Rolle die Hirnrinde bei außergewöhnlichen Bewusstseinszuständen spielt, wurde auch durch Studien mit Epilepsiepatienten vorangetrieben, bei denen die Hirnrinde elektrisch oder magnetisch stimuliert wurde. Bekanntermaßen wirkt eine lokale elektrische Stimulation, die oft bei Gehirnoperationen angewandt wird, nicht stimulierend, sondern hemmend oder blockierend auf die »stimulierte« Region der Hirnrinde. Denn genau wie bei einem epileptischen Anfall wird das elektromagnetische Feld der Gehirnzellen bei dieser Stimulation ausgelöscht. Ein Effekt, der sowohl von der Dauer als auch von der Intensität der eingesetzten elektrischen Energie abhängt.

Manche Wissenschaftler behaupten, man könne auf diese Weise eine außerkörperliche Erfahrung auslösen. Dem Neurochirurgen

Wilder Penfield[46] war es während Gehirnoperationen an Patienten mit unbehandelter Epilepsie durch lokale elektrische Stimulation der Temporal- und Parietallappen in einigen Fällen gelungen, blitzartig Erinnerungssequenzen, Licht-, Geräusch- oder Musikwahrnehmungen sowie traumartige Erlebnisse zu evozieren, jedoch nie einen Lebensrückblick. Ein einziges Mal kam es dabei im Ansatz auch zu einer außerkörperlichen Erfahrung, bei der der Patient rief: »Oh, mein Gott, ich habe das Gefühl, meinen Körper zu verlassen.« Doch in all den Jahren, in denen Penfield viele hundert Patienten behandelte, kam es nie zu einer wirklichen außerkörperlichen Erfahrung mit verifizierbaren Wahrnehmungen und kein einziger seiner Patienten schilderte einen Veränderungsprozess. Die Wirkung dieser Stimulation scheint in vielerlei Hinsicht nicht mit einer NTE vergleichbar zu sein.

Olaf Blanke beschrieb 2002 eine Epilepsiepatientin, die nach einer elektrischen Stimulation, bei der eine Blockade ausgelöst wurde, eine bruchstückhafte außerkörperliche Erfahrung gemacht hatte, bei der sie nur ein verzerrtes Bild ihrer Unterschenkel wahrnahm.[47] Im Titel seines Artikels im Magazin *Nature* stand jedoch, es sei ihm gelungen, die Gehirnregion zu lokalisieren, die außerkörperliche Erfahrungen auslöse. Dieser Artikel erhielt weltweite Beachtung in der Presse und erregte vorschnell großes Aufsehen.

2004 bot Blanke in einem Artikel eine weitere mögliche neurologische Erklärung für dieses Phänomen an.[48] Er beschrieb sechs Patienten, von denen drei eine für Nahtoderfahrungen atypische und unvollständige außerkörperliche Erfahrung gemacht hatten, bei der sie weder verifizierbare Merkmale ihrer eigenen Person noch ihrer Umgebung wahrnahmen und auch die Situation nicht von der Decke herab betrachten konnten. Vier Patienten erlebten eine Autoskopie, bei der sie aus der Perspektive ihres eigenen Körpers einen »Doppelgänger« von sich selbst sahen.

Blanke interpretiert eine außerkörperliche Erfahrung als visuelle »Illusion«, die von einem zeitweiligen Ausfall oder einer Beschädigung des Temporal- und/oder Parietallappens des Gehirns hervorgerufen werde. Eine Illusion ist jedoch ein Trugbild oder eine Fehlinterpretation der Wirklichkeit, während eine außerkörperliche Erfahrung, wie sie in Kapitel 3 beschrieben wird, mit der verifizierbaren Wahrnehmung einer Reanimation, eines Verkehrsunfalls, einer Operation oder der Umgebung verbunden ist. Eine in Aspekten überprüfbare Wahrnehmung ist per se keine Illusion. Zudem haben Patienten bei außerkörperlichen Erfahrungen immer Wahrnehmungen aus einer Position außer- und oberhalb des Körpers.

Soweit ich weiß, hat von den Tausenden mit Stimulation behandelten Epilepsiepatienten weltweit keiner von einer wirklichen außerkörperlichen Erfahrung berichtet. Die von Blanke beschriebene Tatsache, dass in einem einzigen Fall eine Patientin eine außergewöhnliche Erfahrung aus einer Perspektive ihres eigenen Körpers gemacht hatte, heißt nicht, dass diese stimulierte oder geschädigte Hirnregion der Epilepsiepatientin mit dem Gehirn gesunder Menschen verglichen werden darf. Eine Generalisierung dieses Befundes ist sicherlich nicht zulässig. Da bei den wenigen Patienten, die Blanke untersucht hatte, nie die gleiche Hirnregion geschädigt war, darf aus dem hervorgerufenen Effekt bei einer einzigen Epilepsiepatientin sicherlich nicht geschlossen werden, dass ausgerechnet diese Region die beschriebene Wirkung auslöst.

Auch in Studien, bei denen magnetische Felder mit Hilfe transkranieller magnetischer Stimulation (TMS) auf bestimmte Teile des Gehirns gelenkt werden, kommt es hin und wieder zu Bewusstseinserfahrungen, die von der Blockade elektromagnetischer Felder im Gehirn ausgelöst werden. Michael Persinger, der eine ganze Reihe solcher Experimente durchgeführt hat, vertritt die Auffassung, dass die beschriebenen Erfahrungen einer NTE gleichen.[49] Liest man seine Artikel jedoch genau, entdeckt man, dass diese These nicht stimmt. Die von ihm beschriebenen traumhaften, semi-mystischen Erlebnisse mit Licht oder Musik und die Wahrnehmung der Anwesenheit einer Person stimmen nur vage mit den Elementen einer NTE überein.[50] Es scheint dabei vor allem Suggestion, also ein Placebo-Effekt, eine wichtige Rolle zu spielen, da in Persingers Experimenten auch ohne magnetische Stimulation 33 Prozent der Teilnehmer spezifische Erlebnisse schilderten. Eine schwedische Doppelblindstudie konnte seine Ergebnisse überdies nicht bestätigen.[51] Die schwedischen Wissenschaftler hatten den Teilnehmern vorab nicht mitgeteilt, warum oder wann sie einer magnetischen Stimulation ausgesetzt würden.

Das EEG und Schlafanomalien als Folge einer NTE

In einer neueren Studie zeichnete man von Probanden, die angaben, schon einmal eine NTE gehabt zu haben, im Schlaf ein EEG auf.[52] Ein EEG misst die elektrische Aktivität des Gehirns. In der REM-Phase (Phase des Rapid Eye Movement) träumen Menschen. Bei Patienten mit NTE wird im Vergleich zu einer Kontrollgruppe ohne NTE seltener eine REM-Schlaf-Phase registriert. Zudem fand man auf dem EEG Abweichungen im linken Temporallappen. Weitere Symptome, wie ungewöhnliche visuelle, auditive und olfaktorische Wahrnehmungen, wiesen auf eine Temporallappenanomalie hin. Darüber hinaus stieß man bei Probanden mit NTE auch auf ein anderes Schlafmuster. Da in dieser Studie die Patienten jedoch lediglich *nach* ihrer NTE untersucht worden waren, ist kein Vergleich mit ihrem EEG und ihrem Schlafmuster *vor* der NTE möglich.

Auch in einer anderen Studie entdeckte man bei Menschen mit zurückliegender Nahtoderfahrung einen ungewöhnlichen Verlauf des REM-Schlafes.[53] Hier wurde untersucht, wie oft bei ihnen eine sogenannte REM-Intrusion auftritt. Dieses Phänomen geht mit einem Gefühl der Lähmung und mit verwirrenden Wahrnehmungen in der Art von Halluzinationen einher, die sich in der Einschlafphase ereignen. Inhaltlich haben diese Wahrnehmungen keine Ähnlichkeit mit einer NTE. In einer selbstselektiv zusammengestellten Gruppe aus NTE-Betroffenen traf man dieses Phänomen häufiger an (42 Prozent) als in einer Kontrollgruppe aus Krankenhausmitarbeitern, die ihrerseits wiederum einen viel geringeren Prozentsatz von REM-Anomalien (7 Prozent) aufwies als die Gesamtbevölkerung (20 bis 30 Prozent).[54] Das Fazit dieser Studie, dass zurückliegende Gehirnerkrankungen, die die REM-Intrusion verursachten, auch für NTE verantwortlich sein könnten, ist, gelinde gesagt, voreilig. Zum einen wegen des unzulänglichen Aufbaus der Studie, zum anderen, weil fast 60 Prozent der Teilnehmer nach einer NTE keine REM-Intrusionen erlebten und die Patienten erst *nach* und nicht schon *vor* ihrer NTE untersucht worden waren.[55]

Man kann also auf der Grundlage dieser Studien Aussagen weder über eine mögliche neurologische Ursache einer NTE noch über anormale Gehirnaktivitäten im Vorfeld machen. Mit ihrer Hilfe kann man lediglich konstatieren, dass Menschen nach einer NTE im Vergleich zu einer Kontrollgruppe ohne NTE nachweislich ein anderes Schlafmuster aufweisen, das mit Unterschieden im EEG des Temporallappens einhergeht. Angesichts der körperlichen und psychischen Transformation nach einer NTE, die in Kapitel 4 beschrieben wurde, erscheinen diese gemessenen Veränderungen der elektrischen Aktivität im Gehirn in einem anderen Licht.

Im Rückblick auf die bisher vorgestellten physiologischen Erklärungsversuche einer NTE komme ich zusammenfassend zu dem Ergebnis, dass die meisten von ihnen keine ausreichende Grundlage für die Entwicklung einer neuen Theorie bieten.

Denn sie ...

– gehen von physiologischen Ursachen wie Erkrankungen, abweichenden Blutgaswerten oder Störungen der chemischen oder elektrischen Gehirnaktivität oder spezieller Hirnregionen aus, deren Bedeutung für das Auftreten einer NTE nicht oder nicht sorgfältig genug erforscht ist,
und/oder
– legen Effekte zugrunde, die gar nicht oder nur teilweise mit charakteristischen Elementen einer NTE übereinstimmen. Vor allem nicht mit so spezifischen Elementen wie einer außerkörperlichen Erfahrung mit verifizierbaren Wahrnehmungen, einem Lebenspanorama und einer Begegnung mit Verstorbenen.

Bei der Erforschung der Wirkungen psychoaktiver Substanzen wie DMT stieß man hingegen auf bemerkenswerte Ähnlichkeiten mit den Merkmalen der NTE. Es ist eine neue, aufsehenerregende Hypothese, dass das natürlich im Körper vorkommende DMT für einen erweiterten Bewusstseinszustand während einer NTE eine wichtige Rolle spielen könnte. Möglicherweise hebt DMT in unserem Körper die natürliche Blockade auf, die unter normalen Umständen eine solche Erfahrung verhindert.

Psychologische Theorien

Angst vor dem Tod
Es kann natürlich sein, dass Menschen in lebensbedrohlichen Situationen bewusst oder unbewusst eine Erfahrung heraufbeschwören, um mit deren Hilfe der Angst vor dem drohenden Tod zu entfliehen. In einem solchen Fall würde Stress die Erfahrung als Schutz- oder Fluchtmöglichkeit vor dem drohenden Tod auslösen. Es könnte sich auch um einen stressbedingten Wunschgedanken handeln, der sich abhängig vom jeweiligen kulturellen und religiösen Hintergrund entwickelt. Wie schon erwähnt, erleben Menschen manchmal auch in nur als lebensbedrohlich empfundenen Situationen charakteristische Elemente einer NTE. Eine solche Erfahrung bezeichnet man als Todesangsterfahrung.

Erwartungshorizont
In den dreißiger Jahren des letzten Jahrhunderts wurden Erfahrungen beschrieben, die in kritischen Situationen ausgelöst wurden und die möglicherweise einem bestimmten Erwartungshorizont entsprachen. Man nahm an, dass diese »Gedanken und Phantasien« in Todesgefahr als Schutzmechanismen dienten.[56] Die Tatsache, dass einige Elemente von Nahtoderfahrungen je nach religiösem und kulturellem Hintergrund unterschiedlich beschrieben werden, könnte für das Vorliegen eines bestimmten Erwartungshorizonts

sprechen. Bei einigen Elementen einer NTE wurden hinsichtlich der Häufigkeit ihres Auftretens und der erlebten Inhalte Unterschiede zwischen Bewohnern der westlichen Welt, amerikanischen und australischen Ureinwohnern und Menschen aus Indien beschrieben. In Indien waren sogar Unterschiede zwischen Einwohnern des nördlichen und südlichen Landesteils auszumachen.[57]

Es zeigte sich jedoch, dass eine NTE nicht den Vorstellungen entspricht, die Menschen zuvor vom Tod hatten. Die Erfahrungen sind immer die gleichen, ob man nun den Tod als ein endgültiges Ende betrachtet oder an ein Weiterleben nach dem Tod glaubt. Auch Kinder erleben in ihren NTE die gleichen Elemente wie Erwachsene (siehe auch Kapitel 5). Ebenso wenig haben offenbar Vorkenntnisse über Nahtoderfahrungen einen Einfluss auf das Auftreten oder die inhaltlichen Aspekte einer NTE, die sich seit der Veröffentlichung von Moodys Buch im Jahr 1975 auch nicht gewandelt haben.[58]

Depersonalisation

Unter diesem Begriff versteht man den Verlust der eigenen Identität, der mit Gefühlen von Distanz, Entfremdung und Realitätsverlust einhergeht. Man fühlt sich isoliert von seinem Umfeld und von sich selbst und hat das Gefühl, das Leben sei unwirklich oder ein Traum. Depersonalisation wird häufig von unangenehmen Empfindungen wie Angst, Panik und einem Gefühl der Leere begleitet. Eine außerkörperliche Erfahrung wird in diesen Fällen jedoch nie erwähnt. Depersonalisation tritt vor allem bei jungen Frauen nach einem psychischen Trauma wie sexueller Gewalt auf und kann dazu führen, dass sie sich völlig verschließen.

In einer NTE hingegen wahrt man die eigene persönliche Identität. Man nimmt eine umfassendere Wirklichkeit wahr, kann klarer denken und macht außerkörperliche Erfahrungen. Zudem ist eine NTE fast immer von friedlichen und liebevollen Gefühlen begleitet. Sie wird von Männern ebenso oft geschildert wie von Frauen und tritt in jedem Alter auf. Auch bei Menschen, die eine NTE haben, ohne sich in einem lebensbedrohlichen Zustand zu befinden, kann Depersonalisation nicht als mögliche Erklärung dienen.

Dissoziation

In der Literatur wird Dissoziation als Flucht vor der beängstigenden Realität eines Traumas durch »das Auseinanderbrechen normalerweise integrierter Funktionen von Identität, Gedächtnis oder Bewusstsein« definiert. Dabei wird die Möglichkeit überprüfbarer Wahrnehmungen ober- und außerhalb des Körpers nicht explizit erwähnt. Bei körperlicher und seelischer Misshandlung im Kindesalter sowie bei sexuellem Missbrauch oder drohender oder wirklicher körperlicher Gewalt können sich derartige »Schutzmechanismen« entwickeln.

Nur in einer einzigen Studie konnte bei einigen Menschen nach einer NTE eine schwache Neigung zur Dissoziation nachgewiesen werden, die jedoch nie pathologische Formen annahm.[59] Zudem kann Dissoziation ebenso wenig wie Depersonalisation Nahtoderfahrungen von Menschen erklären, die sich nicht in einem lebensbedrohlichen Zustand befinden.

Persönlichkeitsfaktoren

Ist bei Menschen mit bestimmten Persönlichkeitsmerkmalen die Wahrscheinlichkeit, eine NTE zu erleben, größer als bei anderen? Die Schwierigkeit solcher Fragen liegt in der Unmöglichkeit, bereits vor dem Erleben einer NTE systematische Untersuchungen durchzuführen. Alle Daten über Persönlichkeit und Charakter der Betroffenen wurden meist lange Zeit nach der NTE in retrospektiven Studien aufgenommen. Man weiß aus diesen Studien jedoch, dass die Veränderungen, die sich nach einer NTE ergeben, Auswirkungen auf die jeweilige Persönlichkeit haben (siehe Kapitel 4).

Im Allgemeinen lässt sich sagen, dass eine NTE bei psychisch gesunden Menschen auftritt, die ein ganz normales Leben führen und die sich abgesehen vom Alter in keiner Weise von den Probanden aus den Kontrollgruppen unterscheiden.

Phantasien und Einbildung

Es wurde nie nachgewiesen, dass Menschen mit einer NTE vorher einen stärkeren Hang zum Phantasieren hatten als andere. Mit Phantasien ließe sich auch nicht erklären, warum Kinder und Erwachsene zu allen Zeiten und in allen Kulturen Nahtoderfahrungen mit fast identischen Inhalten beschreiben (siehe Kapitel 14). Desgleichen lässt sich mit dieser Begründung die gelegentlich geäußerte Annahme, eine NTE sei ein Konstrukt aus verfälschten Erinnerungen und Einbildungen, widerlegen. Dass einige Menschen ihre tief gehende und überwältigende NTE in den ersten Tagen nach einem Herzinfarkt nicht mit anderen teilen möchten, sondern erst nach Jahren dazu in der Lage sind (siehe Kapitel 4), besagt nicht, dass diese Erfahrung deshalb als falsche Erinnerung oder Phantasie abgetan werden darf. Denn die Inhalte einer NTE, die Worte, mit der sie beschrieben wird, und die damit verbundenen Gefühle haben sich auch Jahre später, wenn man wieder darüber spricht, nicht wesentlich verändert (siehe Kapitel 7).

»Phantasien« während einer außerkörperlichen Erfahrung

Um eine außerkörperliche Erfahrung als Teil einer NTE zu erklären, greifen manche immer noch auf das Argument zurück, es müsse sich dabei um eine Einbildung handeln. Vor allem diejenigen, die eine nicht-materialistische Erklärung nur schwer akzeptieren können, behaupten, Berichte über außerkörperliche Erfahrungen basierten auf Phantasien und einem Gemisch aus Fakten über die Reanimation oder die Operation, die Pflegekräfte und Ärzte im Nachhinein erwähnt hätten. Nach ihrer Auffassung ist es schon per definitionem nicht möglich, während einer Bewusstlosigkeit oder eines Komas wirklich etwas wahrzunehmen.[60]

Susan Blackmore beharrt darauf, dass sich der Inhalt einer außerkörperlichen Erfahrung schlichtweg durch ein Zusammenspiel aus Erinnerungen, Phantasien, »lucky guesses« und einem bestimmten Erwartungshorizont erklären lasse.[61] Und sie ist nicht die Einzige, die das behauptet; gelegentlich wird auch vermutet, dass das Gehör noch funktionsfähig sei, selbst wenn sich der Patient nach einem Ausfall aller Gehirnfunktionen im Stadium der Bewusstlosigkeit befindet.[62] Wenn man Herzpatienten ohne NTE bat, ihre Reanimation zu beschreiben, machten sie immer einen oder mehrere schwerwiegende Fehler. Ganz anders als Patienten, die während ihrer Reanimation eine NTE hatten und danach offensichtlich in der Lage waren, verblüffende Details der medizinischen Behandlung wiederzugeben.[63]

Manche gehen auch davon aus, dass es sich bei Berichten über eine außerkörperliche Erfahrung um Rekonstruktionen dessen handelt, was kurz vor dem Bewusstseinsverlust oder unmittelbar nach dem Erwachen aus der Bewusstlosigkeit wahrgenommen worden war. Man hat jedoch nachgewiesen, dass Patienten, die aus einem Koma erwachen, sich nicht an die Zeit kurz vor oder kurz nach der Bewusstlosigkeit erinnern können.[64] Und es fällt noch schwerer, eine materialistische Erklärung für Fernwahrnehmungen von Dingen außerhalb des Krankenhauses[65] oder für überprüfbare Wahrnehmungen blinder Menschen zu finden.[66]

Es ist bemerkenswert, dass bei einer außerkörperlichen Erfahrung überprüfbare Fakten beschrieben werden, die die bewusstlosen Patienten mit ihren Sinnen weder sehen noch hören konnten, die aber auch Pflegekräfte und Ärzte im Nachhinein nicht angesprochen hatten. Meist beschreiben sie Wahrnehmungen aus einer Position ober- und außerhalb ihres Körpers, gelegentlich jedoch auch von einem Ort außerhalb des Krankenzimmers aus (siehe Kapitel 3). Den Berichten nach war das medizinische und pflegerische Personal meist völlig verblüfft über die Detailgenauigkeit, mit der die Patienten ihre eigene Reanimation schildern konnten, und reagierte daher fast immer erstaunt und ungläubig.[67]

Die in *The Lancet* veröffentlichte und in Kapitel 3 zitierte Beschreibung einer Reanimation, bei der ein Pfleger einem Patienten eine Zahnprothese entfernt und diese aufbewahrt hatte, ist nach Meinung der meisten Wissenschaftler nicht erklärbar. Denn der Patient konnte seine Wiederbelebung sowie das Aussehen und Handeln der anwesenden Pflegekräfte und Ärzte detailliert beschreiben, obwohl er während seiner Einlieferung und Reanimation und auch bei der nachfolgenden Beatmung im Koma gelegen hatte.

Es ist oft schwierig, außerkörperliche Erfahrungen genauer zu überprüfen, wenn die NTE Jahre zurückliegt. Um solche Wahrnehmungen kurz nach einer Reanimation zu verifizieren, bedarf es einer ergänzenden prospektiven Forschung. Doch liegen mittlerweile so viele gut dokumentierte Fälle von außerkörperlichen Erfahrungen vor, in denen man zahlreiche Details nachprüfen konnte, dass sie sich kaum noch anzweifeln oder ins Reich der Phantasie abschieben lassen.

Erinnerungen oder »Phantasien«
während einer Operation oder im Koma

Ist es denn überhaupt möglich, während einer Narkose Bewusstsein zu erfahren? Es liegen keine eindeutigen wissenschaftlichen Untersuchungen vor, nach denen bei sachgemäßer Narkose bewusste Erinnerungen an den Zeitraum einer Operation möglich sind. Die Studien belegen vielmehr, dass solche Erinnerungen nur in seltenen Fällen direkt nach der Operation auftreten und in einfachen Worten geschildert werden. Diese Phänomene sind sporadisch nach einer leichten Narkose, bei der vorwiegend muskelentspannende Mittel verabreicht werden, zu beobachten.[68]

Aufzeichnungen der elektrischen Gehirnaktivität (EEG) von narkotisierten Patienten zeigen, dass die Bewusstlosigkeit während der Operation mit einer starken Veränderung der elektrischen Gehirnaktivität, das heißt geringeren Frequenzen und schwächeren Ausschlägen, einhergeht. Dieser Sachverhalt bestätigt die neurophysiologische Annahme, dass die Funktion des Gehirns unter Narkose vollkommen ungeordnet und stark beeinträchtigt ist.[69] Dies belegen auch Studien, die bei Patienten unter Narkose mit Hilfe neurologischer bildgebender Verfahren wie funktioneller Magnetresonanztomographie (fMRT) einen Ausfall fast aller globalen Hirnfunktionen nachweisen. Das Gleiche trifft auch für Patienten in einem vegetativen Status oder in einer anderen Art von Koma zu.[70] Zwar kommen bei diesen Patienten noch Geräusche und andere Reize im Gehirn an, sie lösen jedoch in den unterschiedlichen Gehirnteilen, anders als bei bewussten Erfahrungen unter normalen Umständen, keine Reaktionen mehr aus. Denn die Verbindung der einzelnen Gehirnareale ist nicht mehr funktionsfähig, sodass keine Signale mehr ausgetauscht werden können.[71]

Es erscheint aus wissenschaftlicher Sicht also äußerst unwahrscheinlich, dass Patienten während einer sachgemäß ausgeführten Narkose Erinnerungen an die Operationsphase haben, die mit einem klaren Bewusstsein, Gedanken, Gefühlen und manchmal mit Wahrnehmungen aus einer Position oberhalb des Operationstisches einhergehen. Dasselbe gilt für Patienten, die im Koma liegen.

Gleichwohl kann diese außergewöhnliche Situation durchaus eintreten. Schon länger sind Fälle bekannt, in denen Patienten unter Vollnarkose während der Operation »wahrnehmen« konnten, was ein Chirurg oder Anästhesist sagte. Wenn sich ein Patient später daran erinnert, spricht man von »awareness« oder einem bewussten Gewahrsein. Meist geht man davon aus, dass dieser Patient unzureichend anästhesiert war, aber das ist offenbar nicht immer zutreffend. Man weiß von Fällen, in denen Patienten sehr unruhig aus der Narkose erwachten, nachdem während ihrer Operation pessimistische Prognosen geäußert worden waren. Unter Hypnose nannten sie sogar Sachverhalte, über die während der Operation gesprochen worden war, an die sie sich jedoch bewusst nicht mehr erinnern konnten.[72]

Auch Patienten, die aufgrund einer Komplikation während einer Operation, eines starken Blutverlustes oder eines Herzstillstands, eine NTE haben, können unter Vollnarkose Bewusstsein erfahren. Manche von ihnen erinnern sich detailliert an die Operation oder haben visuelle Wahrnehmungen, obwohl ihre Augenpartie abgeklebt und ihr Kopf mit einem Tuch bedeckt war. Aus den Berichten über NTE, die im Computer der Universität von Virginia gesammelt und gespeichert wurden, geht hervor, dass 23 Prozent der Nahtoderfahrungen unter Narkose erlebt werden.[73] Dies ist ebenso merkwürdig wie die Tatsache, dass Patienten eine NTE haben, während sie im Koma liegen und ihre Gehirnfunktionen nachweislich stark beeinträchtigt sind.[74] Wenn Patienten von Erinnerungen an ihre Operation oder an ihre Zeit im Koma berichten, darf man dies nicht einfach als Phantasien abtun oder die Anästhesie oder Komadiagnose in Zweifel ziehen. Man muss vielmehr die Möglichkeit einer NTE während der Operation oder des Komas ernsthaft in Erwägung ziehen.

Betrug

In der Vergangenheit unterstellte man Menschen, die eine NTE schilderten, sie würden absichtlich lügen, um sich interessant zu machen oder andere zu beeindrucken. Begegnet man ihnen jedoch persönlich, wird dieses Argument schnell entkräftet. Nicht nur durch bestimmte inhaltliche Aspekte der Erfahrung, die angesprochen werden, sondern vor allem aufgrund der Art und Weise, in der die Betroffenen nach Worten ringen, und der Emotionen, die sie zum Ausdruck bringen. Die Tatsache, dass viele von ihnen aus Angst vor Ablehnung viele Jahre schweigen, um sich schließlich nur zögerlich einigen Freunden gegenüber zu öffnen, spricht ebenfalls gegen eine bewusste Lüge, mit der sie sich nur interessant machen wollen. Es wäre auch nicht einfach, sich eine Geschichte über neu gewonnene Lebenseinstellungen auszudenken und diese im eigenen Handeln umzusetzen. Nur bei schriftlich formulierten und anonymen Berichten über Nahtoderfahrungen ist es schwerer herauszufinden, ob und inwieweit Elemente der Schilderung erfunden sind.

Geburtserinnerung

Das typische Tunnelerlebnis, das einer Reise zum Licht gleicht, gab auch Anlass zu der Vermutung, eine NTE sei eine Erinnerung an die eigene Geburt beziehungsweise eine archetypische (Wieder-) Geburtserfahrung. Doch Erwachsene sind nur selten in der Lage, sich an ihre eigene Geburt zu erinnern. Das ist verständlich, da das Gehirn bei der Geburt noch nicht ganz ausgereift ist. Darüber hinaus kommt es bei weitem nicht bei jeder NTE zu einem Tunnelerlebnis. Auch ist die Häufigkeit einer solchen Erfahrung bei Menschen mit einer normalen Geburt ebenso groß wie bei Menschen, die per Kaiserschnitt geboren wurden.[75]

Halluzinationen

In den vergangenen dreißig Jahren wurden Nahtoderfahrungen immer wieder als Halluzinationen abgetan. Eine Halluzination ist jedoch eine »sinnliche« Wahrnehmung, die zwar von der Person, die halluziniert, als real erlebt wird, die aber nicht im Geringsten mit dem übereinstimmt, was sich in der Realität ereignet. Halluzinationen sind einzigartige, individuelle Vorstellungen, die mit emotionalen Elementen, auditiven Eindrücken wie Stimmen oder Geräuschen, Geschmackserlebnissen, Gerüchen oder visuellen Bildern einhergehen. Im Unterschied zu Nahtoderfahrungen enthalten sie keine Elemente, die universal genannt werden. Inhaltlich kann eine Halluzination aus farbigen Bildern und bewegten Figuren bestehen und eine ganze Bandbreite von Emotionen auslösen, wobei Angstgefühle oft überwiegen. Während eines solchen Bewusstseinszustands zeigen mehrere Gehirnregionen eine erhöhte Aktivität. Anschließend wird äußerst selten eine positive Transformation geschildert. Halluzinationen treten im Allgemeinen bei psychiatrischen Erkrankungen wie Schizophrenie und Psychosen auf, darüber hinaus bei Migräne, Drogenmissbrauch oder als Entzugserscheinung bei Alkoholabhängigkeit. Die meisten Menschen mit einer NTE sind jedoch emotional stabil und konsumierten vor ihrer NTE weder Alkohol noch Medikamente oder Drogen.

Eine Halluzination ist also eine Wahrnehmung, die keine Grundlage in der realen Welt hat. Da bei einer außerkörperlichen Erfahrung während einer NTE überprüfbare Sachverhalte wahrgenommen werden, kann eine NTE also schon per definitionem keine Halluzination sein. Auch die Möglichkeit, Verstorbenen zu begegnen und mit ihnen zu kommunizieren, obwohl man von deren Tod nichts wissen konnte, spricht gegen diese Annahme. Zudem versichern Menschen mit Nahtoderfahrungen, die in der Vergangenheit eine Halluzination als Nebenwirkung eines Medikaments erlebt hatten, dass inhaltlich ein großer Unterschied zwischen diesen beiden Bewusstseinzuständen bestehe.[76]

Träume

Könnte eine NTE eine Art Traum sein? Ein Traum ereignet sich im Schlaf meist in der REM-Phase, in der das Gehirn nachweislich sehr aktiv ist. Eine NTE kann hingegen auch in einer Phase erlebt werden, in der keine Gehirnaktivität vorliegt. Auch berichten Betroffene, dass sie während ihrer Erfahrung eine lebendige Wirklichkeit wahrnahmen, die sich wesentlich von ihren Traumerfahrungen unterschied. In einem Traum bilden aktuelle Erfahrungen sowie bewusste und unbewusste Erinnerungen ein Gemisch, das gelegentlich von intensiven Gefühlen begleitet wird, wie es zum Beispiel bei Alpträumen der Fall ist.

Es gibt jedoch eine Parallele zwischen einer NTE und einem Traum: In beiden gibt es weder Zeit noch Distanz; auch im Traum scheint alles im Bruchteil von Sekunden abzulaufen. Das Bewusstsein ist während eines Traums so sehr erweitert, dass Zeit und Distanz darin keinerlei Bedeutung haben. Wie in einer NTE können auch in Träumen manchmal Zukunftsvisionen auftauchen. In sogenannten prophetischen Träumen »sehen« Menschen konkrete Situationen – wie etwa Begräbnisse –, die sich Jahre später genau so ereignen und als Déjà-vu erlebt werden. Auch Begegnungen mit Verstorbenen kommen in sogenannten Klarträumen vor. Sicher wäre es sinnvoll, genauer zu erforschen, inwieweit das in diesem Kapitel bereits erwähnte DMT auch für die Inhalte von Träumen verantwortlich sein könnte.

Neben einigen Parallelen gibt es allerdings markante Unterschiede: An einen Traum können sich die meisten Menschen im Gegensatz zu einer NTE nach einiger Zeit nicht mehr erinnern, und nur selten ziehen Träume grundlegende Verhaltensänderungen nach sich. Ferner enthalten Träume im Gegensatz zu Nahtoderfahrungen meistens keine Elemente, die bei allen Menschen gleich aussehen.

Im Rückblick auf die hier vorgestellten psychologischen Erklärungsansätze komme ich zusammenfassend zu dem Schluss, dass die meisten von ihnen – Erwartungshorizonte, Depersonalisation/Dissoziation, Persönlichkeitsfaktoren, Halluzinationen, Phantasien, Betrug – die empirisch nachgewiesenen Merkmale von Nahtoderfahrungen nicht erklären können. Ein psychologischer Faktor kann hingegen einen Beitrag zur Theorie der NTE leisten: Nahtoderfahrungen werden nicht nur von tatsächlich lebensbedrohlichen Zuständen ausgelöst, sondern auch von Situationen, die als lebensbedrohlich empfunden werden und in denen Todesangst auftritt. Ein zweiter Ansatzpunkt für die zukünftige Forschung liegt in der Übereinstimmung zwischen Nahtoderfahrungen und Träumen, vor allem Klarträumen, wobei man sich auch der Bedeutung von DMT bei beiden Phänomenen zuwenden sollte.

Einnahme von Medikamenten

Es wird auch die Möglichkeit in Betracht gezogen, dass bestimmte Medikamente, etwa morphinartige Substanzen oder andere starke Schmerzmittel, die man Patienten mit schwerwiegenden oder lebensbedrohlichen Erkrankungen verabreicht, eine NTE auslösen. Manche denken, eine NTE könnte eine Wahnvorstellung sein, die sich auf die Einnahme von Medikamenten zurückführen lässt. Da jedoch immer wieder Menschen von einer NTE berichten, die keine Medikamente eingenommen hatten, ist diese Annahme nicht richtig.

Immerhin wäre es denkbar, dass die negative Wirkung bestimmter Medikamente auf das Gedächtnis gerade zur Folge hat, dass sich Menschen an ihre NTE nicht mehr erinnern können. Denn schließlich ist die Frage weiterhin ungeklärt, warum nur ein geringer Prozentsatz von lebensbedrohlich erkrankten Patienten eine

NTE schildert. Menschen werden nach einer Operation, einem Verkehrsunfall oder einer schwierigen Reanimation bei künstlicher Beatmung im Koma gehalten oder bei einer Operation in Vollnarkose versetzt. Könnte denn nicht – wie jüngst in einem Artikel angedacht – die Mehrzahl dieser Patienten aufgrund hoch dosierter Medikamente ihre NTE vergessen haben?[77]

Dies ist eher unwahrscheinlich, da einige Patienten von Nahtoderfahrungen während einer Operation oder im Koma berichten, obwohl sie mit hoch dosierten Medikamenten behandelt wurden und an ein Beatmungsgerät angeschlossen waren. In der niederländischen Studie wurde der Einfluss der Medikation auf die Entstehung einer NTE systematischer untersucht und statistisch mit Sicherheit ausgeschlossen (siehe Kapitel 7).

Fazit

Eine Nahtoderfahrung ist ein außergewöhnlicher Bewusstseinszustand, der in einer Phase entsteht, in der ein körperlicher Tod droht oder wirklich eintritt oder Todesangst empfunden wird. Demographische, psychologische und physiologische Faktoren erklären nicht, warum manche Menschen eine NTE erleben und andere nicht.

Für die verschiedenen Elemente einer NTE wurden bisher unterschiedliche Erklärungen vorgeschlagen. Die vielfältigen physiologischen und psychologischen Faktoren, die in diesem Kapitel vorgestellt wurden, können in unterschiedlichem Maße eine Rolle spielen, sie können das Phänomen NTE aber nicht vollständig erfassen.[78]

Die bisher dargestellten Theorien bieten keine Erklärung für die Tatsache, dass Menschen während einer NTE ein erweitertes Bewusstsein erfahren können, das mit den bereits genannten Aspekten einhergeht. Es mangelt auch an einer plausiblen Erklärung dafür, dass alle Erlebnisse während einer NTE anscheinend einen viel größeren Realitäts- und Wahrheitsgehalt haben als die tagtäglichen Erlebnisse im Wachbewusstsein. Dass eine NTE mit beschleunigten Denkprozessen und einem Erkenntnisgewinn verbunden ist, der größer ist als alles bisher Erfahrene, lässt sich so kaum begreiflich machen. Ferner erscheint es beim derzeitigen wissenschaftlichen Kenntnisstand nicht nachvollziehbar, wie all diese Elemente in einer Phase erlebt werden können, in der bei den Betroffenen die Gehirnfunktionen schwerwiegend beeinträchtigt sind. Zwischen der Klarheit der Bewusstseinserfahrung und dem Ausfall von Gehirnfunktionen scheint sogar ein reziprokes Verhältnis zu bestehen. Es ist auch unbegreiflich, dass Menschen zu allen Zeiten und in allen Kulturen im Wesentlichen die gleiche Art von Erfahrung schildern. Und schließlich ist auch die Frage noch unbeantwortet, warum sich die meisten Menschen nach einer lebensbedrohlichen Krise nicht an die Phase ihrer Bewusstlosigkeit erinnern können, wohingegen andere von einer NTE berichten. Hervorzuheben ist auch, dass induzierte Erfahrungen häufig nicht ganz mit Nahtoderfahrungen identisch sind. Denn bei einer Erfahrung, die auf die Einnahme von Drogen oder die Stimulation des Gehirns zurückzuführen ist, werden bestimmte Elemente selten oder nie genannt, und später resultiert auch kein Veränderungsprozess aus ihnen.

Es lässt sich zusammenfassen, dass eine akzeptable und umfassende NTE-Theorie sowohl die unterschiedlichen Situationen berücksichtigen muss, in denen eine NTE auftreten kann, als auch die verschiedenen Elemente, aus denen sich eine NTE zusammensetzen kann. Vielleicht ist es wirklich nicht möglich, mit einer einzigen Theorie alles zu erklären, und die unterschiedlichen Aspekte bedürfen jeweils einer anderen Erklärung. Sauerstoffmangel scheint hin und wieder eine Rolle zu spielen, ebenso Todesangst, und gelegentlich auch neuronale Prozesse, etwa die Blockade bestimmter Rezeptoren oder der Ausfall elektrischer Aktivität in den Temporallappen. Auch der mögliche Beitrag von DMT sollte eingehender erforscht werden.

Zurzeit sind noch viele Fragen offen. Die meisten Theorien beruhen auf persönlichen Schilderungen und retrospektiven Studien mit selbstselektiv zusammengestellten Teilnehmergruppen, deren exakte medizinische Daten nicht zur Verfügung standen. Daher war es notwendig, eine Studie zu initiieren, die durch ihren Aufbau aussagekräftige Antworten auf die vielen unbeantworteten Fragen liefern sollte. 1988 begannen wir in den Niederlanden mit einer gründlichen und wissenschaftlich fundierten prospektiven Studie über Ursachen und Inhalte von Nahtoderfahrungen. Der Publikation zu unsere Studie in *The Lancet* im Jahr 2001 wurde weltweit große Beachtung zuteil. Im folgenden Kapitel möchte ich detailliert auf diese Untersuchung eingehen.

7. Die niederländische Studie zu Nahtoderfahrungen

Falls Bewusstsein eine Folge der Gehirntätigkeit wäre, ... würde man natürlich erwarten, dass Bewusstsein ausschließlich in Relation zum Ausfall der Funktionen des zentralen Nervensystems stünde und die Intensität des Bewusstseins mit dem Ausmaß dieses Ausfalls zusammenhängen müsse. Diese Vorstellung scheinen Erfahrungen im alltäglichen Leben, zumindest innerhalb normaler physiologischer Grenzen, zu stützen. Und dennoch stoßen wir ab und an auf einen Fall, in dem ein lebendiges Bewusstsein während eines scheinbaren Komas, ... während eines nahezu vollständigen Ausfalls normaler Vitalfunktionen, als entspannt und klar denkend erlebt wurde. Bis diese Beobachtungen eingehender untersucht sind, sollten wir größte Vorsicht walten lassen, bevor wir mit absoluter Sicherheit eine These zu den Begleitprozessen im Gehirn formulieren, von denen das Entstehen und Erleben von Bewusstsein abhängig sein könnte.

F. W. H. Myers, Psychologe, 1843–1901

Einleitung

Meine wissenschaftliche Neugier auf das Phänomen NTE wurde geweckt, als ich 1986 mit einer Art Pilotstudie begann. In meinen Sprechstunden fragte ich alle Patienten, die in der Vergangenheit einen Herzstillstand überlebt hatten, ob ihnen aus der Zeit ihrer Bewusstlosigkeit etwas in Erinnerung geblieben sei. Zu meiner Überraschung schilderten mir innerhalb von zwei Jahren zwölf der fünfzig befragten Patienten, also 24 Prozent, ihre NTE – oft mit sehr emotionalen und bewegenden Details. Doch die Frage, wieso sich Patienten, die einen Herzstillstand erlitten hatten, an die Zeit ihrer Bewusstlosigkeit erinnern konnten, blieb leider unbeantwortet. Denn nach allgemeiner wissenschaftlicher Auffassung kann es in dieser Phase überhaupt kein Bewusstsein geben.

Die Konzeption der niederländischen prospektiven Studie

Es bedurfte einer gut konzipierten wissenschaftlichen Studie, um die derzeitigen Theorien zur NTE mit Hilfe zuverlässiger Daten zu bestätigen oder zu entkräften. Daher entwarfen die Psychologen Ruud van Wees und Vincent Meijers, die beide ihre Diplomarbeiten über das Phänomen NTE geschrieben hatten, gemeinsam mit mir als einem interessierten Kardiologen im Jahr 1988 die Konzeption einer prospektiven niederländischen Studie. Zu diesem Zeitpunkt gab es weltweit noch keine großangelegte Untersuchung zur NTE mit diesem Studiendesign. Die Konzeption sah vor, alle Patienten, die in einem der beteiligten Krankenhäuser einen Herzstillstand überlebt hatten, konsekutiv in die Studie aufzunehmen. In einer prospektiven Studie fragt man die Patienten wenige Tage nach ihrer Reanimation, ob ihnen aus der Zeit ihres Herzstillstands, also aus der Phase ihrer Bewusstlosigkeit, etwas in Erinnerung geblieben sei. Alle medizinischen und anderweitigen Daten dieser Patienten aus der Zeit vor, während und nach ihrer Reanimation werden genau erfasst. An unserer Studie sollten also nur Patienten teilnehmen, die sich eindeutig und objektiv nachvollziehbar in einer lebensbedrohlichen Situation befunden hatten. Keiner dieser Patienten hätte seinen Herzstillstand überlebt, wenn man ihn nicht spätestens nach fünf oder zehn Minuten wiederbelebt hätte. Aufgrund des Aufbaus der Studie stand uns automatisch auch eine Kontrollgruppe von Patienten zur Verfügung, die ihren Herzstillstand ohne Erinnerungen an die Phase ihrer Bewusstlosigkeit überstanden hatten.

Die Organisation

Ich begann damit, in verschiedenen Kliniken vor Pflegekräften und Ärzten Vorträge zu halten in der Hoffnung, sie zur Mitarbeit zu bewegen, um die Studie zur NTE auch in den kardiologischen Intensivstationen ihrer Krankenhäuser durchführen zu können. Am Ende gelang es uns – nicht zuletzt dank des aktiven Engagements der Pflegekräfte –, zehn Kliniken in die Studie einzubinden. Die kardiologischen Intensivstationen der vier Krankenhäuser, in denen ich damals als Kardiologe tätig war und die später zur Klinik Rijnstate in Arnheim/Velp fusionierten, wirkten während des gesamten Zeitraums von 1988 bis 1992 an der Studie mit. Ebenso wie das Antonius-Krankenhaus in Nieuwegein. Daneben waren noch fünf kleinere Krankenhäuser für kürzere Zeit beteiligt. Mit einem der Krankenhäuser beendeten wir die Zusammenarbeit von unserer Seite aus, als sich herausstellte, dass es den Mitarbeitern beim täglichen Stress auf der kardiologischen Station nicht gelungen war, konsekutiv alle reanimierten Patienten in die Studie aufzunehmen. Sie hatten vor allem Patienten ausgelassen, die nach ihrer Reanimation keine Erinnerungen erwähnt hatten. Doch Patienten ohne NTE auszuklammern hätte zur Verzerrung der Ergebnisse geführt, etwa bei der Klärung der Frage, wie oft es nach einem Herzstillstand genau zu einer NTE kommt.

Wir hatten pro Krankenhaus eine Kontaktperson bestimmt und eine zweite Person, die unter Berücksichtigung des Dienstplanes die Vertretung übernahm. Darüber hinaus gab es jemanden, der die beteiligten Krankenhäuser regelmäßig besuchte und den Gang der Dinge kontrollierte. Auch die Ethikkommissionen der jeweiligen Krankenhäuser gaben ihre Einwilligung. Desgleichen wurde jeder Patient zunächst gefragt, ob er an der Studie mitwirken wolle. Glücklicherweise stimmten alle Patienten einem ersten Interview im Krankenhaus zu. Dies hängt wahrscheinlich auch damit zusammen, dass immer eine Pflegekraft oder ein Arzt des jeweiligen Krankenhauses die Fragen stellte.

Wie oft sterben Patienten an einem Herzstillstand?

Im gleichen Zeitraum, in dem wir hundert Patienten nach gelungener Reanimation in unsere Studie aufnehmen konnten, starben zweihundert Patienten an ihrem Herzstillstand. Den wenigsten Menschen ist klar, dass auf einer Herzintensivstation oder einer CCU (Coronary Care Unit) sehr viele Reanimationen vorgenommen werden und dass mehr als die Hälfte der Patienten ihren Herzstillstand nicht überlebt.

Diese »harten« Fakten bestätigt auch eine Studie, die Schwaninger et al. durchgeführt haben.[1] In ihrer Untersuchung zu NTE bei Patienten mit Herzstillstand, die folglich mit unserer Studie vergleichbar ist, zählten sie während des Untersuchungszeitraums 174 reanimierte Patienten, von denen 119 (68 Prozent) starben. Von den 55 überlebenden Patienten konnten sie nur 30 (17 Prozent) interviewen, da das Interview mit den anderen 25 Patienten wegen einer dauerhaften Schädigung des Gehirns nicht zum vorgesehenen Zeitpunkt stattfinden konnte. Parnia und Fenwick nahmen in ihre Studie im Laufe eines Jahres 220 Patienten mit einem Herzstillstand auf, 62 Prozent von ihnen starben und nur 63 Patienten (28 Prozent) konnten interviewt werden.[2]

Die Langzeitstudie

Für die Langzeitstudie über Veränderungen im Leben der Patienten interviewten wir nach zwei und acht Jahren alle noch lebenden Patienten mit einer NTE und eine Kontrollgruppe reanimierter Patienten ohne eine NTE, die ihnen in Alter und Geschlecht entsprach. Wir stellten uns die Frage, ob die bekannten Veränderungen der Lebenseinstellung nach einer NTE auf das Überleben eines Herzstillstands oder auf das Erleben einer NTE zurückzuführen seien. Eine Frage, die zuvor noch nie systematisch wissenschaftlich untersucht worden war. Die Koordination der Interviews nach zwei Jahren übernahmen Ruud van Wees und Vincent Meijers. Die Befragungen nach acht Jahren wurden von der Lebenslaufpsychologin Ingrid Elfferich koordiniert und durchgeführt. Sämtliche Arbeiten an unserer prospektiven Studie, auch die nach zwei und acht Jahren auf Tonband aufgenommenen Interviews und deren Transkription, wurden von Pflegekräften und akademisch qualifizierten Ehrenamtlichen übernommen, die wir »instruiert« und eingearbeitet hatten. Wir erhielten in den zehn Jahren, in denen wir unsere Studie durchführten, keinerlei Subventionen, da eine finanzielle Unterstützung der NTE-Forschung von Institutionen wie der Niederländischen Herzstiftung offenbar nicht in Betracht gezogen wurde.

Der Aufbau der Studie

Von allen Patienten, die wir in unsere Studie aufnahmen, lag ein EKG vor, ein Elektrokardiogramm, das die elektrische Aktivität des Herzens aufzeichnet. Diese EKG-Aufnahme zeigt bei Patienten mit einem Herzstillstand immer eine im Grunde tödliche Herzrhythmusstörung (Kammerflimmern) oder eine Asystolie (eine waagerechte Linie auf dem EKG). Wenn der Patient außerhalb des Krankenhauses reanimiert worden war, stand uns das EKG des Rettungsdienstes zur Verfügung.

Nach einer gelungenen Wiederbelebung notierten wir detailliert alle demographischen Daten jedes Patienten, wie Alter, Geschlecht, Ausbildungsstand, Religion, etwaiges Vorwissen über NTE und vorhergehende ähnliche Erfahrungen. Ferner fragten wir die Patienten, ob sie unmittelbar vor ihrem Herzstillstand Furcht empfunden hätten, und notierten genau alle medizinischen Angaben: Wie lange dauerte der eigentliche Herzstillstand? Wie lange war der Patient bewusstlos? Wie oft musste er reanimiert werden? Welche Art von Herzrhythmus- oder Leitungsstörung lag genau vor? War wegen eines dauerhaften Komas nach einer komplizierten Reanimation eine Intubation, also das Einführen eines Schlauches in die Luftröhre zur künstlichen Beatmung, erforderlich gewesen? War der Patient außerhalb des Krankenhauses oder im Krankenhaus reanimiert worden? War sein Herzstillstand von elektrophysiologischen Stimulationen (EPS) beim Einsetzen eines Herzkatheters ausgelöst worden, bei denen die Patienten meist innerhalb von fünfzehn bis dreißig Sekunden mit einem Stromstoß auf den Brustkorb defibrilliert werden? Handelte es sich um den ersten Herzinfarkt? In welcher Dosierung hatte man dem Patienten vor, während und unmittelbar nach seiner Reanimation welche Medikamente verabreicht? Oft bekommen Patienten, die längere Zeit beatmet werden, sehr starke Medikamente, die sie in einer Art Koma halten. Zudem wurde vermerkt, wie viele Tage nach der Reanimation das Interview stattfand, ob der Patient über ein klares Auffassungsvermögen verfügte und ob sein Kurzzeitgedächtnis gut funktionierte.

Das erste Interview

In einem ersten Interview, das meist nicht mehr als fünf Tage nach der Reanimation stattfand, wurde dem Patienten nur eine einzige offene Frage gestellt:

»Können Sie sich an etwas aus der Phase Ihres Herzstillstands erinnern?« Falls der Patient die Frage positiv beantwortete, führten wir mit ihm ein erstes offenes Interview, das auch protokolliert wurde. Vorzugsweise stellte einer der leitenden Wissenschaftler der Studie die Fragen, aber das war nicht immer möglich. Ein Nachteil dieser Arbeitsweise lag darin, dass Fälle, in denen der Patient dachte, »dass er sterben würde«, als NTE mit der niedrigsten Kodierung (Punktwert 1) erfasst wurden. Bei einigen Patienten mit einer solchen niedrigen Wertung stellte sich jedoch nach zwei Jahren heraus, dass sie damals keine NTE gehabt hatten. Während andere Patienten, die zunächst der Gruppe »ohne NTE« zugeordnet waren, nach zwei Jahren von einer NTE berichteten. Unmittelbar nach ihrer Reanimation hatten sie über ihre NTE geschwiegen. Dies ist das bekannte, bereits erwähnte Phänomen, das aus der Angst heraus entsteht, sich lächerlich zu machen oder auf Unglauben zu stoßen.[3]

Ein verborgenes Zeichen – nur sichtbar während einer außerkörperlichen Erfahrung

In einer der Kliniken in Arnheim brachte man im Reanimationsraum ein »verborgenes« Zeichen oben auf einer Operationslampe an, das aus einer normalen Position nicht sichtbar war. Um jegliche Einflussnahme zu vermeiden, waren weder die anwesenden Ärzte noch die Pflegekräfte darüber informiert. Ich selbst wusste auch nicht, welches Zeichen einer meiner Kollegen dort angebracht hatte – ein Kreuz, einen Kreis oder ein Quadrat, in Rot, Gelb oder Blau. Leider berichtete keiner der in diesem Raum reanimierten Patienten von einer außerkörperlichen Erfahrung. Menschen werden überall reanimiert, auf der Straße, im Rettungswagen, in jedem Raum der Coronary Care Unit und auch in den Krankenzimmern. Daher hatten wir die Chance auf einen »Treffer« schon von vornherein als ziemlich gering eingeschätzt. Aber ein einziger Fall einer objektivierten außerkörperlichen Erfahrung hätte schon genügt. Glücklicherweise erhielten wir während unserer Studie einen anderen wichtigen Bericht: Ein Pfleger erzählte uns von dem Patienten mit der Zahnprothese (siehe Kapitel 3). In dem in dieser Schilderung vorkommenden Reanimationsraum war aber kein verborgenes Zeichen angebracht.

Der Aufbau der Langzeitstudie

Die Interviews, die wir nach zwei und acht Jahren durchführten, wurden auf Band aufgenommen und anschließend verschriftlicht. So konnten wir diese Beschreibungen mit den Schilderungen vergleichen, die wir kurz nach dem Herzstillstand in der Klinik gehört hatten. Es war bemerkenswert, dass manche Patienten ihren NTE-Bericht nach zwei und auch nach acht Jahren fast wortwörtlich und detailgenau wiederholten, was bei einem Traum oder einer erfundenen Geschichte fast unmöglich ist. Bei den späteren Interviews baten wir alle Teilnehmer, eine Liste aus Kenneth Rings Studie[4] über Veränderungen in ihrem Leben nach der NTE auszufüllen. Diese Liste umfasst 34 Fragen zum Selbstbild, zur Verbundenheit mit anderen Menschen, zu materiellen und sozialen Themen, zu Religion, Spiritualität und zur Einstellung zum Tod. Um den Grad der Veränderung deutlich zu machen, baten wir die Patienten, ihre Antworten auf einer Fünf-Punkte-Skala einzuordnen. Nach acht Jahren ergänzten wir diese Liste durch einen weiteren Fragenkatalog zu medizinischen und psychologischen Aspekten, wie sie von der Niederländischen Herzstiftung erstellt worden war. Er enthielt Fragen zur Problembewältigung und zu depressiven Gefühlen. Diese Fragen hatten wir aus Gründen der quantitativen Analyse hinzugefügt, da nach acht Jahren nur noch wenige Patienten lebten und sich die Untersuchungsgruppe verkleinert hatte. Alle in der prospektiven Studie und der Langzeitstudie erhobenen Daten wurden auf statistische Signifikanz ($p \leq 0{,}05$) überprüft.

Befunde der prospektiven Studie

Die niederländische Studie wurde im Dezember 2001 in *The Lancet* publiziert.[5] Im Laufe von vier Jahren, von 1988 bis 1992, konnten wir konsekutiv 344 Patienten mit insgesamt 509 erfolgreichen Reanimationen in die Studie aufnehmen. Alle Patienten in unserer Studie waren zeitweilig klinisch tot gewesen. Als klinischen Tod definiert man die Phase der Bewusstlosigkeit, zu der es bei einem Herzstillstand oder einem akuten Herzinfarkt infolge unzureichender Durchblutung des Gehirns, eines Kreislaufzusammenbruchs und/oder eines Atemstillstands kommt. Wenn in diesem Zustand keine Reanimation eingeleitet wird, tritt nach fünf bis zehn Minuten eine irreversible Schädigung der Gehirnzellen ein und der Patient wird unweigerlich sterben. Patienten, die eine schwierige Reanimation außerhalb des Krankenhauses überlebt hatten, waren signifikant jünger als der Durchschnitt. Nur zwölf von ihnen überstanden einen Herzstillstand von mehr als zehn Minuten. Bei einem Herzstillstand vor der Einlieferung ins Krankenhaus überleben statistisch gesehen nur 10 Prozent der Patienten, da es oft zu irreversiblen Hirnschäden kommt, die zu Hirntod und biologischem Tod führen.

Die erfassten Daten der 344 Patienten unserer Studie sind in Tabelle 7.1 aufgeführt.

Resultate der prospektiven Studie

Prozentsatz von Patienten mit Nahtoderfahrungen

Wenn sich Patienten an die Zeit ihrer Bewusstlosigkeit erinnern konnten, wurden ihre Erfahrungen nach einem bestimmten Index der WCEI-Skala kodiert (siehe Kapitel 3). Je mehr Elemente ein Patient nannte, umso höher war der vergebene Punktewert seiner Erfahrung und als umso tiefer gehend wurde seine NTE eingeschätzt. Aus unserer Studie ging hervor, dass sich 282 Patienten (82 Prozent) nicht an die Phase ihrer Bewusstlosigkeit erinnern konnten. 62 Patienten (18 Prozent) der 344 Patienten berichteten dagegen von einer NTE. Von dieser Patientengruppe hatten 21 Probanden nur noch geringfügige Erinnerungen an wenige Elemente und demnach eine oberflächlichere NTE mit niedrigem Punktewert. 18 Patienten hatten eine NTE mittlerer Tiefe, 17 beschrieben eine tiefe NTE und 6 eine sehr tiefe Erfahrung (siehe Tabelle 7.2).

Tabelle 7.1 Erfasste Daten der 344 Patienten der Studie

Anzahl der Reanimationen	509
Durchschnittliches Alter	62 Jahre
Anteil der Männer	73 %
Anteil der Frauen	27 %
Religiös	72 %
Weiterführende Schule	66 %
Vorkenntnis über NTE	57 %
Frühere NTE	4 %
Todesangst	2 %
Erster Herzinfarkt	86 %
Reanimation im Krankenhaus	234 Pat. (68 %)
Herzstillstand < 2 Minuten	190 Pat. (81 %)
Wiedereinsetzen des Bewusstseins < 5 Minuten	187 Pat. (80 %)
Reanimation außerhalb des Krankenhauses	110 Pat. (32 %)
Herzstillstand > 2 Minuten	88 Pat. (80 %)
Bewusstlos > 10 Minuten	62 Pat. (56 %)
Länger als 1 Stunde bewusstlos	104 Pat. (30 %)
Künstliche Beatmung bei langwierigem Koma	42 Pat. (12 %)
Schädigung des Kurzzeitgedächtnisses	41 Pat. (12 %)

Vergleicht man diese Zahlen mit den Resultaten retrospektiver Studien, springt der viel geringere Prozentsatz an Nahtoderfahrungen ins Auge. Dieses Ergebnis ist einerseits auf die prospektive Anlage der Studie zurückzuführen und andererseits auf eine viel ältere

Patientengruppe in unserer Untersuchung. Nur 12 Prozent der Probanden hatten eine NTE, deren Wert bei 6 oder darüber lag. Dies entspricht einer mittleren, tiefen oder sehr tiefen Erfahrung, die man auch als Kernerfahrung bezeichnet. Denn in retrospektiven Studien bildete dieser 6-Punkte-Wert die Grenze für die Bestimmung einer NTE. Wenn man die Anzahl der NTE im Verhältnis zur Zahl der Reanimationen betrachtet, ergibt sich nur noch ein Anteil von 5 Prozent. Frauen – in der Studie lag ihr Alter über dem Durchschnitt – hatten signifikant tiefere Nahtoderfahrungen, ebenso Patienten, die außerhalb des Krankenhauses reanimiert worden waren oder die vor ihrem Herzstillstand sehr ängstlich waren.

Tabelle 7.2 Einteilung der 344 Patienten
nach WCEI-Tiefenskala einer NTE

	WCEI-Wert	Anzahl
1. Keine Erinnerungen	0	282 (82 %)
2. Geringfügige Erinnerungen	1–5	21 (6 %)
3. Mittlere NTE	6–9	18 (5 %)
4. Tiefe NTE	10–14	17 (5 %)
5. Sehr tiefe NTE	15–19	6 (2 %)
Gesamtzahl der Patienten mit einer Erinnerung an eine NTE		62 (18 %)

Ferner machten wir die auffallende Beobachtung, dass sich bei Patienten mit einer tiefen und besonders mit einer sehr tiefen NTE innerhalb von dreißig Tagen nach ihrem Herzstillstand eine signifikant höhere Sterblichkeitsrate ergab ($p \leq 0{,}0001$), obwohl sie sich aus medizinischer Sicht nicht von den übrigen Patienten unterschieden. Ich kann mir das nicht recht erklären. Vielleicht haben Menschen nach einer so tief gehenden Erfahrung ihre Angst vor dem Tod gänzlich verloren, sodass sie sich von ihrem Körper lösen können. Man weiß, dass Menschen in der Lage sind, auf den Zeitpunkt ihres Sterbens Einfluss zu nehmen. Wenn eine Familie über den voraussichtlich nahen Tod von Vater oder Mutter sehr betrübt ist und alle Familienmitglieder rund um die Uhr am Sterbebett sitzen und weinen, kann der Sterbende nicht »loslassen«. Oft stirbt der Patient erst dann, wenn ihn die Familie für eine Weile alleine lässt. Und wenn jemand, der eigentlich im Sterben liegt, noch auf seine Tochter aus Australien wartet, wird er entgegen allen medizinischen Prognosen erst dann vom Leben Abschied nehmen können, wenn sie nach einigen Tagen eingetroffen ist. Jeder, der in einer Klinik oder einem Pflegeheim arbeitet, hat solche Fälle schon einmal erlebt.

Ermittelte Elemente einer NTE

Welche Elemente einer NTE wurden in unserer Studie genannt, und wie oft kamen sie vor?

Tabelle 7.3 Häufigkeit der Elemente einer NTE bei den 62 Patienten

Element	Zahl der Patienten	Prozentualer Anteil
Die Erkenntnis, tot zu sein	31	(50 %)
Positive Gefühle	35	(56 %)
Außerkörperliche Erfahrung	15	(24 %)
Bewegung durch den Tunnel	19	(31 %)
Kommunikation mit dem Licht	14	(23 %)
Farbwahrnehmung	14	(23 %)
Wahrnehmung einer himmlischen Landschaft	18	(29 %)
Begegnung mit verstorbenen Freunden und Angehörigen	20	(32 %)
Lebensrückblick (»Schau«)	8	(13 %)
Wahrnehmen einer Grenze	5	(8 %)

Die Hälfte aller Patienten mit einer NTE war sich bewusst darüber, tot zu sein, und hatte während der Erfahrung positive Gefühle.

30 Prozent hatten ein Tunnelerlebnis, nahmen eine himmlische Landschaft wahr oder begegneten Verstorbenen. Etwa ein Viertel hatte eine außerkörperliche Erfahrung, kommunizierte mit »dem Licht« oder nahm Farben wahr. 13 Prozent erlebten einen Lebensrückblick und 8 Prozent spürten eine Grenze. In unserer Studie wurden also alle bekannten Elemente einer NTE genannt. Niemand schilderte jedoch eine Furcht einflößende oder negative Erfahrung.

Faktoren, die das Entstehen einer NTE offenbar nicht beeinflussen

Lassen sich Ursachen dafür erkennen, warum sich einige Menschen an die Phase ihrer Bewusstlosigkeit erinnern konnten, die meisten aber nicht? Um diese Frage zu beantworten, verglichen wir alle registrierten Daten der 62 NTE-Patienten mit den Daten der 282 Probanden ohne NTE (siehe Tabelle 7.4). Zu unserem großen Erstaunen konnten wir weder aus der Dauer des Herzstillstands noch aus der Dauer der Bewusstlosigkeit signifikante Unterschiede herleiten. Es spielte keine Rolle, ob die schwerkranken Patienten, die nach komplizierten Reanimationen noch Tage oder Wochen im Koma lagen, zur Beatmung intubiert werden mussten oder nicht. Auch die dreißig Patienten, die während einer elektrophysiologischen Stimulation (EPS) im Herzkatheter-Raum einen Herzstillstand erlitten hatten und deren Herzschlag innerhalb von fünfzehn bis dreißig Sekunden mit Hilfe einer Defibrillation wieder angeregt worden war, zeigten keine Abweichung von den anderen Patienten. Es ergaben sich auch keine Unterschiede zwischen Patienten mit einem sehr lang anhaltenden oder einem sehr kurzen Herzstillstand. Der Grad oder die Schwere des entstandenen Sauerstoffmangels im Gehirn wirkte sich ebenso wenig auf das Auftreten einer NTE aus wie die verabreichte Medikation. Die meisten Patienten bekommen bei einem Herzinfarkt morphinartige Schmerzmittel; wenn sie nach einer komplizierten Reanimation an ein Beatmungsgerät angeschlossen werden, verabreicht man hoch dosierte Beruhigungsmittel. Auch psychische Ursachen, zum Beispiel

Todesangst, die bei einem Herzstillstand nur selten auftritt, hatten keine Auswirkung auf das Entstehen einer NTE, sie beeinflussten jedoch die Tiefe der Erfahrung. Es machte ebenfalls keinen Unterschied, ob Patienten in der Vergangenheit Informationen über Nahtoderfahrungen gehört oder gelesen hatten. Ebenso wenig spielte die religiöse Überzeugung eine Rolle, auch nicht ob jemand Agnostiker oder Atheist war, welchen Bildungsgrad er besaß oder welche Art der Ausbildung er genossen hatte.

Tabelle 7.4 Faktoren, die das Auftreten einer NTE nicht beeinflussen

1. Dauer des Herzstillstands	n. s.
2. Dauer der Bewusstlosigkeit	n. s.
3. Intubation (schwierige Reanimation)	n. s.
4. Erzeugter Herzstillstand (EPS)	n. s.
5. Verabreichte Medikation	n. s.
6. Todesangst	n. s.
7. Vorkenntnisse NTE	n. s.
8. Religion	n. s.
9. Bildungsstand	n. s.

n. s. = nicht signifikant

Faktoren, die das Entstehen einer NTE offensichtlich beeinflussen

Faktoren, die beim Auftreten von Nahtoderfahrungen offensichtlich eine Rolle spielen, sind zum einen ein Alter unter sechzig Jahren, zum anderen das erstmalige Erleiden eines Herzinfarkts. Allerdings waren die Patienten mit einem ersten Herzinfarkt auch jünger als 62 Jahre, und ihr Alter lag damit unter dem Durchschnittsalter der Teilnehmer an unserer Studie. Wenn Patienten bei ihrer Aufnahme ins Krankenhaus mehrfach reanimiert werden mussten, war die Wahrscheinlichkeit größer, dass sie von einer NTE berichteten. Auffallend war auch die Beobachtung, dass alle Patienten, die schon einmal in der Vergangenheit eine NTE gehabt hatten, in unserer Studie signifikant häufiger von einer weiteren Erfahrung dieser Art berichteten (siehe Tabelle 7.5).

Tabelle 7.5 Faktoren, die das Auftreten einer NTE beeinflussen

NTE werden häufiger bei:	
1. Alter unter 60 Jahren	$p = 0,012$
2. Erster Herzinfarkt (jünger!)	$p = 0,013$
3. Mehr als eine Reanimation im Krankenhaus	$p = 0,029$
4. Frühere NTE	$p = 0,035$
NTE werden seltener bei:	
Bleibenden Gedächtnisstörungen	$p = 0,011$
p bezeichnet das Maß der statistischen Signifikanz	
Bei $p \leq 0,05$ liegt ein signifikanter Unterschied vor	

Ein Reanimationsversuch, bei dem Komplikationen auftreten, kann zu einem langwierigen Koma führen. Viele Patienten, die tage- oder wochenlang bewusstlos an ein Beatmungsgerät angeschlossen waren, leiden wegen bleibender Gehirnschädigungen häufiger unter Störungen des Kurzzeitgedächtnisses. Je länger der Komazustand anhält, desto größer ist das Risiko einer sogenannten kognitiven Störung,[6] wie man sie auch nach einer schweren Gehirnerschütterung oder einem Schlaganfall beobachten kann. Es können manchmal Stunden, Tage oder gar Wochen aus dem Gedächtnis gelöscht sein. Diese Patienten berichteten in unserer Studie signifikant seltener von einer NTE (siehe Tabelle 7.5). Offensichtlich ist ein gut funktionierendes Gedächtnis eine Voraussetzung dafür, sich an seine NTE erinnern zu können.

Schlussfolgerungen aus der prospektiven Studie

Keine der Ursachen, die bis dahin für die Entstehung einer NTE in Betracht gezogen worden waren, konnte in dieser ersten großangelegten prospektiven Studie bestätigt werden, weder eine physiologische oder medizinische Erklärung (Sauerstoffmangel) noch eine psychologische (Todesangst) oder pharmakologische (eine verabreichte Medikation).

Vor allem entdeckten wir zu unserem Erstaunen, dass das Auftreten einer NTE nicht mit medizinischen Faktoren begreiflich zu machen war. Alle Patienten unserer Studie waren zeitweilig klinisch tot, und nur ein geringer Prozentsatz von ihnen berichtete von einem erweiterten Bewusstsein mit klaren Gedanken, Gefühlen, Erinnerungen – das in manchen Fällen in der Zeit, in der die Ärzte und Pflegekräfte mit der Reanimation beschäftigt waren, auch mit Wahrnehmungen aus einer Position außerhalb und oberhalb ihres leblosen Körpers einhergegangen war.

Wenn eine physiologische Ursache wie Sauerstoffmangel im Gehirn dieses klare Bewusstsein hervorrufen könnte, wäre zu erwarten gewesen, dass alle Patienten in unserer Studie von einer NTE berichtet hätten. Sämtliche Patienten waren bewusstlos, da es bei ihnen allen infolge eines Herzstillstands zu einem Kreislaufzusammenbruch, zu Atemstillstand und zum Ausfall aller Körper- und Hirnstammreflexe gekommen war. Auch ein gesundheitlich kritischer Zustand – wie etwa ein langwieriges Koma oder eine schwierige Reanimation – entschied nicht darüber, ob Patienten von einer NTE berichteten oder nicht, außer wenn als Nachwirkung eine Gedächtnisstörung zurückgeblieben war.

Ebenso ist die psychologische Erklärung nicht akzeptabel, weil die meisten Patienten bei ihrem Herzstillstand keine Todesangst empfanden, denn ein Herzstillstand ereignet sich gewöhnlich so plötzlich, dass sie meist nichts davon gemerkt hatten. In den meisten Fällen konnten sie sich überhaupt nicht mehr an ihre Reanimation erinnern.

Zu diesem Ergebnis war auch Greyson in seiner Studie gekommen, die nur die subjektiven Angaben der Patienten nach ihrer Reanimation zusammengetragen hatte. Aus ihnen ging hervor, dass den meisten Patienten nicht einmal bewusst gewesen war, dass sie einen Herzstillstand erlitten hatten. Ähnlich wie nach einem Ohnmachtsanfall wussten sie nicht genau, was eigentlich passiert war, als sie wieder zu sich kamen.

Eine pharmakologische Erklärung konnte ebenfalls ausgeschlossen werden, da die verabreichte Medikation keine Auswirkung darauf hatte, ob die Patienten von einer NTE berichteten oder nicht.

Befunde der Langzeitstudie

Nach zwei Jahren waren 19 der 62 NTE-Patienten verstorben, sechs lehnten ein weiteres Interview ab. Daher kamen noch 37 Patienten für das zweite Interview in Betracht (siehe Tabelle 7.6). Von den 17 Patienten mit einem niedrigen Punktewert ergab sich bei sieben auch weiterhin ein niedriger Wert. Vier Patienten, die nur »positive Gefühle« beschrieben hatten, wiesen mit nur einem Punkt den niedrigsten Wert auf. Bei sechs dieser Probanden stellte sich im Nachhinein heraus, dass sie zur damaligen Zeit keine NTE gehabt hatten. Ihre Erfahrung war wohl im ersten Gespräch als mögliche NTE mit einem Punkt bewertet worden, weil sie »das Gefühl hatten zu sterben«. Bei dem Tiefeninterview nach zwei Jahren konnte ihre Nahtoderfahrung nicht bestätigt werden. So wurden diese Probanden nach dem zweiten Interview der Patientengruppe ohne NTE zugeordnet (siehe Tabelle 7.6). Um eine in Alter und Geschlecht vergleichbare Kontrollgruppe von Patienten zusammenzustellen, die einen Herzstillstand ohne NTE überlebt hatten, mussten wir insgesamt 75 Menschen ansprechen, bis sich 37 für ein zweites Interview bereitfanden. Es stellte sich nachträglich heraus, dass vier Probanden dieser Gruppe ebenfalls eine NTE gehabt hatten, zwei eine Erfahrung mit einem niedrigen Punktewert und zwei eine Kernerfahrung, sodass sie nach dem zweiten Interview der Gruppe mit einer NTE zugeordnet wurden. Das erste Interview hatte für sie wahrscheinlich zu kurzfristig nach ihrer Reanimation stattgefunden, zu diesem Zeitpunkt wollten oder konnten sie noch nicht über ihre NTE sprechen.[7]

Tabelle 7.6 Die Zahl der Patienten, die in der 1., 2. und 3. Phase der Studie interviewt wurden

	Insgesamt 344 Patienten	
	Mit NTE	Ohne NTE
1. Phase (1988–1992)	62 Patienten (18 %)	282 Patienten (82 %)
2. Phase (1991–1993)	37 (–6+4) = 35 Patienten	37 (+6–4) = 39 Patienten
	19 verstorben (31 %)	38 verstorben oder
	6 Interview abgelehnt	Interview abgelehnt
3. Phase (1997–1998)	23 Patienten	15 Patienten
	11 verstorben	20 verstorben
	1 kein Interview	4 kein Interview

Nach zwei Jahren konnten wir also insgesamt 74 Teilnehmer befragen: 35 Patienten, deren NTE sich im zweiten Interview sicher nachweisen ließ, und 39 ohne NTE (siehe Tabelle 7.6). Nach acht Jahren bemühten wir uns um ein drittes Interview mit diesen Patienten. Elf Patienten mit einer NTE waren verstorben, 24 waren noch am Leben, einem Patienten, der an Gedächtnisstörungen litt, war eine Teilnahme nicht mehr möglich, sodass wir letztlich 23 Patienten mit einer NTE ein drittes Mal interviewen konnten. Von den Teilnehmern ohne NTE konnten wir nach acht Jahren noch fünfzehn befragen. Zwanzig Patienten waren verstorben und vier waren nicht mehr in der Lage, unter anderem wegen Demenz, in einem dritten Interview Rede und Antwort zu stehen. Wir konnten also bei 23 Patienten mit einer NTE und bei fünfzehn Patienten ohne NTE vergleichen, welches Veränderungsmuster sich nach zwei und nach acht Jahren ergeben hatte.

Resultate der Langzeitstudie

Die späteren Interviews wurden anhand eines standardisierten Formulars durchgeführt, das 34 Fragen zu den Lebensveränderungen der Patienten enthielt.[8] Bei den 74 Patienten, die wir nach zwei Jahren für ein Interview ansprechen konnten, ergaben sich zu 13 der insgesamt 34 Punkte des Fragebogens signifikante Unterschiede zwischen Patienten mit und ohne NTE (siehe Tabelle 7.7). Die Resultate des zweiten Interviews machten deutlich, dass sich die Furcht vor dem Tod bei Menschen mit einer NTE signifikant verringert hatte, während der Glaube an ein persönliches Weiterleben nach dem Tod signifikant zugenommen hatte. Weitere signifikante Unterschiede zwischen den beiden Gruppen ergaben sich im Hinblick auf soziale und religiöse Gesichtspunkte: die Bereitschaft, die eigenen Gefühle zu zeigen, die Neigung, andere zu akzeptieren, und eine liebevollere, von Verständnis für sich und andere getragene Lebenshaltung. Desgleichen hatten die Patienten mit einer NTE eine stärkere Bindung an ihre Familie, ein gesteigertes Interesse an Spiritualität und Sinnfragen sowie eine höhere Wertschätzung für die alltäglichen Dinge des Lebens entwickelt, während sie ein geringeres Interesse an Geld, Besitz und äußeren Normen zeigten. Wir fragten diese 13 Gesichtspunkte dann bei *denselben* Patienten noch ein zweites Mal nach acht Jahren ab (siehe Tabelle 7.7). Es war auffallend, dass auch bei Menschen, die keine NTE erlebt hatten, nach acht Jahren deutlich sichtbare Veränderungsprozesse eingesetzt hatten. Trotzdem waren immer noch relevante Unterschiede zwischen den Patienten mit und ohne NTE erkennbar, auch wenn diese jetzt weniger ausgeprägt waren. Uns fiel weiterhin auf, dass die Veränderungsprozesse der NTE-Patienten, die schon nach zwei Jahren eingesetzt hatten, sich nach acht Jahren noch weiter verstärkt hatten. Dasselbe galt auch für die Patienten ohne NTE. Zusammenfassend kann man sagen, dass sich alle Patienten acht Jahre nach ihrem Herzstillstand in vielerlei Hinsicht verändert hatten: Ihr Interesse an der Natur, an der Umwelt und an sozialer Gerechtigkeit war gewachsen, sie zeigten mehr Liebe und Gefühle, sie waren hilfsbereiter und beteiligten sich stärker am Familienleben. Dennoch waren zwischen beiden Patientengruppen immer noch markante Unterschiede auszumachen. NTE-Betroffene hatten weniger Angst vor dem Tod und glaubten stärker an ein persönliches Weiterleben nach dem Tod. Ihr Interesse an Spiritualität und Sinnfragen wuchs und sie zeigten mehr Liebe und Akzeptanz für sich und andere. Ihre Wertschätzung für die täglichen Dinge des Lebens nahm weiter zu, während ihnen Geld, Besitz und Macht nun noch weniger bedeuteten. Bei Menschen ohne NTE nahm das Interesse an Spiritualität dagegen in auffallender Weise ab, während die Furcht vor dem Tod zunahm (siehe Tabelle 7.7).

In den späteren Interviews erwies sich die NTE als ein Phänomen, das neue Einsichten in all jenes gewährt, was im Leben wichtig ist: Mitgefühl, bedingungslose Liebe und Selbstannahme – einschließlich der eigenen Schattenseiten –, Akzeptanz anderer und der Natur. Die meisten Menschen fürchteten sich nicht mehr vor dem Tod. In den Gesprächen wurde auch deutlich, dass sich intuitive Gefühle, einschließlich des Gefühls der Verbundenheit mit anderen Menschen und der Natur, bei Menschen nach einer NTE sehr verstärkt hatten. Sie hatten nun – wie sie es selbst oft nannten – »übersinnliche Fähigkeiten«. Diese unvermittelt einsetzenden starken Intuitionen können zu großen Problemen führen. Urplötzlich kann man sich ganz genau in eine andere Person einfühlen, was sehr beängstigend sein kann; man wird hellsichtig, hat Ahnungen und Visionen. Diese Intuitionen waren manchmal sehr weitreichend; Menschen »wussten« auf einmal von den Empfindungen und dem Kummer anderer und konnten auch voraussagen, wann jemand sterben wird – ein Gefühl, das sich oft als zutreffend erwies. Es fühlte sich folgendermaßen an: »Man hat das Gefühl, man sei eine andere Person, aber mit der gleichen Identität«. Es ist nach wie vor erstaunlich, dass ein Herzstillstand, der nur wenige Minuten dauert, einen solchen lebenslangen Veränderungsprozess auslösen kann.

Tabelle 7.7 Unterschiede in den Veränderungen nach zwei und acht Jahren, bezogen auf die Bereiche, die sich bei Menschen mit und ohne NTE nach zwei Jahren signifikant unterschieden hatten

| | Nach zwei Jahren | | Nach acht Jahren | |
	Mit NTE n=23	Ohne NTE n=15	Mit NTE n=23	Ohne NTE n=15
Zusammenstellung der Lebensveränderungen				
Soziale Haltung				
1. Eigene Gefühle zeigen	+42	+16	+78	+58
2. Akzeptanz anderer	+42	+16	+78	+41
3. Liebevoller, empathischer	+52	+25	+68	+50
4. Verständnis für andere	+36	+8	+73	+75
5. Familienbindung	+47	+33	+78	+58
Religiöse Haltung				
6. Einsicht in den Sinn des Lebens	+52	+33	+57	+66
7. Gefühl einer inneren Bedeutung des Lebens	+52	+25	+57	+25
8. Interesse an Spiritualität	+15	−8	+42	−41
Haltung zum Tod				
9. Angst vor dem Tod	−47	−16	−63	−41
10. Glaube an ein Leben nach dem Tod	+36	+16	+42	+16
Sonstige				
11. Interesse an einer Bedeutung des Lebens	+52	+33	+89	+66
12. Bessere Selbsterkenntnis	+58	+8	+63	+58
13. Wertschätzung alltäglicher Dinge	+78	+41	+84	+50

In der Tabelle sind die Prozentsätze aller positiven [(+1) und (+2)] und negativen [(−1) und (−2)] Veränderungen aufgeführt, die bei denselben Patienten mit und ohne NTE nach zwei und acht Jahren ermittelt wurden. Um ein Beispiel zu geben: Auf die Frage »Haben

Sie Interesse an Spiritualität?« war als Antwort möglich: Mein Interesse hat: stark zugenommen (+2), etwas zugenommen (+1), nicht zugenommen (0), sich etwas verringert (−1), sich stark verringert (−2). Nach zwei Jahren gaben 15 Prozent der Menschen mit NTE die Werte (+1) oder (+2) an, nach acht Jahren war in dieser Gruppe der Anteil derer, die sich für Spiritualität interessierten, sogar auf 42 Prozent gestiegen. In der Kontrollgruppe waren es 8 Prozent, die diese Frage nach zwei Jahren mit (−1) oder (−2) bewerteten, nach acht Jahren war das Interesse an Spiritualität bei 41 Prozent dieser Patienten weiter gesunken.

Kommentar zur niederländischen Studie über NTE

Dank des Artikels in The Lancet und der zugehörigen Pressemitteilung wurde unserer prospektiven niederländischen Studie zur NTE im Dezember 2001 weltweit sehr viel Beachtung zuteil. Sie fand nicht nur auf den Titelblättern aller bedeutenden Zeitungen in Europa, Amerika, Kanada und Australien Erwähnung, sondern kam auch in Ländern wie Russland, China, Indien, Sri Lanka, Japan, Brasilien und Argentinien in die Schlagzeilen. Wir Forscher hatten ein solch großes Interesse ganz gewiss nicht erwartet. Tagelang musste ich meine Sprechstunden verlegen, um allen Interviewanfragen in- und ausländischer Zeitungen, Radio- und Fernsehsender gerecht werden zu können. Wir erhielten Hunderte von E-Mails mit positiven Reaktionen von Menschen mit Nahtoderfahrungen, die sich in dieser Studie bestätigt sahen. Es gab auch Reaktionen von Ärzten, die selbst eine NTE erlebt hatten und bisher nie mit ihren Kollegen darüber sprechen konnten. Dr. Pam Kircher, die in Amerika als Allgemeinmedizinerin und praktizierende Ärztin in einem Hospiz tätig ist, veröffentlichte den folgenden Kommentar:

»Van Lommels Artikel, den alle Ärzte lesen sollten, stellt einen Meilenstein dar. Er beschreibt die größte prospektive Studie zur NTE nach einem Herzstillstand. Und was ebenso wichtig ist: Es ist eine Studie, die Menschen bis zu acht Jahren nach ihrer NTE begleitete. Ich möchte allen Lesern raten, sich den vollständigen Artikel aus *The Lancet* zu besorgen, um ihn ihrem eigenen Arzt als Lektüre zu empfehlen. Damit würden sie ihrem Hausarzt einen großen Dienst erweisen. Und ich glaube, dass die Ergebnisse in van Lommels Studie Ärzte und andere Krankenhausmitarbeiter dazu anregen, Patienten nach einem Herzstillstand zu fragen, ob sie möglicherweise eine NTE hatten.«

Und der Arzt Dr. Jeffrey Long schrieb:

»Im Namen aller Menschen mit einer NTE gratuliere ich van Lommel zu seiner brillanten Untersuchung.«

Aber in wissenschaftlichen und medizinischen Kreisen waren die Reaktionen gemischt. In meinem eigenen Krankenhaus gab es neben zahlreichen positiven auch eher verhaltene Stellungnahmen, und manche Kollegen äußerten sich gar nicht zu der Publikation.

Seit ihrer Veröffentlichung im Jahr 2001 wurde die Studie nicht nur vielfach in wissenschaftlichen Artikeln und Büchern sowie Radio- und Fernsehsendungen zitiert, auch andere Publikationen verweisen immer wieder darauf. Im September 2001 überreichte mir Professor Janice Holden in Amerika den »Bruce Greyson Research Award« der IANDS (International Association of Near-Death-Studies). Und im September 2006 wurde mir anlässlich meines Vortrages über unsere Studie auf dem World Congress of Clinical and Preventive Cardiology in Neu-Delhi vom indischen Präsidenten Dr. A. P. J. Abdul Kalam der »Life Time Achievement Award« verliehen.

Soweit mir bekannt ist, erschien – abgesehen von dem etwas kritischen Kommentar in *The Lancet* selbst – in keiner wissenschaftlichen Zeitschrift eine negative Kritik zu unserer Studie. In den Niederlanden wurde ich jedoch von dem Gynäkologen und Vorsitzenden des »Vereins gegen Quacksalberei« Dr. C. Renckens sehr scharf kritisiert. Er stellt unsere Studie zur NTE nicht nur in einen

Zusammenhang mit »dem Multiple-Persönlichkeit-Syndrom, dem Chronische-Müdigkeit-Syndrom, der Fibromyalgie und dem ›alien abduction syndrome‹«, sondern sieht sich auch dazu berechtigt, mich »einen gestörten Propheten mit einer prämorbiden Quacksalberpersönlichkeit« zu nennen.

In Belgien erschien ebenfalls eine undifferenzierte Kritik von Prof. Dr. W. Betz, Hochschullehrer für Allgemeinmedizin in Brüssel und Mitglied der Stiftung SKEPP.[9] Erste Reaktionen von Prof. Dr. W. Betz auf unsere Studie erschienen in einem Artikel in *HP/De Tijd* vom 29. Dezember 2001: »Wenn Wissenschaftler anfangen, Blödsinn zu verzapfen, muss jemand die Öffentlichkeit darauf hinweisen.« Nach Auffassung der Zeitung handelte es sich um »Teufelszeug«, es sei »einfach postmodernistische Bauernfängerei«. Und er betitelte die Studie als »Pseudowissenschaft«, »Nonsens« und »einen wahren Kult«. Über mich schrieb er: »Van Lommel gehört einer Sekte an.« Er assoziierte die Studie mit »Astralkörpern, Paranormalität und Graphologie«. Eine NTE bezeichnete er als »eine Halluzination« und versuchte, den von uns publizierten Bericht über die außerkörperliche Erfahrung, in der die Zahnprothese eine Rolle spielte (siehe S. 48), mit Hilfe von Unterstellungen anzuzweifeln. So ging er von der Unaufrichtigkeit des Pflegers und unserer Unglaubwürdigkeit als Autoren des Artikels aus. Er schrieb: »Enthusiastische Wissenschaftler, beseelt von der Richtigkeit ihres Tuns, sind nur allzu gerne bereit, den Opfern einer NTE beim Wiederfinden ihrer Erinnerungen zu ›helfen‹.« Er suggeriert damit, man könne jemandem auch Jahre nach einem Herzstillstand eine NTE einreden. In einem Interview in *Humo* bezeichnete er unsere Studie als »kompletten Unsinn« und behauptete, in »der Publikation hapert es an allen Ecken und Enden«. Professor Betz beschließt seinen Kommentar mit den Worten: »Stellen Sie sich nur einmal vor, an van Lommels Behauptungen wäre etwas dran, ... sagen Sie mal selbst, wäre das nicht äußerst merkwürdig?«

Vergleich mit prospektiven Studien zur NTE in Amerika und Großbritannien

In einer amerikanischen[10] und zwei englischen Studien,[11] die ähnlich aufgebaut waren wie unsere niederländischen Studie und ebenfalls an Patienten mit Herzstillstand durchgeführt wurden, ergab sich fast der gleiche Anteil an Nahtoderfahrungen. Keine dieser vier Studien, an denen insgesamt 562 Patienten beteiligt waren, konnte eine eindeutige wissenschaftliche Erklärung für das Auftreten einer NTE anbieten.

Tabelle 7.8 Vier prospektive Studien über NTE bei Herzpatienten

Niederländische Studie (2001): 344 Patienten
18 % NTE; 12 % NTE mit Wert 6 oder höher; 6 % mit Wert 1–5
Amerikanische Studie (2003): 116 Patienten
15,5 % NTE; 9,5 % NTE mit Wert 6 oder höher; 6 % mit Wert 1–5
Englische Studie 1 (2001): 63 Patienten
11 % NTE; 6,3 % NTE mit Wert 6 oder höher; 4,8 % mit Wert 1–5
Englische Studie 2 (2006): 39 Patienten
23 % NTE; 18 % NTE mit Wert 6 oder höher; 5 % mit Wert 1–5
Schlussfolgerungen der vier Studien mit insgesamt 562 Patienten:
1. Bei Herzstillstand wird der gleiche Prozentsatz an NTE nachgewiesen.
2. Es gibt keine physiologische oder psychologische Erklärung für eine NTE.
3. Eine NTE tritt während eines Herzstillstands auf.
4. Bei einem Herzstillstand fallen alle Gehirnfunktionen aus.

Die amerikanische Studie[12]

In Bruce Greysons amerikanischer prospektiver Studie wurden auf der kardiologischen Station einer Universitätsklinik insgesamt 1595 Patienten interviewt. Es stellte sich heraus, dass 5 Prozent der Herzpatienten schon einmal eine NTE hatten. Bei Patienten ohne Herzstillstand waren es nur 2 Prozent. Wir haben jedoch diejenige Studie zum Vergleich herangezogen, die sich auf die 116 Patienten mit einem Herzstillstand bezog. Von ihnen berichteten 9,5 Prozent von einer NTE mit einem Punktewert von mindestens 6, und 6 Prozent hatten nach eigener Aussage eine NTE mit einem geringeren Punktewert. Insgesamt schilderten also 15,5 Prozent der Patienten eine NTE, die unseren weiter gefassten Kriterien entsprach. Auch aus dieser Studie ging hervor, dass die Menschen mit einer NTE durchschnittlich jünger waren. In den medizinischen Unterlagen waren keine systematischen Untersuchungen zu physiologischen, psychologischen und pharmakologischen Faktoren verzeichnet. Diagnosen wie »klinisch tot«, »dem Tode nahe« oder »außer Lebensgefahr« basierten nicht auf objektiven Kriterien, sondern auf den Aufzeichnungen der Patienten. Da sich die meisten von ihnen aber überhaupt nicht an ihre Reanimation erinnern konnten, wurde in dieser Studie nur selten jemand als »klinisch tot« bezeichnet. Auch diagnostizierten sich die Patienten selbst und bezeichneten ihren Zustand nachher als »bewusstlos«, »bei vermindertem Bewusstsein« oder »bei normalem Bewusstsein«.

In dieser Untersuchung wurden also leider überwiegend subjektive und nur wenige objektive medizinische Sachverhalte erfasst. Greyson zieht das Fazit, dass keines der eindeutig physiologischen oder psychologischen Modelle alle Aspekte einer NTE erklären könne. Das Paradoxon, dass gerade in einer Phase, in der die Durchblutung des Gehirns vollkommen zum Erliegen kommt, ein erweitertes und klares Bewusstsein sowie logische Denkprozesse möglich sind, wirft besonders heikle Fragen zu unserem heutigen Verständnis von Bewusstsein und der Beziehung zwischen Bewusstsein und Gehirnfunktionen auf. Wenn klare Wahrnehmungen und die damit verbundenen komplexen Prozesse in einer Phase möglich sind, in der der klinische Tod des Patienten eindeutig nachgewiesen ist, gerät die Vorstellung, dass das Bewusstsein ausschließlich im Gehirn lokalisiert sei, ins Wanken.

Die erste englische Studie[13]

Die englische prospektive Studie von Sam Parnia und Peter Fenwick bezog 63 Patienten ein, die während einer einjährigen Untersuchungsperiode im Krankenhaus von Southampton einen Herzstillstand überlebt hatten. Vier Patienten (6,3 Prozent) berichteten von einer NTE; drei Patienten (4,8 Prozent) hatten eine Erfahrung mit einem niedrigen Punktewert. Nach unseren weiter gefassten Kriterien hatten also insgesamt 11 Prozent der Patienten eine NTE. Als objektive Daten wurden nur die Blutgaswerte (O_2 und CO_2, siehe Kapitel 6) und die jeweilige Medikation erfasst. Für eine statistische Analyse war die Zahl der Patienten in dieser Studie zu gering. Bemerkenswerterweise brachten die Versuchsleiter ebenfalls verborgene Zeichen in den Krankenzimmern der Herzstation auf Deckenhöhe an. Doch wie in unserer Studie hatte auch hier leider keiner der Patienten eine außerkörperliche Erfahrung, die mit der Wahrnehmung eines dieser Objekte einherging. Die Autoren schreiben in ihrem Artikel, die Daten legten nahe, dass sich eine NTE in der Zeit der Bewusstlosigkeit abspiele. Diese Schlussfolgerung versetzte sie in Erstaunen, denn wenn die Gehirntätigkeit so weit ausgefallen ist, dass der Patient tief komatös ist, müssen alle Gehirnstrukturen, die subjektive Erfahrungen und Erinnerungen ermöglichen, stark beschädigt sein. Komplexe Erfahrungen, wie sie nach einer NTE beschrieben werden, könnten zu einem solchen Zeitpunkt entweder nicht zustande kommen oder nicht in Erinnerung bleiben. Man würde bei solchen Patienten auch keine subjektiven Erfahrungen erwarten, da alle Gehirnzentren, die bewusste Erfahrungen generieren, insbesondere aufgrund des aufgetretenen Sauerstoffmangels ausgefallen sind. Und tatsächlich hatten ja auch etwa 80 Prozent der Patienten mit einem Herzstillstand in den vier prospektiven Studien zur NTE keine subjektiven Erinnerungen erwähnt.

Eine andere häufig angeführte Erklärung für die Erfahrungen ist, dass diese zu Beginn der Ausfallerscheinungen auftreten oder dann, wenn das Bewusstsein wieder einsetzt. Da sich jedoch Elemente einer außerkörperlichen Erfahrung im bewusstlosen Zustand, etwa die Schilderung der eigenen Reanimation, nachweisen lassen, halten Parnia und Fenwick diese Erklärung für äußerst unwahrscheinlich.

Die zweite englische Studie[14]

Penny Sartori führte in England über einen Zeitraum von vier Jahren eine weitere Studie zur NTE in einem etwas kleineren Umfang durch. In ihr berichtet nur ein Prozent der 243 Patienten, die ihre Behandlung auf der Intensivstation überlebt hatten, von einer NTE. Von den 39 Patienten, die einen Herzstillstand hatten, schilderten 18 Prozent eine NTE, und 5 Prozent hatten eine außerkörperliche Erfahrung, ohne andere Elemente einer NTE zu erwähnen. Insgesamt beschrieben also 23 Prozent der Patienten eine NTE, wenn man unsere weiter gefassten Kriterien zugrunde legt. Sartori gibt an, dass nur zwei Patienten ihre tiefe NTE »spontan« geschildert hätten, alle anderen Nahtoderfahrungen kamen in den gezielten Interviews zur Sprache. Dies beruht sicherlich auf der Zurückhaltung der Patienten, die ich bereits in Kapitel 4 geschildert habe.

Ähnlich wie in unserer Untersuchung starben im Verlauf der englischen Studie drei NTE-Patienten schon sehr bald nach ihrem Herzstillstand. Auch in dieser Untersuchung hatte man verborgene Symbole angebracht, doch sie wurden während keiner der Nahtoderfahrungen bemerkt. Einer der Patienten beschrieb seine außerkörperliche Erfahrung allerdings sehr detailliert und viele Aspekte dieser Schilderung erwiesen sich bei Nachfragen als richtig.[15] Als Sartori erfolgreich reanimierte Patienten einer Kontrollgruppe ohne NTE bat, ihre eigene Reanimation zu beschreiben, machten sehr viele von ihnen entscheidende Fehler. Zum selben Ergebnis war auch schon der Kardiologe Sabom in seiner Studie gekommen.[16] In Sartoris Untersuchung konnten weder die jeweilige Medikation noch die registrierten Blutgaswerte (O_2 und CO_2) als Ursache für das Auftreten einer NTE ermittelt werden. Für eine statistische Analyse reichte die Zahl der Patienten jedoch auch hier nicht aus. Sartori schlussfolgert, dass eine NTE so lange ein unerklärliches Phänomen bleibe, wie wir in der gängigen wissenschaftlichen Sichtweise verharrten, dass Bewusstsein eine Nebenerscheinung neurologischer Prozesse sei. Die Tatsache, dass Menschen Bewusstseinserfahrungen aus einer Phase beschreiben, in der das Gehirn keine Aktivität mehr zeigt, lässt sich ihrer Ansicht nach nicht ohne weiteres mit den derzeitigen wissenschaftlichen Auffassungen in Einklang bringen.

Fazit

Obwohl der Inhalt unseres Bewusstseins in bedeutendem Maße von der neuronalen Aktivität im Gehirn abhängt, gilt das nicht für bewusste Aufmerksamkeit ... Es erscheint mir immer vernünftiger anzunehmen, dass Bewusstsein eine eigene gesonderte Substanz sein könnte.

Wilder Penfield, Neurochirurg, 1891–1976

Nur in der großangelegten niederländischen Studie konnten die Faktoren, die die Entstehung einer NTE möglicherweise beeinflussen, statistisch ausgewertet werden. Dabei konnten wir die bisher in Betracht gezogenen physiologischen, psychologischen und pharmakologischen Ursachen nicht bestätigen. Unsere Studie umfasste als erste überhaupt eine Langzeituntersuchung, in der mit Hilfe von Interviews nach zwei und acht Jahren Veränderungsprozesse von Patienten mit und ohne NTE miteinander verglichen worden waren. Daraus ergab sich zum einen ein spezifisches Veränderungsmuster für Patienten mit einer NTE, zum andern wurde deutlich, wie langwierig und mühsam sich der Prozess der Integration dieser Veränderung in den Alltag gestaltete. Auch Patienten, die einen Herzstillstand ohne NTE überleben, verändern sich mit der Zeit, jedoch in anderer Weise.

Aufgrund der vier prospektiven Studien mit Patienten, die einen Herzstillstand überlebt haben, kommen wir unweigerlich zu dem

Schluss, dass die Patienten alle beschriebenen Elemente einer NTE in der Phase ihres Herzstillstands, in der die Gehirndurchblutung vollständig zum Erliegen gekommen war, erlebt haben. Doch die Frage, wie das möglich sein kann, bleibt unbeantwortet.

Wissenschaftliche Studien zum Phänomen NTE machen uns die Grenzen unserer heutigen medizinischen und neurophysiologischen Vorstellungen von den unterschiedlichen Aspekten des menschlichen Bewusstseins und der Beziehung des Gehirns zu Erinnerung und Bewusstsein deutlich. Nach dem heute geltenden Paradigma werden Erinnerung und Bewusstsein von großen Neuronengruppen oder neuronalen Netzen erzeugt. Da sich die Ursache und der Inhalt einer NTE jedoch durch die zuvor genannten Theorien nicht beweisen lassen, muss das bisher allgemein anerkannte, aber nie bewiesene Konzept einer Lokalisation des Bewusstseins im Gehirn offenbar zur Diskussion gestellt werden.

Denn wie könnte jemand ein sehr klares Bewusstseinserleben außerhalb des Körpers haben, während er klinisch tot ist und das Gehirn zeitweilig nicht funktioniert? Was geschieht genau, wenn das Gehirn nicht mehr mit Blut versorgt wird? Und was wissen wir eigentlich über die normale Funktion des Gehirns? In den folgenden Kapiteln werde ich ausführlich auf diese wichtigen Fragen eingehen.

8. Was geschieht im Gehirn, wenn das Herz plötzlich stehen bleibt?

Unsere Aufgabe besteht weniger darin, zu sehen, was niemand je zuvor wahrgenommen hat; wir sollten vielmehr darüber nachdenken, was man alles wahrnehmen kann, denn darüber haben wir bisher noch nicht genügend nachgedacht.
Erwin Schrödinger, Quantenphysiker und Nobelpreisträger, 1887–1961

Einleitung

Die vier prospektiven Studien zur NTE, die im vorigen Kapitel besprochen wurden, kommen alle zu *einem* gemeinsamen Schluss: In einer Phase der Bewusstlosigkeit sind Bewusstseinserfahrungen möglich, die mit Erinnerungen und manchmal auch mit Wahrnehmungen verbunden sind. In einer solchen Phase weist das Gehirn keine messbare Aktivität mehr auf und alle Gehirnfunktionen, wie Körperreflexe, Hirnstammreflexe und Atmung, sind ausgefallen. Ein klares Bewusstsein ist offenbar unabhängig vom Gehirn und damit unabhängig vom Körper erfahrbar. Der eindeutige Nachweis, dass eine NTE nicht etwa kurz vor oder kurz nach einem Herzstillstand, sondern *während* eines Zustandes klinischen Todes erlebt wird, macht eine solche Schlussfolgerung plausibel. Diese Erkenntnis konnte man nur mit prospektiv angelegten Studien gewinnen. Denn nur hier ließen sich die während der NTE wahrgenommenen Umgebungsdetails direkt nach deren Schilderung inhaltlich überprüfen. Ein gutes Beispiel für eine solche Wahrnehmung ist die Geschichte des Patienten mit der verschwundenen Zahnprothese (siehe Kapitel 3).

Es ist wichtig, den Moment, in dem sich eine Nahtoderfahrung ereignet, genau zu bestimmen. Denn aus ihm ergibt sich die zwingende Schlussfolgerung, dass die NTE tatsächlich zu einer Zeit erlebt wird, in der im Gehirn keine Aktivität mehr messbar ist und alle Gehirnfunktionen ausgefallen sind. Deshalb muss die allgemein anerkannte, aber nie bewiesene These, dass Bewusstsein und Erinnerungen im Gehirn lokalisiert sind, zur Diskussion gestellt werden. Denn wenn die heute gängige Vorstellung von der Produktion des Bewusstseins im Gehirn zuträfe, ergäbe sich daraus mit logischer Konsequenz, dass das Bewusstsein immer dann ausfallen müsste, wenn im Gehirn keine Aktivität mehr vorliegt. In den meisten Fällen, in denen es zu einem klinischen Tod, einem Koma oder einem Hirntod kommt, wird dies ja auch berichtet. Aber wie die Studien zur NTE beweisen, gibt es auch Ausnahmefälle, die dieser Regel nicht entsprechen und die uns zwingen, die Beziehung zwischen Gehirn und Bewusstsein neu zu überdenken.

Das Paradox eines klaren Bewusstseins während eines Ausfalls der Gehirnfunktionen

Wie erwähnt, führten die vier prospektiven Studien zur NTE zu auffällig gleich lautenden Schlussfolgerungen. In unserem Artikel in *The Lancet* erklärten wir:

»Wissenschaftliche Studien zum Phänomen NTE machen uns die Grenzen unserer heutigen medizinischen und neurophysiologischen Vorstellungen von den unterschiedlichen Aspekten des menschlichen Bewusstseins und der Beziehung des Gehirns zu Erinnerung und Bewusstsein deutlich.«[1]

Bruce Greyson zieht das Fazit:

»Das Paradoxon, dass gerade in einer Phase, in der die Durchblutung des Gehirns vollkommen zum Erliegen kommt, ein erweitertes und klares Bewusstsein sowie logische Denkprozesse möglich sind, wirft besonders heikle Fragen zu unserem heutigen Verständnis von Bewusstsein und der Beziehung zwischen Bewusstsein und der Gehirntätigkeit auf. Wenn klare Wahrnehmungen und die damit verbundenen komplexen Wahrnehmungsprozesse in einer Phase möglich sind, in der der klinische Tod des

Patienten eindeutig nachgewiesen ist, gerät die Vorstellung, das Bewusstsein sei ausschließlich im Gehirn lokalisiert, ins Wanken.«[2]

Sam Parnia und Peter Fenwick schrieben in ihrem Resümee:

»Die Daten legen nahe, dass die NTE in der Zeit der Bewusstlosigkeit entsteht. Das ist eine erstaunliche Schlussfolgerung, denn wenn die Gehirntätigkeit so weit ausgefallen ist, dass sich der Patient in einem tief komatösen Zustand befindet, müssen alle Gehirnstrukturen, die subjektive Erfahrungen und Erinnerungen ermöglichen, stark geschädigt sein. Komplexe Erfahrungen, wie sie nach einer NTE beschrieben werden, können zu einem solchen Zeitpunkt entweder nicht zustande kommen oder nicht in Erinnerung bleiben. Man würde bei solchen Patienten auch keine subjektiven Frfahrungen erwarten, weil alle Gehirnzentren, die bewusste Erfahrungen generieren, gerade wegen des aufgetretenen Sauerstoffmangels ausgefallen sind.«[3]

Penny Sartori zieht schließlich den Schluss:

»Solange wir in der gängigen wissenschaftlichen Perspektive verharren, dass Bewusstsein eine Nebenerscheinung neurologischer Prozesse ist, bleibt die NTE ein unerklärliches Phänomen. Die Tatsache, dass Menschen Bewusstseinserfahrungen aus einer Phase beschreiben, in der das Gehirn keine Aktivität mehr zeigt, lässt sich nicht ohne weiteres mit den derzeitigen wissenschaftlichen Auffassungen in Einklang bringen.«[4]

Diese NTE-Forscher gehen von der Annahme aus, dass das Gehirn keine Aktivität mehr aufweist, wenn bei einem Herzstillstand die Blutzufuhr zum Gehirn unterbrochen ist. Um diese These zu erhärten, muss der Funktionsverlust jedoch sicher nachgewiesen werden. Es ist also äußerst wichtig zu untersuchen, was genau im Gehirn geschieht, wenn das Herz nicht mehr schlägt und daher kein Blut mehr zum Gehirn gepumpt wird. Wenn Blutdruck und Atmung aussetzen, tritt sofort Bewusstlosigkeit ein und alle Körper- und Hirnstammreflexe funktionieren nicht mehr. Aber sind in einem solchen Moment tatsächlich alle Gehirnfunktionen ausgefallen? Lässt sich das überhaupt messen? Kommt die elektrische Aktivität des Gehirns wirklich zum Erliegen, sodass das EEG eine Null-Linie zeigt? Gibt es dazu wissenschaftliche Untersuchungen?

Der Ausfall der Gehirnaktivität während eines Herzstillstands ist messbar

Aus zahlreichen Studien mit Menschen und Tieren wissen wir, dass bei einem vorsätzlich erzeugten Herzstillstand durch den Funktionsverlust der Hirnrinde und des Hirnstamms innerhalb weniger Sekunden Bewusstlosigkeit eintritt. Der Ausfall der Hirnstammreflexe bedeutet: Es gibt weder einen Kornealreflex (Lidschlussreflex bei Berührung des Auges) noch einen Schluckreflex und die Pupillen sind lichtstarr. Bei einem Atemstillstand muss man auch von einem Ausfall des Atmungszentrums in der Nähe des Hirnstamms ausgehen.[5]

Wird im Zuge von Schwellenmessungen beim Implantieren interner Defibrillatoren (ICDs) ein Herzstillstand vorsätzlich erzeugt, kann bei den Patients ein völliger Ausfall der Blutzufuhr zum Gehirn gemessen werden. Diese ICDs werden bei wiederkehrenden lebensbedrohlichen Herzrhythmusstörungen implantiert, wenn die davon Betroffenen nicht oder nicht ausreichend auf Medikamente ansprechen. Der Blutstrom zum Gehirn lässt sich durch eine Ultraschalluntersuchung (Doppler-Sonographie) der mittleren Hirnschlagader sehr genau messen. In einer solchen Untersuchung wird deutlich, dass die Blutzufuhr völlig ausfällt, sobald es zu einem Herzstillstand kommt, und dass sie wenige Sekunden, nachdem der Herzschlag mit Hilfe eines Stromstoßes (Defibrillation) wieder angeregt wurde, erneut einsetzt.[6]

In einigen Studien wurde die elektrische Aktivität in der Hirnrinde während eines solchen Herzstillstands mit einem Elektroenzephalogramm (EEG) aufgezeichnet; bei Tieren wurden auch in tieferen Schichten des Gehirns Messungen vorgenommen. So konnte man nachweisen, dass sowohl in der Hirnrinde als auch in tiefer liegenden Gehirnarealen nach sehr kurzer Zeit keine elektrische Aktivität mehr zu messen war (siehe Abbildung auf der folgenden Seite).[7] Die ersten Symptome eines Sauerstoffmangels in der Hirnrinde zeichnet das EEG im Durchschnitt bereits 6,5 Sekunden nach dem Einsetzen eines Herzstillstands auf. Wenn der Herzschlag nicht sofort wieder angeregt wird, ist nach zehn bis zwanzig (durchschnittlich fünfzehn) Sekunden in *allen Fällen* aufgrund des vollständigen Ausfalls aller elektrischen Aktivität in der Hirnrinde auf dem EEG eine Null-Linie zu sehen.[8] Bei Versuchen mit Tieren, die in einem solchen Zustand sind, kann man keine elektrischen beziehungsweise evozierten Potentiale mehr hervorbringen. In den Fällen, in denen der Herzstillstand länger als 37 Sekunden andauert, wird sich das EEG nicht sofort wieder normalisieren. Nach einer komplizierten Reanimation und einem langanhaltenden Koma kann eine Normalisierung manchmal Stunden oder Tage in Anspruch nehmen. Dieser Zeitraum hängt von der Dauer des Herzstillstands ab, obwohl man den Blutdruck direkt nach der Reanimation auf einen normalen Wert stabilisiert.[9] Je länger der Herzstillstand dauert, umso stärker wird das Gehirn geschädigt, umso länger dauert das Koma und umso andauernder zeigt das EEG folglich eine flache oder stark abweichende Kurve.

Darüber hinaus kann die Normalisierung des EEG einen zu positiven Eindruck von der Regeneration des Gehirnstoffwechsels vermitteln. Die Sauerstoffaufnahme im Gehirn kann auch dann noch für beträchtliche Zeit eingeschränkt sein, wenn Herzschlag und Blutzirkulation wieder funktionieren.[10] Bei einem Wiedereinsetzen des Herzschlages nach einem Herzstillstand von mehr als 37 Sekunden kann man zunächst ein Überangebot an Blut messen und danach ein signifikantes Absinken der Hirndurchblutung auf 50 Prozent des Normalwertes oder noch weniger, da sich ein Gehirnödem, eine Schwellung, bildet. Dadurch kommt es in dieser Phase zu einer Sauerstoffuntersättigung im Gehirn.[11]

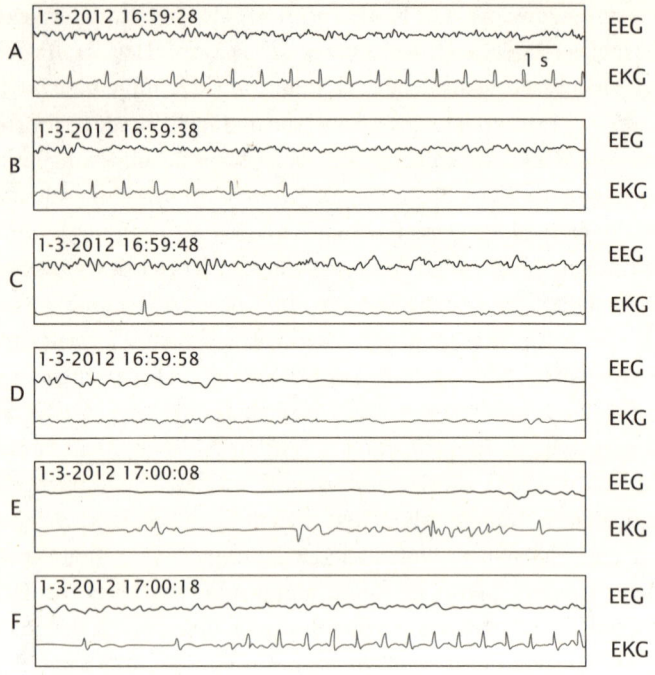

EEG-Null-Linie während Herzstillstand (Mit freundlicher Genehmigung von Prof. M. van Putten, Neurophysiologe an der University Twente)

Ein Patient wurde wegen Phasen plötzlicher Bewusstlosigkeit eingeliefert. Die simultane Aufzeichnung der elektrischen Aktivität des Herzens (EKG) und des Cortex seines Hirns (EEG) ist hier dargestellt Während dieser 60-sekündigen Aufzeichnung trat ein spontaner Herzstillstand (Asystolie) auf, welcher zum Verlust des Bewusstseins des Patienten führte. Aufgrund des Mangels an Sauerstoff im Gehirn (Anoxie) ist nach ca. 10 Sekunden eine Veränderung im EEG sichtbar. Nach ca. 18 Sekunden zeigt die Aufzeichnung eine Null-Linie. Etwa 30 Sekunden nach Eintritt des Herzstillstands tritt über ca. 4 Sekunden eine ventrikuläre Tachykardie (VT) auf, nach der sich langsam ein normaler Herzrhythmus einstellt. Das EEG normalisiert sich einige Sekunden später. Es ist sehr selten, dass während eines Herzstillstands EKG und EEG gleichzeitig aufgenommen werden können. Der Patient erhielt einen Schrittmacher und es traten keine weiteren Komplikationen auf.

Der häufig vorgebrachte Einwand, dass man durch die Messung einer unterbrochenen Blutversorgung und ein Null-Linien-EEG nicht ausschließen kann, dass irgendwo im Gehirn doch noch eine geringe Aktivität vorhanden sei, weil ja ein EEG in erster Linie die elektrische Aktivität der Hirnrinde aufzeichnet, verfehlt meines Erachtens den Kern der Argumentation.

Denn es geht nicht darum, ob es vielleicht irgendwo im Gehirn noch irgendeine Form messbarer Aktivität geben könnte, sondern darum, ob die spezifischen Formen von Gehirnaktivität vorhanden sind, die nach Auffassung der modernen Neurowissenschaften für eine bewusste Erfahrung notwendig sind.[12] Und gerade *diese* spezifischen Formen der Gehirnaktivität lassen sich bei Patienten mit Herzstillstand im EEG überhaupt nicht mehr erkennen. Darüber hinaus muss man sich klarmachen, dass es auch Situationen gibt, in denen kein (Wach-)Bewusstsein erlebt wird, obwohl das EEG Gehirnaktivität aufzeichnet. Dieses Phänomen lässt sich zum einen bei einer Narkose beobachten, bei der sich, je nach Medikation, im EEG zwar deutliche Veränderungen zeigen, aber kein Totalausfall aller Gehirnaktivitäten vorliegt. Zum anderen auch in einem tiefen, traumlosen Schlaf (Non-REM-Schlaf), in dem man keine Bewusstseinserfahrungen macht, obwohl im EEG Gehirnaktivität nachweisbar ist. Wie die Gehirnbestandteile zusammenwirken müssen, damit (Wach-)Bewusstsein möglich ist, werde ich weiter unten und in Kapitel 9 noch näher erläutern.

Zudem ist es äußerst unwahrscheinlich, dass eine außerkörperliche Erfahrung unmittelbar nach dem Erwachen aus der Bewusstlosigkeit gemacht wird, wie gelegentlich unterstellt wird. Denn zwischen der Stabilisierung des Kreislaufs nach einer gelungenen Reanimation und der Wiedererlangung des Bewusstseins liegt eine Zeitspanne von fünf Minuten bis 72 Stunden, durchschnittlich benötigt das Bewusstsein dafür sechs Stunden.[13] Dieser Zeitpunkt liegt also viel später als der Zeitpunkt, an dem ein Patient die beschriebenen objektivierbaren Wahrnehmungen gemacht haben muss.

Herzinfarktpatienten werden bei einem Herzstillstand auf der kardiologischen Intensivstation meistens innerhalb von 60 bis 120 Sekunden erfolgreich reanimiert. Auf einer Pflegestation dauert die Reanimation jedoch mindestens zwei bis fünf Minuten. Bei einem Herzstillstand auf der Straße vergehen im günstigsten Fall fünf bis zehn Minuten, bevor die Wiederbelebung gelingt. In den meisten Fällen dauert es jedoch länger, sodass fast 90 Prozent dieser Patienten sterben. Nur bei Patienten, bei denen ein Herzstillstand vorsätzlich herbeigeführt wird, etwa während einer elektrophysiologischen Stimulation oder während einer ICD-Implantation, wird ein Herzstillstand meist innerhalb von fünfzehn bis dreißig Sekunden erfolgreich beendet.

Natürlich zeichnet man bei Patienten mit einem akuten Herzstillstand kein EEG auf, sondern konzentriert sich auf eine möglichst schnelle Reanimation. Doch durch die Ergebnisse der oben genannten Untersuchungen, bei denen Durchblutung und EEG aufgezeichnet wurden, weiß man, dass bei allen Patienten mit einem Herzstillstand, die an den prospektiven Studien zur NTE beteiligt waren, ein Totalausfall der Blutzufuhr und der elektrischen Gehirnaktivität vorgelegen haben muss. Und auch das klinische Bild spricht für einen Ausfall sämtlicher Hirnrinden- und Hirnstammfunktionen. Das Gehirn lässt sich in diesem Moment mit einem Computer vergleichen, der von der Stromzufuhr abgetrennt ist, der Stecker ist gezogen und alle Stromkreise sind unterbrochen. Ein solcher Computer könnte gar nicht funktionieren, und auch sogenannte Halluzinationen wären nicht möglich. Dennoch hat eine Reihe von Patienten während eines solchen zeitweiligen Ausfalls aller messbaren Gehirnfunktionen ein bisher nie gekannt klares Bewusstsein erfahren.

Was geschieht, wenn das Herz stehen bleibt?

Es stellt sich die Frage, was eigentlich genau im Gehirn geschieht, wenn das Herz nicht mehr schlägt. Das Gehirn macht nur 2 Prozent des Körpergewichts aus, verbraucht jedoch 15 bis 20 Prozent der gesamten Energie, vor allem um das Membranpotential aller Nervenzellen beziehungsweise Neuronen aufrechtzuerhalten. Sauerstoffmangel bewirkt im gesamten Körper einen funktionellen Ausfall aller Zellsysteme und Organe. Manche Zellen kommen mit Sauerstoffmangel jedoch besser zurecht als andere. Neuronen verkraften ihn sehr schlecht, denn ihre einzige Energiequelle ist Glukose. Im Gegensatz zu den Muskelzellen unseres Körpers gibt es im Gehirn merkwürdigerweise kein Glukosereservoir in Form von Glykogen, das den Zellen als leicht verfügbarer Energiespeicher dient. Die Neuronen der Hirnrinde, des Hippocampus und des Thalamus reagieren auf Sauerstoffmangel am empfindlichsten.[14] In diesen Arealen, die eine wichtige Verbindung zwischen Hirnstamm und Hirnrinde bilden, erzeugt Sauerstoffmangel ein totales Chaos und der Zusammenhang zwischen ihnen wird zerstört. Auch Synapsen, die als Verbindungselemente eine Kommunikation zwischen Neuronen ermöglichen, fallen aus. Dann ist kein Zusammenwirken der Neuronen mehr möglich.

Aus Studien, die unter anderem mit Hilfe der Magnetresonanztomographie (MRT) durchgeführt wurden, ging hervor, dass die gemeinsame und gleichzeitige Aktivität von Hirnrinde, Hirnstamm und den Verbindungsbahnen Hippocampus und Thalamus eine notwendige Voraussetzung für bewusste Erfahrungen darstellt. Wenn kein Blut mehr zum Gehirn fließt und damit die Glukose- und die Sauerstoffzufuhr ausbleiben, zeigt sich als erstes Symptom die Unfähigkeit, das Membranpotential und damit die Funktionalität des Neurons aufrechtzuerhalten.[15] Den sofortigen Ausfall elektrischer und synaptischer Aktivität in den Neuronen kann man als eine eingebaute Schutz- und Energiesparmaßnahme der Zelle ansehen. Sie befindet sich dann im »Ruhezustand«. Denn dieser Funktionsausfall ermöglicht es, die verbleibenden Energiereservoirs für eine sehr kurze Zeit für das Überleben der Zelle zu nutzen. Bei einem kurzzeitigen Sauerstoffmangel bleiben die Neuronen dann noch einige Minuten lebensfähig. Daher ist eine Regeneration möglich.

Der Unterschied zwischen einem temporären und einem dauerhaften Ausfall

Auch bei Herzpatienten kennt man einen ähnlichen Funktionsverlust, nur dass hier der Herzmuskel betroffen ist. Zum Beispiel werden Patienten, die bei körperlicher Belastung Brustschmerzen haben (Angina pectoris), auf Sauerstoffmangel im Herzmuskel untersucht. Ich ziehe dieses Beispiel eines Funktionsverlusts des Herzens nicht nur heran, weil ich selbst Kardiologe bin, sondern weil sich dieser Vorgang am Herzen wesentlich leichter sichtbar machen lässt als am Gehirn. Bei einem Belastungstest kann man mit Hilfe eines Ultraschalls oder einer Nuklearuntersuchung (eines SPECT-Scans) die Bewegung des Herzmuskels aufnehmen und einen Sauerstoffmangel im Herzen erkennen. Dadurch verändert sich nicht nur das EKG, sondern man kann auch feststellen, dass sich ein Teil des Herzmuskels nicht mehr zusammenzieht. Er kann seine normale Funktion nicht mehr erfüllen, weil die Verengung der Herzschlagader einen Sauerstoffmangel verursacht hat. Sobald man den Belastungstest beendet und damit den Sauerstoffmangel behebt, nimmt der Herzmuskel seine normale Arbeit wieder auf. Einen solchen temporären und reversiblen Funktionsausfall nennt man »stunning« (wörtlich: Betäubung) des Herzens. Genauso verhalten sich Neuronen. Auch bei ihnen tritt eine »Betäubung« oder ein »Ruhezustand« ein. Wenn aber hier der Sauerstoffmangel zu lange andauert, kommt es durch das Absterben der Zellen zu einem irreparablen Schaden; der Funktionsverlust ist dauerhaft. Beim Herzen spricht man dann von einem Herzinfarkt. Bei einem permanenten Versagen aller Hirnfunktionen infolge eines Herzstillstands spricht man von einem Hirntod, da die Neuronen nach fünf bis zehn Minuten durch den Abbau der Zellmembran definitiv zerstört sind. Bei diesem Prozess kommt es zu einem Zustrom von Kalium und es entstehen sogenannte freie Radikale. Die Eiweiße in den Neuronen werden abgebaut und die Zelle stirbt ab.[16]

Dies lässt sich auch bei Patienten mit einer temporären oder dauerhaften Durchblutungsstörung in einem Teil des Gehirns eindeu tig erkennen. Wenn sich in einem Blutgefäß (einer Arterie) des Gehirns ein Blutpfropf bildet, wird ein Teil der Hirnrinde nicht mehr mit Blut und damit auch nicht mehr mit Sauerstoff und Glukose versorgt. Es kommt zu einem Funktionsausfall dieser Gehirnregion, was eine halbseitige Lähmung, eine Teilblindheit oder den Verlust des Sprachvermögens (Aphasie) zur Folge haben kann. Wenn sich der Blutpfropf innerhalb von fünf bis zehn Minuten wieder auflöst, bleibt der Ausfall zeitlich begrenzt und die Symptome verlieren sich wieder. Man nennt einen solchen temporären Ausfall eine »transient ischemic attac« oder TIA. Wenn das Blutgerinnsel jedoch festsitzt und das Blutgefäß dauerhaft blockiert, sterben Neuronen ab und die Aktivität der Gehirnregion kommt für immer zum Erliegen. Die Lähmungs- und Ausfallerscheinungen der Patienten bleiben dann bestehen. Man spricht dann von einem Gehirnschlag. Manchmal bezeichnet man einen solchen Vorfall auch als Schlaganfall oder »cerebrovasculair accident« (CVA). Es handelt sich dabei nicht um einen temporären Ausfall, denn wegen des langanhaltenden Sauerstoffmangels (Anoxie) sind die Neuronen definitiv geschädigt und sterben ab.[17]

Bei einem Herzstillstand kommt es im gesamten Gehirn zu einem Sauerstoffmangel, der eine Bewusstlosigkeit sowie einen Ausfall aller Reflexe und der Atmung nach sich zieht. Diesen Zustand bezeichnet man als klinischen Tod. Er ist meist noch reversibel, wenn der Patient innerhalb von fünf bis zehn Minuten reanimiert wird. Wenn dies jedoch zu spät erfolgt, sterben sehr viele Gehirnzellen ab und es wächst die Gefahr eines Hirntods. Zu diesem Ergebnis kam eine Studie mit Patienten einer kardiologischen Intensivstation. Die Überlebenschance derjenigen, die schon innerhalb der ersten Minute reanimiert worden waren, betrug noch 33 Prozent. Wenn dies aufgrund widriger Umstände zu Beginn der Bewusstlosigkeit erst nach mehr als einer Minute geschehen konnte, lag die Überlebensrate nur noch bei 14 Prozent.[18]

Was geschieht während einer Reanimation?

Während einer Reanimation werden manchmal die Blutgaswerte (O_2 und CO_2) gemessen, um feststellen zu können, wie gravierend der Sauerstoffmangel im Blut ist. Wenn die Werte normal sind, bedeutet das jedoch nicht, dass das Gehirn ausreichend mit Blut und damit auch mit Sauerstoff versorgt wird.

Untersuchungen haben ergeben, dass man mit äußerer Herzmassage nicht genügend Blut zum Gehirn pumpen kann, um die Gehirnfunktionen wieder in Gang zu bringen. Noch nie ist jemand bei einem Herzstillstand während einer äußeren Reanimation wieder zu Bewusstsein gelangt. Es bedarf immer einer Defibrillation, also eines Stromstoßes, der den Herzschlag wieder anregt. Wenn das Herz wieder schlägt, baut sich auch der Blutdruck wieder auf. Der Wert der Blutdruckmessung wird in Millimeter Quecksilber (mmHg) angegeben, da die (mittlerweile veralteten) Blutdruckmesser früher eine Quecksilbersäule enthielten. Unter normalen Umständen liegt der Blutdruck bei etwa 140 zu 80 mmHg, mit einem mittleren Wert von 100 mmHg.[19]

Bei einer Reanimation wird das Gehirn nur mit weniger als 5 Prozent der normalen Blutmenge versorgt. Der systolische Blutdruck (der obere Wert) steigt bei einer äußeren Herzmassage meist bis auf etwa 50 mmHg an, wegen des geringen diastolischen Blutdrucks liegt der Durchschnitt des unteren Wertes bei 20 mmHg. Der mittlere erreichbare Blutdruckwert liegt also während einer fachgerecht durchgeführten Reanimation maximal bei 30 bis 40 mmHg[20] und damit immer noch viel zu niedrig, um das Gehirn so stark zu durchbluten, dass es ausreichend mit Sauerstoff und Glukose versorgt ist. Einige Medikamente können den Blutdruck bei einer Reanimation leicht erhöhen,[21] doch auch dann liegt er immer noch weit unter einem Normalwert. Außerdem kommt es beim Ausbleiben der normalen Blutzufuhr schnell zu einer Schwellung, einem Ödem, der Hirnzellen. Dadurch steigt der Druck im Gehirn auf einen viel höheren Wert, als er für eine adäquate Sauerstoffversorgung und einen Abtransport von Kohlendioxid erforderlich wäre.

Infolge eines Herzstillstands wird es im Gehirn also innerhalb von wenigen Sekunden immer zu einem äußerst gravierenden Sauerstoffmangel und einem Überschuss an CO_2 kommen. Dieser Zustand lässt sich jedoch nicht während einer Reanimation beheben, sondern erst, wenn der Herzschlag mit Hilfe einer Defibrillation wieder in Gang gesetzt wurde.

Eine sachgerecht ausgeführte Reanimation mit einer adäquaten Herzmassage und Mund-zu-Mund-Beatmung oder einer Beatmung über eine Maske erzeugt einen minimalen Blutstrom zum Gehirn, »low-flow« genannt, der die Chance auf eine Regeneration der Gehirnfunktionen nach Beendigung des Herzstillstands erhöht. Es sind einige Fälle bekannt, in denen während eines Herzstillstands, zum Beispiel während einer Operation, die elektrische Aktivität des Gehirns in einem EEG gemessen wurde. Nach einem Herzstillstand (»no-flow«) zeigte das EEG nach durchschnittlich fünfzehn Sekunden eine völlig flache Linie,[22] so blieb das Bild auch während der Reanimation. Das EEG baut sich erst wieder auf, wenn sich Herzschlag und Blutdruck wieder einstellen. Je länger der Herzstillstand und die Reanimation anhalten, desto länger (Stunden oder Tage) wird das EEG flach bleiben. Der Patient bleibt also nach einer schwierigen Reanimation länger im Koma. Wenn man bei einem Herzstillstand keine Reanimation einleitet, wird das Gehirn in den meisten Fällen innerhalb von fünf bis zehn Minuten irreversibel geschädigt und die Patienten werden fast immer sterben.

Temporäre oder dauerhafte Schädigung des Gehirns nach einem Herzstillstand

Wie gravierend das Gehirn nach einer Reanimation letztendlich geschädigt ist, hängt davon ab, wie lange während des Herzstillstands die Blutzufuhr vollständig unterbrochen war und wie lange durch Herzmassage und Reanimation eine minimale Blutversorgung gewährleistet war. Das Ausmaß der Hirnschädigung hängt auch von der Temperatur ab. Je niedriger sie ist, desto später tritt eine bleibende Hirnschädigung ein. Denn bei niedrigerer Temperatur sinkt der Sauerstoffbedarf der Zellen stark, womit die Überlebenschance der Zellen steigt.[23] Leider kommt es manchmal vor, dass Patienten nach einer zu spät eingeleiteten Reanimation im Koma bleiben. Eine mögliche Behandlungsmethode für diese Patienten ist heute die Unterkühlung, bei der die Temperatur des Kopfes gesenkt wird. Bei einem Koma bildet sich ein Ödem im Gehirn, eine Schwellung von Neuronen, die den Druck im Gehirn erhöht. Dadurch verringert sich die Blutversorgung des Gehirns trotz eines normalen Blutdrucks. Die Gehirnzellen fallen in einen »Ruhezustand«, den man gelegentlich auch als »Winterschlaf des Gehirns« bezeichnet.[24] Wenn sich die Zufuhr von sauerstoffreichem Blut normalisiert, können sich die Gehirnfunktionen mitunter wieder regenerieren. Durch eine Unterkühlungsbehandlung kommt es seltener zu Gehirnödemen, die Durchblutung des Gehirns verbessert sich ein wenig und die im Ruhezustand befindlichen Zellen können länger überleben. Damit erhöht sich, wenn auch nur gering, die Chance, aus dem Koma zu erwachen, und die Gefahr eines Hirntods nimmt etwas ab.

Das Phänomen des Winterschlafs ist uns von manchen Tieren ja bekannt. Dabei senkt sich die Körpertemperatur stark ab und der Stoffwechsel kommt fast völlig zum Erliegen. Indem die Tiere ihren ganzen Körper in einen Ruhezustand versetzen, verlangsamen sich die Atmung und der Herzschlag extrem. So können diese Tiere monatelang ohne Nahrung überleben. Dieses Prinzip des Winterschlafs, auch Hibernation genannt, findet man nicht nur bei Tieren oder beim menschlichen Gehirn, Kardiologen beobachten dieses Prinzip auch beim Herzen. Nach einem Infarkt entsteht im Herzen eine Narbe, da dabei Herzmuskelzellen absterben, die durch Narbengewebe ersetzt werden. Ultraschalluntersuchungen zeigen, dass der Bereich des Herzmuskels, der ausfällt, viel größer ist als der des eigentlichen Infarkts. Die Randgebiete rund um den Infarkt befinden sich im »Winterschlaf«. Denn durch die kleinen angrenzenden Blutgefäße, die sogenannten Kapillargefäße, wird dieser Bereich noch minimal mit Blut versorgt. Mittels einer Ultraschall- oder einer Nuklearuntersuchung lässt sich herausfinden, ob sich die Funktionsfähigkeit dieses Gewebes wieder regenerieren kann. Wenn solche Patienten sich einer Bypassoperation oder einer Dilatation, dem Einsetzen eines kleinen Ballons in eine Herzkranzschlagader, unterziehen, kann sich solch ein Teil eines minimal versorgten Herzmuskels auch dann wieder vollkommen erholen, wenn der »Winterschlaf« mehrere Jahre anhielt.

So konnte man beweisen, dass Gewebe trotz des Ausfalls seiner Zellfunktionen längere Zeit im Ruhezustand überleben kann. Dasselbe gilt auch für das Gehirn von Komapatienten mit einer flachen EEG-Linie.

Die NTE von Pamela Reynolds

Wenn Patienten aus dem Koma erwachen, berichten sie manchmal von den bereits beschriebenen ungewöhnlich deutlichen Bewusstseinserfahrungen mit überprüfbaren Wahrnehmungen aus einer Position ober- und außerhalb ihres bewusstlosen Körpers. Und zwar aus einer Zeit, in der überhaupt keine messbare Gehirnaktivität mehr vorgelegen hatte. In einem einzigen Fall wurde dieser Ausfall sehr genau registriert.

Ich beschließe dieses Kapitel daher mit der ausführlichen Schilderung der NTE von Pamela Reynolds, wie sie sie dem Kardiologen Michael Sabom beschrieben hat.[25] Da sich ihre NTE während einer Gehirnoperation ereignete, bei der die Aktivität der Gehirnrinde und des Hirnstamms ständig aufgezeichnet wurde, steht ihr gut dokumentierter Fall exemplarisch für eine NTE während des Ausfalls aller Gehirnfunktionen. Pamela Reynolds hat auch in der BBC-Sendung »The Day I Died«, die im deutschen Fernsehen unter dem Titel »Begegnungen mit dem Tod« ausgestrahlt wurde, ausführlich von ihrer Erfahrung berichtet.

Wegen eines sehr großen Aneurysmas in einer Hirnschlagader in der Nähe des Hirnstamms unterzog sich Pamela Reynolds 1991 einer langwierigen und risikoreichen Gehirnoperation. Alle Umstände der Operation wurden genau dokumentiert. Ein Aneurysma ist eine ballonförmige Ausweitung oder Schwachstelle in einem Blutgefäß, die sich mit einer aus einem Fahrradschlauch herausquellenden Blase vergleichen lässt. Während der Operation wurde ihre Körpertemperatur auf ungefähr 10 Grad Celsius abgesenkt. Sie war an einer Herz-Lungen-Maschine angeschlossen, da es bei Unterkühlung des Körpers immer zu einem Ausfall der Herztätigkeit, einem Herzstillstand, kommt. Das Blut war vollständig aus ihrem Gehirn gewichen. Sowohl die elektrische Aktivität der Hirnrinde (EEG) als auch die des Hirnstamms wurden (durch »evozierte Potentiale« mit Hilfe von Impulsgeneratoren in den Ohren) während der Operation fortlaufend registriert. Beides war vollständig ausgefallen. Sabom schreibt in seinem Kommentar:

»An diesen drei Messungen während ihrer Operation ließ sich erkennen, dass ihr Zustand allen heutigen Hirntodkriterien entsprach: Ihr EEG war flach, der Hirnstamm zeigte keine Reaktion und das Gehirn wurde nicht durchblutet. Zudem lag sie in tiefer Narkose. Unter diesen Bedingungen konnte sie Details ihrer Operation – und zwar während der Operation – wahrnehmen, sie befand sich außerhalb ihres Körpers, konnte Gespräche der Ärzte hören, bewegte sich durch einen Tunnel zum Licht, hatte Kontakt mit verstorbenen Angehörigen, und schließlich erlebte sie, nachdem sie den Stromstoß auf ihr Herz gespürt hatte, die Rückkehr in ihren noch kalten Körper.«

Pamela Reynolds war damals eine 35-jährige, hart arbeitende Mutter. Sie hatte sich als Sängerin, die ihre Lieder selbst komponierte und textete, einen Namen gemacht. 1991 erkrankte sie ernsthaft. Sie litt unter extremem Schwindelgefühl, einem Verlust des Sprachvermögens und Bewegungsstörungen. Ihr Arzt riet ihr zu einem Gehirnscan, bei dem ein riesiges Aneurysma in einem Blutgefäß im Gehirn entdeckt wurde. Sollte dieses Aneurysma platzen – und die Gefahr war groß –, würde sie an der starken Gehirnblutung sofort sterben. Man überwies sie an einen Neurologen, der ihr eröffnete, dass ihre Überlebenschance gering sei. Doch für Pamela gab es noch eine letzte Hoffnung. Sie nahm Kontakt zum Barrow-Institut für Neurologie in Phoenix, Arizona, auf, das etwa 3000 Kilometer von ihrem Wohnort entfernt lag.

Trotz der schlechten Prognose entschloss sich der Neurochirurg Dr. Robert Spetzler zu einer Operation. In einem Interview in der BBC-Sendung sagte er:

»Was es so schwierig machte, war der Umstand, dass das Aneurysma an der Schädelbasis unter dem Hirnstamm saß. Diese Blase konnte platzen und so im Gehirn der Patientin eine unbeschreibliche Katastrophe anrichten. In einem solchen Fall war es wirklich problematisch zu operieren. Der Operationstypus, dem sich Pamela unterziehen würde, bezeichnet man als hypothermischen Herzstillstand. Pamelas Körpertemperatur würde auf 10 bis 14 Grad Celsius gesenkt. Herz und Atmung würden aussetzen. Ihre Gehirnwellen würden sich bis zu einer geraden Linie abschwächen und das Blut würde aus ihrem Kopf entweichen. Eine Stunde lang wäre sie klinisch tot. Denn wir hatten vor, ihr Gehirn völlig stillzulegen. Wir wollten sie nicht nur betäuben, wir wollten alle Stoffwechselvorgänge im Gehirn zum Erliegen bringen. In einem solchen Zustand ist kein messbarer Output mehr vorhanden, es liegt also keine messbare Aktivität mehr vor. Kurz vor dem Beginn der Operation gibt es noch sehr viel zu tun. Die Patientin wird anästhesiert, ihre Augen werden mit Pflaster abgeklebt, ihr werden kleine Impulsgeneratoren in die Ohren gesteckt und es wird ein EEG angeschlossen, auf dem wir die Gehirnaktivität beobachten können. Die Patientin wird ganz zugedeckt; das Einzige, was unbedeckt bleibt, ist der Bereich des Kopfes, an dem wir arbeiten.«

Der folgende Bericht beruht auf Pamela Reynolds' schriftlicher Schilderung ihrer Erfahrung und dem, was sie während der BBC-Sendung berichtete:

»Ich kann mich an keinen Operationssaal erinnern. Ich kann mich nicht erinnern, dass ich Dr. Spetzler gesehen habe. Ein Assistent begleitete mich, es war einer von Spetzlers Assistenten, der bei mir war. Und dann ... nichts.

Absolut nichts. Bis zu diesem Geräusch. Und dieses Geräusch war ... unangenehm. Eine Art Kehllaut. Als säße ich beim Zahnarzt. Und ich erinnere mich, dass es auf meinem Kopf anfing zu kribbeln und ich irgendwie aus meinem Kopf herausrutschte. Je mehr ich mich aus meinem Körper entfernte, desto deutlicher wurde das Geräusch. Und als ich nach unten sah, konnte ich nach und nach verschiedene Dinge im Operationssaal erkennen. Nie im Leben hatte ich etwas so klar wahrgenommen. Und dann schaute ich auf meinen Körper hinab, und dabei wusste ich, dass es mein Körper war. Aber das kümmerte mich nicht. Ich dachte nur, seltsam, wie sie mir den Kopf rasiert haben. Ich hatte erwartet, sie würden mich kahl scheren, aber das hatten sie nicht getan ...

Meine Position, von der aus ich alles beobachtete, lag ungefähr auf Schulterhöhe des Chirurgen. Es war keine normale Wahrnehmung, sie war klarer, gezielter und schärfer als übliches Sehen. Im Operationssaal gab es viele Dinge, die ich nicht kannte, und eine ganze Menge Leute. Ich erinnere mich an das Instrument in der Hand des Chirurgen, es sah aus wie der Griff meiner elektrischen Zahnbürste. Ich dachte, sie würden meinen Schädel mit einer Säge öffnen. Ich hörte, dass sie von einer Säge sprachen, aber was ich sah, glich eher einem Bohrer. In einem Kästchen lagen sogar alle möglichen Ersatzbohrer. Es glich dem Kästchen, in dem mein Vater seine Steckschlüssel aufbewahrte, als ich noch ein Kind war. Ich sah den Griff dieses Bohrers, aber ich sah nicht, wie sie damit in meinem Kopf arbeiteten. Aber ich hörte es, einen hohen, surrenden Ton. Und ich erinnere mich an die Herz-Lungen-Maschine. Ich mochte dieses Beatmungsgerät nicht. Ich erinnere mich an jede Menge Instrumente, die ich nicht kannte. Und ich hörte ganz deutlich, wie eine Frauenstimme sagte: ›Wir haben ein Problem. Ihre Arterien sind zu eng.‹ Und dann eine Männerstimme, die erwiderte: ›Versuch es an der anderen Seite.‹ Diese Stimme kam offenbar eher vom unteren Teil des Operationstischs. Ich erinnere mich deutlich, dass ich mich fragte, was sie da zu suchen hätten [sie grinst], denn schließlich fand hier doch eine Gehirnoperation statt! Sie öffneten gerade Blutgefäße in meiner Leiste, um mir so Blut abnehmen zu können. Aber das kapierte ich nicht ...

Dann spürte ich die ›Präsenz‹ von jemandem. Ich drehte mich um, wenn man das so sagen kann ..., und schaute nach, was da war. Und dann sah ich diesen kleinen Lichtfleck. Das Licht zog mich allmählich an, doch nicht gegen meinen Willen, denn schließlich wollte ich zu ihm. Ich konnte wirklich körperlich spüren, wie es mich anzog, und ja, ich weiß, wie das klingt ... doch es ist wahr! Es war eine körperliche Empfindung, als ob man durch etwas hindurchginge. Als sei ich in einem Tornado gelandet, der sich nicht drehte. Es fühlte sich an, als würde man mit einem Fahrstuhl in unglaublicher Geschwindigkeit aufwärts fahren. Es kam mir wie ein Tunnel vor, aber dann war es doch kein Tunnel. Ich bewegte mich immer weiter auf das Licht zu. Und je mehr ich mich dem Licht näherte, desto deutlicher konnte ich verschiedene Gestalten erkennen, verschiedene Menschen, und ich hörte ganz deutlich, wie meine Großmutter mich rief. Sie hatte eine sehr eigenartige Stimme. Aber ich hörte sie nicht mit den Ohren. Meine Wahrnehmung war viel klarer als mein Gehör. Ich ging direkt auf sie zu. Das Licht war unglaublich hell, als befände man sich im Innern einer Lampe. Im Licht konnte ich immer deutlicher Figuren erkennen – sie waren alle in Licht gehüllt, sie bestanden aus Licht und strahlten auch Licht aus – nach und nach nahmen sie eine Form an, die ich erkennen und begreifen konnte. Ich sah viele Leute, die ich kannte, und sehr viele, die ich nicht kannte. Aber ich wusste, dass ich auf die eine oder andere Weise mit ihnen verbunden war. Es fühlte sich ... großartig an! Im Nachhinein weiß ich, dass jeder perfekt in das Bild passte, das ich von ihm auf dem Höhepunkt seines Lebens hatte ... Ich erkannte viele Leute. Meine Großmutter und Onkel Gene, der mit 39 Jahren gestorben war. Er hatte mir viel beigebracht: Er hatte mir meine ersten Gitarrenstunden gegeben. Auch meine Urgroßtante Maggie war da. Und von der Familie meines Vaters sah ich meinen Großvater ... Jeder kümmerte sich auf eine besondere Weise um mich, sie behielten mich im Auge. Sie wollten nicht, dass ich weiterging. Mir wurde mitgeteilt – besser lässt es sich wohl nicht ausdrücken, denn sie redeten nicht mit mir, wie ich jetzt mit Ihnen spreche –, wenn ich weiter in das Licht hineinginge, könnte etwas geschehen, das mich daran hindern würde zurückzukehren. Denn dann wäre ich zu weit gegangen, und die Verbindung würde irgendwie abreißen. Deshalb ließen sie mich nicht weitergehen. Ich wollte mit dem ›Licht‹ verschmelzen, doch ich wollte mir auch den Rückweg offenhalten. Ich musste doch noch für meine Kinder sorgen. Ich hatte einen Überblick, eine allgemeine Vorstellung von allem, aber ich sah keine Details, dafür ging es zu schnell. Mir wurden Spuren eines Wissens zuteil ... Ich fragte, ob das Licht Gott sei, und die Antwort lautete: ›Nein, das Licht ist nicht Gott, das Licht erscheint, wenn Gott atmet.‹ Und ich erinnere mich ganz genau daran, dass ich dachte: Ich stehe im Atem Gottes ...

Irgendwann wurde ich daran erinnert, dass es Zeit sei zurückzukehren. Ich hatte mich natürlich für die Rückkehr schon entschieden, bevor ich auf dem Operationstisch lag. Aber, wissen Sie, je länger ich mich dort aufhielt, desto besser gefiel es mir dort [sie kichert]. Meine Großmutter begleitete mich weder durch den Tunnel noch schickte sie mich zurück. Sie schaute mich nur an. Ich dachte, sie würde mich begleiten. Aber es war mein Onkel, der mich wieder hinab und zurück zu meinem Körper brachte. Als ich wieder zu der Stelle kam, an der mein Körper lag, sah ich dieses Ding und wollte wirklich nicht mehr zurück. Denn er sah wirklich so aus, wie er war: leblos. Ich glaube, er war ganz zugedeckt. Er machte mir Angst, und ich wollte ihn nicht ansehen. Ich wusste, es würde wehtun, deshalb wollte ich wirklich nicht mehr zurück. Aber mein Onkel versuchte weiterhin, mich zu überreden. Er sagte: ›Du musst nicht eintauchen, spring einfach, wie im Schwimmbad.‹ Und: ›Denk an deine Kinder.‹ Und ich sagte [sie lacht]: ›Diesen Kindern geht es doch gut.‹ Und er antwortete: ›Schätzchen, du musst wirklich zurück.‹ Und dann gab er mir einen Schubs, er half ein bisschen nach. Es hat lange gedauert, aber ich glaube, jetzt bin ich bereit, ihm doch zu verzeihen [sie lacht].

Ich sah, wie der Körper in die Höhe schnellte. In dem Moment schubste er mich und ich spürte, wie ich innerlich vor Kälte erstarrte. Ich kehrte in meinen Körper zurück, und das fühlte sich an, als tauchte ich in Eiswasser. Es tat so weh. Als ich wieder in meinem Körper war und noch im Operationssaal in der Narkose lag, spielten sie dort ›Hotel California‹. Und es wurde gerade die Zeile gesungen: ›You can check out any time you like, but you can never leave‹.

Als ich aus der Narkose erwachte, war ich noch immer an das Beatmungsgerät angeschlossen. Ein paar Tage später sagte ich zu Dr. Brown, dass ich es ziemlich gefühllos von ihm fand, in einem solchen Moment diese Musik zu spielen. Er erwiderte nur, ich bräuchte mehr Schlaf.« Sie lacht und schließlich meint sie: »Ich glaube, der Tod ist eine Illusion. Ich glaube, der Tod ist wirklich eine ganz gemeine Lüge.«

Im Anschluss daran nun der Kommentar des Neurochirurgen Dr. Spetzler:

»Ich glaube nicht, dass ihre Wahrnehmungen auf dem beruhten, was sie gesehen hatte, als sie in den Operationssaal kam. Ich fand, dass Pamelas Beobachtungen während ihrer Operation ganz genau dem entsprachen, was damals geschehen war. Sie hatte die Knochensäge, mit der wir ihren Schädel öffneten, gesehen. Sie hat wirklich Ähnlichkeit mit einer elektrischen Zahnbürste. Das hatte sie einfach nicht sehen können! Auch den Bohrer nicht, die Instrumente, all diese Dinge waren abgedeckt. Sie waren nicht sichtbar, sie waren noch verpackt. Man packt sie erst aus, wenn der Patient vollkommen anästhesiert ist; so gewährleistet man möglichst lange eine sterile Umgebung. Und dass sie das Gespräch zwischen mir und der Gefäßchirurgin so genau gehört hat ... Unbegreiflich ... In dieser Phase der Operation kann kein Patient etwas sehen oder hören. Und ... ich kann mir nicht vorstellen, dass ein normales Gehör etwas wahrgenommen hat, schon wegen der Impulsgeneratoren, die in ihren Ohren steckten. Es gab überhaupt keine Möglichkeit, über die normalen Hörkanäle etwas zu registrieren.
Ich kann es mir nicht erklären. Wenn ich mir ihren damaligen Zustand vor Augen führe, weiß ich nicht, wie so etwas möglich ist. Doch ich habe schon so viele mir unerklärbare Dinge gesehen, dass ich nicht so arrogant sein möchte, zu behaupten, es könnte nicht irgendwie möglich sein.«

Zu Pamela Reynolds' NTE und der medizinischen Situation, in der sie ihre NTE erlebte, möchte ich gerne noch einige Anmerkungen machen.
Eine solche Gehirnoperation dauert mindestens vier bis sechs Stunden, genauso lange wie eine Herzoperation. Als sie unter Narkose lag, die Operation schon begonnen hatte, ihr Körper jedoch noch nicht stark abgekühlt und das Blut noch nicht aus ihrem Kopf gewi-

chen war, hatte sie eine außerkörperliche Erfahrung, bei der sie sehr viele Einzelheiten sehen und hören konnte. Und das, obwohl ihre Augen abgeklebt waren und laut klickende Apparate in ihren Ohren steckten. Sie sah die Geräte und die Leute im Operationssaal, sie sah das Instrument, mit dem ihr Schädel geöffnet wurde, und hörte während der Operation das Gespräch zwischen Doktor Spetzler und der Gefäßchirurgin, die an ihrem Bein einen Zugang für die Herz-Lungen-Maschine legte. Als die Gefäßchirurgin ihre rechte Leiste mit einem Schnitt öffnete, erkannte sie, dass Pamelas Blutgefäße zu eng waren und sie zur linken Leiste wechseln musste, darüber tauschten die Ärzte einige Worte aus. Pamela hörte diese Bemerkungen und konnte sie nachher genau wiedergeben. Nachdem sie ihren Körper verlassen hatte, wurde sie in einen Tunnel gezogen. Ihre weitere NTE, in der sie ein sehr klares Bewusstsein hatte, verstorbenen Angehörigen begegnete, mit denen sie kommunizierte, und dem Licht begegnete, fand zu einer Zeit statt, in der ihr abgekühltes und blutleeres Gehirn überhaupt nicht mehr funktionieren konnte. Infolge der Abkühlung kam es während der Operation zu einem Herzstillstand, deshalb musste man sie auch an die Herz-Lungen-Maschine anschließen. Als ihre Körpertemperatur auf zehn Grad abgesunken war und sie an der Herz-Lungen-Maschine lag, stellte man das Kopfende des Operationstisches kurzzeitig hoch, damit alles Blut aus ihrem Gehirn fließen konnte. Erst danach ließ sich das Aneurysma einigermaßen Erfolg versprechend operieren.[26]

Es gibt weltweit nur wenige Zentren, die sich an derart risikoreiche Operationen heranwagen. Durch die starke Unterkühlung können die Gehirnzellen während einer solchen Operation maximal sechzig Minuten überleben. Bei dieser niedrigen Temperatur ist der Stoffwechsel so eingeschränkt, dass Gehirnzellen längere Zeit im »Ruhezustand« bleiben können, ohne abzusterben.

Gegen Ende ihrer NTE hatte Pamela eine weitere außerkörperliche Erfahrung, während sie noch in tiefer Narkose lag. Sie sah ihren Körper in die Höhe schnellen, als man ihr Herz mit Hilfe eines Stromstoßes wieder in Gang brachte. Das geschah erst, als die Operation beendet war und man ihren Körper wieder auf eine normale Temperatur gebracht hatte. Das Kältegefühl, das sie bei der Rückkehr in ihren Körper spürte, entstand, weil ihr Körper zu diesem Zeitpunkt noch nicht bis zur normalen Körpertemperatur von 37°C aufgewärmt war.

Fazit

In unterschiedlichen prospektiven Studien zur NTE wurde nachgewiesen, dass Patienten während eines Herzstillstands ein erweitertes und bisher nie gekannt klares Bewusstsein erfahren können. Aus anderen Studien ist bekannt, dass während eines Herzstillstands weder in der Hirnrinde noch im Hirnstamm messbare Aktivität nachweisbar ist, was dem klinischen Bild eines Totalausfalls aller Gehirnfunktionen entspricht. Zu unserem großen Erstaunen mussten wir schlussfolgern, dass Sauerstoffmangel für sich genommen keine ausreichende Erklärung für das Erfahren eines erweiterten Bewusstseins sein konnte. Denn wenn sich das Auftreten einer NTE durch einen Sauerstoffmangel im Gehirn erklären ließe, würde man erwarten, dass alle Patienten der niederländischen Studie von einer NTE berichtet hätten. Auch ein bedrohlicher Gesundheitszustand, etwa ein langwieriges Koma oder eine komplizierte Reanimation mit langanhaltendem Sauerstoffmangel, konnte nicht erklären, warum nur einige Patienten von einer NTE berichteten. Ferner wurden auch in Situationen Nahtoderfahrungen erlebt, in denen überhaupt kein Sauerstoffmangel vorlag.

Diese Ergebnisse machten mich besonders neugierig, die Funktionsweise des Gehirns unter normalen, alltäglichen Umständen zu erforschen. Wie lässt sich eine NTE bei Ausfall aller Gehirnfunktionen mit den allgemein anerkannten Vorstellungen von Gehirnfunktionen in Einklang bringen? Was wissen wir heute eigentlich über die Funktionsweise unseres Gehirns und worauf beruht dieses Wissen? Welche Theorien gibt es über die Beziehung zwischen Gehirn und Bewusstsein? Im nächsten Kapitel werde ich auf diese Fragen näher eingehen.

9. Was wissen wir von der Funktion des Gehirns?

> Bewusstsein, die subjektive Erfahrung eines inneren Ichs, stellt eine der größten Herausforderungen für die Neurowissenschaft dar. Selbst wenn wir ein detailliertes Wissen von der Funktionsweise des Gehirns und den neuronalen Korrelaten des Bewusstseins hätten, könnten wir möglicherweise nicht erklären, wie und warum Menschen einen selbstbewussten Geist haben.[1]
>
> *Philosoph David J. Chalmers*

Einleitung

Dass das folgende Kapitel nicht für jeden leicht zugänglich sein wird, ist mir sehr wohl bewusst. Doch ich habe mich entschieden, näher auf die Anatomie und die Funktion des Gehirns sowie auf die Möglichkeiten bildgebender Verfahren einzugehen, um einen besseren Einblick in die Komplexität des Gehirns zu geben und damit zugleich zu verdeutlichen, wie wenig wir bisher über die Funktion des Gehirns und die Entstehung des Bewusstseins wissen. Die meisten Gehirnforscher vertreten einen materialistischen Ansatz. Sie gehen von der Annahme aus, dass sich Gedanken, Gefühle und Erinnerungen inhaltlich ganz und gar aus den messbaren Aktivitäten des Gehirns herleiten lassen. Die Hypothese, dass Bewusstsein und Erinnerungen ausschließlich in unserem Gehirn erzeugt und gespeichert werden, ist jedoch immer noch unbewiesen. Ein direkter Nachweis, ob und wie Neuronen im Gehirn den subjektiven Kerngehalt unseres Bewusstseins hervorbringen, steht noch gänzlich aus. In diesem Kapitel möchte ich, gestützt auf wissenschaftliche Studien, Gründe dafür anführen, dass der materialistische Standpunkt in vielerlei Hinsicht zu kurz greift und dass er in der heutigen Form nicht länger aufrechtzuerhalten ist. Es zeichnet sich immer deutlicher ab, dass sich Bewusstsein nicht ausschließlich aus der Aktivität des Gehirns erklären lässt.

Auf den Spuren des Bewusstseins

Im vorigen Kapitel wurde dargelegt, dass während eines Herzstillstands deutliche Bewusstseinserfahrungen möglich sind, die mit Erinnerungen, klarem Denken und Emotionen verbunden sind. In einer Phase, in der ein Patient klinisch tot ist, weil sein Gehirn nicht mehr durchblutet wird, kommen alle messbaren und klinisch nachweisbaren Gehirnaktivitäten zum Erliegen. Wie lässt sich das erklären? Wie sieht die Wissenschaft heute die Beziehung zwischen Gehirn und Bewusstsein, und wo und wie ließe sich das Bewusstsein im Gehirn möglicherweise lokalisieren? Wie könnte Materie Bewusstsein hervorbringen? Denn schließlich besteht das Gehirn nur aus Materie, aus Atomen und Molekülen, die ihrerseits wiederum als Bausteine von Zellen mit all ihren chemischen und elektrischen Prozessen fungieren. Sicherlich ist das Gehirn mittels dieses Systems aus »unbewussten Bausteinen« in der Lage, Bewusstseinserfahrung zu ermöglichen. Aber »produziert« das Gehirn auch unser Bewusstsein? Und wenn das der Fall wäre, wo könnte dieses Bewusstsein denn dann im Gehirn hergestellt und gespeichert werden?

Ferner muss man sich fragen, wie eine nicht-materielle Aktivität, wie konzentrierte Aufmerksamkeit oder Denkprozesse, mit einer messbaren elektrischen, magnetischen und chemischen Aktivität in einem bestimmten Gehirnareal korrespondieren kann. Diese Gehirnaktivitäten lassen sich mit Hilfe verschiedener Verfahren messen: (1.) Mit Hilfe eines Elektroenzephalogramms (EEG), das die elektrische Aktivität in der Hirnrinde aufzeichnet, oder (2.) mit Hilfe eines Magnetenzephalogramms (MEG), das die magnetische Aktivität im Gehirn wiedergibt. Daneben werden (3.) mit der funktionellen Magnetresonanztomographie (fMRT) indirekt Aktivitätsschwankungen gemessen. Mit diesem Verfahren lassen sich lokale Durchblutungsänderungen im Gehirn erkennen, da Blut anders kontrastiert wird als das umliegende Gewebe. Auf diese Weise wird ein »blutsauerstoffniveauabhängiger« Kontrast dargestellt, der indirekt die Stoffwechselaktivität neuronaler Netze anzeigt. Die funktionelle Magnetresonanztomographie registriert die neuronale Aktivität jedoch nicht direkt. Darüber hinaus lässt sich die Aktivität des Gehirns (4.) auch mit Hilfe einer Positronen-Emissions-Tomographie (eines PET-Scan) darstellen, bei der dem Patienten eine radioaktive Substanz injiziert wird, die eine direktere Information über die Unterschiede in den Stoffwechselaktivitäten von Gehirnzellen liefert.[2]

Bei all diesen unterschiedlichen Untersuchungsverfahren werden Änderungen der Durchblutung und der Aktivität in bestimmten Gehirnarealen gemessen. Bei Prozessen wie Denken und konzentrierter Aufmerksamkeit ist eine 30-prozentige Steigerung der Gehirndurchblutung messbar, da die Neuronen dabei mehr Energie verbrauchen.[3] Die Aktivitäten der Gehirnareale können sich von Proband zu Proband unterscheiden, und es ist auch erkennbar, dass bei unterschiedlichen Gedanken und Gefühlen jeweils andere Bereiche aktiv werden. Das deutet darauf hin, dass die neuronalen Netze als Vermittler an der Manifestation unserer Gedanken, Gefühle und Erinnerungen beteiligt sind. Es bedeutet jedoch nicht zwangsläufig, dass diese Gehirnzellen auch unsere Gedanken und Emotionen hervorbringen und speichern. Ein direkter Beweis dafür, ob und wie Neuronen im Gehirn den subjektiven Kerngehalt unseres Bewusstseins erzeugen, steht noch gänzlich aus. Doch wir wissen, dass drei Strukturen durch ihr intensives Zusammenwirken Bewusstseinserfahrungen ermöglichen:[4] 1. Das aufsteigende retikuläre aktivierende System (ARAS) im Hirnstamm, 2. die Hirnrinde, vor allem in der Nähe der Stirn (frontal), des Schläfenlappens (temporal) und des Scheitelbeins (parietal), und 3. die Verbindung zwischen der Hirnrinde und dem Hirnstamm, die über den Thalamus und den Hippocampus verläuft. Wenn diese Zentren ausfallen, wird man bewusstlos oder fällt ins Koma. Ist man hingegen bei Bewusstsein, sind in diesen Zentren deutliche Aktivitäten erkennbar. Daraus lässt sich schließen, dass diese Gehirnregionen in ihrem Zusammenwirken für die Erfahrung eines alltäglichen (Wach-)Bewusstseins von Bedeutung sind.

Die Zuverlässigkeit der heutigen Gehirnforschung

Wie exakt ist die heutige Gehirnforschung? Welche Aktivitäten des Gehirns sind messbar? Wovon werden diese Aktivitäten ausgelöst und was sagen sie über das aus, was wirklich im Gehirn geschieht? Ferner muss man sich fragen, was es bedeutet, wenn wir im Gehirn keine dieser Aktivitäten mehr messen können.

Ein fMRT stellt die Durchblutung des Gehirns in einer Auflösung dar (einem »Voxel«), die ungefähr der Größe eines Reiskorns entspricht. Um einen Bereich von dieser Größe aufleuchten zu lassen, müssen Millionen von Neuronen gleichzeitig feuern. Zudem lässt sich mit Hilfe eines fMRT nicht erkennen, in welcher Reihenfolge die unterschiedlichen Gehirnareale aktiv werden, und daher auch nicht, wie diese Aktivitäten miteinander zusammenhängen. Momentan liegt die Höchstgeschwindigkeit dieses Untersuchungsverfahrens bei zwei Sekunden pro Scan. Dies ist viel zu langsam, um die unglaublich schnellen, in Millisekunden ablaufenden neuronalen Prozesse zu verfolgen und darzustellen.

Offensichtlich sind die heutigen wissenschaftlichen Untersuchungsmethoden noch unzureichend, um die neuronalen Prozesse, die mit unseren Bewusstseinserfahrungen einhergehen, exakt zu erforschen. Sollten größere, in wechselnden Verbänden zusammenwirkende Neuronengruppen tatsächlich das »Korrelat« des Bewusstseins bilden, können wir dies mit unseren heutigen Untersuchungstechniken nicht nachvollziehen.[5] Selbst die modernste und detaillierteste fMRT-Untersuchung zeigt uns nur die physische Basis eines Wahrnehmungsprozesses oder einer Phase bewusster Aufmerksamkeit, sie bietet jedoch keine Erklärung für das, was in unserem Bewusstsein vorgeht. Sie sagt nichts über den Inhalt unserer Gefühle und Gedanken aus.[6] Daher ist es besorgniserregend, dass die Möglichkeiten der fMRT-Untersuchung einige Wissenschaftler dazu verleitet haben, einen ursächlichen Zusammenhang zwischen bestimmten Gehirnfunktionen und spezifischen mentalen Prozessen herzustellen.[7] Diese Besorgnis teilt auch der dänische Hirnforscher und Anthropologe Andreas Roepstorff in einem kürzlich veröffentlichten Interview:[8] Er hat eine schlechte Nachricht für seine Forscherkollegen:

»Vollkommen objektives Wissen über das Wesen des menschlichen Geistes ist ausgeschlossen, trotz aller Gehirnscans.«

Roepstorff beschreibt seine eigenen Erfahrungen als Proband eines Experiments. Dabei wurden Testpersonen, die in einem fMRT-Scanner lagen, an den Fußsohlen gekitzelt. In manchen Fällen konnten sie das nur fühlen, in anderen konnten sie in einem Spiegel zudem beobachten, wie sie vom Versuchsleiter gekitzelt wurden. Ziel des Experimentes war es herauszufinden, welche Unterschiede sich dadurch für die Informationsverarbeitung ergaben. Roepstorff ärgerte sich jedoch über den Versuchsleiter, als dieser ihn grundlos ziemlich lange im Scanner warten ließ. Deshalb beschloss er, ihn zum Narren zu halten und an Fußball zu denken, wenn er gekitzelt werden würde; in den Fällen, in denen er das Kitzeln auch beobachten konnte, wollte er hingegen an das Begräbnis seiner Katze denken.

»Da ich an unterschiedliche Dinge denken würde, müsste das theoretisch zu Gehirnscans führen, die in unterschiedlichen Gehirnarealen Aktivität anzeigen.«

Weil Roepstorffs Gedanken aus dem Rahmen des Experiments fielen, hätte dem Versuchsleiter das, was er sah, eigentlich unverständlich bleiben müssen. Dieser bemerkte jedoch überhaupt nichts Ungewöhnliches an den Scans. Sie unterschieden sich nicht von denen der übrigen Probanden.

»Da ich mich entschlossen hatte, nicht zu tun, worum mich der Versuchsleiter gebeten hatte, war mein Gehirn per se schon in einem anderen Zustand als das einer Testperson, die alles auftragsgemäß ausführte. Aber der Versuchsleiter hatte keine Möglichkeit, einen solchen abweichenden

Tatbestand irgendwie ›objektiv‹ zu interpretieren, da ich mich nicht erkennbar anders verhielt als eine folgsame Testperson. Angenommen, die Messung wäre exakt genug gewesen und er hätte meinen Gehirnscan in der Tat merkwürdig gefunden, dann hätte er sich diese Abweichung nur begreiflich machen können, wenn er mich gefragt hätte, was mir dabei durch den Kopf gegangen war. In einem solchen Fall kann ich mich dann entscheiden, ob ich lüge oder die Wahrheit sage. Ich könnte als Testperson auch nutzlos sein, weil ich mich einfach nicht mehr daran erinnern kann, was ich während der Untersuchung gedacht hatte. Gedanken sind subjektiv. Oft kann man die Gedanken einer Person zwar aus ihrem Verhalten ableiten. Aber nur die Testperson selbst hat einen unmittelbaren Zugang zu ihren Gedanken. Dieser Unterschied zwischen dem subjektiven Blick aus der Perspektive der ersten Person und dem objektiven Blick aus der Perspektive der dritten Person stellt den Wissenschaftler offensichtlich vor unüberwindbare methodologische Probleme. Wie kann der Gehirnforscher zu objektivem Wissen über das Bewusstsein gelangen, wenn man doch nur auf subjektive Weise, durch Introspektion, unmittelbaren Zugang zum eigenen Bewusstsein hat? Bewusstsein ist also prinzipiell nicht verifizierbar und genügt somit nicht den Anforderungen der Naturwissenschaften. Womit sich der Traum von einem lückenlosen objektiven Wissen über unser Bewusstsein in Luft auflöst. Früher oder später wird man mit der Testperson reden müssen, und dadurch wird immer ein subjektives Element einfließen.«

Roepstorff ist neugierig, ob wir in fünf oder zehn Jahren nicht doch konstatieren müssen, dass die Vorstellung, wir könnten über uns selbst Aufschluss erlangen, indem wir unser Gehirn erklären, eine dumme Idee war.

Roepstorff und der Neuropsychologe Anthony I. Jack halten es für aussichtslos, die Zuverlässigkeit subjektiver Berichte objektiv beweisen oder ihre Richtigkeit überprüfen zu wollen.[9] Ihrer Meinung nach kann das auch mit psychologischen Untersuchungstechniken nicht gelingen. Die Beobachtung, dass bestimmte Gehirnareale aktiv werden und daher an bestimmten Aufgaben beteiligt sind, genügt offensichtlich nicht, um kognitive Prozesse zu verstehen. Bei der Erforschung von Informationsprozessen dürfen Wissenschaftler die Beschreibungen von Gefühlen und Gedanken daher nicht so behandeln, als seien es objektive Verhaltensschilderungen. Andererseits halten Roepstorff und Jack es nicht für gerechtfertigt, die Genauigkeit der Beschreibung von Gefühlen und Gedanken prinzipiell in Zweifel zu ziehen. Sie vertreten vielmehr den Standpunkt, man müsse diesen Schilderungen mit Vertrauen begegnen – natürlich nur insofern, als es sich um eine hinlänglich zuverlässige Testperson handelt. Dasselbe trifft selbstverständlich auch auf die subjektiven Berichte von Nahtoderfahrungen zu, um die es in diesem Buch geht. Nicht ohne Grund halten Jack und Roepstorff in ihren wissenschaftlichen Veröffentlichungen[10] die Frage, wie verlässlich die Schlussfolgerungen aus den Aufzeichnungen der Gehirnaktivität sind, für das theoretisch wichtigste, zugleich aber auch komplexeste und brisanteste Problem der kognitiven Wissenschaften. Eine Messung kann erst dann als zuverlässig gelten, wenn sich beweisen lässt, dass sie das Phänomen, auf das sie sich bezieht, genau wiedergibt. Zuverlässigkeit ist ein so kompliziertes Problem, weil wissenschaftliche Messungen oft als Beweise für Phänomene herangezogen werden, die auf völlig unterschiedlichen Ebenen liegen. Man muss unterscheiden, welche Aspekte oder Schlussfolgerungen bestimmter Messungen heute sicher bewiesen sind, welche möglicherweise bewiesen und welche unwahrscheinlich sind. Das lässt sich an einigen Beispielen veranschaulichen:

1. Es ist erwiesen, dass die Ergebnisse einer fMRT-Untersuchung aufzeigen, wie der Blutstrom im Gehirn verläuft. Aber diese Erkenntnis lässt noch keine sicheren Schlussfolgerungen über neuronale Aktivitäten zu, an deren Nachweis man gegenwärtig noch eifrig arbeitet. Zudem sagt ein fMRT wahrscheinlich nahezu nichts über den Inhalt und den Ort kognitiver Funktionen aus, da sich diese immer noch nicht mit einer gewissen Sicherheit nachweisen lassen.

2. Messungen eines wahrnehmbaren Verhaltens, etwa die verschiedentlich in Studien vorgenommenen Messungen von Reaktionszeiten, dienen vor allem als direkte Beweise für konstante Verhaltensmuster. Aber sie sind weniger dazu geeignet, den Ablauf von Informationsprozessen direkt zu beurteilen. Und noch weniger reichen sie für einen direkten Beweis der Existenz und Arbeitsweise bestimmter kognitiver Funktionen aus.

3. Schilderungen subjektiver Gefühle und Gedanken dienen vor allem als Beleg dafür, welche Vorstellungen sich Menschen von ihren eigenen Erfahrungen machen. Als direkter Beweis für die Existenz experimentell erzeugter Phänomene sind sie eher ungeeignet. Schilderungen subjektiver Erfahrungen können schon gar nicht zum direkten Nachweis spezifischer kognitiver Funktionsabläufe herangezogen werden.

Unbewiesene Hypothesen

Bisher können wir nicht ein einziges Areal im Gehirn identifizieren, in dem die Aktivität der Neuronen exakt dem lebhaften Bild der Welt entspricht, das wir vor unseren Augen haben.
Francis H. C. Crick, Nobelpreisträger, 1916–2004,
in The Astonishing Hypothesis

Es ist noch immer eine unbewiesene Hypothese, dass Bewusstsein und Erinnerungen ausschließlich in unserem Gehirn produziert und gespeichert werden. Schon seit Dutzenden von Jahren versucht man, diese Funktionen im Gehirn zu lokalisieren, aber bis heute ist dies nicht gelungen, und es ist noch immer fraglich, ob es je gelingen wird. Gegenwärtig gibt es keine einzige wissenschaftliche Erklärung dafür, wie bestimmte neuronale Netze den subjektiven Kerngehalt von Gedanken und Gefühlen produzieren könnten. Keine einzige der zahlreichen neurophysiologischen Untersuchungen konnte bisher genaue Übereinstimmungen zwischen spezifischen neuronalen Aktivitäten und spezifischen Inhalten von Erinnerungen, Erfahrungen, Gefühlen und Gedanken nachweisen. Man ging in diesen Studien von der Annahme aus, dass sich aus einer Aktivität in einem spezifischen neuronalen Netz immer dieselben Gedanken und Gefühle ergeben würden. Man sprach dann von einer »matching content doctrine«. Beim Betrachten bestimmter Abbildungen sollte es immer zur gleichen visuellen Wahrnehmung und damit verbundenen Gedanken und Gefühlen kommen, und zwar als Resultat der Aktivität, die durch diese Wahrnehmung in spezifischen neuronalen visuellen Netzen ausgelöst wird. Derzeit spricht man jedoch nur von neuronalen Korrelaten des Bewusstseins, was lediglich bedeutet, dass eine Korrelation zwischen registrierten Aktivitäten im Gehirn und Bewusstseinserfahrungen besteht.[11] Dabei wurde allerdings mit Hilfe unterschiedlicher bildgebender Verfahren (EEG, MEG, fMRT oder PET-Scan) nachgewiesen, dass bei einer spezifischen Bewusstseinserfahrung viele, manchmal auch weit auseinanderliegende Gehirnzentren aktiv werden.

Ein korrelativer Zusammenhang sagt jedoch noch nichts über Ursache und Wirkung aus. Eine Bewusstseinserfahrung kann die Folge einer Gehirnaktivität sein, aber genauso gut kann umgekehrt eine Gehirnaktivität auch die Folge des Bewusstseins sein. Ein Zusammenhang sagt zudem noch nichts über den Inhalt einer subjektiven Erfahrung aus. Es ist sehr unwahrscheinlich, dass es zwischen messbaren Aktivitäten im Gehirn und dem subjektiven Inhalt einer Bewusstseinserfahrung eine genaue Übereinstimmung gibt, da es sich eben nur um eine neuronale Aktivität handelt: eine Möglichkeit zur Kodierung von Information. Der Nachweis neuronaler Aktivität besagt nur, dass gewisse Strukturen aktiv sind. Hier passt der Vergleich mit einem Radio: Man kann sein Radio aktivieren, indem man es einschaltet, man kann eine bestimmte Wellenlänge suchen und einen bestimmten Sender empfangen, aber dadurch hat man noch keinen Einfluss auf den Inhalt des Programms.

Auch wenn man seinen Computer einschaltet und eine Website im Internet öffnet, entscheidet man damit noch nicht über den Inhalt der Website.

So kann auch das Aktivieren bestimmter Hirnregionen keine Erklärung für den Gehalt von Gedanken und Emotionen sein. Eine Korrelation zwischen nachweisbarer Aktivität in bestimmten Gehirnregionen und bestimmten Bewusstseinserfahrungen bietet noch keine Erklärung dafür, wie Bewusstsein entsteht und wie es zum subjektiven Inhalt des Bewusstseins kommt. Die »Erklärungslücke«, die zwischen Gehirn und Bewusstsein klafft, ist nie überbrückt worden, denn ein bestimmter neuronaler Zustand ist nicht mit einem bestimmten Gemütszustand gleichzusetzen. Wissenschaftliche Forschungsmethoden eignen sich offenbar nicht dazu, die neuronalen Prozesse, die unseren bewussten Erfahrungen zugrunde liegen, mit höchster Genauigkeit zu analysieren. Sie können nicht nachweisen, wie Neuronen oder neuronale Netze dazu in der Lage wären, den Kerngehalt unserer Gedanken und Gefühle hervorzubringen. Daraus kann man den Schluss ziehen, dass es nach derzeitigem Erkenntnisstand nicht möglich ist, Bewusstsein auf die Aktivitäten des Gehirns zu reduzieren. Es ist interessant, dass diese Schlussfolgerung weitgehend mit den Thesen des Philosophen und Neurowissenschaftlers Alva Noë übereinstimmt, die auf ganz anderen neurologischen Forschungen basieren. In seinem neuesten Buch *Out of our Heads*[12] schreibt er:

»Alle wissenschaftlichen Theorien beruhen auf Annahmen. Es ist natürlich wichtig, dass diese Annahmen auch wahr sind. Ich möchte den Leser davon überzeugen, dass diese Ausgangsposition der Bewusstseinsforschung, Bewusstsein sei ein neurologisch erklärbares Phänomen, das sich im Gehirn lokalisieren lasse, vollkommen falsch ist ... Die Bewusstseinsforschung in den modernen Neurowissenschaften beruht auf unangefochtenen, aber höchst zweifelhaften Grundlagen. Das Bewusstsein befindet sich nicht im Gehirn ... Nichts von dem, was den Charakter einer bewussten Erfahrung prägt und kontrolliert, ist mit der dazugehörigen neuronalen Aktivität gleichzusetzen. Es macht keinen Sinn, nach neuronalen Korrelaten des Bewusstseins zu suchen: Denn solche neuronalen Strukturen gibt es einfach nicht. Daher können wir auch nicht wirklich erklären, worin die neuronale Grundlage des Bewusstseins besteht ... Die Vorstellung, wir ›seien unser Gehirn‹, ist keine wissenschaftliche Erkenntnis; es ist eher eine vorgefasste Meinung, eine unbestrittene Grundannahme, ... ein Vorurteil. Es wäre falsch, den Schluss zu ziehen, dass das Bewusstsein allein von der Aktivität des Gehirns abhängig ist. Und eigentlich haben wir derzeit sogar allen Grund, diesen Schluss zurückzuweisen ... Erfahrung und Wissensverarbeitung sind keine physischen Nebenprodukte. Dies ist eine deutliche und entschiedene Schlussfolgerung, der man sich jedoch kaum noch entziehen kann ... Auch wenn manchmal im Verhalten die gewohnten äußeren Anzeichen von Bewusstsein nicht auftreten, heißt das nicht unbedingt, dass zu einem bestimmten Zeitpunkt kein Bewusstsein besteht.«

Nach Auffassung Noës ist das Bewusstsein kein Nebenprodukt des Gehirns. Das Gehirn hat vielmehr die Funktion, ein dynamisches Gefüge von Wechselwirkungen zwischen Gehirn, Körper und Welt zu ermöglichen.

Trotz der unzureichenden Forschungslage vertreten die meisten Wissenschaftler immer noch die Auffassung, dass alle Aspekte des Bewusstseins von Prozessen des Gehirns ausgelöst werden. Wie weitreichend diese Ansicht ist, verdeutlicht ein Artikel von Jeffrey Saver und John Rabin zum Thema neuronale Substrate religiöser Erfahrungen:

»Jede menschliche Erfahrung, einschließlich wissenschaftlicher Argumentationen, mathematischer Denkmodelle, moralischer Einsichten, künstlerischer Ausdrucksformen und religiöser Erfahrungen, basiert nur auf unserem Gehirn. Von dieser Regel gibt es keine Ausnahme.«[13]

Und der Neuropsychiater Jeffrey Schwartz schreibt:

spontanes, sich selbst regulierendes Ereignis

»Es ist auch durchaus verständlich, dass man sich in der heute allgemein anerkannten Wissenschaft eher auf die Fragen beschränkt, die es nicht erforderlich machen, den materialistischen Ansatz zur Diskussion zu stellen.«[14]

Neuronen und elektromagnetische Felder

Das Gehirn besteht aus hundert Milliarden Neuronen, von denen sich zwanzig Milliarden in der Hirnrinde befinden. Täglich sterben nur einige tausend Neuronen, aber im Laufe von Tagen und Wochen kommt es zu einem ständigen Austausch von Eiweißen und Fetten, die wiederum als Bausteine für die Zellmembran der Neuronen fungieren.[15] Alle Strukturen im Gehirn, von den Molekülen bis zu den Neuronen, verändern sich ständig, sowohl in ihrer Zusammensetzung als auch in ihrem Verhältnis zueinander. Wie kann man bei einem solchen dauernden Wandel das Langzeitgedächtnis erklären? Neuronen verarbeiten Informationen und geben Informationen weiter, indem sie mit Hilfe ihrer Zellmembran elektrische Potentialunterschiede aufbauen. Jedes Neuron hat Hunderte, einige haben bis zu zehntausend Synapsen, die auf andere Neuronen sowohl stimulierend als auch hemmend wirken können. Synapsen sind die Verbindungsstellen zwischen den Neuronen.

Neuronen wirken in einem sehr komplexen Netz zusammen. Komplexität bedeutet: Es gibt ein System aus mehreren neuronalen Netzen (Subsystemen), die aktiv miteinander in Verbindung stehen, sich aber auch voneinander unterscheiden.[16] Daraus resultiert ein »organisiertes Chaos«, das man als ein sich selbst organisierendes System bezeichnet. Denn es besteht aus Prozessen, in denen sich Muster und Strukturen zwar in Wechselwirkung mit dem Umfeld, jedoch ohne direkte Einflussnahme äußerer Faktoren entwickeln. Ein gutes Beispiel für eine solche Selbstorganisation ist ein Strudel in fließendem Wasser. Die Form des Strudels wird zwar von der Fließgeschwindigkeit und der Wassermenge beeinflusst, aber seine Entstehung ist ein spontanes, sich selbst regulierendes Ereignis.

Diese Selbstorganisation finden wir auch bei den elektrischen Prozessen im Gehirn. Die Informationsübertragung kommt hauptsächlich durch Aktionspotentiale zustande. Diese werden von Schwankungen in den Membranpotentialen ausgelöst, durch Verringerung (Depolarisation) und Steigerung (Hyperpolarisation) der elektrischen Potentiale in den Synapsen. Bei diesem Prozess werden in den Synapsen Neurotransmitter freigesetzt. Die Summe aller Veränderungen in den Membranpotentialen lässt ständig neue elektrische Felder entstehen, wodurch sich gleichzeitig auch immer wieder neue magnetische Felder an den Dendriten, den Ausläufern der Neuronen, bilden. Bei jeder Aktivität im Gehirn verändern sich also in jeder Tausendstelsekunde alle elektrischen und magnetischen Muster von Millionen bis Milliarden Neuronen. Aber offenbar ist für den Informationsaustausch weder die Anzahl der Neuronen noch die exakte Form der Dendriten oder das individuelle elektrische Muster einzelner Neuronen ausschlaggebend. Wichtig ist vielmehr der sich selbst organisierende, sich ständig verändernde Zusammenhang der elektromagnetischen Felder, die sich an den Dendriten spezialisierter neuronaler Netze bilden.

Der Einfluss elektromagnetischer Aktivität auf die Gehirntätigkeit

Alle hundert Milliarden Neuronen haben ein elektromagnetisches Feld, das ihre Zellmembran umgibt, und jedes Neuron verfügt wiederum über Hunderte oder gar Tausende von Synapsen, die stimulierend oder hemmend auf andere Neuronen einwirken können. Daraus entsteht ein sich ständig wandelndes elektromagnetisches Feld in und um das Gehirn, das im EEG registriert wird und aus dem sogar die elektrische Aktivität des Herzens mit Hilfe des EKG abzulesen ist. Die Frage ist nun, welche Bedeutung diese elektromagnetische Aktivität neuronaler Netze für die Gehirntätigkeit und die Erfahrung des Bewusstseins haben könnte. Ein Einwirken auf das elektromagnetische Feld des Gehirns hat offenbar eine Auswirkung auf die Gehirntätigkeit. Denn wie verschiedene Studien erwiesen haben, verändert sich die Tätigkeit neuronaler Netze deutlich, wenn äußere magnetische oder elektrische Felder auf das Gehirn ausgerichtet werden. In Kapitel 6 wurde bereits darauf hingewiesen. Die elektrische oder magnetische Stimulation, mit der neuronale Netze angeregt oder gehemmt werden können, ermöglicht es, die Funktionsweise dieser Netze zu erforschen und bestimmte Bewusstseinserfahrungen auszulösen. Zudem stellt sie therapeutische Möglichkeiten bereit.

Magnetische Stimulation

Wenn magnetische Felder auf das Gehirn ausgerichtet werden, wie etwa bei der transkraniellen magnetische Stimulation oder TMS, lassen sich abhängig von der Dauer und der Intensität der eingesetzten magnetischen Energie bestimmte Teile des Gehirns blockieren oder stimulieren. Durch ihren Einfluss auf die sich ständig wandelnden elektromagnetischen Felder der Neuronen sind gezielt eingesetzte magnetische Felder in der Lage, lokale Gehirnprozesse zeitweilig zu beeinflussen, in manchen Fällen sogar ein wenig über den Zeitraum der Stimulation hinaus, aber offensichtlich ohne nachhaltigen Effekt.[17] So ermöglicht es die TMS, die Funktionen bestimmter Areale der Hirnrinde zu kartieren. Bis auf eine Millisekunde genau kann man die Tätigkeit kleiner Areale in der Hirnrinde erforschen und auf diese Weise untersuchen, was bestimmte neuronale Netze in diesem Hirnareal zu spezifischen kognitiven Vorgängen beitragen.

Aber TMS kann bei höherem Energieeinsatz auch zu einem vorübergehenden Ausfall von Gehirnfunktionen führen. Wenn man die elektromagnetischen Prozesse in der Hirnrinde unterbricht, kann die Wahrnehmung visueller Bilder oder das Empfinden eigener Körperbewegungen kurzzeitig gestört werden. Durch Stimulation der Hinterhauptslappen, in denen die Bildverarbeitung visueller Eindrücke stattfindet, kann sogar zeitweilige Blindheit eintreten. Offenbar besteht also ein direkter Zusammenhang zwischen dem Vorliegen eines elektromagnetischen Feldes und der Funktion neu-

ronaler Netze. Ein Ausfall dieses Feldes führt zu einem Funktionsausfall.

Elektrische Stimulation

Auch elektrische Stimulation lokaler neuronaler Netze stört die
normale Gehirntätigkeit. Das wurde 1958 von Wilder Penfield
(1891–1976)[18] und 2004 von Olaf Blanke[19] nachgewiesen. Ihre
Studien wurden in Kapitel 6 bereits dargestellt. Lokale elektrische
Reize bringen bei Epilepsiepatienten manchmal Bilder aus der Vergangenheit zum Vorschein (aber niemals ein Lebenspanorama), sie
bewirken Lichtblitze, Geräusche oder (sehr selten) das Gefühl, den
Körper zu verlassen. Diese künstlich erzeugten Erfahrungen sind
keinesfalls mit einer typischen NTE oder einer außerkörperlichen
Erfahrung mit verifizierbaren Elementen gleichzusetzen, sie führen
darüber hinaus auch zu keiner neuen Lebenserkenntnis. Wenn man
bei diesem Verfahren nur ein geringes Maß an elektrischer Energie
einsetzt, hat das entweder keinen Einfluss oder es wirkt stimulierend, wie etwa bei der Reizung der motorischen Hirnrinde, bei der
sich Körperteile des Patienten unwillkürlich bewegen. Bei Stimulationen mit stärkerer Energie kommt es jedoch zu einem Funktionsausfall des entsprechenden Areals in der Hirnrinde, da das körpereigene elektromagnetische Feld ausgelöscht wird. Auch hier wird
also deutlich, dass ein Ausfall des elektromagnetischen Feldes
einen Funktionsausfall nach sich zieht.

Therapeutische Effekte

Der lokale und gezielte Einsatz elektrischer Energie verändert nicht
nur die elektromagnetischen Felder der neuronalen Netze, er kann
sogar eine dauerhafte therapeutische Wirkung haben. Denn er löst
in bestimmten Gehirnregionen funktionelle Veränderungen aus,
die neue Bewusstseinserfahrungen zur Folge haben. Änderungen
des elektromagnetischen Feldes führen zu Änderungen der Gehirnfunktionen. Während transkranielle elektrische Stimulation (TES)
ebenso wie TMS nur einen kurzfristigen Effekt erzeugt, bewirkt die

transkranielle Gleichstromstimulation (tDCS) durch ihr Einwirken auf den Anpassungsmechanismus der Hirnrinde in bestimmten Teilen des Gehirns nachhaltige funktionelle Veränderungen.[20] Dieses Prinzip wird zur Therapie von Patienten mit tiefen Depressionen eingesetzt, die nicht hinreichend auf Antidepressiva ansprechen. Mit Hilfe von fMRT und PET-Scans konnte man das neurologische Substrat tiefer Depressionen bei dieser Art therapieresistenter Patienten ausfindig machen. Man erkannte, dass manche Bereiche des Gehirns, wie das subgenuale Cingulum, bei einer Depression übermäßig aktiv sind, während andere Bereiche, wie der präfrontale Kortex, eine viel zu geringe Aktivität aufweisen.

Verbesserungen dieses gestörten Aktivitätsmusters sind bei einer schweren Depression durch eine Medikation mit Antidepressiva nachweisbar, aber auch durch eine Elektrokrampftherapie (EKT). Bei ihr werden mit einem starken elektrischen Stromstoß epileptische Anfälle, sogenannte Konvulsionen, ausgelöst. Dies geschieht durch eine Stimulation des Nervus vagus und in jüngster Zeit auch durch eine Implantation tief liegender Elektroden in Gehirnregionen, die eine zu hohe oder zu niedrige Aktivität aufweisen. Bei dieser sogenannten tiefen Gehirnstimulation (Deep-Brain Stimulation, DBS) kann es sowohl zu einem anregenden als auch zu einem blockierenden Effekt kommen, je nachdem ob die Stimulation in einem Bereich der weißen oder grauen Hirnsubstanz erfolgt. Obwohl der genaue Wirkmechanismus nicht bekannt ist, wurden sowohl im klinischen Bild als auch bei fMRT-Kontrollen Verbesserungen verzeichnet.[21] In der Zeitschrift *Nature* wurde kürzlich von einem Mann berichtet, der nach einer schweren Schädelverletzung etwa sechs Jahre im »minimal consious state«, einer Form des Komas, lag und nach einer DBS im Thalamus wieder zu Bewusstsein kam.[22]

Ein ähnlich positiver Effekt wurde auch beim gezielten Einsatz magnetischer Energie beobachtet, etwa bei TMS und magnetischer Konvulsionstherapie. Noch interessanter ist es, dass derselbe Effekt eines neurologischen Gesundungsprozesses im Gehirn auch bei

Placebo-Behandlungen zu beobachten ist.[23] Die Vorstellung, gut behandelt zu werden, hat auf die Gehirntätigkeit also offenbar die gleiche Wirkung wie die Einnahme von Medikamenten oder eine elektrische oder magnetische Stimulationstherapie. Wie der prägende Einfluss des Bewusstseins auf die Gehirntätigkeit erklärt werden könnte, wird weiter unten in diesem Kapitel im Abschnitt über Neuroplastizität (siehe S. 213) genauer erläutert.

Bewusstseinsforschung mittels TMS

Eine kürzlich in *Science* publizierte Studie erforschte unter Verwendung einer Kombination aus TMS und einer »High Density«-Elektroenzephalographie (EEG), ob Veränderungen in der Hirnrinde für ein bestimmtes Bewusstseinsphänomen im Schlaf eine Rolle spielen könnten. Während eines tiefen, traumlosen Schlafs, des Non-REM-Schlafs beziehungsweise Non-Rapid-Eye-Movement-Schlafs, kann das Bewusstsein aussetzen, obwohl das Gehirn in dieser Zeit noch immer aktiv ist.[24] Wie man beim Aufwachen oft feststellt, kann man sich an diese Tiefschlafphase nicht erinnern, während die Träume aus der REM-Schlaf-Phase bisweilen noch präsent sind.

In der Studie fand man heraus, dass sich während eines solchen tiefen, traumlosen Schlafs die initiale Reaktion auf TMS verstärkte, das elektromagnetische Signal jedoch nur wenige Millimeter unter der Schädeldecke erlosch. Dieses Signal konnte sich nicht über den Ort der Stimulation hinaus fortpflanzen. Bei Untersuchungen, die tagsüber in wachem Zustand durchgeführt wurden, bewegten sich nach der initialen Reaktion (15 msec) dagegen eine ganze Reihe von Wellen auf andere Regionen der Hirnrinde und auf einige tiefer liegende, mehrere Zentimeter entfernte Strukturen zu.[25] Man folgerte daraus, dass die Kommunikation zwischen unterschiedlichen Teilen der Hirnrinde während des Tiefschlafs trotz elektromagnetischer Aktivität ausfällt und dadurch der Bewusstseinsverlust entsteht. Wenn die Verbindungen zwischen den verschiedenen Teilen der Hirnrinde sowie zwischen Hirnrinde und Thalamus hingegen gut funktionieren, ist ein Informationsaustausch aufgrund der integrierenden und differenzierenden Eigenschaften dieses Systems möglich. Dieser Informationsaustausch ist offenbar eine Voraussetzung für Bewusstseinserfahrungen.

Letzteres ging auch deutlich aus einer in *Science* publizierten Studie hervor, die mit Hilfe von PET-Scans eine Erklärung für die Entstehung von Bewusstlosigkeit unter Vollnarkose suchte, während deren zwar Gehirnaktivität messbar ist, aber kein (Wach-)Bewusstsein erfahren wird. Unter Narkose kommt es insbesondere zu einem funktionellen Ausfall der Verbindungsbahnen zwischen Thalamus und Kortex.[26] Auch hier ist die Kommunikation zwischen verschiedenen neuronalen Netzen und die damit einhergehende Integration von Informationen nicht gewährleistet. Dies wäre aber eine Voraussetzung für Wachbewusstsein, die bei Narkose, Tiefschlaf und auch bei einem Herzstillstand nicht gegeben ist.

Dass eine gut funktionierende Kommunikation innerhalb des Gehirns für Bewusstseinserfahrungen notwendig ist, hat auch eine PET-Studie mit Probanden erwiesen, die aus einem Tiefschlaf erwachten.[27] Der Prozess, der im Tiefschlaf mit dem Ausfall der Kommunikation zwischen bestimmten neuronalen Netzen einhergeht, scheint beim Aufwachen genau umgekehrt zu verlaufen. In der betreffenden Studie beobachtete man, in welcher Reihenfolge Gehirnzentren beim Aufwachen wieder aktiv werden – zunächst in den ersten fünf Minuten, dann in den ersten zwanzig Minuten. In den ersten Minuten stieg die Aktivität im Hirnstamm und im Thalamus an, erst etwas später setzte sie in der präfrontalen Hirnrinde ein. Die Autoren zogen daraus den Schluss: Um sich seiner selbst und der Umgebung nach der Schlafphase wieder bewusst zu werden, bedarf es eines Reorganisationsprozesses im Gehirn, bei dem sich die funktionellen Verbindungen zwischen den genannten Zentren wiederherstellen. Diese Gehirnzentren müssen wie ein Netzwerk zusammenarbeiten, um Bewusstseinserfahrung zu ermöglichen.

Während eines Herzstillstands ist die Tätigkeit der Hirnrinde, des Thalamus, des Hippocampus und des Hirnstamms ebenso ausgefallen wie auch alle Verbindungen zwischen ihnen (siehe Kapitel 8). Zu diesem Zeitpunkt ist keine Integration und Differenzierung von Information mehr möglich. Dies ist jedoch offensichtlich eine Voraussetzung für die Kommunikation zwischen den einzelnen Teilen des Gehirns und damit auch eine Voraussetzung für Bewusstseinserfahrung, die daher eigentlich während eines Herzstillstands nicht möglich sein dürfte. Es gibt in diesem Moment keine elektrische Aktivität mehr im Gehirn, und alle Köperreflexe und Hirnstammreflexe sind ausgefallen. Dennoch wird in dieser Phase eines Totalausfalls manchmal ein gesteigertes und erweitertes Bewusstsein erfahren, wie wir an den zahlreichen Berichten über Nahtoderfahrungen erkennen können.

Gehirn, Informationsspeicherkapazität und Gedächtnis

Nach heutigen Erkenntnissen ist es nicht möglich, Bewusstsein auf Prozesse im Gehirn zu reduzieren. Es ist äußerst unwahrscheinlich, dass Gedanken und Gefühle von Gehirnzellen hervorgebracht werden. Bisher wurden der Einfluss elektromagnetischer Felder auf das Bewusstsein sowie die Notwendigkeit eines Informationsaustauschs zwischen Hirnstamm und Hirnrinde für die Bewusstseinserfahrung thematisiert. Logisch schließt sich daran nun die Frage an, wie es möglich ist, alle Erinnerungen eines Lebens zu speichern und mit den damit verbundenen Gefühlen jederzeit abzurufen. Wie lassen sich das Kurz- und das Langzeitgedächtnis erklären? Wie und wo im Gehirn sollte diese nahezu unendliche Fülle an Informationen gespeichert sein? Und wie ist es möglich, dass diese Information jederzeit zugänglich ist?

In einem einzigen Kubikzentimeter der Hirnrinde befinden sich nicht weniger als hundert Millionen Neuronen, und da jedes Neuron über mindestens tausend Synapsen zu den umliegenden Neuronen verfügt, gibt es pro cm³ ungefähr 100 000 000 000 (10^{11}) Synapsen, die Verbindungen zu Ausläufern aus anderen Teilen der Hirnrinde herstellen. Dies macht hochgerechnet auf das gesamte Gehirn ungefähr 10^{14} Synapsen. Wenn jede Synapse ein einziges

Bit Information enthielte, bedeutete dies, dass für das Funktionieren des Gehirns mehr als 100 000 000 000 000 (10^{14}) Bits Information verarbeitet werden müssten, und das ist weit mehr, als die menschliche DNA, unser genetischer Code, nach heutigen Erkenntnissen enthalten kann. Aus diesem Grund kann Bewusstsein also nicht in der DNA gespeichert sein, und damit wird es äußerst unwahrscheinlich, dass ein genetisch festgelegtes Bewusstsein im Körper existiert.[28]

Zudem errechnete der Computerspezialist Simon Berkovich, dass die Kapazität des Gehirns trotz dieser riesigen Zahl von Synapsen immer noch vollkommen unzureichend dafür wäre, alle Erinnerungen unseres Lebens und die damit verknüpften assoziativen Gedanken und Gefühle zu speichern.[29] Tagsüber finden im Gehirn täglich etwa 10^{21} Aktionen pro Sekunde statt. Wenn man dazu noch die notwendige Speicherkapazität für das Langzeitgedächtnis addiert, müsste man von einer Informationsspeicherkapazität von 3×10^{17} Bits/cm³ ausgehen, was nach heutigem Verständnis neuronaler Prozesse im Gehirn vollkommen undenkbar ist. Auch der Neurobiologe Herms Romijn (1940–2002), der am Nederlands Hersenintituut tätig war, hat nachgewiesen, dass das Speichern aller Erinnerungen im Gehirn anatomisch und funktionell unmöglich ist.[30]

Aufgrund dieser Fakten ergibt sich zwangsläufig der Schluss, dass die Informationskapazität des Gehirns weder dazu ausreicht, alle Erinnerungen und die damit verbundenen Gedanken und Gefühle zu speichern, noch Raum dazu bietet, die gespeicherten Informationen wieder aufzufinden. Auch der Neurochirurg Karl Pribram war davon überzeugt, dass Erinnerungen nicht in Gehirnzellen gespeichert werden, sondern ausschließlich in den zusammenhängenden Mustern der elektromagnetischen Felder neuronaler Netze. Seiner Ansicht nach funktioniert das Gehirn dadurch wie ein Hologramm.[31] In dieser Form wäre es durchaus möglich, die unglaubliche Informationsfülle des menschlichen Gedächtnisses zu speichern. Pribram wurde von den Aufsehen erregenden Experimenten des Psychologen Karl Lashley (1890–1958) inspiriert. Dieser hatte schon 1920 nachgewiesen, dass Erinnerungen nicht in bestimmten Teilen des Gehirns, sondern im ganzen Gehirn gespeichert werden.[32] Bei Experimenten mit Ratten zeigte sich, dass es keine Rolle spielte, welchen Teil und wie viel man von ihrem Hirn entfernte. Sie konnten auch nach der Gehirnoperation noch komplexe Aufgaben ausführen, die sie zuvor gelernt hatten. In Kapitel 11 werde ich näher auf die Hintergründe dieser Theorie eingehen.

In diesem Kapitel wurde bereits darauf hingewiesen, dass alle Gehirnstrukturen, von den Molekülen bis zu den Neuronen, ständig ihre Zusammensetzung und ihr Verhältnis zueinander ändern, und ich habe an dieser Stelle die Frage aufgeworfen, wie das Langzeitgedächtnis zu erklären ist. Die Diskussion über Informationsspeicherung und Gedächtnis wird noch komplizierter, wenn wir uns einem Artikel in *Science* zuwenden, der den provokativen Titel trägt: »Is your brain really necessary?« (Braucht man wirklich ein Gehirn?).[33] Dieser Artikel reagierte auf einen Bericht des englischen Neurologen John Lorber, in dem er einen normal entwickelten jungen Mann mit einem akademischen Grad in Mathematik und einem Intelligenzquotienten von 126 beschreibt, bei dem mittels eines Gehirnscans ein gravierender Wasserkopf festgestellt worden war. Sein Schädel war zu 95 Prozent mit Hirnflüssigkeit gefüllt und die Hirnrinde hatte nur noch eine Dicke von ungefähr einem Millimeter, es war also kaum noch Hirngewebe vorhanden. Das Gewicht seines verbliebenen Gehirns wurde auf 100 Gramm geschätzt (normal sind 1500 Gramm), dennoch war die Funktionalität seines Gehirns nicht im Geringsten beeinträchtigt. Mit unserer derzeitigen Auffassung, dass Erinnerungen und Bewusstsein in unserem Gehirn produziert und gespeichert werden, ist es nahezu unmöglich, diesen außergewöhnlichen Fall zu erklären.

Es bleibt nicht nur die Frage offen, wie man bei sich konstant verändernden synaptischen Verbindungen in neuronalen Netzen ein gut funktionierendes Kurz- und Langzeitgedächtnis begreiflich machen kann, sondern auch, wie der Verfall unseres Gedächtnisses zu erklären ist. Unser Gehirn kann im Alter infolge einer Alzheimer-Erkrankung oder durch Arterienverkalkung schrumpfen. Da Hirnzellen sterben und nicht mehr erneuert werden, nimmt das Gehirnvolumen ab. So entstehen schadhafte neuronale Netze, die weniger gut zusammenarbeiten. Es kommt zu einer allmählich fortschreitenden Demenz. Das Kurzzeitgedächtnis nimmt ab, während das Langzeitgedächtnis noch eine ganze Weile intakt bleiben kann. Die kognitiven Funktionen lassen allmählich nach, Familienangehörige werden nicht mehr erkannt, und schließlich fällt das Sprechen schwerer oder wird gar unmöglich. Solche spezifischen Funktionen können auch bei einer Hirnschädigung verloren gehen, die von einer Gehirnblutung, einer schwerwiegenden Schädelverletzung mit bleibender Schädigung des Gehirns, anhaltendem Alkoholismus oder einer Gehirnentzündung herrührt. Daher muss das Gehirn großen Einfluss darauf haben, wie Menschen ihr Tag- und Wachbewusstsein für andere aus ihrem Umfeld wahrnehmbar machen können. Gehirn und Bewusstsein sind wohl voneinander abhängig, doch sind deshalb mentale und emotionale Vorgänge noch lange nicht mit Prozessen im Gehirn gleichzusetzen oder aus ihnen ableitbar. Das zeigt sich auch an dem nur schwer erklärlichen Phänomen, dass Menschen mit stark ausgeprägter Demenz oft kurz vor ihrem Sterben vorübergehend bewusste und klare Momente haben.

Neuroplastizität

Im Laufe unseres Lebens finden in der Hirnrinde ständig Anpassungsprozesse statt, da unsere geistigen, intellektuellen und körperlichen Aktivitäten sowohl die Zahl als auch den Ort der Neuronenverbindungen beeinflussen. Diesen kontinuierlichen Anpassungsprozess nennt man Neuroplastizität. Unter dem Einfluss von bewusster Aufmerksamkeit, Gefühlen und aktiven Denkprozessen, aber auch durch Bewegung verändern sich die neuronalen Netze kontinuierlich und damit auch die elektromagnetische Aktivität des Gehirns. Geistige Regsamkeit bezeichnet man nicht umsonst als Gehirngymnastik oder Gehirntraining. Und wenn wir bis ins hohe Alter geistig und körperlich aktiv bleiben, wird unser Gehirn länger funktionstüchtig sein, denn es bewahrt sich ein umfangreicheres Netz aus Synapsen. »Die Kraft des Bewusstseins« ist in der Lage, Gehirnfunktionen zu verändern.[34]

Vor allem bei Kindern, etwa bis zu einem Alter von vier Jahren, verfügt das Gehirn noch über eine bemerkenswerte Formbarkeit. Es gibt Hinweise darauf, dass in der Phase der maximalen Plastizität pro Sekunde etwa hunderttausend Synapsen verloren gehen und neu entstehen.[35] Ein extremes Beispiel für Neuroplastizität ist der Fall eines dreijährigen Mädchens, dem wegen einer ernsten chronischen Gehirnentzündung mit epileptischen Symptomen die linke Gehirnhälfte operativ entfernt werden musste. In der John-Hopkins-Klinik in Baltimore (USA) wurden bereits etwa hundert derart radikale Operationen bei kleinen Kindern durchgeführt, vor allem bei nicht behandelbarer Epilepsie, die auf schwere Störungen der Gehirnentwicklung zurückging. Bei einem solchen Eingriff im Erwachsenenalter wären die Folgen dramatisch: Der Patient könnte nicht mehr sprechen, Sprache nicht mehr verstehen, die rechte Körperhälfte wäre gelähmt und er würde halbseitig erblinden. Aber dieses Mädchen hatte ein Jahr nach der Operation fast keine Probleme mehr. Die halbseitige Lähmung war so gut wie nicht mehr vorhanden und sie konnte wieder klar denken. Sie entwickelt sich jetzt normal, spricht fließend zwei Sprachen, läuft und springt und kommt in der Schule gut zurecht.[36]

Diese wundersame Anpassung des Gehirns lässt sich nur mit der Annahme erklären, dass neue Verbindungen entstanden sind, die die vollständige Übernahme aller Funktionen durch die rechte Gehirnhälfte ermöglichen. Mit nur einer Gehirnhälfte ist dieses Mädchen zu den gleichen Dingen fähig wie jeder andere mit zwei Gehirnhälften. Mit Training und dem Willen zu gesunden war sie in der Lage, ihr Gehirn völlig neu zu programmieren.

Placebo-Effekt und Psychotherapie

In mehreren Studien wurde wissenschaftlich nachgewiesen, dass das Bewusstsein die Gehirnfunktionen in entscheidendem Maße beeinflusst oder steuert. In einer Studie zu kognitiver Verhaltenstherapie und Placebo-Behandlung bei depressiven Patienten wurde mit Hilfe von fMRT-Studien und PET-Scans in beiden Gruppen eine nachhaltige Veränderung der Aktivitätsverteilung in bestimmten Gehirnteilen beobachtet.[37] Im Gehirnscan depressiver Patienten waren nach einer Placebo-Behandlung in manchen Gehirnzentren die gleichen neurologischen Verbesserungen nachweisbar wie bei depressiven Patienten, die sich einer kognitiven Therapie unterzogen oder Antidepressiva eingenommen hatten. Bei Patienten in der Placebo-Gruppe führte also allein schon der Gedanke an eine erfolgreiche Behandlung zu einer deutlichen objektiven Veränderung der Gehirnfunktionen. Diese neurobiologischen Studien zum Placebo-Effekt führte man auch mit Parkison-Patienten durch. Auch beim Setzen von Schmerzreizen und bei Messungen zu Veränderungen von Immunreaktionen konnte man ähnliche Beobachtungen machen.[38] In all diesen Studien führte der Placebo-Effekt in Körper und Gehirn nachweislich zu einem veränderten Reaktionsmuster, da der Erwartungshorizont eine große Rolle spielte. Bei einer Placebo-Behandlung und bei einer positiven Einflussnahme auf einen Schmerzzustand durch kognitive Therapie wurden einige Gehirnzentren durch die Ausschüttung endorphinartiger Substanzen aktiv beeinflusst. Auch konnte man in einer fMRT-Aufnahme durch die Veränderung der Aufmerksamkeitsprozesse eine gesteigerte Aktivität in der präfrontalen Hirnrinde beobachten. Bei einer Placebo-Behandlung von Parkinson-Patienten wurde in bestimmten Gehirnzentren mehr Dopamin ausgeschüttet, wodurch sich ihre Muskelsteife deutlich verringerte.

In einem kürzlich publizierten Artikel gibt der Neurowissenschaftler Mario Beauregard einen vollständigen Überblick über unseren heutigen Wissensstand zur emotionalen Selbststeuerung (hier ist das Unterdrücken von Emotionen gemeint), Psychotherapie und

Placebo-Behandlung.[39] Er zieht dazu Ergebnisse aus fMRT und PET-Scans heran und kommt zu dem Schluss, dass Vertrauen und positive Erwartungen neurophysiologische und neurochemische Aktivitäten beeinflussen können. Dabei werden Gehirnregionen angesprochen, die bei Wahrnehmung, Bewegung, Schmerz und bei unterschiedlichen emotionalen Prozessen eine Rolle spielen. Das bedeutet, dass mentale Prozesse, wie Gedanken, Gefühle, Überzeugungen und der freie Wille, die Funktionalität des Gehirns auf unterschiedlichen Ebenen signifikant beeinflussen können. Beauregard bezeichnet dies als die psychoneuronale Übertragungshypothese. Er ist der Auffassung, dass ein Einwirken auf den Erwartungshorizont eines Menschen – sei es bewusst durch Stimulation oder freiwillige Selbststeuerung oder unbewusst durch Placebo-Behandlung – nicht nur eine positive Auswirkung auf sein subjektives Wohlbefinden hat und eine objektive Verringerung der Symptomatik nach sich zieht, sondern nachweislich auch eine biologische Veränderung im Gehirn auslöst. In seinem neuesten Buch *The Spiritual Brain* geht er ausführlich auf die zahlreichen Studien ein, die die verändernde Wirkung des Bewusstseins auf die Gehirnfunktionen klar belegen.[40]

Kognitive Therapie

Eine kognitive Verhaltenstherapie kann denselben Effekt erzielen wie eine Placebo-Behandlung. Der Psychiater Jeffrey Schwartz hat dazu eingehende neurologische Untersuchungen bei Menschen mit einer Zwangsstörung durchgeführt. Bei diesen Patienten entdeckte man mit Hilfe von PET-Scans anormale Aktivitäten in bestimmten Gehirnkreisläufen. Nach einer intensiven kognitiven Verhaltenstherapie, in der die Patienten lernten, ihre krankhaften Zwangsgedanken bewusst in den Blick zu nehmen und sie dadurch positiv zu beeinflussen, beobachtete man nicht nur eine subjektive und objektive Verbesserung der klinischen Symptome, bei einer erneuten Gehirnuntersuchung zeigte sich auch eine deutliche positive neurologische Veränderung.[41] Eine neue Therapieform für Patienten mit Depressionen, Stress, Angst, Schmerzen und körperlichen Leiden, wie zum Beispiel Schuppenflechte, ist die Achtsamkeitsbasierte Kognitive Therapie (»mindfulness-based cognitive therapy«, MBCT). Mit einer Kombination aus kognitiver Therapie, Meditation sowie gezielter und bewusster Achtsamkeit oder »mindfulness« bewirkte sie deutliche klinische Verbesserungen. Mit Hilfe einer fMRT waren markante Veränderungen, vorwiegend im präfrontalen Kortex des Gehirns, auszumachen.[42] Auch dies ist eine Folge der Plastizität unseres Gehirns. Zudem zeigte sich bei den mit dieser Therapie behandelten Patienten auch eine verbesserte Reaktion des Immunsystems auf eine Injektion mit einem Influenzavirus.

Meditation

Ähnliche Veränderungen im Gehirn lassen sich auch während einer Meditation beobachten. Das Forschungsgebiet, das sich mit solchen Phänomenen befasst, bezeichnet man heute als »spirituelle Neurowissenschaft«. Bei einer Untersuchung freiwilliger Testpersonen zeigte sich während einer Meditation in einem quantitativen EEG (oder QEEG) ein Anstieg von Gammawellen. Bei buddhistischen Mönchen, die Zehntausende Stunden in Meditation zugebracht hatten, zeichnete das EEG während einer Meditation jedoch eine noch viel stärkere Gamma-Aktivität (25–42 Hz) auf, vor allem frontoparietal, also an der Stirn und dem Scheitelbein. Diese Gammawellen blieben auch erhalten, nachdem die Mönche ihre Meditation beendet hatten.[43] Andere Wissenschaftler beobachteten in einem EEG während einer tiefen Meditation auch eine Verschiebung in Richtung Thetawellen (4–7 Hz).

Die Ergebnisse dieser Studien weisen zum einen auf einen akuten Veränderungsprozess der Gehirntätigkeit während der Meditation hin, zum anderen aber auch auf eine anhaltende Umstellung, die sich aufgrund der Plastizität des Gehirns durch jahrelanges Meditieren entwickelt hatte. Auch bei einer fMRT-Untersuchung meditierender Mönche waren in vielen Gehirnregionen, vor allem aber frontal, temporal und parietal (an Stirn, Schläfenbein und Scheitelbein), deutliche Unterschiede im Vergleich zu einer Kontrollgruppe zu beobachten. Die Aktivität steigerte sich vornehmlich in den Gehirnzentren, die offensichtlich mit Empathie und Mitgefühl zusammenhängen.[44] Auch in diesen Studien zeigten sich also während der Meditation eine akute Veränderung und zudem eine nachhaltige, nur durch jahrelanges Meditieren erklärbare Funktionsveränderung bestimmter Gehirnregionen. Dank der Neuroplastizität kann man durch positive Gedanken und nach innen gerichtete Konzentration auch im Erwachsenenalter noch die Funktionsweise des Gehirns nachhaltig verändern.

Freier Wille

Auch der Neurophysiologe Roger Sperry, der sich in seinen Forschungsarbeiten intensiv mit »split-brain«, einer Operation, bei der die Verbindung zwischen den Gehirnhälften durchtrennt wird, beschäftigt hat, kam zu dem überraschenden Ergebnis, dass unser Bewusstsein die neuronale Aktivität unmittelbar bestimmt.[45] Er schuf damit eine Grundlage für den Begriff des »freien Willens«. Diese Schlussfolgerung bestätigt auch der Neuropsychologe Benjamin Libet, der durch seine Entdeckung eines »Bereitschaftspotentials« (»readiness potential«) bekannt wurde. Dies ist ein unbewusstes »Startklar-Signal« im Gehirn, das einer bewussten Handlungsentscheidung (»free will«) oder dem Entschluss, gerade nicht zu handeln (»free won't«), 350 Millisekunden vorausgeht.[46] Das »bewusste mentale Feld« kann subjektive Erfahrungen miteinander verknüpfen, verfügt aber auch über die Möglichkeit, neuronale Aktivitäten direkt zu beeinflussen.[47] Es wurde auch erforscht, wie es sich auswirkt, wenn Männer bei der Betrachtung sexuell erregender Filmsequenzen und Frauen und Kinder bei der Betrachtung sehr trauriger Filmsequenzen ihre Emotionen unterdrücken. Anhand einer fMRT-Untersuchung wurde dabei nachgewiesen, dass bei emotionalen Zuständen bestimmte Zentren aktiv werden. Beim freiwilligen Unterdrücken von Emotionen zeigte sich jedoch vor allem eine gesteigerte Aktivität im präfrontalen Kortex.[48] Ein bewusstes und freiwilliges Unterdrücken von Gefühlen hat demnach eine nachweisliche Auswirkung auf die Aktivität der unterschiedlichen daran beteiligten Gehirnzentren.

Zusammenfassung zur Neuroplastizität

Der Mensch ist offenbar mittels seines Bewusstseins in der Lage, die anatomischen Strukturen und die damit zusammenhängenden Funktionen des eigenen Gehirns zu verändern. »The mind can change the brain.« Offensichtlich besteht eine Interaktion zwischen Gehirn und Bewusstsein, jedoch nicht nur im Sinne von Ursache und Wirkung. Daher ist es wohl nicht richtig zu behaupten, das Bewusstsein wäre allein das Produkt der Gehirnfunktionen.

Unser Gehirn ist kein Computer

> Das Gehirn ist ein Bote des Bewusstseins.
> *Professor John C. Eccles, 1903–1997*

Einige Wissenschaftler vergleichen das Gehirn gerne mit einem komplizierten Computer. Manche von ihnen, wie Daniel Dennett und Susan Blackmore, gehen sogar davon aus, dass das Bewusstsein nur eine Illusion sei, die von den Vorgängen in diesem Computer ausgelöst werde.[49] Begriffe wie »freier Wille« und »Verantwortlichkeit für das eigene Handeln« erscheinen aus Sicht dieser Theorie in einem anderen Licht. Denn ihr zufolge wären computerartige Prozesse in den Neuronen unseres Gehirns verantwortlich für unsere Gedanken und Taten, und unserem Bewusstsein käme als Illusion keinerlei Bedeutung zu. Doch die nachfolgende Frage bleibt von diesen Wissenschaftlern unbeantwortet: Wie könnte eine Illusion nachweisbare Veränderungen in der Struktur und Funktion des Gehirns bewirken?

Andere Wissenschaftler sind der Meinung, dass Computer in (ferner?) Zukunft sogar dazu fähig sein werden, Bewusstsein zu entwickeln. Doch hier hinkt der Vergleich eines Gehirns mit einem

Computer besonders. Denn schon rein theoretisch ist es äußerst unwahrscheinlich, dass ein Computer jemals das leisten kann, wozu das Gehirn dank seiner Neuroplastizität in der Lage ist, nämlich sowohl die eigene Hardware als auch die Software zu verändern und sie neuen Situationen und Anforderungen anzupassen. Der Mathematiker und Physiker Roger Penrose vertritt die These, dass die algorithmischen Berechnungen eines Computers mathematische Beweise nicht reproduzieren können. Daher seien Computer niemals fähig, Bewusstsein hervorzubringen. Eine Maschine – und sei sie vom menschlichen Geist noch so klug konstruiert – könne nie die Frage nach dem Sinn des Lebens beantworten. Penrose gelangt auf der Grundlage quantenmechanischer Theorien zu einer Hypothese, die die Beziehung zwischen Gehirn und Bewusstsein erklärt. Er geht davon aus, dass unser Bewusstsein nicht im Gehirn lokalisiert sein *kann*, da sich das Gehirn schon rein theoretisch nicht dazu eigne, menschliches Bewusstsein hervorzubringen. Seiner Auffassung nach kann das Gehirn die Erfahrung unserer subjektiven Wirklichkeit nur ermöglichen, aber nicht erschaffen.[50]

Auch die berühmten Neurowissenschaftler Charles S. Sherrington (1875–1952), John C. Eccles (1903–1997) und Wilder Penfield (1891–1976) sahen im Gehirn einen komplizierten Organismus, der Bewusstsein erfasst und übermittelt, aber nicht produziert. Beauregard hebt in seinem jüngsten Buch hervor, dass ein materialistischer Standpunkt zur Erklärung der Beziehung zwischen Bewusstsein und Gehirn aus neurowissenschaftlicher Sicht nicht länger vertretbar sei.[51] Seine eigene Forschung und auch die Untersuchungen anderer Wissenschaftler haben erwiesen, dass religiöse, mystische und spirituelle Erfahrungen sowie Nahtoderfahrungen keine Produkte des Gehirns sein können. Auch er ist der Überzeugung, dass das Gehirn Bewusstseinserfahrungen lediglich ermöglicht.

Wie in diesem Kapitel bereits erwähnt, kommt Noë[52] in seinem neuesten Buch ebenfalls zu diesem Schluss. Er bezeichnet die Unterstellung, das Bewusstsein sei ein Nebenprodukt neuronaler Aktivität, die im Gehirn entstehe, als ein Vorurteil und eine unbegründete Hypothese der Neurowissenschaften. Denn seiner Meinung nach hat das Gehirn gemeinsam mit dem Körper und der Welt eine ermöglichende Funktion: Zusammen ermöglichen sie Bewusstseinserfahrung.

Fazit

What is mind? No matter. What is matter? Never mind.
Thomas Hewitt Key, Altphilologe, 1799–1875

In diesem Kapitel habe ich dargestellt, was wir heute über den Zusammenhang von neuronalen Vorgängen und Gedanken beziehungsweise Gefühlen wissen, vor allem aber auch, was wir nicht – oder noch nicht – wissen. In vielerlei Hinsicht stellt diese Beziehung noch ein großes Mysterium dar. Das Gehirn ist ein in seiner Funktionalität äußerst kompliziertes und geheimnisvolles Organ, das mit seinen etwa anderthalb Kilo Gewicht fast 20 Prozent unserer Körperenergie verbraucht. Es besteht aus hundert Milliarden Neuronen, die über Tausende von Synapsen (pro Neuron) sehr intensiv miteinander verbunden sind und auf diese Weise ein Netzwerk beispielloser Komplexität bilden. Ob man sich seiner selbst oder seiner Umgebung bewusst ist und Gedanken und Gefühle hat, hängt nicht von einer einzigen kleinen aktiven Stelle im Gehirn ab, dafür bedarf es vielmehr eines funktionierenden Netzes aus vielen Gehirnzentren. Und das Gleiche gilt auch für die bewusste Aufmerksamkeit während einer Meditation, bei der andere Gehirnzentren aktiv werden als im normalen Wachbewusstsein.

Es erscheint immer unwahrscheinlicher, dass das Bewusstsein einzig und allein ein Produkt des Gehirns ist. Nicht nur, weil die messbaren Aktivitäten des Gehirns nichts über den Inhalt von Gefühlen und Gedanken aussagen, sondern auch, weil das Bewusstsein in der Lage ist, die Anatomie und Funktionsweise des Gehirns zu verändern (Neuroplastizität, Placebo). Weiterhin wurde nachgewiesen, dass Bewusstsein (in einer NTE) unabhängig von einer Gehirntätigkeit erfahren werden kann.

10. Quantenphysik und Bewusstsein

Wer von der Quantentheorie nicht schockiert ist,
hat sie nicht verstanden.

Niels Bohr, Quantenphysiker und Nobelpreisträger, 1885–1962

Einleitung

In den vorigen Kapiteln haben wir uns ausführlich mit den verschiedenen Theorien beschäftigt, die zur Erklärung einer NTE in all ihren Aspekten herangezogen werden. Wir sind zu dem Ergebnis gekommen, dass es den bisher dargestellten wissenschaftlichen Ansätzen nicht gelingt, zufriedenstellend und schlüssig zu erklären, warum Menschen Nahtoderfahrungen erleben und wie der Inhalt einer solchen Erfahrung zu verstehen ist. Wir wissen noch immer nicht, wie es möglich ist, während eines Herzstillstands – also in einer Zeit, in der das Gehirn keine messbare Aktivität mehr aufweist und alle Gehirnfunktionen wie Körperreflexe, Stammhirnreflexe und Atmung ausgefallen sind – ein erweitertes Bewusstsein zu erfahren. Wir haben uns vor Augen geführt, wie Gehirn und Bewusstsein interagieren, und daraus den Schluss gezogen, dass man das Bewusstsein nicht als Resultat der Gehirntätigkeit betrachten kann. Manchmal ist es sogar umgekehrt: Aufgrund des empirisch nachgewiesenen Prinzips der Neuroplastizität wirkt das Bewusstsein sowohl kurz- wie auch langfristig auf die Gehirntätigkeit ein. Mit unseren derzeitigen wissenschaftlichen Erkenntnissen scheint es zunächst noch unmöglich, alle Aspekte der subjektiven Erfahrungen zu erklären, die Patienten nach einem Herzstillstand und dem Ausfall aller Hirnfunktionen gelegentlich schildern.

Ein neuer Blick auf einige Elemente einer NTE

Lassen Sie uns die Inhalte einer umfangreichen Nahtoderfahrung, wie sie in Kapitel 3 dargestellt wurden, noch einmal sorgfältig in den Blick nehmen. Einige subjektive Aspekte dieser tief greifenden

Erfahrung zeigen Ähnlichkeit mit Konzepten der Quantenphysik. In diesem Kapitel werde ich ausführlich auf diese Konzepte und Begriffe eingehen.

Während eines Lebensrückblicks kann jedes Detail der eigenen Vergangenheit erneut durchlebt werden. Alles ist mit allem verbunden (Verschränkung). Alles scheint eins zu sein. Alle Ereignisse der Vergangenheit sind gewissermaßen gespeichert, zugänglich und immer dann sofort verfügbar, wenn man sich ihnen aufmerksam zuwendet. Zeit spielt keine Rolle mehr. Alles ist zeitlos gegenwärtig.

Das gilt nicht nur für die Zeit, sondern auch für den Ort. Man ist an jedem Ort der Vergangenheit präsent, sobald man an diesen Ort denkt und dort sein möchte, ganz gleich ob man wieder als Baby in der Wiege seines Elternhauses liegt, in der Grundschule an einem Sportwettkampf teilnimmt oder als Student ein Praktikum an einer amerikanischen Universität oder einen Urlaub in Australien macht. Man ist sofort wieder dort und erlebt alles, was einem damals wichtig war, ein zweites Mal, einschließlich der emotionalen Bedeutung, die dieses Ereignis für einen selbst und andere Beteiligte hatte. In einer Dimension, die weder an die Zeit noch an den Ort gebunden ist, ist im Bewusstsein alles gleichzeitig präsent. Auch bei einer Vorausschau oder einem Ausblick machen Menschen die Erfahrung, dass es den alltäglichen Begriff von Zeit im Bewusstsein nicht gibt. Wir erleben diesen zeitlosen Aspekt des Bewusstseins auch in Träumen, in denen sich alles anscheinend zeitlos ereignet. Aber die klare Wirklichkeit, die während einer NTE erlebt wird, lässt sich mit der alltäglichen Wirklichkeit oder einem Traum nicht vergleichen. Während einer NTE kann man Bilder sowohl der eigenen Zukunft als auch der zukünftigen Weltentwicklung sehen. In dieser zeitlosen Dimension ist alles als Möglichkeit präsent und zugänglich. Und offenbar bestätigen sich Jahre später die damals vorhergesehenen Ereignisse und werden als Bestandteil einer früheren NTE erkannt oder als Déjà-vu erlebt.

Zu einer nicht an einen Ort gebundenen Erfahrung kann es während einer NTE auch durch ein Verlassen des Körpers kommen:

Losgelöst von seinem Körper ist man im Bewusstsein augenblicklich an dem Ort, an den man denkt. Wenn man zum Beispiel nach einem schweren Verkehrsunfall in einem Autowrack im Koma liegt und an seinen Partner denkt, ist man augenblicklich daheim und nimmt wahr, was er oder sie gerade tut. Man kennt sogar die Gedanken des Partners. Im Nachhinein bestätigen sich die Wahrnehmungen oftmals als richtig. Es ist also offenbar möglich, nicht-lokal mit dem Bewusstsein eines anderen Menschen verbunden zu sein. Und ebenso kann man nicht-lokal mit den Gefühlen und Gedanken verstorbener Freunde und Familienmitglieder in Kontakt stehen und durch Gedankenübertragung mit ihnen kommunizieren. Nach einer NTE bleibt diese Möglichkeit der nicht-lokalen Verbundenheit oft weiterhin bestehen, was sehr verwirrend sein kann. Ohne es zu wollen, ist es immer noch möglich, unabhängig von Zeit und Distanz zu kommunizieren. Man verfügt über eine erhöhte intuitive Sensibilität. Dieses Phänomen habe ich bereits im Kapitel 4 angesprochen, im Kapitel 13 werde ich noch einmal darauf zurückkommen.

Menschen, die während einer NTE ein Tunnelerlebnis haben, erfahren den Übergang von unserer materiellen Welt, die auch Raumzeit (die vierdimensionale Verbindung der drei Raumkoordinaten und der Zeit) genannt wird, in einen höherdimensionalen Raum anscheinend bewusst. Der theoretische Physiker Stephen Hawking bezeichnet den unvermittelten Übergang von der Raumzeit in einen höherdimensionalen Raum, in dem Raum und Zeit nicht mehr von Bedeutung sind, als Wurmloch.[1] Modelle eines Wurmlochs haben eine große Ähnlichkeit mit einem sanduhrförmigen Tunnel.

Kurze Zusammenfassung dieses Kapitels

Dieses Kapitel ist ziemlich technisch, deshalb möchte ich in diesem Abschnitt eine kurze Zusammenfassung der quantenmechanischen Begriffe geben, die für das Verständnis dieses und des folgenden Kapitels wichtig sind. So können Leser, die sich momentan noch nicht intensiv mit der (Quanten-)Physik beschäftigen möchten, dieses Kapitel (vorläufig?) überspringen. In dieser Zusammenfassung verweise ich nicht auf wissenschaftliche Literatur.

Die *klassische* Physik geht davon aus, dass die objektive Wirklichkeit nach bestimmten festen Regeln funktioniert. Alle Ereignisse in unserer Welt vollziehen sich innerhalb einer *unveränderlichen Struktur von Raum und Zeit,* nach *festen Gesetzmäßigkeiten,* die sich mit eindeutigen Begriffen von *Wirklichkeit, Ursächlichkeit, Kontinuität* und *Lokalität* erklären lassen. In der klassischen Physik setzt man voraus, dass die wahrgenommene Wirklichkeit in der physischen Welt auch objektiv real ist.

Die Quantenphysik hat jedoch die klassische wissenschaftliche Vorstellung von unserer materiellen, eindeutig erkennbaren Welt auf den Kopf gestellt. Ihre neuen Begriffe lauten *Superposition, Komplementarität, die Unschärferelation, das Messproblem* und die *Verschränkung* oder *Nicht-Lokalität.*

All diese Begriffe betreffen dasselbe Problem. Wenn ein Quantenobjekt nicht beobachtet wird, hat es weder einen definierten Ort in Raum und Zeit noch feststehende Eigenschaften, wie man sie in der klassischen Physik normalerweise Objekten zuschreibt. Je nach Versuchsanordnung können wir den Wellenaspekt oder den Teilchenaspekt des Lichts beobachten, aber wir kennen keine Versuchsanordnung, bei der wir beide Aspekte gleichzeitig betrachten können. Man bezeichnet dieses Phänomen als *Komplementarität.* Teilchen und Welle sind komplementäre Aspekte des Lichts. Was für das Licht schon bewiesen ist, dass es sowohl einen Teilchen- als auch einen Wellenaspekt besitzt, gilt offenbar auch für die Materie. Alle Materie, die zu 99,999 Prozent aus »Leere« besteht, kann letztlich auch als Wellenfunktion beschrieben werden, sie verfügt also über eine Wellen-Teilchen-Komplementarität.

In Experimenten mit einzelnen Photonen erkennt man, dass ein Photon sich manchmal wie eine Welle verhält. In dem Fall liegt eine sogenannte *Superposition* von Wellenfunktionen vor, nach der eine Welle nicht mehr als echte reale Welle zu betrachten ist, sondern als ein Quantenphänomen, das man als Wahrscheinlichkeitswelle bezeichnet. Eine *Wahrscheinlichkeitswelle* beschreibt die Wahrscheinlichkeit, mit der ein Teilchen an einer bestimmten Stelle anzutreffen ist. Wir können also nie die Geschwindigkeit kennen und gleichzeitig wissen, wo sich ein Teilchen befindet. Werner Heisenbergs (1901–1967) Unschärferelation besagt, dass Wahrnehmung nicht ohne eine grundlegende Veränderung des beobachteten Objekts möglich ist. Einige Quantenphysiker treten für die weitreichende Interpretation ein, dass die Wahrnehmung die physische Welt im buchstäblichen Sinne erschafft, und gehen damit davon aus, dass Bewusstsein grundlegender ist als Materie und Energie. Auch ich vertrete diese nicht allgemein anerkannte Auffassung, dass das Bewusstsein darüber entscheidet, ob und wie wir die (subjektive) Wirklichkeit erleben. Darauf werde ich im Folgenden noch einmal zurückkommen.

Eines der wichtigsten Prinzipien der Quantenphysik besagt, dass separate Teilchen über eine Distanz hinweg *augenblicklich* aufeinander einwirken können, da eine Verschränkung zweier Objekte auch über eine große Entfernung möglich ist. Man nennt das *Nicht-Lokalität*. In der Quantenphysik verwendet man daher den Begriff des *nicht-lokalen Raums:* Er beschreibt einen höherdimensionalen Raum, in dem nur Möglichkeiten, auch Wahrscheinlichkeitswellen genannt, existieren, in dem nichts feststeht, in dem es keine Materie gibt und in dem Zeit und Distanz keine Rolle spielen. In diesem Raum ist alles unbestimmt, und für die Physiker sind darin weder Messungen noch Beobachtungen möglich. Es gibt dort eine verborgene Wirklichkeit, die unsere physische Welt auf Quantenniveau ständig beeinflusst. Diese physische Welt bildet das *Komplement* zum nicht-lokalen Raum. Vielleicht kann man diesen Raum auch als das absolute oder wirkliche Vakuum bezeichnen; er hat keine Struktur, ist vollkommen symmetrisch und umfasst keine Zeit. Er ist ein leerer Raum, in dem Quarks, Elektronen, Schwerkräfte und Elektrizität zu einer Einheit verschmolzen sind und einzeln für sich nicht länger Bestand haben. Dieser Raum bildet die Basis einer unendlichen Zahl von Möglichkeiten, und mit einer Temperatur auf dem absoluten Nullpunkt enthält das wahre Vakuum eine unendliche Menge an Energie (Nullpunktenergie). Daher könnte dieses absolute Vakuum, dieser nicht-lokale Raum, nach Auffassung einiger Wissenschaftler auch eine Grundlage für das Bewusstsein bilden. Später in diesem Kapitel werde ich noch näher auf die Frage eingehen, ob die Quantenphysik auch für lebende Systeme gilt.

Längst nicht jeder akzeptiert wohl die Vorstellungen, Begriffe und Interpretationen der Quantenphysik. Noch ist nicht klar, ob und inwieweit die Quantenphysik dazu beitragen kann, alle offenen Fragen zu beantworten. Doch die Grundlagen der Quantenphysik, wie die Konzepte der Komplementarität von Welle und Teilchen, die Verschränkung und der nicht-lokale Raum mit Wahrscheinlichkeitswellen, die von den meisten Quantenphysikern anerkannt werden, sind meiner Auffassung nach wesentlich für ein Verständnis der Beziehung zwischen Bewusstsein und Gehirn.

In diesem Kapitel werde ich auch kurz auf einige andere »klassische« physikalische Begriffe wie *Welle* oder *Feld* eingehen. In einem elektromagnetischen Feld kann eine unbegrenzte Menge an Informationen gespeichert werden. Denken Sie nur an die mehr als eine Milliarde Websites, die man per Computer »drahtlos« überall auf der Welt empfangen kann. Ein elektromagnetisches Feld scheint über eine unendliche Kapazität zur Speicherung oder Kodierung von Informationen zu verfügen. Alles ist in unterschiedlichen Wellenlängen kodiert. Zwei Wellen sind kohärent, wenn sie gleichmäßig schwingen und in einer festen Beziehung zueinander stehen, sodass sie miteinander interferieren können. Interferenz wird auf diese Weise zur Informationsspeicherung genutzt. Das holographische Prinzip ermöglicht es, von jedem Ort innerhalb eines kohärenten Feldes Informationen über ein Objekt als Ganzes zu erhalten.

Unser klassisches Weltbild

Während und nach einer Nahtoderfahrung erleben Menschen Phänomene, die auf eine nicht-lokale Verbundenheit mit den Empfindungen anderer hindeuten. Mit ihrem erweiterten Bewusstsein befinden sie sich in einer Dimension, in der Zeit und Distanz nicht mehr von Bedeutung sind. Diese Phänomene lassen sich mit dem uns bekannten Wissen der klassischen Physik nicht erklären. Denn danach kann man nicht an zwei Orten zugleich sein und sich nicht instantan in eine andere Zeit oder an einen anderen Ort begeben. »Instantan« bedeutet »augenblicklich«, das heißt viel schneller als mit Lichtgeschwindigkeit. Nicht-Lokalität bezeichnet eine Verbundenheit, die unabhängig von einer Entfernung immer und überall besteht. Sie ist vor allem wichtig, wenn man sich vor Augen führt, dass jeder Gedanke und jede subjektive Erfahrung eines Menschen nicht nur sein eigenes Handeln, sondern auch weit entfernte Prozesse beeinflussen kann. Es besteht eine Kohärenz der Ereignisse, da alles mit allem in Verbindung steht und daher auch alles mit allem zusammenhängt und sich gegenseitig beeinflusst. Eine Beobachtung beeinflusst also auch das Resultat einer Wahrnehmung, objektive Wahrnehmung ist daher nicht mehr möglich. Auf diesen Punkt komme ich später in diesem Kapitel noch einmal zurück.

In der klassischen Physik steht es jedoch vollkommen fest, auf welche Weise die objektive Wirklichkeit nach bestimmten strikten Regeln zustande kommt. In der zusammenfassenden Einleitung zu diesem Kapitel wurde bereits erwähnt, dass sich nach den altbekannten Begriffen von Wirklichkeit, Ursächlichkeit, Kontinuität, Lokalität und festen Gesetzmäßigkeiten alles in unserer Welt innerhalb einer absolut festen Struktur von Raum und Zeit ereignen müsste. In der klassischen Physik geht man davon aus, dass die wahrgenommene Wirklichkeit in der physischen Welt auch objektiv real ist, dass sie auch unabhängig von Beobachtung existiert.

Ursächlichkeit oder Kausalität bedeutet, dass die Zeit nur in eine Richtung voranschreitet und die Abfolge von Ursache und Wirkung somit vollkommen eindeutig ist. Kontinuität bedeutet, dass in unserer physischen Welt keine Diskontinuität möglich ist und dass in Raum und Zeit alles sukzessiv und regelmäßig verläuft.

Das Prinzip der Lokalität besagt, dass sich Objekte nur durch direkten (lokalen) Kontakt beeinflussen lassen. Aus der Ferne auf sie einzuwirken ist nach diesem Konzept unmöglich. Doch auch in der klassischen Physik gab es schon vor einigen hundert Jahren eine heftige Diskussion um das Thema Lokalität versus Nicht-Lokalität. Isaac Newton (1642–1727) entwickelte ein nicht-lokales Modell der Schwerkraft. Er ging davon aus, dass die Schwerkraft in unserem Sonnensystem eine Fernwirkung ausüben könne, was seine Zeitgenossen heftig bestritten.

Der Begriff der festen Gesetzmäßigkeiten bedeutet, dass sich alles in unserer natürlichen Welt geordnet und vorhersehbar ereignet; wie Albert Einstein sagte: »Gott würfelt nicht.«

Zu guter Letzt muss noch erwähnt werden, dass Einstein in der klassischen Physik die Zeit als einen relativen Begriff bezeichnete, nachdem er nachgewiesen hatte, dass Zeit im Universum keine absolute Konstante ist. Beim Tod seines langjährigen Freundes Michele Besso schrieb Einstein an dessen Familie:

»Es bedeutet nichts, dass er etwas eher als ich diese seltsame Welt verlassen hat. Menschen wie wir, die an die Physik glauben, wissen, dass der Unterschied zwischen Vergangenheit, Gegenwart und Zukunft nur eine hartnäckig aufrechterhaltene Illusion ist.«

Komplementarität von Teilchen und Wellen

Die Quantenphysik entwickelte sich Anfang des vorigen Jahrhunderts, weil die klassische Physik gewisse Naturphänomene nicht erklären konnte. Man war sich bereits länger darüber im Klaren, dass die Intensität des abstrahlenden Lichts beim Erhitzen eines Metalls, vor allem im ultravioletten Spektrum, nicht den prognostizierten Werten entsprach. Dem Physiker und späteren Nobelpreisträger Max Planck (1858–1947) gelang im Jahre 1900 die arithmetische Beschreibung einer diskontinuierlichen Wechselwirkung zwischen Licht und Materie, die er Quanten nannte. Die Diskontinuität war mit der Bewegung eines Balles vergleichbar, der eine Treppe hinunterspringt, hierbei auf jeder Stufe kurz liegen bleibt, und der sich, wenn man ihn sieht, niemals zwischen den Stufen befinden kann.

Dies bezeichnete man als Quantensprung. Einstein stellte einige Jahre später die Hypothese auf, dass Licht sich ebenfalls in kleinen Paketen beziehungsweise in Lichtquanten fortbewegt, und gab diesem winzigen Energiepaket 1905 den Namen »Photon«. 1926 wurde seine Photonen-Hypothese experimentell bewiesen.

Die Frage, wie die Eigenschaften von Licht zu erklären sind, stellte jahrhundertelang eines der großen Probleme der Physik dar. Christiaan Huygens (1629–1695) war der Auffassung, Licht verhalte sich wie eine Welle, während es sich Newton zufolge aus Teilchen zusammensetzte. Im berühmten Doppelspalt-Experiment, das 1801 von dem Arzt Thomas Young (1773–1829) zum ersten Mal durchgeführt wurde, sendet man Licht entweder durch zwei schmale, parallele Spalte oder man verschließt einen davon und sendet es nur durch einen Spalt. Fällt das Licht durch beide Spalte, verhält es sich wie eine Wellenfunktion. Man kann sehen, dass durch Interferenz dunkle und helle Streifen entstehen. Interferenz ist ein Phänomen, das man auch beobachten kann, wenn man zwei Steine in einen Teich wirft. Die kreisförmigen Wellenmuster reagieren aufeinander und durch Interferenz kommt es zu einigen höheren Wellen, während andere Wellen ganz verschwinden. Dieser Wellenstruktur entsprechen die hellen und dunklen Streifen im Doppelspalt-Experiment. Als Young die Ergebnisse seines Experiments 1802 veröffentlichte und dabei das Fazit zog, dass sich das Licht wie eine Welle verhalte, erntete er Spott und Hohn, da er damit Newtons Teilchentheorie des Lichts widersprach. Man schrieb, dass seine Publikation »nichts als Unsinn« enthalte und »nicht einmal ein Experiment oder eine Entdeckung genannt werden« dürfe. Man war auch der Meinung, dass seine Beobachtung »eine Art der Neuerungssucht sei, die den wissenschaftlichen Fortschritt behindere und nichts weiter als Unruhe stifte«.[2]

Aber das Ganze ist noch komplizierter. Fällt ein schwaches Licht durch beide Spalte, sodass jedes Mal nur ein einziges Photon durch einen Spalt dringt, dann kann sich das Licht auch wie ein Teilchen verhalten. In einem solchen Fall kann man eine gleichmäßige

Lichtverteilung auf der gesamten Projektionsfläche (einer fotografischen Platte) sehen und das Interferenzmuster verschwindet. Dies geschieht jedoch nur dann, wenn man genau wissen will, wo sich das Photon auf seinem Weg gerade befindet, und daher misst, durch welchen Spalt das Photon dringt. Nur wenn man vor oder hinter den Öffnungen ein Messgerät installiert, das registriert, ob und wo ein Photon den Spalt passiert, wird man genau wissen, welchen Weg das Photon genommen hat, und nur dann wird sich das Licht weiterhin wie ein Teilchen verhalten. Das gilt selbst dann, wenn man es erst hinter dem Spalt misst und das Messgerät erst dann einschaltet, wenn das Photon den Spalt schon passiert hat, aber noch nicht auf der fotografischen Platte aufgetroffen ist. Auch in diesem Fall wird sich das Photon aufgrund der anschließenden Messung wie ein Teilchen verhalten. Nimmt man jedoch während des Experiments keine Messungen vor, verhält sich das Licht weiterhin wie eine Welle. Der Nobelpreisträger und Physiker Niels Bohr bezeichnete dieses Phänomen als Komplementarität.[3] Je nach Versuchsanordnung können wir den Wellenaspekt oder den Teilchenaspekt des Lichts beobachten, aber wir kennen keine Versuchsanordnung, bei der wir beide Aspekte gleichzeitig betrachten können. Teilchen und Wellen sind komplementäre Aspekte des Lichts, sie schließen einander aus und sind daher nie beide gleichzeitig wahrnehmbar. Für die Physiker lag das Problem darin: Wenn sich Licht je nach Versuchsanordnung wie eine Welle oder wie ein Teilchen verhalten kann, ist sein Verhalten davon abhängig, ob sich die Person, die das Experiment durchführt, dafür entscheidet, zusätzliche Messgeräte zu installieren oder entweder eine oder beide Spalte zu öffnen. Durch die (bewusste) Entscheidung, das Experiment in einer bestimmten Weise durchzuführen, entscheidet der Forscher also darüber, ob sich das Licht wie eine Welle oder wie ein Teilchen verhalten wird.[4] Dadurch veränderte sich die grundsätzliche Struktur der physikalischen Theorie. Die bewusste Entscheidung eines Menschen hatte Einfluss auf die Materie. Oder wie Bohr es formulierte:[5]

»Im großen Drama des Daseins sind wir sowohl Schauspieler als auch Zuschauer.«

Die revolutionäre Botschaft der Quantenphysik lautet also, dass sich im Universum zwar eine gewisse Ordnung erkennen lässt (Wellen und Teilchen), dass es aber um mehr als nur den physischen Aspekt geht. Wir können Materie zwar messen, aber unser Bewusstsein bestimmt unser Wissen. Unsere Gedanken und Gefühle entscheiden mit darüber, wie das Universum funktioniert, und damit auch darüber, wie wir das Universum wahrnehmen. Die Art unseres Denkens hat physische Auswirkungen auf das, was wir wahrnehmen. Diese Erkenntnis hat nicht nur in der Physik eine Revolution ausgelöst, sondern auch in der Philosophie und Bewusstseinsforschung. Wie der Nobelpreisträger und Quantenphysiker Max Born (1882–1970) sagte:

»Ich bin davon überzeugt, dass theoretische Physik eigentlich Philosophie ist.«

Die verhaltene Akzeptanz der neuen Erkenntnisse der modernen Quantenphysik, die in diesem Kapitel noch eingehender zur Sprache kommen werden, ist unter anderem dem materialistischen Weltbild geschuldet, mit dem wir aufgewachsen sind. Ihm zufolge funktioniert die objektive Außenwelt nach den festen Regeln der klassischen Physik, die ich im vorigen Abschnitt dargestellt habe.

Verschränkung

Wenn man so wenig Licht durch den Spalt schickt, dass nur ein einziges Photon gleichzeitig durch beide Spalten dringt, und man keine weiteren Messungen vornimmt, um zu erfahren, wo sich das Photon befindet, entsteht auf der lichtempfindlichen Platte letztendlich wieder ein Interferenzmuster. Das Licht verhält sich dann auch als einzelnes Photon wieder wie eine Welle, das heißt, das Lichtteilchen passiert im selben Moment beide Spalte. Das Lichtteilchen verschränkt sich gewissermaßen mit sich selbst. Man spricht in einem solchen Fall von einer *Superposition* von Wellenfunktionen. Unter einer Welle versteht man dabei nicht mehr eine wirkliche konkrete Welle, sondern eine Wahrscheinlichkeitswelle – wie Born dieses Quantenphänomen nannte. Sie entspricht der Wahrscheinlichkeit, mit der ein Teilchen an einer bestimmten Stelle angetroffen werden kann. Man spricht auch von der Wellenfunktion eines Teilchens. In dem Moment, in dem sich die Intensität des Lichtes auf das Aussenden einzelner Photonen verringert, verschiebt sich die Darstellung des Lichts von einer elektromagnetischen Welle zu einer Wahrscheinlichkeitswelle. Licht wird normalerweise als elektromagnetisches Feld definiert, das sich wie eine Störung in einem leeren Raum oder Vakuum verhält. Photonen verhalten sich in großer Zahl wie ein elektromagnetisches Wellenbündel. Im Falle eines einzelnen Photons ist allerdings keine elektromagnetische Welle mehr messbar. Dennoch kann man mit Hilfe nicht messbarer Wahrscheinlichkeitswellen statistisch vorhersagen, wo das Photon auf der fotografischen Platte auftreffen wird. Ein einzelnes Photon verhält sich in dem Moment wie eine Wahrscheinlichkeitswelle. Wenn es nicht beobachtet wird, hat das Photon keinen Ort, denn es gibt eine unendliche Zahl möglicher Orte. Der Quantenphysiker Erwin Schrödinger (1887–1961) hat die Gleichung zu diesen quantenmechanischen Wellen erstellt.[6]

In einem Atom liegen die Elektronen in einem Wahrscheinlichkeitsfeld, das den Kern umgibt. Bei jeder Beobachtung befinden sie sich an einer anderen Stelle dieses Feldes. Doch das Problem wird noch komplizierter, denn Ort und Impuls (ein Maß für die Geschwindigkeit) eines Elektrons lassen sich nicht gleichzeitig messen. Wir können also eigentlich nie wissen, wo sich das Elektron befindet. Dazu sagt die Unschärferelation des Nobelpreisträgers und Quantenphysikers Werner Heisenberg Folgendes: Beobachtung ist nicht möglich, ohne das observierte Objekt grundlegend zu verändern.[7] Bei einer Beobachtung werden die unzähligen Möglichkeiten (Wahrscheinlichkeitswellen) auf ein einziges Faktum reduziert, auf den

Ort, an dem sich ein Teilchen in diesem Moment befindet. Der Mathematiker und Physiker Roger Penrose bezeichnete diesen Vorgang als »objektive Reduktion«.[8] Dies bedeutet, dass der Beobachter bestimmt, wo und wie ein Teilchen wahrgenommen wird. Eine Beobachtung beeinflusst das Resultat einer Wahrnehmung, da alles mit allem verbunden ist. Von der Objektivität einer Wahrnehmung kann also weder bei Experimenten noch im Alltag die Rede sein. Jede Wahrnehmung der Wirklichkeit ist subjektiv, denn das Bewusstsein des Beobachters bestimmt, was wahrgenommen wird. Und wenn zwei oder drei Beobachter in ihren Wahrnehmungen übereinstimmen, müsste man das eigentlich als Intersubjektivität und nicht als Objektivität der wahrgenommenen Wirklichkeit bezeichnen.

Einige bedeutende Quantenphysiker wie Eugene Wigner, Brian Josephson, John Wheeler und der Mathematiker John von Neumann befürworten die weitreichende Interpretation, dass die physische Welt von der Wahrnehmung buchstäblich erschaffen wird, und setzen dabei voraus, dass das Bewusstsein grundlegender ist als Materie oder Energie.[9] Von Neumann (1903–1957) schrieb dazu:

»Das Universum setzt sich nicht aus Materieteilchen zusammen, sondern aus Wissensteilchen; subjektiven, bedeutungshaltigen Teilchen im Bewusstsein.«

Und der Quantenphysiker Henry Stapp schreibt, es sei eine der tiefstgreifenden Entwicklungen der Quantentheorie gewesen, menschliches Bewusstsein in die Grundstruktur physikalischer Theorien einzubringen.[10] Die Tatsache, dass unsere Gedanken in der »klassischen« Physik völlig irrelevant waren, betrachtet er als gravierendes Problem. Die zentrale Idee der Quantenphysik sei es, uns als Personen zu betrachten, die Erkenntnis suchen, diese anwenden und durch ihre Untersuchungen auch auf ihre Umgebung einwirken können; als Personen also, die sich nicht auf mechanische Automaten reduzieren lassen. Der Nobelpreisträger Eugene Wigner (1902–1995) vertritt daher auch die Auffassung, die Quan-

tenphysik befasse sich mit Beobachtungen und nicht mit dem Be-
obachtbaren.[11] Auch in Büchern wie *The Non-Local Universe; the New Physics and Matters of the Mind*[12] *(Das bewusste Universum: Wie Bewusstsein die materielle Welt erschafft)*[13] und *The Spiritual Universe*[14] wird die große Bedeutung des Bewusstseins hinsichtlich der Quantenphysik und deren Konsequenzen für unser Weltbild intensiv ausgearbeitet. Dennoch tun sich viele Physiker und Philosophen schwer mit dieser Interpretation der Quantenphysik.

Nicht-Lokalität

Wie lässt es sich erklären, dass sich zwei separate Teilchen über eine Distanz hinweg instantan, das heißt augenblicklich beeinflussen können? Oder dass eine Verschränkung von zwei oder mehreren weit voneinander entfernten Objekten möglich ist? Nicht-Lokalität ist eines der wichtigsten Prinzipien der Quantenphysik und eine der tiefsinnigsten und erstaunlichsten Entdeckungen der Physikgeschichte. Dieses Prinzip beruht auf dem Bellschen Theorem, das vom Physiker Alain Aspect und von seinen Kollegen 1982 experimentell bewiesen wurde.[15] Bei lokalen Messungen der »Spins« oder des »Eigendrehimpulses« eines Teilchens geht man in der klassischen Physik von einem lokalen Effekt der Messung aus. Wenn man jedoch in einem Versuch zwei Teilchen, die aus derselben Quelle stammen, in verschiedene Richtungen aussendet und an zwei voneinander entfernten Orten vermisst, stellt sich heraus, dass man mit der Messung des ersten Teilchens auch das Messergebnis des zweiten Teilchens kennt. Es besteht also ein Zusammenhang, eine Verschränkung zwischen beiden Teilchen, sodass das Resultat vorhersehbar ist, obwohl es keine lokale Ursache für das Messergebnis des zweiten Teilchens gibt. Das ist eine revolutionäre Erkenntnis, denn bisher war man immer davon ausgegangen, dass bei Messungen nur lokale Bedingungen das Ergebnis beeinflussen könnten. Doch das ist nach den Erkenntnissen der Quantenmechanik nicht der Fall. Anfänglich war es für viele schwierig, eine instantane Fernwirkung zu akzeptieren. Selbst Einstein tat sich im vergangenen Jahrhundert mit den nicht-lokalen Effekten in der Quantenphysik sehr schwer. Doch 1982 wurde definitiv nachgewiesen, dass aufgrund von Verschränkung eine nicht-lokale Beziehung zwischen zwei Teilchen besteht. Der Physiker Nicolas Gisin wiederholte diese Experimente im Forschungszentrum CERN bei Genf. Mittels einer optischen Glasfaser untersuchte er Photonen, deren Messabstand elf Kilometer betrug. Später wies man dieselben Resultate einer nicht-lokalen Verschränkung sogar über eine Entfernung von fünfzig Kilometern nach.[16] Selbst in drei miteinander verschränkten Systemen wurde Nicht-Lokalität nachgewiesen (im Greenberger-Horne-Zeilinger-Paradox).[17]

Das neue Weltbild auf Basis der Quantenphysik

Alles hängt miteinander zusammen, es gibt keine lokale Ursache für ein Ereignis, und ein eintretendes Ereignis verändert augenblicklich das gesamte Universum. Der Nobelpreisträger Louis de Broglie (1892–1987) schrieb schon 1923, dass man letztlich alle Materie im Universum auch als Wellenfunktion beschreiben könne.[18] Auch Materie verfügt über eine Wellen-Teilchen-Komplementarität. Was für Licht schon bewiesen war – dass es sowohl einen Wellen- als auch einen Teilchenaspekt besitzt –, gilt offenbar auch für Materie. 1930 schrieb Einstein daher auch:

»Wir sind nun zu dem Schluss gekommen, dass Raum primär ist und Materie nur sekundär.«[19]

Und Schrödinger behauptete einige Jahre später:

»Was wir als materielle Objekte und Kräfte betrachten, ist nichts anderes als Formen und Veränderungen in der Struktur des Raumes.«[20]

Der Physiker Steven Weinberg hat den aktuellen Standpunkt der Quantenphysik unlängst prägnant formuliert: »Materie verliert so ihre zentrale Rolle in der Physik.«[21] Die Frage ist also: Was ist

Materie eigentlich? Existiert Materie überhaupt? Woran können materialistisch eingestellte Wissenschaftler noch glauben?

Die neuen, bahnbrechenden Konzepte der Quantentheorie sind, wie bereits erwähnt, Superposition, Komplementarität, die Unschärferelation, das Messproblem und die Verschränkung. Sie alle betreffen dasselbe Problem. Wenn ein Quantenobjekt nicht beobachtet wird, hat es weder bestimmte Koordinaten in Raum und Zeit noch feststehende Eigenschaften, wie wir sie Objekten in der klassischen Physik gewöhnlich zuschreiben. Man bezeichnet das als Quantenmessproblem. Nach wie vor stellt es eine große Herausforderung dar zu überblicken, welche Konsequenzen die Vorstellung, etwas könne ohne Koordinaten in Raum und Zeit und ohne beständige Eigenschaften existieren, für unser gesamtes Weltbild hat. Grundlegende Eigenschaften lassen sich erst bestimmen, nachdem eine Beobachtung angestellt wurde. Die große Frage ist daher: Welche Wirklichkeit existiert, wenn wir nichts wahrnehmen. »Gibt es den Mond, wenn niemand hinschaut?«[22]

Bevor Sie weiterlesen, bitte ich Sie, sich einen Moment ruhig hinzusetzen und kurz die Augen zu schließen. Öffnen Sie sie nun wieder und fragen Sie sich: Wie sah die Welt aus, während meine Augen geschlossen waren und ich die Welt, die mich umgab, nicht bewusst visuell wahrnehmen konnte? Wie kann ich wissen, wie die Welt in dem Moment aussah? Und welche Wirklichkeit existierte heute Nacht, während ich schlief? Wo war die Welt, während ich im Schlummer lag? Woher weiß man, dass die Welt existiert, während man schläft? So unglaublich es auch erscheinen mag, es gibt wirklich namhafte Quantenphysiker, die aufgrund theoretischer Überlegungen an der These festhalten, dass die Welt nicht existiere, wenn man nicht hinschaut. Denn schließlich könne man ohne Wahrnehmung nicht wissen, dass sie existiert. Diese Quantenphysiker sind der Auffassung, dass man mit seiner Wahrnehmung aus einer unendlichen Zahl unbestimmter Möglichkeiten eine persönliche Welt erschafft.

Wir können das Gedankenexperiment noch weiter treiben, wenn

wir uns eine Einflussnahme auf das Bewusstsein einer Person vorstellen: Wenn man jemandem, der unter Hypnose steht, erzählt, alle Anwesenden seien kahl, nimmt er wirklich alle Menschen in seiner Umgebung als Glatzköpfe wahr. Wenn man einer hypnotisierten Person erklärt, man berühre sie gerade mit einem sehr heißen Gegenstand, bilden sich Brandblasen auf ihrer Haut, auch wenn man sie zum Beispiel nur mit einem Bleistift berührt hat.[23] Unter Hypnose wird das Bewusstsein »instruiert«, wie es die Umgebung wahrnehmen soll. Das Bewusstsein löst durch den ihm aufgezwungenen Erwartungshorizont sogar eine sichtbare körperliche Reaktion aus. Das unter Hypnose instruierte Bewusstsein bestimmt also, wie die Wirklichkeit erlebt wird.

Unser Erwartungshorizont bestimmt also unsere Wirklichkeit. Wie sieht es dann mit Menschen mit einem Vorurteil oder mit materialistischen Vorstellungen aus? Nehmen sie die Wirklichkeit aufgrund ihres Erwartungshorizonts anders wahr?

Nicht wahrgenommene Objekte sind instantan auf eine Art und Weise miteinander verbunden oder verschränkt, bei der Zeit und Raum keine Rolle spielen können. Der Begriff Nicht-Lokalität ist heute ein allgemein akzeptierter Aspekt der Quantenphysik, doch vor ungefähr hundert Jahren sprach Einstein noch von einer »spukhaften Fernwirkung«. Ähnlich begegneten übrigens auch Newtons Zeitgenossen der Theorie der Schwerkraft. Eine treffende Beschreibung der unvorstellbaren Konsequenzen der Quantentheorie liegt in der Bemerkung: »Quantenmechanik ist Hexerei.«[24]

Auch der Begriff der Kausalität, der Ursache und Wirkung in einen festen Zusammenhang stellt, ist der Quantenphysik zufolge eine Illusion. Ereignisse finden nur statt, wenn es jemanden gibt, der sie wahrnimmt. In der klassischen Physik besteht alles aus einzelnen Elementen, die man unabhängig voneinander untersuchen und messen kann. Seit dem Aufkommen der Quantenphysik wissen wir jedoch, dass alles miteinander zusammenhängt, dass alles wie ein holistisches System und nicht wie eine Vielzahl einzelner Teile funktioniert und man nie auf die sogenannte objektive Wirklichkeit stoßen wird, wenn man nur diese Einzelteile erforscht. Das Fazit daraus ist sogar noch sonderbarer: Es gibt überhaupt keine objektive Wirklichkeit, nur eine intersubjektive Wirklichkeit. Oder wie Schrödinger es in seinem bedeutenden Buch *Geist und Materie* formuliert:

»Die Welt ist ein Konstrukt aus unseren Empfindungen, Wahrnehmungen, Erinnerungen.«[25]

Aufgrund der empirischen Ergebnisse der wissenschaftlichen Untersuchungen zur NTE und der rein theoretischen Hypothesen der Quantenphysik, wie sie unter anderem von den in diesem Kapitel bereits erwähnten Wissenschaftlern von Neumann, Wigner, Josephson, Wheeler und Stapp formuliert wurden, vertrete ich die noch immer nicht allgemein anerkannte Auffassung, dass das Bewusstsein bestimmt, ob und wie wir die Wirklichkeit erleben.

Was ist eigentlich eine Welle?

Einige physikalische Begriffe, die noch zur Sprache kommen werden, möchte ich ein wenig erklären. Was ist eigentlich eine Welle? Eine Welle ist eine stehende oder fortschreitende Störung, häufig in einem bestimmten Medium wie Luft (Schallwellen) oder Wasser, manchmal jedoch auch im Raum. Es gibt sowohl transversale Wellen, deren Schwingungsrichtung senkrecht zur Ausbreitungsrichtung verläuft, als auch longitudinale Wellen, die in Ausbreitungsrichtung schwingen. Die Phasengeschwindigkeit ist die Geschwindigkeit, mit der sich ein Punkt einer konstanten Phase fortpflanzt, und damit die Geschwindigkeit, mit der sich eine Welle fortpflanzt. Die Phasengeschwindigkeit nimmt mit der Wellenlänge zu. Wie gesagt, kann man die Position eines Quantenteilchens nach den Gesetzen der Quantenphysik nie gleichzeitig mit dessen Geschwindigkeit exakt bestimmen; man kann nur feststellen, wo sich ein Teilchen wahrscheinlich befindet. Die Funktion, die diese Wahrscheinlichkeit zum Ausdruck bringt, bezeichnet man als Wellenfunktion des Teilchens. Licht ist auch ein Wellenphänomen, eine elektromagnetische Welle, die sich aus einem magnetischen und einem elektrischen Bestandteil zusammensetzt. Licht lässt sich (meistens) als fortschreitende, transversale, harmonische Welle in einem elektromagnetischen Feld beschreiben, die sich wie eine Störung im Raum verhält. Auf kleinstem Niveau gilt dies offenbar auch für die Materie.

Der Begriff Feld

Und was ist ein Feld? Ein Feld ist ein schwieriger physikalischer Begriff: Ein physikalisches Feld ist nicht wahrnehmbar, es hat jedoch eine wahrnehmbare Wirkung. Ein gutes Beispiel dafür ist das magnetische Feld. Es verfügt über eine durchdringende, raumfüllende Kraft, mit der es unsichtbar aus der Ferne auf Metallgegenstände wie zum Beispiel einen Kompass einwirken kann. Ein Feld ist ein nicht-materieller, unsichtbarer Bereich, der auf unsere sichtbare physische Welt Einfluss nehmen kann. Ein Feld bedarf keines Mediums, um seinen Einfluss über Distanzen hinweg auszuüben, es befindet sich im Vakuum des leeren Raumes. Es ist selbst eine Art Raum.[26] In der klassischen Physik spricht man von einem Feld, wenn innerhalb eines Systems eine Kohärenz besteht, sodass es eine Korrelation oder einen rhythmischen Zusammenhang zwischen allen Teilen oder Komponenten des Systems gibt. Wenn sich etwas in einem Teil des Feldes ereignet, ereignet es sich automatisch im System als Ganzem. Der Begriff des Feldes wurde in der klassischen Physik eingeführt, um alles zu »lokalisieren«. Eine Störung in einem Feld vollzieht sich immer mit einer maximalen Geschwindigkeit, also mit Lichtgeschwindigkeit.

In der Quantenphysik hingegen lässt sich eine nicht-lokale Verbindung nicht als Feld beschreiben. Nicht-lokale Verbindungen kommen instantan zustande, sie sind also schneller als Licht und daher nur im nicht-lokalen Raum möglich. Dort reagieren alle Teile dieses Raumes als Ganzes auf alle Ereignisse. Der Zusammenhang oder die Korrelation ist in einem solchen Raum unabhängig von

Zeit und Distanz und tritt von der allerkleinsten Ebene (von 10^{-35}m auf der Planck-Skala) bis zur größten Ebene, der kosmologischen Zeit und Entfernung, auf. Eine Störung des Raumes wird als Träger der Information betrachtet, die alle unterschiedlichen Teile nichtlokal oder instantan miteinander verbindet oder korreliert. Hierauf komme ich später in diesem Kapitel noch einmal zurück.

Das Hologramm

Auf einem holographischen, zweidimensionalen Foto, also auf einer ebenen Fläche, wird ein dreidimensionales Bild mit Hilfe von kohärentem (rhythmisch verknüpftem) Laserlicht wiedergegeben. Zerspringt diese fotografische Platte in hundert kleine Stücke, so ist das gesamte dreidimensionale Bild im Prinzip in jeder Scherbe enthalten. Die Information des Gesamtbildes liegt überall auf der Platte als Interferenzmuster vor. Die Entstehung von Interferenz kann man zum Beispiel beobachten, wenn man zwei Steine in einen Teich wirft.

Zwei Wellen sind zueinander kohärent (rhythmisch verknüpft), wenn sie gleichmäßig schwingen, sodass die auftretende Interferenz ein Muster aus abgeschwächten und verstärkten Wellen entstehen lässt. In diesem Interferenzmuster kann Information gespeichert werden. In einem kohärenten Feld sind Informationen als Interferenzmuster kodiert, die sich im physischen Medium des Feldes – etwa im Wasser oder auf einer fotografischen Platte – ausbreiten. In einem Hologramm ist die holographische Information also nicht im Feld selbst, sondern im physischen Medium des Feldes gespeichert, und das holographische Prinzip ermöglicht es, an jeder Stelle dieses physischen Mediums Information zu erhalten. Theoretisch könnte ein dreidimensionales Hologramm ein vierdimensionales Bild enthalten, ein vierdimensionales Hologramm ein fünfdimensionales Bild usw. Ein solches höherdimensionales Hologramm bezeichnet man auch als Superhologramm.

Sowohl die Quantenphysik als auch die Holographie beruhen auf dem Prinzip der Kohärenz. In einem (Quanten-)Hologramm trägt die Phasenbeziehung der Wellenfunktionen die Information. Ein praktisches Beispiel für dieses Prinzip ist das Verfahren der funktionellen Magnetresonanztomographie (fMRT), in der das Konzept des nicht-lokalen Informationsaustauschs erfolgreich nachgewiesen wurde.[28]

Aber eine nicht-lokale Verbindung lässt sich prinzipiell ebenso wenig als Hologramm wie als Feld beschreiben. In einem Hologramm ist die Information, die im physischen Medium eines Feldes maximal mit Lichtgeschwindigkeit als Interferenzmuster kodiert ist, an jeder Stelle dieses Feldes verfügbar. In der Quantenphysik ist die Information nicht in einem Medium kodiert, sie ist nicht-lokal als Wellenfunktion im nicht-lokalen Raum gespeichert, was auch bedeutet, dass alle Information immer und überall augenblicklich verfügbar ist. Aber die Art, in der die Information gespeichert wird, und die Geschwindigkeit, in der sie zugänglich ist, sind prinzipiell verschieden.

Der niederländische Nobelpreisträger Gerard 't Hooft vermutet, das ganze Universum könne auf dem holographischen Prinzip basieren.[29] Diese Ansicht wird logischerweise von der Stringtheorie gestützt.[30] Die Vorstellung eines holographischen Universums geht von einem noch unbekannten Medium aus, bei dem es sich vermutlich um Strings oder Brane handelt (früher nannte man dieses Medium den Äther). In einem nicht-lokalen Universum ist alles als Wellenfunktion in einem nicht-lokalen Raum kodiert. Man weiß heute, dass ein Vakuum nicht leer ist; es steckt voller Energie (ein »Plenum«) und ist auf kleinstem Niveau ständig Quantenfluktuationen unterworfen, die »aus dem Nichts« neue Quanten schaffen, die prompt wieder zerfallen. Diese Quantenfluktuationen bezeichnet man auch als die Nullpunktenergie des Vakuums. So können virtuelle Teilchen (und Antiteilchen) entstehen, die sich sofort wieder zerstören.[31] Das Gleiche gilt auch für das Entstehen und Zerfallen virtueller Energie(-Wellen). Der Systemtheoretiker Ervin Laszlo hat diese Vorstellung in zwei seiner neueren Bücher, *The Connectivity Hypothesis und Zuhause im Universum,* verständlich

ausgearbeitet.[32] Unter Zugrundelegung der holographischen Feld-
theorie deutet er das gesamte Universum als ein mit allem zusammenhängendes, holographisches Informationsfeld. Er stützt seine
Ideen auf die Theorie eines Nullpunkt-Energiefeldes im Quanten-
vakuum beziehungsweise eines »kosmischen Plenums«.

Elektromagnetische Felder

Ein elektromagnetisches Feld ist ein physikalisches Phänomen, das
die Eigenschaft besitzt, ausschließlich geladene Teilchen zu bewegen. Elektromagnetische Felder sind integrierende Organisations-
elemente aller materiellen Systeme, von Atomen bis zu Galaxien.
Sie liegen nicht nur unserer Herz- und Gehirntätigkeit zugrunde,
sondern auch allen elektrischen Geräten, von denen unsere heutige
Gesellschaft vollkommen abhängig ist. Alle Informationen, die wir
tagtäglich empfangen, sind in Wellen und Wellenfunktionen von
elektromagnetischen Feldern in unterschiedlichen Frequenzen oder
Wellenlängen kodiert. Die Phasengeschwindigkeit einer Welle steht
in unmittelbarer Korrelation zur Wellenlänge. Ein elektromagnetisches Feld besitzt eine fast unendliche Kapazität zur Speicherung
von Informationen in Frequenzen oder Phasengeschwindigkeiten,
ohne dass hierbei Störungen oder Interferenzen auftreten. Denken
Sie nur einmal an die unvorstellbare Fülle an Informationen, die uns
über das Glasfaserkabel erreichen, an das mittlerweile fast jeder
Haushalt angeschlossen ist. Und an die Informationen, die Kabel auf
dem Meeresgrund von einem Kontinent zum anderen übermitteln.
Oder denken Sie an die weltweite Verfügbarkeit des Internets mit
mehr als einer Milliarde Websites, oder an die Informationen, die
über GPS-Satelliten global verfügbar sind, und sei es nur für das
Navigationssystem im Auto oder zur Ortung eines Handys.

Felder, Frequenzen und Informationen

Die Wellenlänge verhält sich umgekehrt proportional zur Frequenz.
Mit Hertz (Hz) bezeichnet man die Frequenz. Ein Hz entspricht einer
Phase von einer Sekunde. Das elektromagnetische Spektrum ist sehr

breit: Beim UV-Licht einer Sonnenbank oder bei Röntgenstrahlung ist die Wellenlänge kleiner als 100 Nanometer und die Frequenz größer als 3 x 10^{15} Hz. Die Wellenlänge des sichtbaren Lichts liegt zwischen 300 und 800 Nanometer. Radar oder Satelliten-Fernsehen verwenden eine Wellenlänge zwischen 1 mm und 3 cm, ein Mikrowellengerät eine Wellenlänge von 10 cm, Handys eine Wellenlänge von 30 cm (mit einer Frequenz von einem GHz), das Fernsehen eine Wellenlänge von einem Meter (300 MHz), die Mittelwelle des Radios eine Wellenlänge von 300 m (1 MHz), und zur Kommunikation in einem U-Boot verwendet man eine Wellenlänge von mehr als 3000 km (kleiner als 100 Hz). Je größer die Wellenlänge ist, desto niedriger ist die Frequenz und desto größer ist die Reichweite oder der Empfangsradius. Die Wechselspannung des Stroms in privaten Haushalten beträgt 50 Hz. Die Schallwellen, die junge Menschen hören können, haben eine Frequenz zwischen 20 und 2400 Hz. Alle sinnlichen Wahrnehmungen basieren auf Informationen, die wir aus Wellen erhalten: Dank der Informationen aus Lichtwellen sehen wir Farben, dank der Schallwellen unterschiedlicher Frequenz hören wir unterschiedliche Klänge und Töne. Die Wärmewellen – das infrarote Licht der Sonne mit einer Frequenz von etwa 10^{13} Hz – können wir als Wärme auf unserer Haut spüren.

Die Informationen, die Astronomen für ihre Theorien über die Entstehung des Weltalls nutzen, basieren weitgehend auf den Bildern, die ihnen das Hubble-Weltraumteleskop übermittelt. Mit Hilfe dieses Teleskops wurden Bilddaten aus fünf Milliarden Lichtjahren entfernten Galaxien aufgezeichnet, und man konnte Sternenexplosionen in 42 Millionen Lichtjahren Entfernung beobachten. Die Informationen über diese unglaublich weit von der Erde entfernten Geschehnisse blieben in Lichtwellen erhalten und sind für uns in äußerst präzisen Bildern noch immer zugänglich. In Lichtwellen kodierte Informationen bleiben also mindestens fünf Milliarden Lichtjahre unverändert bestehen. Offenbar gibt es eine potentiell unendliche und unvergängliche Kapazität dafür, Informationen in Wellenfunktionen zu speichern.

Auch unsere weltweite Kommunikation beruht auf der Kodierung und Dekodierung von Informationen, die in bestimmten Frequenzen oder Wellenlängen des elektromagnetischen Feldes gespeichert und daher für unsere Sinne nicht unmittelbar wahrnehmbar sind. Radios, Fernsehgeräte, Handys und drahtlose Internetverbindungen ermöglichen es uns, diese Information zu empfangen und auch wieder zu versenden. Unser ganzes Weltbild setzt sich aus all den Informationen zusammen, die unser Bewusstsein durch unsere Sinne empfängt. Unser Bewusstsein formt aus diesen Informationen das Bild, das wir von uns selbst und unserer Welt haben. Dafür bedarf es eines Geräts zum Empfang oder zur Dekodierung der konkreten, in Wellen kodierten Informationen: eines Handys, eines Radios, eines Fernsehgeräts oder einer »drahtlosen« Computerverbindung.

Der nicht-lokale Raum der Wahrscheinlichkeitswellen

Die Mehrzahl der Quantenphysiker geht heute davon aus, dass der nicht-lokale Raum ein rein mathematisches Konstrukt ist, dem kein Realitätsgehalt beizumessen ist. Dieser nicht-lokale Raum ist ein integrales Produkt von Ort und Impuls (einem Maß für Geschwindigkeit). Als Dimension nicht-kollabierter Wahrscheinlichkeitswellen ist er prinzipiell unmessbar. Die Geschwindigkeit der Wahrscheinlichkeitswellen liegt zwischen Lichtgeschwindigkeit und unendlich (= instantan).

Der deutsche Physiker Arnold Sommerfeld (1868–1951) bezeichnete 1924 diesen nicht-lokalen Raum der Wahrscheinlichkeitswellen als Phasenraum.[33] Er beschreibt den Phasenraum als einen sechsdimensionalen, »nicht-relativistischen« Raum, der ausschließlich über Wellenaspekte verfügt, was in gewisser Weise mit dem Grundprinzip der modernen Stringtheorie vergleichbar ist. Dabei dreht sich ein dreidimensionales Volumen (unsere Raumzeit) um ein anderes dreidimensionales Volumen. Diese Wellenaspekte werden auch Skalarwellen genannt. Sie haben zwar eine Ausdehnung, aber keine Ausrichtung, da sie sich in einer nicht-lokalen Dimension – dem Phasenraum – befinden. Diesen Phasenraum können wir uns natürlich nicht gut vorstellen, aber mit Hilfe arithmetischer Formeln lässt sich ein solcher höherdimensionaler Raum durchaus konstruieren.

Im Raum der Wahrscheinlichkeitswellen, dem Phasenraum oder nicht-lokalen Raum, wie ich ihn ab jetzt nennen werde, gibt es keine Materie. Alles in ihm ist unbestimmt, und Physiker können darin weder Messungen vornehmen noch Beobachtungen anstellen. Auf den nicht-lokalen Raum kann man jedoch von außen einwirken. Denn unter dem Einfluss des Bewusstseins kollabieren die Wahrscheinlichkeitswellen im nicht-lokalen Raum bei einer Messung oder Beobachtung statistisch zu physisch messbaren Teilchen.[34] Ob und wie es zu diesem Zusammenbrechen oder Kollabieren der Wellen kommt, ist noch immer ein Diskussionspunkt. Die Quantenphysik ist ihrem Wesen nach statistisch, und das statistische Element wurzelt im nicht-lokalen Raum. Eine Reihe von grundlegenden Feldern, die uns in der Natur bekannt sind, wie zum Beispiel die schwachen und starken Kernkräfte, verfügen über einen Quantenaspekt und sind daher ebenfalls mit dem nicht-lokalen Raum verbunden. Das bedeutet, dass alle molekularen und submolekularen Prozesse vom nicht-lokalen Raum beeinflusst werden. Die Ursachen dieser Prozesse sind für Physiker und Chemiker nicht fassbar, doch deren Auswirkungen lassen sich nachweisen. Ferner haben möglicherweise auch die Gravitationsfelder und mit großer Wahrscheinlichkeit auch die elektromagnetischen Kraftfelder ihre Basis im nicht-lokalen Raum. Und auch für sie gilt, dass definitionsgemäß die Felder selbst nicht wahrnehmbar sind, wohl aber ihre physikalische Wirkung.

Die verborgene Wirklichkeit des nicht-lokalen Raumes übt ständig Einfluss auf unsere physische Welt aus. In unserer physischen Welt, die man auch als die Raumzeit (die vierdimensionale Verbindung der drei Raumkoordinaten und der Zeit) bezeichnet, sind Zeit und Distanz durchaus von Bedeutung. Doch alles basiert auf einer fortwährenden Interaktion von Quantenzuständen mit diesem unsichtbaren nicht-lokalen Raum. Alles Sichtbare entspringt dem Unsichtbaren. Wie bei Wellen und Teilchen liegt auch hier eine Komplementarität vor. Das sichtbare Teilchen ist das Komplement der nicht-sichtbaren Wellenfunktion. Die sichtbare physische Welt, die Raumzeit, ist das Komplement des unsichtbaren, nicht wahrnehmbaren, nicht-lokalen Raumes. Die physische Welt wird auf Quantenniveau vom nicht-lokalen Raum beeinflusst. Das Fundament unseres physischen Universums ist also per definitionem nicht messbar.

Vielleicht kann man den nicht-lokalen Raum auch als das absolute Vakuum bezeichnen: Er besitzt keine Struktur, ist vollkommen symmetrisch und es gibt keine Zeit in ihm. Er ist ein leerer Raum, in dem Quarks, Elektronen, Schwerkraft und Elektrizität zu einer Einheit verschmolzen sind und je für sich in dieser Einheit nicht länger Bestand haben. Dieser Raum bildet die Basis einer unendlichen Zahl von Möglichkeiten, und bei einer absoluten Nullpunkttemperatur enthält das Vakuum auch eine unendliche Menge an Energie (Nullpunktenergie).

Das Bewusstsein und der nicht-lokale Raum

Auf diese Weise kann das absolute Vakuum, der nicht-lokale Raum, auch eine Basis oder Grundlage des Bewusstseins sein. Ich schließe mich damit der Interpretation der bereits erwähnten Wissenschaftler von Neumann, Wigner, Josephson, Wheeler und Stapp an, nach der dieser nicht-lokale Raum mehr ist als eine arithmetische Beschreibung. Er ist auch ein metaphysischer Raum, in dem Bewusstsein Einfluss ausüben kann, da er phänomenale, das heißt auf subjektiver Wahrnehmung beruhende Eigenschaften besitzt. Diese Interpretation geht davon aus, dass Bewusstsein im Universum von Anfang an existent ist und alle Materie subjektive Eigenschaften oder Bewusstsein aufweist. Bewusstsein ist demnach also nicht-lokal und fungiert als Ursprung oder »Fundament« aller Dinge. Alle Materie beziehungsweise »physische Wirklichkeit« wird dieser Auffassung nach vom Bewusstsein geprägt. Die Trennung zwischen dem nicht-lokalen Raum und dem Bewusstsein ist aufgehoben. Diese Erkenntnis ist nicht neu. Bereits im 17. Jahrhundert zog Newton in Betracht, dass der allgegenwärtige Raum auch von einer »spirituellen Substanz« erfüllt sein könnte. Er bezeichnete diesen Raum auch als das »göttliche Wahrnehmungszentrum«.[35]

Der Philosoph David Chalmers, der sich auf Bewusstseinsfragen spezialisiert hat, bezeichnet diese Theorie einer fundamentalen Beziehung zwischen Bewusstsein und Materie, die er selbst ebenfalls vertritt, als Monismus oder »Panpsychismus«.[36] Dieser Auffassung nach haben physische Systeme auf einem grundlegenden oder wesentlichen Niveau (dem nicht-lokalen Raum) phänomenale Eigenschaften und enthalten daher Subjektivität oder ein gewisses Maß an Bewusstsein. Phänomenale oder subjektive Eigenschaften sind also auf der grundlegendsten Ebene der physischen Wirklichkeit vorhanden und bilden die Basis der eigentlichen physischen Wirklichkeit. Dieser Theorie zufolge sind intrinsische Eigenschaften der physischen Welt an und für sich phänomenale Eigenschaften. Chalmers gesteht dem Bewusstsein in der physischen Welt damit eindeutig eine ursächliche Rolle zu. Eine andere theoretische Möglichkeit sieht er darin, dass die intrinsischen Eigenschaften der physikalischen Welt keine phänomenalen Eigenschaften sind, sondern phänomenale Eigenschaften beinhalten, dass sie also »protophänomenale« Eigenschaften sind. In diesem Fall wären Bewusstsein und physische Realität intensiv miteinander verflochten, da die physische und die phänomenale (Bewusstseins-)Dimension eine gemeinsame Grundlage haben. Aus meiner Sicht ist dies der nicht-lokale Raum: (Proto)phänomenale Eigenschaften dienen demnach als Grundlage für die Entstehung von Bewusstsein und jeglicher Form von physischer Wirklichkeit.[37] Dieser Sichtweise wird sich gewiss nicht jeder anschließen, aber die Mühe, sie eingehender zu untersuchen, lohnt sich. Im folgenden Kapitel werde ich noch einmal darauf zurückkommen.

Die Komplementarität des nicht-lokalen Raumes

Im Vorhergehenden habe ich bereits darauf hingewiesen, dass die Frequenz einer Welle mit der Wellenlänge zusammenhängt und die Phasengeschwindigkeit einer Welle wiederum in unmittelbarer Korrelation zur Wellenlänge steht. Bei Lichtgeschwindigkeit ist die Geschwindigkeit eines Teilchens mit der Phasengeschwindigkeit der korrespondierenden Wellenfunktion dieses Teilchens identisch. Die Geschwindigkeit des Teilchens liegt zwischen null und Lichtgeschwindigkeit, die Phasengeschwindigkeit der korrespondierenden Wellenfunktion liegt zwischen Lichtgeschwindigkeit und unendlich, denn die Geschwindigkeit in der quantenmechanischen Phase bildet das Pendant zur Geschwindigkeit in der normalen Raumzeit in unserer physischen Welt. Je langsamer ein Teilchen ist, desto höher ist die korrespondierende Phasengeschwindigkeit. Und wenn die Geschwindigkeit des Teilchens bei null liegt – wie bei einer Wahrnehmung in einer Fotoemulsion –, ist die korrespondierende Phasengeschwindigkeit unendlich. Auf diese Weise besteht eine instantane Verschränkung (Nicht-Lokalität) mit dem gesamten Universum, und daher auch mit dem nicht-lokalen Raum.

Wie bereits erwähnt, können Physiker innerhalb dieses nicht-lokalen Raums aus theoretischen Gründen keine Beobachtungen anstellen. Das Gravitationsfeld selbst lässt sich daher weder sichtbar noch messbar machen. Man kann jedoch von außen darauf Einfluss nehmen, indem man auf die Welle einwirkt oder das Teilchen lokalisiert. Denn sobald eine Beobachtung angestellt wird, reduziert sich dieser mehrdimensionale nicht-lokale Raum wieder auf unsere dreidimensionale physische Welt – die Raumzeit. Wenn im nicht-lokalen Raum keine Beobachtung angestellt wird, kann die Phasengeschwindigkeit in ihm zwischen Lichtgeschwindigkeit und unendlich liegen. Im nicht-lokalen Raum ist also nicht ständig alles miteinander verschränkt. Diese Verschränkung ergibt sich nur bei einer Beobachtung.

Der nicht-lokale Raum hat Ähnlichkeit mit der impliziten Seinsordnung, die der Quantenphysiker David Bohm (1917–1992) pos-

tuliert hat. Er betrachtete die implizite Seinsordnung als ein grund-
legendes, höherdimensionales Informationsfeld nach holographischen Prinzipien, in dem jedoch ein Einsturz oder Kollaps bei einer
Wahrnehmung keine Rolle spielt.[38] Aus seiner Sicht beeinflusst
»In-formation« auf subtile Weise die Phase einer Welle, sie bringt
sie »in Form«, wobei dem Bewusstsein eine wesentliche Funktion
zukommt. »In-formation« hat also einen Effekt in der physischen,
sichtbaren Welt, ohne dass dabei Energie übertragen wird: Sie »informiert«, sie ist »formgebend« für das physische System, das die
Information empfängt.

Feldtheorien in lebenden Systemen

Die Vorstellung von zusammenhängenden Feldern findet nicht nur
in der Physik Anwendung, sie wird auch auf biologische oder
lebende Systeme übertragen. In den zwanziger Jahren des vergangenen Jahrhunderts schuf Paul Weiss (1898–1989) unter Bezug-
nahme auf die Neubildung von Gliedmaßen bei Amphibien das
Konzept morphogenetischer Felder.[39] Alexander Gurwitsch (1874
bis 1954) postulierte, dass sich die Rolle einzelner Zellen während
der Embryogenese weder von den individuellen Eigenschaften der
Zelle noch von deren Beziehung zu den umliegenden Zellen erklären lasse. Bestimmend für deren gesamte Entwicklung sei vielmehr
ein Faktor, der außerhalb des Embryos liege. Diesen Faktor bezeichnete Gurwitsch als Kraftfeld oder embryonales Feld.[40]
Aus Feldern wird Information durch Resonanz übertragen, durch
das »Mitschwingen« auf derselben Frequenz und Phase. Diese Art
der Übertragung kennen wir nicht nur als akustische Resonanz bei
Schall oder als elektromagnetische Resonanz, zum Beispiel beim
Einstellen eines Senders am Radio oder Fernsehgerät, sie ist auch
auf kleinstem, subzellulärem Niveau als Elektronenspinresonanz
oder kernmagnetische Resonanz vorhanden. Morphogenetische,
formgestaltende Felder übermitteln Information nicht-energetisch,
sie beruhen wie die quantenphysikalischen Wahrscheinlichkeits-
felder auf Wahrscheinlichkeit. Aufgrund dieser Eigenschaft sind

diese Felder auch nicht exakt zu umreißen. Allen Organismen ist als lebenden Systemen ein rhythmisches Oszillieren, eine Vibration oder periodische Bewegung mit einer individuellen und charakteristischen Frequenz eigen. Jede lebendige Zelle verfügt über unzählige vibrierende molekulare Strukturen, von denen wiederum jede auf spezifische Weise oszilliert. Informationen werden zwischen dem Feld und den lebenden Zellstrukturen durch Resonanz mit diesen spezifischen Frequenzen ausgetauscht. Der englische Biologe Rupert Sheldrake hat in seinen beiden Büchern, *A new Science of Life* und *Das Gedächtnis der Natur,* das Konzept morphogenetischer Felder brillant ausgearbeitet.[41]

Systemisches Denken und Feldtheorien gewinnen in der Biologie und Pharmakologie vor allem durch die zunehmende Einsicht verstärkt an Bedeutung, dass es offenbar unmöglich ist, das Verhalten eines intakten lebenden Organismus aus dem Verhalten seiner einzelnen Bestandteile zu prognostizieren. In einem lebenden Organismus findet ein ständiger Informationsaustausch zwischen allen Teilen statt, aus denen dieser Organismus aufgebaut ist. Daher ist ein lebender Organismus auch mehr als die Summe seiner Teile. In einem unlängst in der Zeitschrift *Nature* erschienenen Artikel stellt Jan van de Greef seine bahnbrechenden Ideen zu systemischem Denken im Allgemeinen und systemischer Biologie, systemischer Pathologie und systemischer Pharmakologie im Besonderen dar.[42] Dort kann man diese Gedankengänge noch einmal nachlesen.

Gilt Quantenphysik auch für lebende Systeme?

Es gibt zahlreiche Versuche, die die Quantentheorie bestätigen, und kein einziges Experiment, das sie widerlegt. Sie ist zu einem zentralen Bestandteil der Beschreibung unserer Umwelt geworden. Doch die Frage ist: Gilt die Quantenphysik auch für lebende Systeme? Bei der Beantwortung dieser Frage kam es zwischen einigen berühmten Quantenphysikern zu ausdrücklichen Meinungsverschiedenheiten. Schrödinger glaubte an die Möglichkeit einer deterministischen Physik des nicht-lokalen Raumes und sah die Quantenphysik daher als unvollständig an. Er wurde in seiner Auffassung von Einstein und de Broglie bestärkt. Schrödinger bezeichnete die Quantenphysik als unvollständig, da er von der wissenschaftlichen Erklärbarkeit des Lebens ausging und davon, dass die Quantenphysik der Biologie eine vollständige Grundlage liefern müsse, um das Leben chemisch/physikalisch zu ergründen. Dazu ist nach Schrödinger die Quantenphysik, zumindest auf ihrem gegenwärtigen Stand, noch nicht in der Lage.

Im Gegensatz zu Schrödinger stand für Bohr das Leben komplementär zu allem physikalisch Beweisbaren, so wie Welle und Teilchen komplementäre Aspekte aller elementaren Prozesse sind. Aufgrund der Vollständigkeit der Quantenphysik nach seiner eigenen »Kopenhagener« Deutung betrachtete er diese Komplementarität als unüberschreitbare Grenze. Leben ist seiner Meinung nach nicht »erkennbar«. Bohr ging also davon aus, dass sich die Prozesse des Lebens niemals mit Hilfe der Quantenphysik wissenschaftlich erklären lassen, da es sich hier um nicht-statistische (nicht durch statistische Berechnungen erklärbare) Prozesse »höherer« Ordnung handele. Auch Bohm war der Auffassung, »die Wirklichkeit« sei in ihrer tiefsten Bedeutung nicht erkennbar. In lebender Materie vollziehe sich der Übergang vom nicht-lokalen Raum zur physischen Welt, zur Raumzeit, als nicht-statistischer (ungeordneter) und nicht-periodischer (unvorhersehbarer) Prozess, denn er kann sich schon bei einer geringen Anzahl von Atomen, ja sogar bei einem einzelnen Atom ergeben. Die heutige Quantenphysik beschreibt nur statistische Prozesse in »toter« Materie, da der Übergang vom nicht-lokalen Raum in unsere physische und messbare Welt prinzipiell ein statistischer Prozess »niedrigerer« Ordnung ist. Nach allem, was ich zu diesem Thema gelesen habe, spricht mich Bohrs Deutung am stärksten an.

Ein weiteres Problem, die Quantenphysik für lebende Systeme heranzuziehen, ergibt sich daraus, dass die Quantenphysik nur für kohärente (rhythmisch verknüpfte) und in sich geschlossene Systeme gilt. In einem lebenden System, das Wärme ausstrahlt und atmet, kommt es aufgrund des Informationsaustausches mit der Umgebung jedoch zu einer Dekohärenz, dem Versickern von Information, und damit zu einem Verlust von Kohärenz und gleichstimmigen Prozessen. Damit sind nach manchen Interpretationen quantenphysikalische Prozesse nicht mehr möglich. In Fußball-Molekülen (C 60) wurden jedoch bei einer Temperatur von 650 Grad Celsius bereits Interferenz und damit auch Kohärenz nachgewiesen.[43] Und im Jahr 2000 publizierte die Zeitschrift *Nature* zwei Artikel über Quantensuperposition in makroskopischen Situationen in einem suprageleiteten Quanteninterferenz-Detektor (SQUID), wobei sich Milliarden Elektronenpaare in einem kohärenten Zustand befanden.[44] Diese Resultate haben sicherlich nicht nur eine praktische, sondern auch eine philosophische Bedeutung.

Quantentheorie, Selbstorganisation und Bewusstsein

Trotz der erwähnten Bedenken gibt es doch Wissenschaftler, unter ihnen auch einige Quantenphysiker, die annehmen, dass in allen lebenden Systemen sowohl auf zellulärem wie auf subzellulärem Niveau Quantenkohärenz (eine rhythmische Verknüpfung) möglich ist. Sie ließe sich durch die der lebenden Materie innewohnende Fähigkeit zur Selbstorganisation erklären, wobei sie unstrukturierte, träge und chaotische Materie aus der unmittelbaren Umgebung in eine dynamische Struktur geordneter Kohärenz integriert, wie es der Nobelpreisträger Ilya Prigogine (1917–2003) beschrieben hat.[45] Dass solche Prozesse in lebender Materie auch bei Körpertemperatur möglich sind, konnte Herbert Fröhlich (1905–1999) plausibel machen.[46] Er schildert, wie Moleküle und Zellen durch Vibration ein zusammenhängendes Ganzes mit übereinstimmenden Frequenzen bilden, das sich in seiner geordneten Form mit dem Bose-Einstein-Kondensat vergleichen lässt. Jahrelang wurde intensiv darüber diskutiert, ob ein solches Kondensat auch für makroskopische und lebende Systeme gilt. Das wesentliche Merkmal eines Bose-Einstein-Kondensats ist, dass die vielen Bestandteile, die gemeinsam ein geordnetes System bilden, sich nicht nur einheitlich verhalten, sondern zu einer Einheit werden. Die Einzelteile verlieren ihre Identität. Das geschieht erst dann, wenn sich alle Eigenschaften und alle Informationen zu einer kohärenten Einheit fügen. Man kann das gut mit den Stimmen in einem Chor vergleichen, die zu einem harmonischen Ganzen, zu *einer* Stimme verschmelzen. Oder mit einem Orchester, das wie ein einheitlicher Klangkörper zu einem gemeinsamen Ton findet.

Ein lebendes System besteht aus unterschiedlichen Subsystemen, die in einem aktiven Zusammenhang miteinander stehen, sich jedoch in Bezug auf ihre Ordnung und Unordnung voneinander unterscheiden; sie können zur gleichen Zeit regelmäßig oder unregelmäßig, stabil oder instabil sein. Daraus resultiert ein organisiertes Chaos. Solche Prozesse, in denen Muster und Strukturen in Wechselwirkung mit der Umgebung, jedoch ohne unmittelbaren Einfluss äußerer Faktoren entstehen, bezeichnet man als sich selbst organisierende Systeme. Ein gutes Beispiel für eine solche Selbstorganisation ist ein Strudel in fließendem Wasser. Die Form des Strudels wird zwar von der Fließgeschwindigkeit und der Wassermenge beeinflusst, doch die Tatsache, dass überhaupt ein Strudel entsteht, ist ein spontanes und sich selbst regulierendes Ereignis. Da es theoretisch möglich ist, dass lebende Materie sich selbst organisieren kann, suchten einige Wissenschaftler für die Beziehung zwischen Gehirn und Bewusstsein nach einer quantenmechanischen Erklärung.

Basierend auf dem Prinzip kohärenter, durch Selbstorganisation entstandener Systeme stellte der Neurobiologe Herms Romijn (1940–2003) folgende Hypothese auf: Die sich ständig wandelnden elektrischen und magnetischen Felder neuronaler Netze (Photonen oder möglicherweise virtuelle Photonen) – die man aufgrund ihres selbstorganisierenden Aspekts als biologische Quantenkohärenz-Phänomene betrachten kann – könnten möglicherweise »die Träger« oder »das Produkt« des Bewusstseins und aller Erinnerungen sein.[47] Sein Modell scheint eng mit der Idee des Neurochirurgen Karl Pribram verwandt zu sein, wonach Erinnerungen nicht in kleinen Neuronengruppen, sondern nur in den kohärenten Mustern der elektromagnetischen Felder neuronaler Netze gespeichert werden können, sodass das Gehirn seiner Ansicht nach wie ein Hologramm funktioniert.[48] In diesem Hologramm wäre es durchaus möglich, die unglaubliche Informationsfülle des menschlichen Gedächtnisses zu speichern. Pribram wurde von den Aufsehen erregenden Experimenten des Psychologen Karl Lashley inspiriert. Dieser hatte schon 1920 nachgewiesen, dass Erinnerungen nicht in bestimmten Teilen des Gehirns, sondern im ganzen Gehirn gespeichert werden.[49] In Experimenten mit Ratten zeigte sich, dass es keine Rolle spielte, welchen Teil und wie viel man von ihrem Hirn entfernte. Sie konnten auch nach der Gehirnoperation noch komplexe Aufgaben ausführen, die sie zuvor gelernt hatten. Es bestand bei diesen Untersuchungen lediglich das Problem, dass noch niemand auf die Idee eines Mechanismus gekommen war, der ein Speichern der Erinnerungen nach dem Prinzip »Alles in jedem Teil« erklärt hätte. Eine eindrucksvolle Zahl an Befunden legt nahe, dass unser Gehirn seine Aufgaben mittels des holographischen Prinzips bewältigt. Denn Pribram hat in einem Tierexperiment ebenfalls nachgewiesen, dass eine Katze selbst dann noch komplexe visuelle Aufgaben ausführen kann, wenn man ihr 90 Prozent der visuellen Hirnrinde oder 98 Prozent des Sehnervs entfernt. Aus diesen Experimenten wird ersichtlich, dass nicht nur das Gedächtnis, sondern auch die visuelle Wahrnehmung nur durch ein holographisches Prinzip erklärt werden kann.[50] Und dasselbe wurde unlängst auch für unser Gehör beziehungsweise für akustische Phänomene nachgewiesen.

Mit den heutigen Erkenntnissen der Quantenphysik und der Konzeption einer Speicherung von Bewusstsein und Erinnerungen als Wellenfunktionen im nicht-lokalen Raum (siehe Kapitel 11) kann man nicht länger von einer holographischen Organisation sprechen. Man sollte vielmehr mit Romijn von einer nicht-lokalen Informationsspeicherung ausgehen, bei der das Gedächtnis nicht-lokal und ohne Zeitverzögerung zugänglich ist. Auch die visuelle und auditive Informationsverarbeitung vollzieht sich nach nichtlokalen und nicht nach holographischen Prinzipien. Wahrnehmungen während einer außerkörperlichen Erfahrung werden dadurch ebenso verständlich und erklärbar wie ein Lebensrückblick in detaillierten Erinnerungen. Auch die Bilder während einer NTE, die in einer Dimension, in der Zeit und Distanz nicht von Bedeutung sind, entstehen, werden so begreiflich.

Nach Auffassung des Anästhesiologen Stuart Hameroff und des Mathematikers und Physikers Roger Penrose könnten Mikrotubuli in Neuronen möglicherweise durch sich selbst organisierende Muster kohärente Zustände erzeugen, die Informationsprozesse in Gang setzen.[51] Das könnte eine Erklärung dafür sein, wie Bewusstseinserfahrungen möglich sind. Ihr Vorschlag basiert unter anderem auf der noch spekulativen Theorie der Quantengravitation. Auch die Quantenphysikerin Danah Zohar geht in ihrem Buch *The Quantum Self* von einer biologischen Quantenkohärenz als ordnendem Prinzip aus und liefert damit eine Erklärung für eine »Quantenbeziehung« zwischen Bewusstsein und Körper.[52]

Der Quantenphysiker Anton Zeilinger bezeichnet das Bewusstsein einschließlich der Gedanken ebenfalls als einen Quantenprozess, da man nie einen halben Gedanken, ein halbes Gefühl haben kann, sondern immer nur einen ganzen Gedanken, ein ganzes Gefühl. Auch die Information – die Antworten, die uns unser Bewusstsein auf unsere Fragen anbietet – stellt ein binäres System aus »ja« und »nein«, »eins« oder »null«, »an« oder »aus« dar.[53] Unser Bewusstsein ist also keine Kontinuität, es ist vielmehr aufgeteilt in »Quanten« oder »Einzelteile«, auch wenn wir es als Kontinuität erfahren. Etwas Ähnliches begegnet uns im Alltag, wenn wir uns zum Beispiel einen Film anschauen. Wir sehen ein bewegtes Bild, obwohl 25 unbewegte Bilder pro Sekunde auf die Leinwand projiziert werden. Denn schnell ablaufende Prozesse werden als kontinuierlich wahrgenommen, wenn die Wahrnehmung langsamer ist als die Abfolge der Ereignisse. Das gilt auch auf winzigster (Nano-)Ebene.

Der Quantenphysiker Stapp verknüpft Ideen des Psychologen William James, des Quantenphysikers Heisenberg und des Mathematikers von Neumann zu einer umfassenden Theorie, in der er klassische Physik, Quantenphysik, Quantenchemie, Hirnforschung, psychopathologische Experimente und unterschiedliche Strömungen der Psychologie miteinander verbindet.[54] Stapp schreibt:

»Die Beziehung zwischen Bewusstsein und Gehirn ist vor allem ein Problem der Physik, und sie lässt sich nur durch Physik erklären – dann aber auch durch die richtige Physik.«[55]

Er bezeichnet Quantengesetze als grundlegende »psychophysische« Gesetze und erklärt mit ihnen die ursächliche Wirkung des Bewusstseins auf neuronale Prozesse. Stapp ist der Auffassung, dass eine Entscheidung, die im Bewusstsein des Forschers getroffen wird, sich nicht unmittelbar auf das physikalische System auswirken kann, das dieser untersucht; zum Beispiel darauf, ob sich das Licht als Teilchen oder als Wellenfunktion darstellt. Sie kann sich jedoch auf die Prozesse im Gehirn des Forschers auswirken und damit letztlich auch über das Untersuchungsergebnis entscheiden. Mit diesem Ansatz wäre der Einfluss des Bewusstseins auf den Untersuchungsbefund, also auf das Kreieren eines Ergebnisses oder das Schaffen »der Wirklichkeit«, wie sie von uns wahrgenommen wird, erwiesen. Wenn wir nun in einem Quantensystem eine Reihe sehr schnell aufeinander folgender Beobachtungen anstellen, scheint der Effekt der Wahrnehmung einzufrieren und das sich ständig wandelnde System stillzustehen. Dies nennt man den Quanten-Zeno-Effekt.[56] Stapp vergleicht dieses Prinzip mit der Wirkung des Bewusstseins auf das Gehirn: Wenn man sich mehrfach, mit gleichbleibender Aufmerksamkeit auf eine Idee oder einen Begriff konzentriert, führt das zu einer ständigen Veränderung der Funktion des Gehirns. William James nennt diese intentional gerichtete Konzentration ein »Beibehalten der Aufmerksamkeit als Ausdruck des freien Willens«.[57] Der empirische Befund der Neuroplastizität – die ständige Veränderung der Gehirnfunktionen durch bewusste Aufmerksamkeit – könnte Stapp zufolge also auf ein Quanten-Geschehen im Gehirn hinweisen. Wesentlich an seinem Ansatz ist, dass er die neuronalen Vorgänge als im Prinzip holistische Quantenprozesse beschreibt: Er betrachtet die Gehirnfunktion als Ganzes und nicht nur als ein Modell des Gehirns, das auf der Funktionsweise eines Computers basiert. Mit dem Prinzip des Quanten-Zeno-Effekts beugt Stapp auch der Kritik vor, das Gehirn sei ein makroskopisches, warmes System, das von Natur aus Dekohärenz (das Versickern von Information) erzeuge und somit Quantenprozesse unmöglich mache. Wie von Neumann betont: »Unser Bewusstsein erschafft die Wirklichkeit.«[58] Wahrnehmen ist kein passives Registrieren, sondern ein aktiver, schöpferischer Akt unseres Bewusstseins. In Stapps und von Neumanns Modell bleibt auch weiterhin die Möglichkeit erhalten, dass wir dem eigenen freien Willen folgen können. Aufgrund der Ergebnisse der prospektiven Studie zur NTE spricht mich der Ansatz von Stapp und von Neumann besonders an.

Fazit

Der Physiker und Astronom Sir James Jeans (1877–1946) schrieb in *Der Weltenraum und seine Rätsel:*

»Der Wissensstrom fließt auf eine nicht-mechanische Wirklichkeit zu; das Weltall sieht allmählich mehr wie ein großer Gedanke als wie eine große Maschine aus.«[59]

Wie wir in diesem Kapitel lesen konnten, wird nach Auffassung einiger Quantenphysiker jede Wahrnehmung von unserem Bewusstsein bestimmt. Die Wirklichkeit, wie wir sie wahrnehmen, ist keine konstante, objektive Größe, sie wird vielmehr von unserem Bewusstsein geformt. Und auf dieselbe Art und Weise wird auch jede Interpretation der Quantenmechanik von unserem Bewusstsein bestimmt. Viele unterschiedliche Interpretationen der Quantenphysik sind möglich, insbesondere wenn es um ihre Anwendbarkeit auf makroskopische Phänomene, das heißt auf die lebendige Natur und die Rolle unseres Bewusstseins, geht. In der Quantenphysik ist offenbar noch alles vollkommen im Fluss. Manchmal habe ich sogar den Eindruck, es gibt fast ebenso viele Interpretationen der Quantenphysik wie Physiker, die sich intensiv mit ihr auseinandergesetzt haben. Und im Laufe ihres arbeitsreichen Lebens verändern sich bei den meisten dieser Physiker zudem noch die Einsichten, die sie ursprünglich vehement verfochten haben.

Längst nicht jeder wird die Vorstellungen, Begriffe und Interpretationen der Quantenphysik akzeptieren. Das liegt zum Teil an Unkenntnis, zum anderen Teil daran, dass viele entscheidende Fragen bisher noch nicht beantwortet wurden. Es ist noch unklar, ob und wie weit die Quantenphysik zu folgenden Fragen einen Beitrag leisten kann: Ist die Quantenphysik »vollständig« (Bohr) oder »unvollständig« (Schrödinger, Einstein, de Broglie)? Oder: Was genau ist die »dunkle« Materie und »dunkle« Energie, aus denen offenbar 96 Prozent unseres Universums bestehen? Andere wichtige Fragen sind: Wie ist Leben entstanden? Wie ist Bewusstsein entstanden? Oder sind diese beiden letzten Fragen prinzipiell nicht wissenschaftlich zu beantworten?

Ich persönlich glaube nicht, dass sich diese grundlegenden Fragen zum Ursprung des Lebens und dem Ursprung des Bewusstseins mit Hilfe der Quantenphysik beantworten lassen. Aber die Grundlagen der Quantenphysik, wie Komplementarität von Welle und Teilchen, Verschränkung und ein nicht-lokaler Raum mit Wahrscheinlichkeitswellen, die heute von den meisten Quantenphysikern anerkannt werden, sind meiner Auffassung nach wesentlich für ein Verständnis der Beziehung zwischen Bewusstsein und Gehirn. Die Auffassung der Quantenphysik, dass das Bewusstsein bestimme, ob und wie wir die Realität wahrnehmen, ist meines Erachtens sehr wichtig. Sie wird aber von der Mehrheit der Quantenphysiker bisher noch ebenso wenig unterstützt wie die Vorstellung, dass sich die Quantenphysik auf lebende Systeme anwenden lasse.

11. Gehirn und Bewusstsein

> Der wissenschaftliche Fortschritt wird von begeisterten jungen
> Wissenschaftlern behindert, die einer falschen Vorstellung vom
> Wesen der Wirklichkeit und der ungerechtfertigten, an der
> klassischen Physik orientierten philosophischen Vorstellung, der
> Mensch bestehe nur aus Materie, anhängen. Das entspricht jedoch
> keineswegs den empirischen Befunden.[1]
> *Henry Stapp, Quantenphysiker*

Einleitung

In den letzten Jahren wurde eine Menge über den Zusammenhang
zwischen Gehirn und Bewusstsein geschrieben. Der Philosoph David Chalmers, der sich auf Bewusstseinsfragen spezialisiert hat,
gibt einen guten Überblick über die derzeitigen Theorien:[2] Er beschreibt zunächst drei materialistische und reduktionistische Modelle A, B, und C. Als erstes Modell (A) nennt er den »monistischen
Materialismus«, der davon ausgeht, alles sei Materie. Da es im Gehirn nur Neuronen mit physischen und chemischen Prozessen gibt,
glaubt man, mit der Beschreibung dieser funktionellen Prozesse im
Gehirn auch das Bewusstsein erklären zu können. Meist wird diese
Theorie so interpretiert, als sei das Bewusstsein nur eine Illusion.
Das zweite materialistische Modell (B) geht von der Annahme aus,
dass das Bewusstsein mit den Prozessen im Gehirn identisch sei,
weil zwischen bestimmten funktionellen Vorgängen im Gehirn und
bestimmten Bewusstseinserfahrungen eine Verbindung besteht.
Das dritte Modell (C) räumt ein, dass sich das Bewusstsein zwar
derzeit noch nicht von der Funktionsweise des Gehirns her erklären lässt, doch dieses Problem werde man zukünftig durch den
weiteren Fortschritt in den Wissenschaften gewiss lösen können.
Chalmers begründet in seinem Artikel ausführlich, warum diese drei
materialistischen Theorien seiner Auffassung nach fehlgehen.[3] Sein
erstes Argument gegen eine materialistische Deutung des mensch-

lichen Bewusstseins besteht darin, dass man zwar die Strukturen und Funktionen des Gehirns erklären kann, dies allein zur Erklärung des Bewusstseins jedoch unzureichend ist. Sein zweites Argument bezieht sich auf ein Gedankenexperiment: auf Zombies, Phantasiewesen, die körperlich mit Menschen zwar völlig identisch sind, denen aber das menschliche Bewusstsein fehlt. Wenn Zombies theoretisch denkbar sind, müssen auch ihre Gehirnfunktionen denen eines menschlichen Gehirns entsprechen. Wenn ihnen jedoch Bewusstsein fehlt, würde das bedeuten, dass Bewusstsein nicht materiell ist. Sein drittes Argument gegen die materialistischen Theorien besteht darin, dass sich manches, was man über das Bewusstsein weiß, nicht aus den physiologischen Aktivitäten des Gehirns erklären lässt. Man könnte theoretisch alles über die Funktion des Gehirns wissen und wäre aufgrund dieses Wissens dennoch nicht imstande, alle Aspekte des Bewusstseins zu erfassen.

Im Anschluss daran stellt Chalmers drei nicht-reduktionistische und immaterielle Modelle D, E und F vor, die er jeweils mit Anmerkungen ihrer Befürworter und Kritiker versieht.[4] Das vierte Modell (D) ist der »interaktionistische Dualismus«[5] des Neurophysiologen John Eccles und des Wissenschaftsphilosophen Karl Popper (1902 bis 1994), der auf dem »radikalen Dualismus« des Mathematikers und Philosophen René Descartes (1596–1650) aufbaut. Sie gehen davon aus, dass Bewusstsein und Gehirn grundverschieden sind, jedoch in gewisser Weise intensiv zusammenarbeiten. Nach Chalmers lässt sich dieses Modell zwar nicht mit der klassischen Physik vereinbaren, doch Vorstellungen der Quantenphysik, wie etwa das Kollabieren von Wahrscheinlichkeitswellen bei einer bewussten Beobachtung oder Messung, könnten dieses Modell stützen. Jedoch akzeptieren nicht alle Quantenphysiker, dass das Bewusstsein in der Quantenphysik diese Rolle spielen kann. Chalmers findet es bemerkenswert, dass Philosophen dieses interaktionistische Modell meist mit (quanten)physikalischen Argumenten zurückweisen, während Physiker es vor allem aus philosophischen Gründen ablehnen, nämlich wegen des Dualismus.

Das fünfte Erklärungsmodell (E) bezeichnet man als »Epiphäno-menalismus« oder auch als »schwachen Dualismus«. Dieses Modell geht davon aus, dass die Aktivitäten in bestimmten Gehirnregio-nen zwar gewisse Bewusstseinserfahrungen auslösen, das Bewusst-sein jedoch keine Auswirkung auf die Aktivität des Gehirns oder des Körpers hat. Dieses Konzept steht einer materialistischen Sicht-weise sehr nahe, denn Bewusstsein ließe sich damit auf chemische und elektrische Prozesse zurückführen, ohne dass es auf diese Pro-zesse selbst Einfluss ausüben könnte. Schmerz führte demnach nie zu einer körperlichen Reaktion und man könnte sich nie dafür ent-scheiden, in bestimmter Weise zu handeln. Auch das Phänomen der Neuroplastizität spricht gegen diese Theorie. Wie ich in Ka-pitel 9 bereits erläutert habe, ergaben empirische Studien, dass das Bewusstsein die Anatomie und Funktion des Gehirns dauerhaft beeinflussen kann.

Als letztes und sechstes Modell (F) nennt Chalmers den »Phäno-menalismus« oder »immateriellen oder neutralen Monismus«. Er wird auch als »Panpsychismus« oder »Idealismus« bezeichnet. Die-ser Auffassung nach enthalten alle materiellen, physischen Syste-me auf einem grundlegenden oder wesentlichen Niveau eine Art subjektives Bewusstsein. Alle Materie besitzt also phänomenale, auf subjektiver Wahrnehmung beruhende Eigenschaften. Bewusst-sein wäre demnach von Anfang an im Universum vorhanden und alle Materie besäße subjektive Eigenschaften oder Bewusstsein. Die »physische Wirklichkeit« wird demnach vom Bewusstsein geformt. Chalmers gesteht dem Bewusstsein in der physischen Welt damit eindeutig eine ursächliche Rolle zu. Eine andere theoretische Mög-lichkeit sieht er darin, dass die intrinsischen Eigenschaften der physischen Welt keine phänomenalen Eigenschaften *sind,* sondern phänomenale Eigenschaften *besitzen,* dass sie also »protophäno-menale« Eigenschaften sind. Daher tendiert er eher zu der Bezeich-nung »Pan(proto)psychismus«.

Längst nicht jeder wird dieses letztgenannte Modell gutheißen. Im Allgemeinen tendiert man bei der Erklärung des Zusammenhangs zwischen Gehirn und Bewusstsein eher zu materialistischen Vorstellungen. Doch Chalmers plädiert für diese Auffassung. Und seiner Meinung nach lohnt es sich sehr wohl, sie in weiteren Studien eingehender zu erforschen.

Die empirische Forschung zu menschlichem Bewusstsein während eines Totalausfalls aller Gehirnfunktionen (NTE) spricht für Modell F. Die Inhalte von Nahtoderfahrungen deuten auf eine Nicht-Lokalität des Bewusstseins hin. Denn bei einer NTE wird während eines totalen Ausfalls aller Gehirnfunktionen sowohl ein körperunabhängiges erweitertes Bewusstsein erlebt als auch später eine bewusste Rückkehr in den Körper. Dadurch wird eine materialistische Erklärung für die Entstehung von Bewusstsein äußerst unwahrscheinlich. Darüber hinaus können auch Menschen, deren Gehirn normal funktioniert, unter Todesangst oder Stress eine NTE erleben, die mit außerkörperlicher Erfahrung einhergeht. Vor allem jüngere Menschen schildern auch spontane außerkörperliche Erfahrungen ohne äußere Auslöser. Neurophysiologische Studien haben gezeigt, dass aus der Messung von Gehirnaktivitäten keine Erklärungen für den Inhalt von Gedanken und Gefühlen abzuleiten sind. Zudem wurde der Einfluss des Bewusstseins auf das Gehirn definitiv bewiesen, denn offenbar können sich die anatomischen Strukturen des Gehirns und die damit zusammenhängenden Funktionen in ihrer Reaktion auf Bewusstseinserfahrungen verändern (Neuroplastizität). Angesichts all dieser Ergebnisse tendiere ich persönlich stark zum Pan(proto)psychismus, dem nicht-materialistischen Modell einer grundlegenden und wesentlichen Beziehung zwischen Bewusstsein und Materie. In diesem Kapitel möchte ich diese Sichtweise eingehender erläutern.

Der materialistische Ansatz

Das Gros der heutigen westlichen Wissenschaftler, die sich mit Bewusstseinsforschung befassen, wie Gehirnforscher, Psychologen, Psychiater und Philosophen, ist der Meinung, dass sich das Bewusstsein materialistisch und reduktionistisch erklären lässt (Mo-

287

dell A, B oder C). Der bekannte Philosoph Daniel Dennett hält zum Beispiel am Modell A, dem monistischen Materialismus, fest.[6] Er vertritt die weitverbreitete Auffassung, dass Bewusstsein nichts anderes sei als Materie. Unsere subjektive Erfahrung, dass Bewusstsein etwas rein Persönliches ist, das sich vom Bewusstsein anderer unterscheidet, ist für ihn nur eine Illusion. Seine materialistische These wird von Denkschemata und Paradigmen der modernen Wissenschaft gestützt, die er, wie viele andere Wissenschaftler und Philosophen auch, offenbar als absolut unangreifbar ansieht und daher kaum in Frage stellt. Es ist ein Problem vieler Wissenschaftler, dass es ihnen oft sehr schwer fällt, sich von solchen allgemein anerkannten Paradigmen zu lösen. Dieses dogmatische Beharren auf dem eigenen Standpunkt begünstigt Vorurteile, und wie schon Albert Einstein formulierte:

»Ein Vorurteil ist schwieriger zu spalten als ein Atom.«

Wäre der materialistische Standpunkt zutreffend, wäre jede Bewusstseinserfahrung nur das Produkt einer Maschine, die von den Gesetzmäßigkeiten der klassischen Physik und Chemie gelenkt würde, und unser Verhalten wäre ausnahmslos das Werk von Nervenzellen im Gehirn. Diese Vorstellung, dass alle Gefühle und Gedanken nur eine Folge der Gehirntätigkeit sind, bedeutet natürlich auch, dass der Glaube an einen freien Willen eine Illusion ist. Zur Kommentierung dieses Standpunkts der materialistisch orientierten Wissenschaftler zitiere ich den Neurophysiologen John C. Eccles:

»Ich bleibe dabei, daß das Mysterium des Menschen vom wissenschaftlichen Reduktionismus in unglaublicher Weise herabgewürdigt wird, wenn er beansprucht und verspricht, die gesamte spirituelle Welt letzten Endes auf materialistische Weise mit Mustern neuronaler Aktivität erklären zu können. Dieser Glaube muß als ein Aberglaube betrachtet werden. Wir müssen erkennen, daß wir ... sowohl spirituelle Wesen sind, die mit ihrer

Seele in einer spirituellen Welt existieren, als auch materielle Wesen, die mit ihrem Körper und ihrem Gehirn in einer materiellen Welt existieren.«[7]

Dem materialistischen Ansatz begegnet man in (fast) allen medizinischen Fakultäten der westlichen Welt. Meist wird er nicht einmal explizit begründet, da man ohne jede Diskussion von der Richtigkeit dieser Annahme ausgeht. Logischerweise denken daher fast alle Ärzte der westlichen Welt, dass das Bewusstsein das Produkt der Gehirntätigkeit sei. Auch ich wurde in einer akademischen Welt ausgebildet, in der man mir unentwegt vorhielt, dass es für alles eine reduktionistische und materialistische Erklärung gebe. Ein Standpunkt, den ich, nicht nur als Medizinstudent und Arzt, sondern auch als Sohn eines Neurologen, lange Zeit diskussionslos akzeptiert habe. Dieser materialistischen Auffassung nach sind Bewusstseinserfahrungen während einer Bewusstlosigkeit, eines Herzstillstands, eines Komas oder eines Gehirntods natürlich unmöglich. Wenn man mit Verweis auf die Ergebnisse empirischer Studien zur NTE vorsichtig die Möglichkeit in Erwägung zieht, dass Bewusstseinserfahrungen manchmal auch zu einer Zeit möglich sind, in der alle Gehirnfunktionen ausgefallen sind, wird das meistens als unwissenschaftlich abgetan. Diese Reaktionen von Wissenschaftlern sind nicht neu. Um Frederik van Eeden (1860 bis 1932) aus dem Jahr 1894 zu zitieren:

»Entscheidend ist, dass das, was einige Wissenschaftler behaupten, von der Mehrheit der übrigen heftig bestritten wird, nicht aufgrund eigener Forschung, sondern a priori, und sogar nicht einmal mit vernünftigen Argumenten, sondern aus emotionalen Motiven. Emotionalen Motiven, mit all dem Spott, der Geringschätzung und der Verdächtigung im Schlepptau, die auf nichts anderem beruhen als auf einer unphilosophischen Bindung an ein in sich geschlossenes System. Es ist kaum zu glauben.«[8]

In der Welt der Wissenschaft hat sich in mehr als hundert Jahren offenbar leider noch nicht viel verändert.

Nahtoderfahrung, Bewusstsein und Gehirn

Was haben wir in den vorangehenden Kapiteln über die Beziehung zwischen Bewusstsein und Gehirn erfahren?

- Immer wieder berichteten seriöse und glaubwürdige Menschen, dass sie zu ihrem großen Erstaunen unabhängig von ihrem Körper die Erfahrung eines erweiterten Bewusstseins machen konnten.
- Aufgrund einiger fundierter Studien zum Phänomen der NTE mit Patienten, die einen Herzstillstand überlebt haben, kam man zu dem Schluss, dass die heutigen wissenschaftlichen Erkenntnisse keine schlüssige Erklärung für die Ursachen und Inhalte von Nahtoderfahrungen bieten.
- In einigen prospektiven empirischen Studien wurde endgültig nachgewiesen, dass während eines Herzstillstands ein erweitertes und klares Bewusstsein erfahrbar ist.
- Die wissenschaftlichen Ergebnisse legen den Schluss nahe, dass während eines Herzstillstands in der Hirnrinde und dem Hirnstamm keine messbare Aktivität mehr vorliegt und auch das klinische Bild einem Totalausfall aller Gehirnfunktionen entspricht.
- Studien zur Funktionsweise des Gehirns haben ergeben, dass unter normalen Umständen ein funktionierendes und zusammenwirkendes Netz vieler Gehirnareale Voraussetzung für unser Wachbewusstsein ist. Eine Voraussetzung, die während eines Herzstillstands niemals gegeben ist.
- Sauerstoffmangel allein kann eine NTE nicht erklären, denn auch bei Todesangst oder während einer tiefen Depression kann eine NTE erlebt werden, ohne dass eine lebensbedrohliche Situation besteht.
- In Kapitel 9 wurde dargestellt, wie unser Bewusstsein die Anatomie und die Funktion des Gehirns verändern kann (Neuroplastizität).
- In vielerlei Hinsicht stellen sowohl das Bewusstsein wie auch die

Funktionsweise des Gehirns immer noch ein großes Mysterium dar.

– Aus einigen prospektiven und zahlreichen retrospektiven Studien über Nahtoderfahrungen geht hervor, dass verschiedene Aspekte einer NTE Entsprechungen oder Analogien zu Grundprinzipien der Quantenphysik aufweisen, wie etwa zur Nicht-Lokalität, zur Komplementarität, zur Verschränkung oder Verbundenheit und zu einem instantanen Informationsaustausch in einer Dimension, in der Zeit und Distanz keine Rolle spielen. Vergangenheit, Gegenwart und Zukunft sind daher gleichzeitig überall nicht-lokal präsent. In Kapitel 10 habe ich einige allgemein anerkannte Grundlagen der Quantenphysik vorgestellt, denn ich bin davon überzeugt, dass sie für ein besseres Verständnis der Beziehung zwischen Bewusstsein und Gehirn von entscheidender Bedeutung sind. Meines Erachtens ist vor allem die aus der Quantentheorie hervorgegangene Vorstellung, dass das Bewusstsein bestimmt, *ob* und *wie* wir »unsere Wirklichkeit« erleben, für die weitere theoretische Fundierung dieser Beziehung bedeutsam. Diese weitreichende Interpretation der Quantenphysik wird jedoch nicht allgemein anerkannt.

Die Kontinuität des Bewusstseins

Es ist eine wissenschaftliche Herausforderung, neue Ideen zu entwickeln, zu erforschen und zu erörtern, die die geschilderte Verbundenheit des eigenen Bewusstseins mit dem Bewusstsein anderer lebender Menschen und verstorbener Angehöriger erklären können. Dasselbe gilt für nicht-lokale Phänomene wie die Lebensschau und den Ausblick, die sich unserer konventionellen, körpergebundenen Vorstellung von Raum und Zeit entziehen und in denen Vergangenheit, Gegenwart und Zukunft gleichzeitig wahrgenommen werden. Die größte Herausforderung liegt für mich jedoch in der Suche nach einer Erklärung dafür, wie die Wahrnehmung eines erweiterten Bewusstseins möglich ist, das unabhängig vom Körper während eines temporären Ausfalls aller Hirnfunktionen erfahren wird.

Als letzte und bisher noch nicht erwähnte theoretische Möglichkeit zur Erklärung von Nahtoderfahrungen kann man die Transzendenztheorie nennen, die ich lieber als Kontinuitätshypothese bezeichnen möchte. Sie betrachtet die NTE als veränderten Bewusstseinszustand, in dem Erinnerungen, Ich-Bewusstsein, klares Denken und Emotionen unabhängig vom bewusstlosen Körper erlebt werden können und in dem die Möglichkeit einer nicht-sinnlichen Wahrnehmung außerhalb des Körpers bestehen bleibt. Aus der niederländischen Studie, wie auch aus anderen empirischen Untersuchungen, ging deutlich hervor, dass während einer NTE, unabhängig vom normalen körpergebundenen Wachbewusstsein, ein erweitertes Bewusstsein erfahren werden kann. Ich bin sehr zurückhaltend in der Verwendung des Wortes »Transzendenz«, da es eine Transzendierung von etwas oder ein Überschreiten des Körpers nahelegt. Transzendenz wird meist mit Übernatürlichem oder dem Begriff »transzendente Meditation« in Verbindung gebracht. Daher tendiere ich zum Begriff »Kontinuitätshypothese«. Da das Bewusstsein anscheinend immer nicht-lokal gegenwärtig ist, glaube ich auch nicht, dass das Bewusstsein etwas ist, was den Körper überschreitet. Es ist ständig außerhalb und oft im Körper vorhanden. Das Konzept der Kontinuität des Bewusstseins wird in diesem Kapitel noch näher erläutert.

Neue Konzepte in der Wissenschaft

Es ist mit den heutigen medizinischen und wissenschaftlichen Erkenntnissen offenbar nicht möglich, alle Aspekte der subjektiven Erfahrung zu erklären, die Menschen mit einer NTE nach einem Herzstillstand beschreiben. Aber Wissenschaft bedeutet meines Erachtens weiterhin, aus einer offenen Geisteshaltung heraus Fragen zu stellen. Und Wissenschaft bedeutet auch, weiter nach Erklärungen für neue, manchmal zunächst rätselhafte Probleme zu suchen und sich nicht an althergebrachte Fakten und Konzepte zu klammern. Die Schwierigkeit liegt meist nicht so sehr in den Inhalten neuer Ideen, sondern darin, sich von alten, vertrauten Auffassungen zu lösen. In der Geschichte der Wissenschaften lässt sich immer wieder beobachten, dass errungene Erkenntnisse nach einiger Zeit, und manchmal schon sehr bald, aufgrund neuer (empirischer) Nachweise verworfen werden mussten. Der Quantenphysiker David Bohm (1917–1992) war der Auffassung,

»dass feststehende Ideen und Schlussfolgerungen, die wissenschaftlichen Konzepten zugrunde liegen, auf dem Wege zu einer klaren Erkenntnis nicht nur keine Hilfe, sondern sogar ein Hindernis darstellen und dass statt definitiver Antworten eine Methodologie, die Disziplin mit Offenheit kombiniert, viel geeigneter ist, um Fortschritt und Vertiefung in der Wissenschaft zu erreichen«.[9]

Ich erwarte nicht, dass neue Ideen sofort akzeptiert werden, doch es sollte zumindest möglich sein, sie näher zu untersuchen. Wie Frederik van Eeden schon im Jahr 1890 sagte:

»Ich bin entschiedener als je zuvor der Meinung, dass die vorschnelle Ablehnung und die mangelnde Bereitschaft, unbekannte und fremd anmutende Dinge zu untersuchen, der größte Feind wissenschaftlichen Fortschritts ist.«[10]

In der Einleitung habe ich bereits den bekannten amerikanischen Wissenschaftsphilosophen Thomas Kuhn (1922–1996) zitiert. Er meint, dass im Gegensatz zur allgemein verbreiteten Annahme der typische Wissenschaftler kein objektiver, unabhängiger Denker sei.[11] Das ist natürlich eine generalisierende Feststellung, aber seiner Ansicht nach handelt es sich meist um ziemlich konservative Menschen, die blind übernehmen, was man sie lehrt, und ihr Wissen lediglich dazu verwenden, Probleme zu lösen, die sich aus bestehenden Theorien ergeben. Das Gros der Wissenschaftler ist noch immer darum bemüht, Theorie und Fakten möglichst gut an das von vornherein anerkannte, materialistische Paradigma anzugleichen. Unter einem Paradigma versteht er dabei im Wesentlichen die Gesamtheit der »von Wissenschaftlern geteilten Glaubensüberzeugungen«. Alle Forschungsergebnisse, die sich nicht im Rahmen des derzeitigen Weltbilds erklären lassen, werden als »anormale Phänomene« deklariert, denn sie bedrohen das bestehende Paradigma und laufen den Erwartungen zuwider, die aufgrund der vorherrschenden Überzeugungen bestehen. Aus diesem Grund werden diese Phänomene anfangs auch übersehen, ignoriert, als Irrtümer verworfen oder sogar ins Lächerliche gezogen.[12]

Nahtoderfahrungen gehörten zu diesen anormalen Phänomenen, denn ihre Ursachen und Inhalte lassen sich mit den derzeitigen medizinischen und wissenschaftlichen Auffassungen über die verschiedenen Aspekte des menschlichen Bewusstseins und über die Beziehung zwischen Bewusstsein und Gehirn nicht einfach erklären.

Ich bin der Meinung, dass anormale Phänomene einen entscheidenden Beitrag dazu liefern können, alte Konzepte kritisch zu evaluieren, sie, wenn nötig, aufzugeben und durch neue Konzepte zu ersetzen, die diese Phänomene sehr wohl erklären können. In der Vergangenheit hatten anormale Phänomene bei wissenschaftlichen Paradigmenwechseln immer eine Schlüsselrolle, auch bei der Entwicklung der Quantentheorie aufgrund von zunächst unerklärlichen Beobachtungen beim Erhitzen von Metall.

Ein neuer Blick auf Bewusstsein und Gehirn

Die im Folgenden dargestellte Auffassung beruht auf den vielfach geschilderten Erfahrungen eines erweiterten Bewusstseins während eines Herzstillstands. In diesem erweiterten Bewusstsein gibt es nicht-lokale Aspekte der Verbundenheit, wie Erinnerungen von frühester Jugend bis zum Moment der Krise, die die NTE ausgelöst hat, und manchmal sogar Zukunftsvisionen. Es ist möglich, mit den Gefühlen und Gedanken der Menschen in Kontakt zu stehen, die an vergangenen Ereignissen beteiligt waren, oder mit dem Bewusstsein verstorbener Angehöriger und Freunde. Diese Bewusstseinserfahrung kann mit dem Gefühl bedingungsloser Liebe und

Akzeptanz einhergehen und es ist möglich, mit einer Art absolutem universellem Wissen und mit einer Weisheit in Verbindung zu treten.

Nach diesem neuen Ansatz haben das vollkommene und endlose Bewusstsein und die abrufbaren Erinnerungen ihren Ursprung in einem nicht-lokalen Raum mit unvergänglichen, nicht unmittelbar wahrnehmbaren Wellenfunktionen. Diese Wellenfunktionen, in denen alle Aspekte des Bewusstseins als Infomationen gespeichert sind, sind ständig (nicht-lokal) im Körper und in seinem Umfeld gegenwärtig. Das Gehirn und der Körper funktionieren nur wie eine Empfangsstation, die in unserem Wachbewusstsein einen Teil des gesamten Bewusstseins und einen Teil unserer Erinnerungen in Form messbarer und sich ständig wandelnder elektromagnetischer Felder empfängt. Diese elektromagnetischen Felder des Gehirns werden in diesem Ansatz nicht als Ursache, sondern als Auswirkungen und Folgeerscheinungen des endlosen Bewusstseins betrachtet.

Unser Gehirn ließe sich demnach mit einem Fernsehapparat vergleichen, der Informationen aus elektromagnetischen Feldern empfängt und zu Bildern und Tönen »dekodiert«. Seine Funktionsweise ähnelt aber auch einer Fernsehkamera, die Bild und Ton in elektromagnetische Wellen umsetzt oder »kodiert«. Diese elektromagnetischen Wellen enthalten im Wesentlichen alle Informationen eines Fernsehprogramms, sie sind aber für unsere Sinne nur dank einer Fernsehkamera und eines Fernsehapparates zugänglich. So gesehen funktioniert unser Gehirn ähnlich wie ein Sende-Empfänger. Das Gehirn hat keine produktive, sondern eine ermöglichende Funktion, es macht Bewusstseinserfahrungen möglich. Dabei könnte auch DMT (siehe Kapitel 6) eine wichtige Rolle spielen.[13] Das Bewusstsein enthält potentiell Informationen, die im nicht-lokalen Raum als Wellenfunktionen gespeichert sind. Es übermittelt Informationen an das Gehirn und empfängt vom Gehirn Informationen aus dem Körper und den Sinnesorganen. Wie das Bewusstsein auf die Form und Funktion des Gehirns und des

Körpers einwirkt, wurde bereits in Kapitel 9 im Abschnitt über Neuroplastizität erläutert (»The mind can change the brain«). Diese Auffassung steht im Einklang mit dem, was David Bohm geschrieben hat: »Bewusstsein informiert und verleiht Form.«[14]

Nicht-lokales Bewusstsein im nicht-lokalen Raum

Ich bezeichne diese Wellenfunktionen im nicht-lokalen Raum, die sowohl individuelle als auch universelle Informationen enthalten, als das nicht-lokale Bewusstsein. Meines Erachtens hat das Bewusstsein also keine materielle Grundlage. Meine Sichtweise habe ich bereits 2004 und 2006 in groben Zügen umrissen.[15] Ich verwende heute aber eine andere Terminologie. Den Begriff »Phasenraum« habe ich durch den allgemein gebräuchlicheren Begriff »nicht-lokaler Raum« ersetzt und den Begriff »informative Felder des Bewusstseins« durch »nicht-lokales Bewusstsein«, da sich nicht-lokale Phänomene eigentlich nicht als Felder beschreiben lassen. Die theoretische Grundlage meiner Sichtweise ist jedoch die gleiche geblieben. Der nicht-lokale Raum ist nach diesem Erklärungsmodell mehr als ein mathematisches Konstrukt: Er ist ein metaphysischer Raum, in dem Bewusstsein Einfluss ausüben kann. Denn der nicht-lokale Raum besitzt auch subjektive Eigenschaften, also Bewusstsein. Bewusstsein ist nicht-lokal und fungiert als Ursprung oder Grundlage von allem. Also auch als Ursprung und Grundlage der materiellen Welt.

Wie im vorigen Kapitel bereits dargelegt, ist im nicht-lokalen Raum definitionsgemäß keine Wahrnehmung möglich, da alles auf Wahrscheinlichkeitsfeldern beziehungsweise Wellenfunktionen basiert; auch Zeit und Entfernung können hier definitionsgemäß keine Rolle spielen. Oder anders formuliert: Der Teilchenaspekt – der physische Aspekt unseres Bewusstseins in der materiellen Welt, der als Wachbewusstsein erlebt wird – entsteht aus dem Wellenaspekt des »vollkommenen« und »endlosen« Bewusstseins des nicht-lokalen Raums, durch ein Kollabieren der Wellenfunktion. Dieser Teilchenaspekt ist wahrnehmbar und mit Hilfe von EEG,

MEG, fMRT und PET-Scan im Gehirn nachweisbar. Aber das Bewusstsein im nicht-lokalen Raum ist auf (quanten)theoretischer Ebene nicht direkt nachweisbar: Alles Sichtbare entsteht aus dem Unsichtbaren. Um dieses nicht-messbare und unsichtbare nicht-lokale Bewusstsein besser zu begreifen, kann man es mit der Schwerkraft vergleichen, die sich auch nicht unmittelbar nachweisen lässt, obwohl ihre physische Wirkung für uns doch deutlich spürbar und messbar ist.

Komplementaritätstheorie

Damit Wachbewusstsein erlebt werden kann, müssen verschiedene Bereiche des Gehirns mit Aspekten des Bewusstseins räsonieren, was so viel bedeutet wie: auf der gleichen Frequenz mitschwingen. In Kapitel 9 wurde beschrieben, dass in neurologischen, bildgebenden Verfahren wie fMRT-Untersuchungen und PET-Scans erkennbar ist, dass je nach Bewusstseinszustand verschiedene Gehirnareale aktiv werden. So sind beispielsweise bei Depressionen, Glücksgefühlen, Schmerzen, während einer Meditation, bei kognitiven Vorgängen, in einem Entscheidungsprozess, bei konzentrierter Aufmerksamkeit, im Schlaf oder bei Wahrnehmungsprozessen auch unterschiedliche Gehirnareale aktiviert, entweder einzeln oder gemeinsam. Ihre neurologischen Korrelationen werden von bildgebenden Verfahren erfasst, ohne dass damit schon der Inhalt der jeweiligen Bewusstseinsaspekte beschrieben wäre. Mit ihnen lässt sich nur die Schnittstelle oder der Resonanzort des jeweiligen Bewusstseinsaspekts aufzeigen. Unser Wachbewusstsein besitzt also eine biologische Basis, denn unser Körper fungiert dafür als Schnittstelle. Jedoch hat das endlose und erweiterte Bewusstsein mit seiner Basis in einem mehrdimensionalen nicht-lokalen Raum keine biologische Grundlage. Es beschränkt sich nicht auf unser Gehirn, denn es ist nicht-lokal, und unser Gehirn ermöglicht unter normalen Umständen nur die Erfahrung von Wachbewusstsein. Diese Sicht der Beziehung zwischen nicht-lokalem Bewusstsein und Wachbewusstsein ist, ebenso wie die Theorie über den Teilchen- und Wellenaspekt des Lichts, nicht dualistisch, es ist eine Komplementaritätstheorie.[16] Bewusste subjektive Erfahrungen und die damit korrespondierenden objektiven und sichtbaren Gehirnaktivitäten, die als physische Auswirkungen des Wachbewusstseins mit Hilfe eines fMRT oder EEG nachweisbar sind, sind zwei verschiedene Manifestationen derselben zugrunde liegenden Wirklichkeit; sie lassen sich nicht auf einander reduzieren.

Vergleich mit der globalen Kommunikation

Wie könnte dieser theoretische, wissenschaftliche Ansatz dazu beitragen, die Möglichkeit von Bewusstseinserfahrungen, Erinnerungen und manchmal auch Zukunftsvisionen während einer NTE besser zu verstehen? Vielleicht ist es hilfreich, diese ständige, unsichtbare, blitzartige Interaktion zwischen Körper und Bewusstsein mit der modernen globalen Kommunikation zu vergleichen. Weltweit existiert ein fortwährender Informationsaustausch, bei dem Zeit und Entfernung keine Rolle spielen. Er funktioniert mit Hilfe der elektromagnetischen Informationswellen von Handys, Fernsehgeräten, Radios und Computern, die uns ständig umgeben und durchdringen. Diese Informationswellen bewegen sich mit Lichtgeschwindigkeit. Wir sind uns der Hunderttausende von Telefongesprächen und Tausende von Fernseh- und Radioübertragungen und der Milliarden von Internetverbindungen, die uns Tag und Nacht umgeben, sich durch unseren Körper oder durch Mauern hindurchbewegen und die sich auch in dem Raum befinden, in dem Sie gerade dieses Buch lesen, nicht bewusst. Dies werden wir erst, wenn wir das Handy, den Fernseher, das Radio oder den Laptop anschalten. Was wir dann empfangen, stammt nicht aus diesen Geräten. Die Stimme, die wir am Telefon hören, spricht nicht im Telefon. Bild und Musik der Fernsehsendung stecken nicht im Fernsehapparat, das Konzert findet nicht im Radiogerät statt und das Internet befindet sich nicht im Computer. Erst wenn man das Fernsehgerät anschaltet, sieht und hört man das Programm, wenn man es wieder abschaltet, sieht und hört man nichts mehr, und trotzdem geht die Sendung weiter. Mit einem anderen Fernsehgerät empfängt man wieder dasselbe Programm. Es scheint eine nicht-lokale Verbindung zu bestehen, aber in Wirklichkeit wird alle elektromagnetische Information mit Lichtgeschwindigkeit ausgestrahlt. Wir können das endlose nicht-lokale Bewusstsein auch mit dem Internet vergleichen, das ebenfalls nicht im Computer entsteht, sondern nur von ihm empfangen und so für unsere Sinne zugänglich gemacht wird. Ähnlich wie das Gehirn für das Bewusstsein hat ein Computer für das Internet eine ermöglichende Funktion: Wenn wir den richtigen Zugangscode verwenden, ermöglicht es uns ein Computer, Milliarden von Websites zu empfangen. Der Computer produziert das Internet genauso wenig wie das Gehirn das Bewusstsein. Ebenso wie es der Computer ermöglicht, Informationen ins Internet zu stellen, kann das Gehirn unserem Bewusstsein Informationen unseres Körpers und unserer Sinnesorgane vermitteln. Genau wie der Computer funktioniert das Gehirn als Sende-Empfänger. Wenn man den Computer ausschaltet, hat man keinen Zugang mehr zu den Milliarden von Websites im Internet. Sie können jedoch immer noch weltweit fast gleichzeitig empfangen werden. Genauso verhält es sich mit dem Bewusstsein. Es ist immer präsent. Während unseres Lebens können wir gewisse Aspekte des Bewusstseins als unser Wachbewusstsein in unserem Körper erfahren. Leben ermöglicht einen Übergang vom nicht-lokalen Raum in unsere physische Welt, in die Raum-Zeit. Während eines Herzstillstands setzt die Gehirntätigkeit wegen des auftretenden Sauerstoffmangels zeitweise aus, die elektromagnetischen Felder unserer Neuronen und anderer Zellen erlöschen und die Resonanz, die Schnittstelle zwischen dem Bewusstsein und unserem physischen Körper, wird unterbrochen. So wird es möglich, außerhalb des Körpers das endlose und erweiterte Bewusstsein, den Wellenaspekt des Bewusstseins, zu erfahren. Man nennt dieses Phänomen dann NTE, bei der unabhängig vom Körper eine Kontinuität des Bewusstseins erlebt wird. Mit diesem Konzept lassen sich alle Elemente einer NTE erklären. Wenn der Körper stirbt, *kann* das Bewusstsein nicht länger einen Teilchenaspekt haben, denn alle Gehirnfunktionen sind definitiv ausgefallen. Das endlose Bewusstsein bleibt jedoch in Form von Wellenfunktionen »ewig« im nicht-lokalen Raum erhalten.

Die nicht-lokale Verschränkung des Bewusstseins ist wissenschaftlich bewiesen

Die nicht-lokale Verschränkung oder Verbundenheit des Bewusstseins wurde mit Hilfe der folgenden Studie wissenschaftlich nachgewiesen: Man setzte wiederholt zwei Testpersonen in getrennte faradaysche Käfige, die jegliche elektromagnetische Informationsübertragung unmöglich machen. Diese beiden Testpersonen sollten sich jedoch miteinander verbunden fühlen, zum Beispiel durch eine gute Eltern-Kind-Beziehung oder durch langjähriges gemeinsames Meditieren. In einem der isolierten faradayschen Räume führte ein durch willkürliche, computergesteuerte Lichtblitze verursachter Sinnesreiz zu einer visuell ausgelösten elektrischen Aktivität (»evoked potentials«) in der EEG-Aufnahme der stimulierten Person. Eine Aktivität, die unverzüglich von der nicht-stimulierten Person im anderen faradayschen Käfig empfangen wurde, obwohl sie die Lichtblitze nicht direkt wahrnehmen konnte. Die Muster der EEG-Aufnahme der nicht-stimulierten Person ändern sich folglich genau in dem Moment, in dem im andern faradayschen Käfig Lichtblitze auftreten. Diese übertragene elektrische Aktivität, auch »transferred potentials« genannt, sowie der Zusammenhang zwischen beiden EEG-Aufnahmen lassen sich nur durch nicht-lokalen Einfluss erklären. Diese Korrelation erschließt sich vor allem deshalb nicht mit klassischen wissenschaftlichen Modellen, weil die Versuchsanordnung eine elektromagnetische Informationsübertragung ausschließt. Der Physiker Fred H. Thaheld präsentiert in einer übersichtlichen Zusammenfassung eine mögliche wissenschaftliche Grundlage dieser makroskopischen und biologischen nicht-lokalen Verschränkung.[17] Die ersten Studien dazu wurden von Jacobo Grinberg-Zylberbaum an der Universität von Mexiko City durchgeführt.[18] Diese Untersuchungen wurden anfänglich wegen ihres nicht völlig überzeugenden Untersuchungsaufbaus kritisiert, doch ihre Ergebnisse identischer EEG-Korrelationen wurden später von anderen Wissenschaftlern aus drei unterschiedlichen Labors bestätigt.[19] Darüber hinaus ergaben sich auch in zwei fMRT-Studien[20] nicht-lokale Verschränkungen zwischen den Gehirnen zweier isolierter Personen. Auch als sich ein »Heiler« aus der Distanz heraus gezielt auf Testpersonen konzentrierte, konnte bei ihnen in diesem Moment ein nicht-lokaler Einfluss durch signifikante Veränderungen in den fMRT-Aufnahmen nachgewiesen werden.[21] Unlängst wurde auch mit Hilfe von Laserstimulation eine nicht-lokale biologische und makroskopische Verschränkung zwischen zwei künstlich erzeugten Präparaten neuronaler Netze nachgewiesen, die vollkommen voneinander isoliert waren.[22]

All diese sorgfältig und wiederholt durchgeführten empirischen Studien bestätigen die nicht-lokalen Eigenschaften des Bewusstseins und deuten auf eine nicht-lokale Verschränkung in biologischen und makroskopischen Systemen wie dem Gehirn hin. Diese Phänomene lassen sich weder mit dem klassischen physikalischen Wissenschaftsmodell noch mit heutigen biologischen Theorien erklären. Die Frage, ob diese Verschränkung denn mit der heutigen Quantentheorie näher beleuchtet werden kann, werde ich in den folgenden Abschnitten zu beantworten versuchen.

Die Schnittstelle zwischen nicht-lokalem Bewusstsein und Gehirn

Das menschliche Gehirn ist ein äußerst kompliziertes und in vielerlei Hinsicht mysteriöses Organ, das physiologische, chemische und biologische Eigenschaften besitzt. Das Bewusstsein ist jedoch weder physiologisch noch chemisch oder biologisch und daher noch viel schwieriger zu erforschen. Der Mathematiker und Naturwissenschaftler Roger Penrose hat theoretisch nachgewiesen, dass das Bewusstsein nicht vom Gehirn produziert werden kann.[23] Er hat zugleich gezeigt, dass Computer Intelligenz oder Bewusstsein niemals vollständig imitieren oder hervorbringen können.

Die Quantenphysik kann meiner Meinung nach zwar nicht die Entstehung unseres Bewusstseins erklären, doch besitzt nicht-lokales Bewusstsein viele Eigenschaften, die mit allgemein anerkannten Konzepten der Quantenphysik vergleichbar sind. Meines Erachtens kann die Quantentheorie daher hilfreich sein, um den Übergang zwischen dem Bewusstsein im nicht-lokalen Raum und dem körpergebundenen Wachbewusstsein in unserer physischen, sichtbaren Welt begreiflich zu machen. Ein erster Beitrag ist die hier beschriebene nicht-lokale Verschränkung in biologischen und makroskopischen Systemen, die durch die instantane Informationsübertragung zwischen den Gehirnen zweier voneinander entfernter Testpersonen nachgewiesen wurde, bei denen sich in der EEG-Aufnahme und fMRT-Untersuchung identische Muster ergaben.

Vorläufige Zusammenfassung

In den nächsten Abschnitten folgt eine technische Beschreibung dreier Modelle, die die Schnittstelle oder den Resonanzort, die den Übergang des nicht-lokalen Bewusstseins zum physischen Gehirn bilden, erklären könnten.

Bei allen dargestellten Modellen handelt es sich um Komplementaritätsmodelle, in denen subjektive Bewusstseinserfahrungen und die damit korrespondierenden objektiven physischen Aktivitäten des Gehirns zwei grundsätzlich verschiedene Manifestationen derselben zugrunde liegenden nicht-lokalen Wirklichkeit darstellen, die sich nicht aufeinander reduzieren lassen. Es ist wichtig, sich klarzumachen, dass die elektromagnetischen Felder des Gehirns in allen drei Modellen, nach einer der derzeitigen Interpretationen der Quantenphysik, nicht als Ursache, sondern als Wirkung und Folgeerscheinung des Bewusstseins betrachtet werden. Die drei geschilderten Konzepte gehen entweder von einer Koppelung des nicht-lokalen Bewusstseins an (virtuelle) Photonen aus, von dem Einwirken des nicht-lokalen Bewusstseinsraumes auf das Gehirn mittels des Quanten-Zeno-Effekts oder von nicht-lokaler Informationsübertragung des Bewusstseins durch Quantenspinkorrelation. Diese drei Modelle bedürfen zukünftig noch genauerer Ausarbeitung. Wenn Sie möchten, können Sie diese technischen Passagen auch überspringen und gleich zum Fazit am Ende des Kapitels übergehen.

Mögliche Erklärungsansätze zum Phänomen des Übergangs

Wie der Übergang vom nicht-lokalen Raum zur physischen Welt genau zustande kommt, ist nicht bekannt. Und wahrscheinlich wird dieser Prozess auch nie völlig erfassbar oder verifizierbar sein. Darüber hinaus wird sich auch die Bedeutung, die DMT für die Entstehung oder Auflösung dieses Übergangs oder dieser Schnittstelle möglicherweise hat, wohl nur schwer nachweisen lassen.[24] Das bedeutet, dass sich die wirkliche Schnittstelle zwischen Bewusstsein und Gehirn wahrscheinlich nie experimentell nachweisen lässt. Der Quantentheorie zufolge gibt es mehrere theoretische Möglichkeiten, die alle ein spekulatives Moment enthalten. Mit »spekulativ« meine ich, dass diese Theorien prinzipiell schwer beweisbar oder falsifizierbar sind. Im vorangehenden Kapitel habe ich bereits einige quantenmechanische Konzepte zum Übergang vom Bewusstsein zum Gehirn erläutert. Von den drei folgenden Theorien präferiere ich persönlich die dritte, auch wenn ich glaube, dass jedes der drei Modelle eine reale Möglichkeit darstellt und sie sich in gewisser Weise auch ergänzen. Sie sollten in naher Zukunft weiter ausgearbeitet und untermauert werden.

Die Kopplung des Bewusstseins an (virtuelle) Photonen

Bewusstsein ist nicht-lokal, also überall im nicht-lokalen Raum vorhanden und mit allen potentiellen Informationen, die in Wellenfunktionen gespeichert sind, intrinsisch verschränkt. Bewusstsein löst einen Kollaps der Wellenfunktion aus und ist damit die Quelle des physischen Wachbewusstseins. Spekulativ betrachtet, besteht die Möglichkeit, dass das Bewusstsein im nicht-lokalen Raum an das elektromagnetische Feld gekoppelt ist, das mit dem Nervensystem und dem Gehirn verbunden ist, oder dass es als dessen Basis fungiert. Das Bewusstsein würde somit gewissermaßen von den elektromagnetischen Feldern transportiert und getragen, die ihren Ursprung wahrscheinlich ebenso wie das Bewusstsein im nicht-lokalen Raum haben. Wie in Kapitel 10 bereits dargestellt, hat der Neurobiologe Herms Romijn diese auf kohärenten, rhythmisch verknüpften Systemen basierende Hypothese genauer ausgearbeitet.[25] Kohärenz wird in der Physik dazu verwendet, das Maß möglicher Welleninterferenz zu beschreiben. Zwei Wellen sind dann kohärent, wenn sie dazu in der Lage sind, ein Interferenzmuster zu bilden, in dem Information gespeichert werden kann. Ausgehend vom Prinzip kohärenter Systeme, die durch Selbstorganisation entstanden sind, vermutet Romijn, dass man die sich ständig verändernden elektrischen und magnetischen Felder der neuronalen Netze wegen ihrer Fähigkeit zur Selbstorganisation als biologische Quantenkohärenz-Phänomene betrachten kann. Dadurch werden komplementär arbeitende Systeme möglich. Die elektromagnetischen Felder, die Romijn zufolge eventuell auf »virtuellen Photonen« basieren, könnten in diesem Fall die »Träger« oder das »Produkt« des nicht-lokalen Bewusstseins sein.[26] Indem er die elektromagnetischen Felder als biologische Quanten-Phänomene betrachtet, greift er der Kritik vor, dass das Gehirn ein makroskopisches, warmes System ist, dass von Natur aus Dekohärenz, also das Versickern von Information, bewirkt und Quantenprozesse damit unmöglich macht. Angesichts des nicht-periodischen, nicht vorhersagbaren Charakters des Bewusstseins schlägt er eine Komplementaritätstheorie vor, mit einem von elektromagnetischen Feldern »transportierten« Bewusstsein, das im nicht-lokalen Raum die physische Periodizität (wiederkehrende Regelmäßigkeit) toter Materie in die nicht-periodischen Prozesse lebender Materie umsetzen kann (siehe Kapitel 10).

Es besteht eine gewisse Analogie zu dem in Kapitel 10 beschriebenen Doppelspalt-Experiment. In ihm sah man, dass sich die Darstellung des Lichts bei einer Verringerung der Intensität des Lichts auf einzelne Photonen von einer elektromagnetischen Welle zu einer Wahrscheinlichkeitswelle verschob. In diesem Einzelfall ist keine elektromagnetische Welle mehr messbar, daher nutzt man die (nicht messbaren) Wahrscheinlichkeitswellen, um statistisch zu prognostizieren, wo das Photon auf der fotografischen Platte auftreffen wird. Wir könnten dieses Verfahren vielleicht auch auf das Gehirn übertragen, wobei man die Gehirnaktivität mittels einer Aufzeichnung des elektromagnetischen Feldes (EEG) misst. Bei einem Herzstillstand wird sich diese elektromagnetische Aktivität auf einzelne Ausschläge mit extrem geringer elektromagnetischer Energie reduzieren, sodass sich diese winzigen Ausschläge mit einzelnen Photonen vergleichen lassen. Dabei kommt man nicht umhin, für die Beschreibung dieser winzigen Energiepakete statt der elektromagnetischen Wellendarstellung der klassischen Physik quantenmechanische Wahrscheinlichkeitswellen zu nutzen. Wenn zu einem bestimmten Zeitpunkt keine elektromagnetische Aktivität mehr messbar ist, bedeutet das nicht, dass es keine Wahrscheinlichkeitswellen mehr gibt. Die Darstellung mit Hilfe einer Wahrscheinlichkeitswelle wird in diesem Moment gerade bedeutsam.

Beim Aussetzen aller Gehirnfunktionen gibt es theoretisch also immer noch (nicht-messbare) Wahrscheinlichkeitswellen. Und ein möglicher Einfluss auf die minimalen Prozesse, die zu diesem Zeitpunkt im Gehirn noch immer ablaufen können, ist nicht auszuschließen (Ruhezustand der Neuronen). Studien zur NTE haben ergeben, dass beim Ausfall aller messbaren Gehirnfunktionen immer noch nicht-lokales Bewusstsein erfahren wird, und dieses basiert theoretisch auf Wahrscheinlichkeitswellen.

Der Einfluss des Bewusstseins mittels des Quanten-Zeno-Effekts

Diese Sicht des Quantenphysikers Henry Stapp kam bereits in Kapitel 10 zur Sprache. Er bezeichnet Quantengesetze als grundlegende »psychophysische« Gesetze und erklärt mit ihnen die ursächliche Wirkung des Bewusstseins auf neuronale Prozesse. Bewusstsein kann in diesem Modell nur auf Prozesse des Gehirns, nicht aber auf die physische Wirklichkeit einwirken. Wenn wir in einem Quantensystem eine Reihe sehr schnell aufeinander folgender Beobachtungen anstellen, scheint der Effekt der Wahrnehmung einzufrieren und das sich ständig wandelnde System stillzustehen. Diese Wirkung bezeichnet man als Quanten-Zeno-Effekt (siehe Kapitel 10).[27] Stapp vergleicht diesen Quanteneffekt mit der Einwirkung des Bewusstseins auf das Gehirn: Wenn man sich mehrfach, mit gleichbleibender Aufmerksamkeit, auf eine Idee oder einen Begriff konzentriert, führt das zu einer ständigen Veränderung der Funktionsweise des Gehirns. Der empirische Befund der Neuroplastizität könnte Stapp zufolge auf ein Quanten-Geschehen im Gehirn hinweisen. Wesentlich an Stapps Ansatz ist die im Prinzip holistische Quantenbeschreibung des Gehirns: Sie beschreibt die Gehirntätigkeit als Ganzes und nicht ein Modell des Gehirns, das auf der Funktionsweise eines Computers basiert. Mit dem Prinzip des Quanten-Zeno-Effekts beugt Stapp, ebenso wie Romijn, der möglichen Kritik vor, das Gehirn sei ein makroskopisches, warmes System, das Quantenprozesse unmöglich mache. Aus den angeführten Studien wissen wir, dass im Gehirn tatsächlich Quantenprozesse ablaufen. Aber warum bei bestimmten Bewusstseinsprozessen auch bestimmte Areale im Gehirn aktiv werden, wird aus dieser Theorie nicht deutlich; das gilt ebenso für Romijns Konzept.

Informationsübertragung durch Quantenspinkorrelation im Gehirn

Auch eine nicht-lokale Informationsübertragung durch Kernspinresonanz wäre möglich. Sie wird auch als Quantenspinkorrelation oder Quantenspinkohärenz bezeichnet. Aber was genau ist ein Spin? Ein Spin, also ein Eigendrehimpuls, ist eine grundlegende Eigenschaft der Natur, ebenso wie elektrische Ladung oder Masse. Sämtliche kleinste Teilchen, die Protonen, ½ Neutronen und Elektronen, haben einen Spin, der entweder positiv oder negativ sein kann und immer ein Vielfaches von ½ beträgt. Einzelne, nicht-paarige Teilchen haben einen Spin von ½, und für eine MRT-Untersuchung ist dieser nicht-paarige Kernspin bedeutsam. Ein positiver und ein negativer Spin heben gemeinsam die wahrnehmbare Manifestation des Spins auf. In einem magnetischen Feld kann ein Teilchen mit einem Spin ein Photon oder eine Wellenfunktion einer bestimmten Frequenz beziehungsweise mit einer bestimmten Information absorbieren. Der Kern aller Moleküle in allen Körperzellen, also auch der Kern der Nervenzellen und der Zellmembranen jedes Neurons, besteht aus einer Reihe positiv geladener Protonen und ungeladener Neuronen, die man gemeinsam auch als Nukleus bezeichnet. Er hat meist einen neutralisierten Spin. Das gilt auch für die DNA in jeder Zelle.

Bei einer Informationsübertragung mittels Quantenspinkorrelation muss man die Funktion des Gehirns in ihrer Gesamtheit als Quantenhologramm auffassen. So wird es möglich, das Gehirn als eine parallel gekoppelte Quantenverarbeitungseinheit zu sehen, die nicht-lokal eintreffende Information dekodieren kann.[28] Wir kennen das Prinzip der Kernspinresonanz von der Magnetresonanz-Tomographie, der MRT. In ihr wurde, wie bei einem Quantenhologramm, der nicht-lokale Informationsaustausch aufgrund der Kohärenz, also der rhythmischen Verknüpfung der Phasenbeziehungen von Wellenfunktionen, erfolgreich nachgewiesen.[29] Bei einem MRT muss sich der Wasserstoffkern im Wasser und in den Fetten der Nervenzellen aufgrund quantenmechanischer Gesetze am magnetischen Feld ausrichten, wobei sich die Protonen der Wasserstoffkerne parallel oder antiparallel zum induzierten magnetischen Feld anordnen. Bei der MRT wird Kernspinresonanz von einem magnetischen Feld ausgelöst, dessen Stärke etwa das 100 000-Fache des erdmagnetischen Feldes beträgt. Es ist jedoch keinesfalls auszuschließen, dass ein Feld von viel geringerer Stärke in kleinerem Maßstab die gleiche Wirkung haben könnte. Das geht auch aus einigen aktuellen Studien hervor, die im Folgenden noch zur Sprache kommen werden. Auch in Aspects Experiment, das eine nicht-lokale Verschränkung definitiv nachweist (siehe Kapitel 11), wurde magnetischer Einfluss ausgeübt und die Spinrichtung eines »ersten« Teilchens gemessen, wodurch man instantan, also im selben

Augenblick, schneller als mit Lichtgeschwindigkeit, über die Spinrichtung des »zweiten« Teilchens, das sich in großer Entfernung dazu befand, Bescheid wusste.

Die wechselseitige Informationsübertragung zwischen dem nicht-lokalen Bewusstsein aus dem nicht-lokalen Raum und dem Gehirn (der Schnittstelle) könnte auch auf Quantenspinkohärenz beruhen, die unter dem Einfluss (virtueller) Photonen zustande kommt. Doch diese Informationsübertragung lässt sich nur aus der Tatsache heraus erklären, dass das Gehirn zu einer Fourier-Transformation fähig ist. Dies wurde nachgewiesen, denn diese Transformation liegt auch dem Effekt der Kernspinresonanz bei der Aufnahme des Gehirns während einer MRT-Untersuchung zugrunde. Die Fourier-Transformation dient dazu, von einem linear verlaufenden System (der Zeit) zu Wellenfunktionen oder Frequenzen überzugehen und umgekehrt. Es handelt sich hier um (Schall-)Wellenphysik, die die harmonische Analyse oder Frequenzanalyse periodisch auftretender Phänomene beschreibt. Diese Analyse oder Transformation wird in der musikalischen Harmonielehre, der Gezeitenvorhersage (Ebbe und Flut), der digitalen Signalverarbeitung und der Systemanalyse genutzt. Die Fourier-Transformation gilt in der Quantenmechanik auch für Schrödingers Wahrscheinlichkeitswellen.

Aber welchen Effekt hat eine Fourier-Transformation im Gehirn? Der Effekt ist ähnlich wie bei einem Musiker mit absolutem Gehör, der einen Ton hört und weiß, welche Note (Frequenz) gespielt wird. Eine Fourier-Transformation in umgekehrter Richtung lässt sich dagegen mit dem Phänomen vergleichen, dass ein Musiker eine Note (Frequenz) auf einem Notenblatt sieht und weiß, welche Tonhöhe die Note hat oder wie sie klingt. Das gelingt nur, weil das Gehirn des Musikers diese Transformation durchführen kann. Auch die Entstehung eines Bildes bei einer MRT-Untersuchung lässt sich durch die Fourier-Transformation erklären.

Ich selbst tendiere eindeutig zum dritten Modell, der wechselseitigen Informationsübertragung zwischen nicht-lokalem Bewusstsein und Gehirn durch Quantenspinkohärenz, bei der möglicherweise auch (virtuelle) Photonen eine Rolle spielen. Meine Präferenz basiert vor allem darauf, dass in den vergangenen Jahren immer wieder Berichte veröffentlicht wurden, die diese Art der Informationsübertragung plausibel machen. Kürzlich erschien in der Zeitschrift *Nature* ein Artikel, in dem Quantenkohärenz bei der Fotosynthese lebender Systeme nachgewiesen wurde.[30] Bei diesem Prozess wird Sonnenenergie (Photonen) durch wellenförmige Energieübertragung mit Hilfe von Quantenkohärenz rhythmisch verknüpfter elektronischer Schwingungen sowohl in den Spender- wie auch in den Empfängermolekülen in chemische Energie umgesetzt. Diese Koppelung elektronischer und molekularer Schwingungszustände entsteht durch Resonanz, dank Superposition durch die Interferenzmuster energetischer Wellenfunktionen (Photonen). Hier kommt es also aufgrund der Quantenkohärenz von Photonen zu einer nicht-lokalen Energieübertragung in lebenden Systemen, die sich mit dem Prozess einer nicht-lokalen Informationsübertragung im Gehirn durch (virtuelle?) Photonen vergleichen lässt.

Photonen (Wellen oder Teilchen) sind intrinsische Quantenobjekte und natürliche Langstreckenträger von Informationen, sowohl in der klassischen Kommunikation mittels Radio, Fernsehen, Handy und drahtlosen Internets als auch in der Quantenkommunikation.[31] Kürzlich wurde in *Science* und *Nature* eine Studie veröffentlicht, in der Informationsübertragung unter Anwendung des Prinzips der Elektronenspinresonanz und Kernspinresonanz aufgrund nicht-lokaler Quantenverschränkung zwischen Materie und Licht unter Laborbedingungen erfolgreich nachgewiesen wurde.[32] Diese Art der Informationsübertragung lässt sich mit der Vorstellung eines Informationsaustauschs zwischen nicht-lokalem Bewusstsein und Gehirn nach dem Modell der Kernspinkorrelation und Kernspinkohärenz vergleichen. Möglicherweise spielt die DNA bei der Informationsübertragung, die auf diese Weise zustande kommt, eine wichtige Rolle, doch darauf komme ich im folgenden Kapitel noch ausführlich zurück.

Bemerkenswert ist, dass man kürzlich bei Testpersonen auch deutliche Hinweise auf einen nicht-lokalen Effekt bestimmter Medikamente, etwa Morphin, entdeckt hat, als man das Medikament zwischen den Kopf und eine pulsierende magnetische Quelle platzierte. Die Patienten spürten die Wirkung des Morphins ohne einen direkten Kontakt oder eine Einnahme. Die gleiche therapeutische Wirkung wurde jedoch auch erzielt, wenn die Testpersonen Wasser tranken, das zuvor einer pulsierenden magnetischen Quelle, Laserlicht, Mikrowellen oder sogar Blitzlicht ausgesetzt war, wobei das Medikament zwischen Photonenquelle und Wasser platziert wurde.[33] Die Autoren gehen davon aus, dass der empirisch nachgewiesene positive Effekt mit einer Quantenverschränkung zwischen Kernspin und/oder Elektrospin im Wasser und Kernspin und/oder Elektrospin im Gehirn erklärt werden muss. Dabei ermöglicht entweder die magnetische Quelle, die Laserquelle, die Mikrowellen oder die Blitzlichtquelle diese nicht-lokale Informationsübertragung.

Fazit

> Die Suche nach der Wahrheit ist wertvoller als ihr Besitz.
> *Albert Einstein, 1879–1955*

Diese drei Modelle einer Schnittstelle zwischen dem nicht-lokalen Bewusstsein und dem Gehirn müssen zukünftig sicherlich genauer ausgearbeitet werden, denn noch immer gibt es mehr Fragen als Antworten. Der nicht-lokale Informationsaustausch zwischen Bewusstsein und Gehirn wird, wie bereits erwähnt, wahrscheinlich nie völlig erkannt und verifiziert werden können, sodass sich Theorien dazu prinzipiell schwer beweisen oder falsifizieren lassen. Möglicherweise kann eine Kombination der Fakten aus empirischer und theoretischer wissenschaftlicher Forschung dazu beitragen, mehr endgültige Antworten zu finden. Ich persönlich präferiere, wie gesagt, das Modell der Kernspin- und Quantenspinresonanz. Auf der Grundlage der erwähnten prospektiven Studien zu Nahtoderfahrungen, der aktuellen Ergebnisse der neurophysiologischen Forschung und der Konzepte der Quantenphysik kann das Bewusstsein meiner festen Überzeugung nach nicht an einem bestimmten Ort lokalisiert werden. Auch nicht im Gehirn. Es ist in Form von Wahrscheinlichkeitswellen nicht-lokal, also überall, präsent. Aus diesem Grund ist das Bewusstsein in der physischen Welt auch weder nachweisbar noch messbar. Unabhängig vom Körper besteht eine Kontinuität des Bewusstseins, das intrinsisch mit dem nicht-lokalen Raum verbunden oder verschränkt ist, aber mit diesem Raum nicht identisch ist. Die verschiedenen Aspekte des Bewusstseins sind ebenfalls alle nicht-lokal präsent und zugänglich, aber wahrscheinlich besteht unter ihnen eine gewisse Hierarchie. Vermutlich befindet sich die Essenz oder der Grund des Bewusstseins, auch »Protobewusstsein« genannt, im Vakuum oder Plenum des Universums und hat von dort nicht-lokale Verbindungen zum Bewusstsein im nicht-lokalen Raum (»Panprotopsychismus«). Das Vakuum ist dieser Auffassung nach die Quelle sowohl der physischen Welt als auch des Bewusstseins. Vielleicht kann man den nicht-lokalen Raum auch als das absolute oder wirkliche Vakuum bezeichnen, denn das Vakuum und der nicht-lokale Raum sind entweder identisch oder nicht-lokal miteinander verbunden und daher nicht voneinander zu unterscheiden. Alles ist eine Art Raum. Das Bewusstsein enthält den gesamten nicht-lokalen Raum. Dies gilt sowohl für mein als auch für Ihr Bewusstsein. Und jeder Teil des Bewusstseins enthält ebenfalls den gesamten Raum, denn jeder Teil des Unendlichen ist unendlich. Genau das ist mit dem Begriff Nicht-Lokalität gemeint.

Nicht-lokales Bewusstsein ist die Quelle unseres Wachbewusstseins. Beide bilden komplementäre Aspekte. Unter normalen alltäglichen Umständen erlebt man das Wachbewusstsein (den Teilchenaspekt), das nur einen begrenzten Teil des gesamten, endlosen, nicht-lokalen Bewusstseins (des Wellenaspekts) ausmacht. Während unseres Lebens nehmen wir mit den Sinnen wahr, und das Gehirn fungiert als Schnittstelle. Unter außergewöhnlichen Umständen ist man in der Lage, unabhängig vom Körper den unendlichen Aspekt des nicht-lokalen Bewusstseins, der als die Kontinuität des Bewusstseins bezeichnet wird, zu erfahren, und es ergibt sich für das Bewusstsein die Möglichkeit zur unmittelbaren Wahrnehmung im Raum. Man spricht in einem solchen Fall von einer NTE, und möglicherweise spielt DMT aus der Epiphyse für die Entstehung oder Auflösung dieser Schnittstelle eine wichtige Rolle. Diese Schnittstelle basiert möglicherweise auf Quantenspinkohärenz beziehungsweise Kernspinresonanz.

Das nicht-lokale Bewusstsein ist endlos, und jeder Teil des Bewusstseins ist ebenfalls endlos. Aber unser Körper ist nicht endlos. In unserem Körper werden täglich fünfzig Milliarden Zellen ab- und wieder aufgebaut. Und dennoch erleben wir unseren Körper als Kontinuität. Worin gründet die Kontinuität eines sich stetig wandelnden Körpers? Wie ist ein Langzeitgedächtnis möglich, wenn sich die molekulare Zusammensetzung der Zellmembran der Neuronen alle zwei Wochen komplett erneuert? Und wie kann es ein Langzeitgedächtnis geben, wenn Millionen von Synapsen im Gehirn einen ständigen Anpassungsprozess durchlaufen (Neuroplastizität)? Im nächsten Kapitel werde ich näher auf diese Fragen eingehen.

12. Die Kontinuität des sich wandelnden Körpers

In der Wissenschaft ist es weniger wichtig, neue Fakten zu
entdecken, als neue Arten, über sie nachzudenken.
*Sir William Lawrence Bragg, Physiker und Nobelpreisträger,
1890–1971*

Einleitung

Wie ist in einem Körper, dessen Zusammensetzung sich unentwegt
ändert, ein stetiges Zusammenwirken zwischen nicht-lokalem Bewusstsein und Gehirn möglich? Wie kann Kontinuität aufrechterhalten werden, wenn der physische Bau der »Schnittstelle« ständigen Veränderungen unterworfen ist? Die Substanz ändert sich
permanent, doch das Muster bleibt erhalten. Unsere Zellen können
als die physischen Bausteine unseres Körpers betrachtet werden,
doch in unserem Körper werden täglich etwa fünfzig Milliarden Zellen abgebaut und erneuert. Das sind 500 000 Zellen pro Sekunde.
Alle zwei Wochen sind sämtliche Moleküle und Atome in allen unseren Körperzellen ausgetauscht. Wie kann es ein Langzeitgedächtnis geben, wenn sich die molekulare Zusammensetzung der Zellmembran der Neuronen alle zwei Wochen vollständig erneuert und
Millionen von Synapsen im Gehirn einen ständigen Anpassungsprozess durchlaufen? Auf subnuklearem Niveau zerfallen und regenerieren sich die Quarks und Gluonen, aus denen sich die Neutronen
und Protonen unserer Körperzellen zusammensetzen, sogar nach
jeweils 10^{-23} Sekunden. Unser Körper wird also eigentlich während
unseres Lebens alle 10^{-23} Sekunden ab- und wieder aufgebaut. Dennoch nehmen wir ihn als Kontinuum wahr. Wie ist das möglich?

DNA

Angesichts aller bisher dargestellten Theorien kommt man nicht
umhin, der DNA (Desoxyribonukleinsäure) für den Austausch

ständig neuer Informationen zwischen Körper und nicht-lokalem Bewusstsein eine zentrale Rolle einzuräumen, wobei ich allerdings an dem auf Kernspinresonanz beruhenden Schnittstellenmodell festhalten möchte, wie ich es im vorigen Kapitel beschrieben habe. Die DNA hat zentrale Bedeutung für die Entwicklung und Funktion aller Zellen einschließlich der Neuronen und bildet daher auch die Grundlage aller sich ständig wandelnden elektromagnetischen Felder dieser Zellen. Die DNA ist personenspezifisch: Jeder Mensch und jedes Lebewesen auf dieser Erde hat seine individuelle DNA. Vom Entstehen bis zum Vergehen ist sie die einzige Konstante jeder Körperzelle. Alle etwa hundert Trillionen Zellen unseres Körpers in ihren schier unendlichen Differenzierungen und funktionellen Spezialisierungen entstammen diesem einen einzigartigen DNA-Molekül, das im Moment der Empfängnis entsteht. Ungefähr 36 Stunden nach der Empfängnis findet die erste Zellteilung statt und nach zwei weiteren Zellteilungen existieren acht embryonale Zellen. Aus jeder dieser Stammzellen kann sich noch ein vollständiger Organismus entwickeln. Doch nach der vierten Teilung haben sich sechzehn Zellen entwickelt, die in ihrer Anlage bereits auf ihre künftige Funktion, zum Beispiel als Herzzellen, Nervenzellen, Hautzellen oder Leberzellen hin ausdifferenziert sind. Von diesem Stadium an ist die zukünftige Entwicklung der Zelle festgelegt.

Was entscheidet darüber, dass die DNA nach der vierten Zellteilung eine spezialisierte Funktion erhält? Warum und wodurch entsteht diese Differenzierung? Die molekulare Struktur der DNA ist und bleibt in allen Zellen die gleiche. Also muss sich die Funktion der DNA von diesem Moment an unterscheiden. Fällt man einen Baum, kann aus einer Zelle der Baumrinde wieder ein ganz neuer Baum mit Ästen, Blättern, Blüten und Früchten entstehen. Die DNA dieser einen Zelle enthielt also in sich immer noch die Möglichkeit zur Entwicklung eines ganzen Baumes. Die Struktur der DNA in dieser einen Zelle lag fest, aber die Funktion dieser DNA hat sich durch das Fällen des Baumes völlig verändert. Wie kann man diese Funktionsveränderung der DNA erklären? Und wie lässt sich bei gleichbleibender DNA-Struktur zum Beispiel die Transformation einer Raupe zur Puppe und schließlich zum Schmetterling erklären?

Kurze Zusammenfassung dieses Kapitels

Dieses Kapitel ist eine logische Fortführung des letzten Kapitels. Wie lässt sich die Schnittstelle zum nicht-lokalen Bewusstsein erklären, wenn sich der Körper fortwährend verändert? Für die Leser, die sich momentan (noch?) nicht im Detail mit der Rolle befassen möchten, die die DNA für den Austausch nicht-lokaler Informationen mit dem sich ständig wandelnden Körper vermutlich spielt, folgt hier eine kurze Zusammenfassung des nachfolgenden Kapitels.

Es ist klar, dass die DNA als einziges personenspezifisches und beständiges Element jeder Zelle unseres Körpers eine zentrale Bedeutung als Schnittstelle sowohl für die Ausgestaltung und Kontinuität aller Körperfunktionen als auch für die Interaktion zwischen nicht-lokalem Bewusstsein und Körper haben muss. Die menschliche DNA ist ein Molekül mit einer Doppelhelix-Struktur, das aus 23 Chromosomenpaaren besteht und etwa 30 000 Gene enthält, die sich aus etwa drei Milliarden Basenpaaren zusammensetzen. Etwa 5 Prozent der DNA kodieren Eiweiß, die restlichen 95 Prozent haben eine noch unbekannte Funktion, daher nennt man sie »Junk-DNA«. Dieser Teil der DNA birgt auch die größten Überraschungen des menschlichen Genoms. Je komplexer und je höher entwickelt ein Organismus ist, desto größer ist sein Prozentsatz an Junk-DNA. Man weiß noch längst nicht, wie die DNA genau funktioniert. Einige glauben, die sogenannte Junk-DNA könne wie eine Art Strichkode zur Identifikation dienen. Ihrer Ansicht nach wird die DNA durch nicht-lokalen Informationsaustausch instruiert. Diese Vorstellung knüpft an die Theorie der Epigenetik an. Die Epigenetik erforscht reversible Veränderungen der Genfunktionen, die auf den Einfluss äußerer Faktoren zurückgehen, die die Struktur der DNA nicht verändern.

Lebende Zellen strahlen kohärentes Licht in Form von Biophotonen aus: einen pulsierenden Strom von einigen Zehntausenden Photonen pro s/cm^2, der etwa hundert Millionen Mal schwächer ist als Tageslicht. Die Quelle dieses kohärenten Lichts, dieses »biologischen Lasers« von sehr geringer Intensität, ist offenbar die DNA. Dieses Licht ist an der interzellularen Kommunikation beteiligt, die für die Steuerung biologischer Funktionen wie Zellwachstum, Zelldifferenzierung und Zellteilung verantwortlich ist. Man nennt dies auch Übertragung von »Bioinformation«. Die DNA ist offenbar ein direkter oder indirekter personenspezifischer Koordinator aller Informationen, die für das optimale Funktionieren unseres Körpers notwendig sind. Unsere individuelle DNA empfängt dazu Informationen aus dem nicht-lokalen Raum. Auch die lebenslang verfügbare immunologische Information ist dieser Auffassung nach im nicht-lokalen Raum gespeichert und mittels der DNA in jeder Zelle unmittelbar zugänglich.

Die Differenzierung der Zellfunktionen in der Embryonalphase lässt sich nicht allein aus dem in der DNA-Struktur festgelegten genetischen Kode erklären, sie beruht auch auf nicht-lokalen Informationen. Diese Hypothese besagt, dass die DNA nicht selbst Träger des Erbmaterials ist, dass sie jedoch die Fähigkeit besitzt, morphogenetische (formgestaltende) Informationen nicht-lokal zu empfangen. Alle Informationen zur Entwicklung und Ausformung des Körpers, mit seinen verschiedenen Zellsystemen und spezifischen Funktionen, sind nicht-lokal gespeichert. Aufgrund des fortwährenden Ab- und Aufbaus von Molekülen und Zellen bedarf es dieser Informationen auch, um die Kontinuität aller Körperfunktionen zu bewahren. Jede Zelle muss also über die DNA im Zellkern mit dem »morphogenetischen Bewusstsein« in Verbindung stehen.

Das nicht-lokale Bewusstsein umfasst alle Erfahrungen der Vergangenheit, also unsere Erinnerungen. Wahrscheinlich verfügen die verschiedenen Formen unseres Bewusstseins, wie das Wachbewusstsein und das individuelle Unterbewusstsein, sowohl im Gehirn als auch in anderen Zellsystemen des Körpers über unterschiedliche Resonanzorte. Es hat sich sogar herausgestellt, dass Zellen über Distanzen hinweg miteinander kommunizieren können und auf Gedanken und Gefühle ihres »Besitzers« reagieren. So konnte man eine augenblickliche nicht-lokale Kommunikation zwischen dem Bewusstsein eines Probanden und seinen isolierten weißen Blutkörperchen nachweisen, während diese Zellen sich in weiter Entfernung von ihm in einem Zuchtmedium befanden (siehe S. 332). Jede Zelle kann also mittels der individuellen DNA über eine große Distanz hinweg auf den Gemütszustand der Person reagieren, zu der sie gehört. Diese Kommunikation einzelner Zellen über Distanzen hinweg belegt die Möglichkeit eines nicht-lokalen Informationsaustauschs mit Hilfe der DNA. Und sie bietet darüber hinaus eine Erklärung für ein weiteres Phänomen. Bei einer Herztransplantation enthält das Spenderorgan die individuelle DNA des Spenders. In manchen Fällen werden dem Organempfänger bruchstückhaft Gefühle und Vorstellungen bewusst, die, wie sich im Nachhinein herausstellt, zur Persönlichkeit des verstorbenen Spenders zu passen scheinen. Man spricht dabei von »Gedächtnistransplantation«. Auch dieses Phänomen eines »zellulären Gedächtnisses« lässt sich mit der Annahme erklären, dass die DNA weiterhin den Resonanzort des individuellen, nicht-lokalen Bewusstseins des verstorbenen Spenders bildet, das nun über die DNA im Spenderorgan vom Organempfänger aufgenommen werden kann. Kurzum: Die DNA fungiert mittels der in Kapitel 11 dargestellten Kernspinresonanz in jeder Zelle als Schnittstelle. Dadurch wird es möglich, die Kontinuität unseres permanent in Veränderung begriffenen Körpers zu erklären, denn auf diesem Wege kann es zu einem Austausch mit allen Erbinformationen im nicht-lokalen Bewusstsein kommen. Beim Informationsaustausch zwischen Zellen, Zellsystemen und Organen hat die DNA zudem eine koordinierende Funktion.

Was genau ist die DNA?

Die DNA ist ein Molekül mit einer Doppelhelix-Struktur, das aus Nukleotiden aufgebaut ist. Die menschliche DNA besteht aus 23 Chromosomenpaaren und enthält etwa 30 000 Gene mit ca. drei

Milliarden Basenpaaren.[1] Jedes Gen besteht also aus ungefähr 100 000 Basenpaaren, die sich ihrerseits aus Kombinationen von Adenin, Guanin, Thymin und Cytosin (A, G, T und C) zusammensetzen. Die DNA jeder menschlichen Zelle ist ungefähr drei Meter lang (!) und liegt aufgerollt im Innern des Zellkerns, der nur ein tausendstel Millimeter groß ist. DNA findet sich nicht nur in jedem Zellkern, sondern auch in den »Energiezentralen« jeder Zelle, den sogenannten Mitochondrien. DNA-Forschung wird vorwiegend »in vitro« betrieben, wobei man die Struktur einzelner DNA-Fragmente untersucht, nur in wenigen Labors wird die Funktionsweise der lebenden DNA »in vivo« erforscht.

Die unterschiedlichen Funktionsweisen der DNA in jedem Zelltyp beruhen darauf, dass bestimmte Gene aktiv sind, während andere ausgeschaltet sind. Die Frage, wodurch Gene aktiviert oder deaktiviert werden, lässt sich jedoch nicht allein durch eine Untersuchung der DNA-Struktur beantworten. Die Funktion der DNA, mit ihren unterschiedlichen Kombinationen aus A, G, T und C, wird gelegentlich mit der Tastatur eines Klaviers verglichen. Auch sie besteht nur aus einer gewissen Anzahl von Oktaven, die sich jeweils aus sieben weißen und fünf schwarzen Tasten, aus Ganz- und Halbtönen zusammensetzen, wobei jede Oktave die Struktur der vorhergehenden wieder aufnimmt. Dennoch ist jeder Komponist und Musiker dazu in der Lage, aus dieser begrenzten Zahl von Tönen seine eigene Musik entstehen zu lassen. Alle bekannten Melodien und Kompositionen basieren auf diesen wenigen Oktaven. Ein Musikinstrument kann man eher als Struktur verstehen. Es ist etwas anderes als die Musik, die zu Gehör gebracht wird und die man eher als Funktion begreifen kann. So ist auch die Struktur einer DNA etwas anderes als ihre Funktion. Bei der Musik ist die Sache klar: Sie bedarf eines Musikers, der das Instrument spielt. Doch auf welche Weise funktioniert die DNA? Alles, was im menschlichen Körper geschieht, ergibt sich aus den schier unbegrenzten Möglichkeiten, die von diesem einen, einzigartigen DNA-Molekül programmiert wurden. Wie ist es möglich, dass eine einzelne menschliche Zelle mit einem Durchmesser von weniger als einem tausendstel Zentimeter so viele Instruktionen in ihrer DNA enthält, dass jeweils tausend sechshundertseitige Bücher notwendig wären, um sie aufzuzeichnen. Je mehr wir über die Funktionsweise unseres Körpers erfahren, desto deutlicher wird uns bewusst, welche unermessliche Intelligenz darin wirksam ist und wie wenig wir noch davon wissen.

Ungefähr 5 Prozent der DNA kodieren Eiweiß und werden als Exon bezeichnet. Alle Eiweiße in unserem Körper sind Teilkopien der DNA. Zur Eiweißproduktion in der Zelle steht der Exon-Teil der DNA ständig in Wechselwirkung mit der Messenger-RNA (mRNA), Transfer-RNA (tRNA) und Ribosomal-RNA (rRNA); auch die RNA-Interferenz (RNAi) verdient große Beachtung. Bei diesem Prozess werden Gruppen von Genen blockiert und möglicherweise auch freigegeben. Ich gehe in diesem Kapitel jedoch nicht auf neue Erkenntnisse zu möglichen Funktionen unterschiedlicher RNA-Formen und -Prozesse ein.

Die übrigen 95 Prozent unserer DNA haben eine noch unbekannte Funktion und werden daher Junk-DNA, nicht-eiweißkodierende DNA oder Intron genannt.[2] Dieser Teil der DNA stellt auch das größte Rätsel dar, das im menschlichen Genom verborgen ist. Je komplexer und höher entwickelt ein Organismus ist, desto größer ist sein Prozentsatz an Intron. Das menschliche Genom (die menschliche DNA) unterscheidet sich nur in 300 Genen – also in einem Prozent – von der DNA einer Maus; der große Unterschied besteht jedoch darin, dass Mäuse 10 Prozent weniger Basenpaare und viel weniger Junk-DNA besitzen. Da sich die menschliche DNA in 2 Prozent von der DNA des Schimpansen unterscheidet, könnte man seltsamerweise behaupten, der Mensch sei einer Maus ähnlicher als einem Menschenaffen, aber das ist natürlich Unsinn. Manche einzelligen Tiere wie zum Beispiel Amöben haben etwa dreißig Mal so viel DNA wie der Mensch, aber fast keine Junk-DNA.[3] Und die meisten Pflanzen verfügen über viel mehr DNA (50 000 Gene) als Säugetiere (25 000 Gene). Diese Beispiele zeigen, dass nicht die Zahl der Gene für die Komplexität eines Organismus entscheidend ist, sondern die Zahl der genetischen Interaktionsmuster, die die Funktion der DNA des Organismus bestimmen. Die Frage ist natürlich, welcher Mechanismus diese Interaktionsmuster hervorruft.

Epigenetik

Es ist wichtig, hier auf die jüngste Entwicklung der Epigenetik hinzuweisen, die die Funktionsunterschiede zwischen Genen zu erklären versucht und vor allem der Frage nachgeht, warum manche Gene aktiv sind und andere inaktiv bleiben. Nach Auffassung des Nobelpreisträgers Joshua Lederberg lassen sich die Funktionsunterschiede zwischen Genen keineswegs immer auf die vererbte DNA-Struktur, sondern auch auf die Umgebungsfaktoren der DNA zurückführen.[4]

Die Epigenetik erforscht die reversiblen Funktionsveränderungen von Genen, die sich ohne Änderung der DNA-Sequenz im Zellkern ergeben. Das bedeutet, dass Veränderungen in der Funktion der DNA auftreten, ohne dass sich ihre Struktur verändert. Untersuchungen haben ergeben, dass eineiige Zwillinge dieselbe DNA besitzen, ihr epigenetisches Material sich jedoch unterscheiden kann.[5]

Dieser Umstand bestärkt die Ansicht, dass die DNA-Funktion von Informationen außerhalb der DNA bestimmt wird und hierbei möglicherweise ein nicht-lokaler Informationsaustausch durch Resonanz eine entscheidende Rolle spielt. Neueste Forschungen bestätigen diese Möglichkeit eines Informationsaustauschs über Distanzen hinweg: Kleine Fragmente intakter DNA können übereinstimmende DNA-Stränge – ohne direkten physischen Kontakt mit ihnen und ohne das Vorhandensein von Eiweißen – über Distanzen hinweg erkennen.[6] Dieser Prozess ist mit heutigen wissenschaftlichen Theorien nicht zu erklären. Das Erkennen übereinstimmender DNA-Stränge bildet die Grundlage der Rekombination, eines Prozesses, der bei der Entwicklung eines Organismus und bei der Regeneration beschädigter DNA eine wichtige Rolle spielt.

In der Epigenetik werden zudem alle Prozesse erforscht, die an der Entwicklung eines Organismus beteiligt sind. Man geht dabei prinzipiell anders an diese Prozesse heran als bei Darwins klassischer Evolutionstheorie, in der unabhängig von Umweltfaktoren allein natürliche Selektion und zufällige Variation die entscheidende Rolle spielen. Sollte sich die Entstehung des irdischen Lebens, die Entstehung der verschiedenen Pflanzen- und Tierarten und schließlich auch die Entstehung des Menschen und eines unglaublich komplizierten Moleküls wie der DNA wirklich nur mit dem Zufall erklären lassen? Um Edwin Grant Conklin (1863–1952) zu zitieren:

»Dass dieses Universum in all seiner unvorstellbaren Ordnung und Präzision das Ergebnis eines blinden Zufalls sein sollte, ist ebenso glaubhaft, als ginge eine Druckerei in die Luft und alle Lettern fielen in der vollständigen, fehlerlosen Form eines Wörterbuchs herab.«

Auf den Ausgangspunkt der Epigenetik, dass die Funktion der DNA durch Informationen außerhalb der DNA bestimmt wird, komme ich im folgenden Abschnitt noch einmal zurück. Denn dieser Punkt ist ein wesentliches Element meines eigenen Verständnisses der DNA als Schnittstelle zwischen dem nicht-lokalen Bewusstsein und dem sich permanent wandelnden Körper.

Die mögliche Funktion der Junk-DNA

Worin besteht genau die Funktion der DNA? Nach dem anfänglichen Jubel, der die Entschlüsselung der vollständigen menschlichen DNA-Struktur begleitete, ist die Begeisterung nun etwas abgeebbt, da die genaue Arbeitsweise der DNA noch immer unklar ist. Besonders die Funktion der Junk-DNA ist noch nicht bekannt. Man hoffte, auf Gene zu stoßen, die bestimmte Krankheiten erklären könnten, um so eine Heilungsmethode zu finden. Heute kann man tatsächlich einige Gene benennen, die bei bestimmten bösartigen und erblich bedingten Erkrankungen eine Rolle spielen, aber ihr genauer Mechanismus ist noch weitgehend unbekannt.

Ist die Information *in* einem Gen durch eine bestimmte Abfolge von A, G, T, und C gespeichert oder ermöglicht das Gen nur den Zugang zur Information? Kann die DNA durch (nicht-lokalen) Informationsaustausch instruiert werden? Der Computerexperte Simon Berkovich geht davon aus, dass 95 Prozent der DNA mit noch unbekannter Funktion – die Junk-DNA oder das Intron – der Identifikation dienen könnten, einem Strichkode ähnlich, wie wir ihn von der Supermarktkasse her kennen.[7] Mit drei Milliarden Basenpaaren bietet die DNA natürlich unglaublich viele Möglichkeiten zur Kodierung von Information. Die personenspezifische DNA betrachtet Berkovich sowohl als Zugangskode zu individuellen Informationen, zu gemeinsamen Informationen der Gattung wie auch zu morphogenetischen, formgestaltenden Informationen, die im nicht-lokalen Raum gespeichert sind. Auch Rosario N. Mantegna hält es für möglich, dass die nicht-eiweißkodierenden Abschnitte der DNA (Junk-DNA) beim biologischen Informationsaustausch eine wichtige Rolle spielen könnten.[8]

Die Konfiguration der DNA im lebenden Organismus vollzieht sich nicht-lokal, ist also ein Quantenprozess und daher nach der Kopenhagener Deutung der orthodoxen Quantenphysik prinzipiell nicht erkennbar (siehe Kapitel 10). Nicht die Entstehung selbst, sondern nur das Resultat der Entstehung von Makromolekülen wie DNA oder Eiweißen ist nachweisbar. Nach Ansicht der meisten Quantenphysiker werden alle molekularen und submolekularen Prozesse aus dem nicht-lokalen Raum beeinflusst und koordiniert und sind daher nicht messbar. Der Quantenphysiker Erwin Schrödinger vermutete bereits 1944, dass die DNA ein »nicht-statistisches« Makromolekül sein könnte. Seiner Theorie nach kann die DNA als Quantenantenne für nicht-lokale Kommunikation fungieren.[9] Nicht-statistische, also unvorhersehbare, ungeordnete Prozesse sind quantenmechanische Vorgänge, die dem nicht-lokalen Raum lebender Organismen entstammen – im Gegensatz zu statistischen, vorhersagbaren und geordneten Prozessen, die aus dem nicht-lokalen Raum toter Materie hervorgehen (siehe Kapitel 10).

Schrödinger ging davon aus, dass die DNA lebender Organismen eine Empfangs- oder Resonanz-Möglichkeit zur Aufnahme und zur Dekodierung von Informationen aus dem nicht-lokalen Raum besitze. Auch Peter Marcer ist der Meinung, dass die nicht-lokale und holographische Informationsversorgung eines lebenden Organismus nur über die DNA möglich sei.[10] Alle Informationen sind als Wellenfunktionen im nicht-lokalen Raum präsent und gespeichert; sie sind auf diese Weise nicht-lokal verfügbar und ermöglichen so die komplexe Organisation und Evolution lebender Organismen.

Der Anästhesiologe und Bewusstseinsforscher Stuart Hameroff sieht in der DNA eher einen hypothetisch vorstellbaren Quantencomputer, in dem die drei Milliarden Basenpaare wie Qubits (Quantenbits) funktionieren, mit Bits in einer Quantensuperposition von 1 und 0 zugleich.[11] Bei einem normalen Computer ist ihr Zustand entweder 1 *oder* 0. Quantensuperposition tritt bei kohärenter Ordnung von Photonen und bei der Selbstorganisation biologischer Prozesse auf (siehe Kapitel 10).

Biophotonen

In den zwanziger Jahren des vergangenen Jahrhunderts entdeckte Alexander Gurwitsch, dass die Strahlung des UV-Lichts bei der Zellteilung eine wesentliche Rolle spielt.[12] Seit 1972 wird die Freisetzung von Photonen in lebenden Organismen erforscht, die man als »biologische Lumineszenz« bezeichnet. Untersuchungen dazu wurden vor allem von Fritz-Albert Popp und Marco Bischof auf der Grundlage ihrer Konzeption der »Biophotonen« durchgeführt. Ihre Untersuchungen werden in Bischofs gleichnamigem Buch übersichtlich und ausführlich dokumentiert.[13] Lebende Zellen strahlen kohärentes Licht aus, einen pulsierenden Strom von einigen zehntausend Photonen pro s/m^2, der zwar etwa hundert Millionen Mal schwächer ist als Tageslicht, mit Spezialkameras jedoch aufgenommen werden kann. Das Lichtspektrum dieser Biophotonen reicht mit Frequenzen zwischen 200 und 800 Nanometern von ultraviolettem Licht bis zum infraroten Bereich.[14] Dieses kohärente Licht, dieser

»biologische Laser« von sehr geringer Intensität, ist anscheinend an der intrazellulären Kommunikation beteiligt, was zu der Annahme geführt hat, elektromagnetische und andere kohärente Felder seien für die Steuerung biologischer Funktionen wie Zellwachstum, Zelldifferenzierung und Zellteilung verantwortlich. Man nennt dies auch »Bio-Information«. Da die Freisetzung von Biophotonen nur in der DNA und im Zellkern noch lebender fraktionierter Zellen von Pflanzen und Säugetieren nachgewiesen wurde, betrachten diese Physiker das DNA-Molekül als wahrscheinlichen Ursprung eines kohärenten Photonenfeldes, das aus diesem Grund auch als Schnittstelle zwischen dem nicht-lokalen Raum und lebenden Organismen fungieren könnte.[15] In einem Überblicksartikel des niederländischen Zellbiologen Roel van Wijk wird der aktuelle Stand der wissenschaftlichen Forschung zu Ursprung und Wirkung des Informationsaustauschs durch Biophotonen ausführlich dargestellt.[16] Die Biophotonentheorie wurde bisher in keinem Punkt widerlegt und sogar in vielen Aspekten von verschiedenen Wissenschaftlern bestätigt. Diese Theorie ist jedoch noch nicht endgültig bewiesen.[17]

Worin liegt die Quelle oder der Ursprung dieser Photonen, die in lebenden Systemen entstehen? Im vorangehenden Kapitel habe ich die elektromagnetischen Felder des Gehirns entsprechend den aktuellen Interpretationen der Quantentheorie nicht als Ursache, sondern als Auswirkung oder Folge des Bewusstseins betrachtet. Die elektromagnetischen Felder, die möglicherweise auf »virtuellen« Photonen basieren, könnten nach Herms Romijns Auffassung die Träger oder das Produkt des Bewusstseins sein (siehe Kapitel 10 und 11).[18] Die elektromagnetischen Felder des Gehirns und des Herzens sind natürlich viel stärker als die Felder der Biophotonen, aber wenn man sie als ein biologisches Quantenphänomen betrachtet, können auch diese letztgenannten sehr schwachen Felder als ein Effekt der Information angesehen werden, die die Zellen durch die DNA aus dem nicht-lokalen Raum empfangen. Sowohl das Senden, die Emission einzelner Photonen mit informativen Eigenschaften, als auch die »nicht-lineare, hyperbolische« Reaktion der

Biophotonen in lebenden Zellen auf Sonnenlicht scheinen auf ein biologisches Quantenphänomen hinzudeuten.[19] Denn eine solche Reaktion ist charakteristisch für einen Quantenprozess. Diese hyperbolische Reaktion auf Sonnenlicht entspricht dem Fotosyntheseprozess, der in Kapitel 11 schon kurz beschrieben wurde und der heute ebenfalls als biologischer Quantenprozess aufgefasst wird.[20] Ohne Sonnenlicht wäre kein Leben auf der Erde möglich.

Die DNA als Informationsquelle in jeder Zelle

Als einziger personenspezifischer und kontinuierlicher Bestandteil jeder Zelle unseres Körpers spielt die DNA als Schnittstelle eine wesentliche Rolle für die Ausformung unseres Körpers, die Kontinuität aller Körperfunktionen und die Interaktion zwischen dem nicht-lokalen Bewusstsein, den Erinnerungen und dem Körper. Dabei möchte ich an dem auf Kernspinresonanz beziehungsweise Quantenspinkorrelation beruhenden Schnittstellenmodell festhalten, das ich im vorangehenden Kapitel beschrieben habe.

Alle Materie, also auch alle unsere Körperzellen, Moleküle und Atome, bestehen zu 99,99 Prozent aus »Leere«. So wie alles in unserem Universum von Information und Energie durchdrungen ist, so ist auch dieses Vakuum von Energie und Information erfüllt, die aus dem nicht-lokalen Raum hervorgehen. Unsere DNA steht so ständig mit vielfältigen Formen der Information aus dem nicht-lokalen Raum in Kontakt. Sie übermittelt Informationen direkt und nicht-lokal durch kohärente Systeme an Moleküle, Zellen und weiter entfernte Organsysteme. Mit Hilfe von Signalproteinen, Botenproteinen und Antikörpern, die dank der DNA entstehen und über den Blutstrom zur Zellmembran gelangen, wird Information jedoch auch indirekt übermittelt. Darüber hinaus stehen auch die elektromagnetischen Felder, die dank der DNA in den Neuronen erzeugt werden und über das autonome und zentrale Nervensystem ihren Weg in den Körper finden, in Kontakt. Schließlich kommt es noch zu einem weiteren indirekten Informationsaustausch vom Gehirn (Hypophyse, Epiphyse und Hirnstamm) ausgehend über

Hormone und Neuropeptide, die ebenfalls dank der DNA in bestimmten Zellen produziert werden. Die DNA scheint in direkter oder indirekter Weise der personengebundene Koordinator aller Informationen zu sein, die für ein optimales Funktionieren unseres Körpers notwendig sind. Die Informationen dazu empfängt unsere individuelle DNA aus dem nicht-lokalen Raum.

Dies zeigt sich auch an unserem Immunsystem, das unseren individuellen Organismus gegen nicht-körpereigene Eindringlinge wie Viren und Bakterien sowie gegen körperfremde Zellen schützt, die zum Beispiel bei Bluttransfusionen oder Gewebe- oder Organspenden in den Körper gelangen. Von der DNA gesteuert, muss das Immunsystem eigene und nicht-eigene Antigene unterscheiden, aus einer riesigen Zahl an Möglichkeiten die Produktion spezieller notwendiger Antikörper koordinieren und schließlich für eine Speicherung im immunologischen Gedächtnis sorgen, das lebenslang unmittelbar verfügbar und aktuell bleibt. Denn gegen Infektionskrankheiten, die in der Kindheit aufgetreten sind, bleibt man lebenslang geschützt.

Wo könnte dieses immunologische Gedächtnis im Körper gespeichert sein, wenn sich die Zusammensetzung des Körpers sekündlich ändert? Und wie kann diese sich ständig wandelnde immunologische Information *in* der DNA aufbewahrt sein? Meines Erachtens wird sie ebenfalls im nicht-lokalen Raum gespeichert, wo sie für die individuelle DNA jeder Zelle durch nicht-lokalen Informationsaustausch direkt zugänglich ist. Diese Auffassung bestätigt auch ein Artikel in der Zeitschrift *Nature,* der eine Resistenzentwicklung von Bakterienstämmen gegen bestimmte Antibiotika bei wilden Tieren in völlig abgelegenen Gebieten nachweist, die unmöglich mit Antibiotika in Berührung kommen konnten.[21] Dieses Phänomen lässt sich nur mit Hilfe der Annahme erklären, dass die DNA dieser Bakterien durch den nicht-lokalen Raum Informationen von Bakterienstämmen empfangen hat, die durch die unverantwortliche und fahrlässige Verwendung von Antibiotika irgendwo auf der Welt resistent geworden waren.

Nicht-lokale Informationsübertragung durch die DNA

Die dargestellten Fakten und Argumente legen nahe, dass die DNA bei der wechselseitigen Informationsübertragung zwischen dem nicht-lokalen Raum und dem Feld resonierender, kohärenter Zellstrukturen eine zentrale Rolle spielt. Zur Veranschaulichung möchte ich die DNA mit dem modernen Gigahertz-Prozessor in meinem Computer vergleichen. Dieser Prozessor, der aus einem kleinen schwingenden Quarzkristall und einigen Millionen Transistoren auf ein paar Dutzend Quadratmillimetern besteht, verschiebt, tauscht und kopiert ständig Daten mit einer Geschwindigkeit von vierhundert Millionen Bits pro Sekunde. Dieser Prozessor, mit seinem schwingenden Kristall, enthält selbst keine Informationen, sondern gibt nur Informationen weiter, die kodiert in Form elektromagnetischer Wellen einer bestimmten Frequenz eingehen. Auch für den (nicht-lokalen) Informationsaustausch lebender Systeme ist die Tatsache, dass alle Organismen über rhythmische Oszillation, Vibration oder periodische Bewegung verfügen, von entscheidender Bedeutung. Jede lebende Zelle besteht aus unzähligen vibrierenden molekularen Strukturen. Alle Moleküle (einschließlich der DNA) und Atome in einer menschlichen Zelle sind Teile eines lebendigen, oszillierenden Organismus, jedes Molekül verfügt über eine eigene charakteristische Frequenz, die zwischen hundert und tausend Gigahertz liegt.

Bei der Oszillation in den Zellen und der Ausbreitung von Wellen in und zwischen den Zellen handelt es sich um »nicht-lineare« Prozesse (Quantenprozesse). Deren Entstehung wurde bei Experimenten mit Kaliumionen in den Genen, in Eiweißen und in zellulären Netzen von Nerven- und Herzmuskelzellen nachgewiesen. Es konnten auch Übergänge von einfacher zu komplexer Oszillation aufgezeigt werden, etwa bei der Entstehung von Aktionspotentialen (im Herz und in Neuronen) oder chaotischen Mustern und komplexen Rückkopplungsmechanismen in lebenden Systemen. Diese oszillierende Eigenschaft wurde sogar in aktivierten weißen Blutkörperchen gefunden.[22] Durch die Oszillation entsteht eine

Resonanz zwischen Molekülen mit gleichen Frequenzen, sodass aus ihnen ein zusammenhängendes Ganzes entsteht. Unter Resonanz versteht man ein Mitschwingen auf der derselben Frequenz. Durch die Kohärenz schwingender Moleküle entstehen ausgeprägte Interferenzmuster, die in ihrer geordneten Form mit einem Bose-Einstein-Kondensat verglichen werden können.[23] Wie schon erwähnt, liegt das wesentliche Merkmal eines Bose-Einstein-Kondensats darin, dass die zahlreichen Bestandteile eines geordneten Systems sich nicht nur einheitlich verhalten, sondern zu einer Einheit werden. Die Einzelteile verlieren ihre Identität. Dies wurde kürzlich auch in Experimenten mit Epithelzellen des Darms nachgewiesen: Eine Anzahl von Zellen wurde durch toxische Substanzen geschädigt und signifikant verändert. Identische »Detektor«-Zellen, die sich in einer gewissen Distanz zu diesen Zellen befanden und chemisch und mechanisch von ihnen getrennt waren, veränderten sich ebenfalls in signifikanter Weise, obwohl sie diesen toxischen Substanzen nicht ausgesetzt waren. Dies deutet auf eine nicht-chemische und nicht-elektronische Kommunikation zwischen diesen Zellen über Distanzen hinweg hin: Ohne in direktem Kontakt zueinander zu stehen, reagieren die Zellen synchron (kohärent). Die Autoren schließen Biophotonen als mögliche Quelle dieses Informationsaustauschs nicht aus.[24] In Kapitel 10 bin ich auf die Möglichkeit von Feldtheorien und der Selbstorganisation lebender Systeme bereits eingegangen.

Die Differenzierung von Zellfunktionen in der Embryonalphase lässt sich aus Sicht des Entwicklungsbiologen Brian Goodwin nicht ausschließlich durch den genetischen Kode erklären, der in der DNA-Struktur festgelegt ist. Auch Goodwin geht von sich selbst organisierenden Feldern in und zwischen den Zellen aus, um die Differenzierung und Koordination von Zellen und Zellsystemen zu erklären.[25] Wie sollte es sonst auch möglich sein, dass in jeder Zelle sekündlich hunderttausend wohlkoordinierte chemische Reaktionen ablaufen und diese Prozesse zudem noch mit einem wechselseitigen Rückkopplungsmechanismus in Zellen, Organen und ganzen Organismen ausgestattet sind (Systembiologie). Außerdem können chemische Prozesse in lebenden Organismen eine Million mal schneller vonstattengehen als unter günstigsten Laborbedingungen. Wie kann die lebende, von der DNA gesteuerte Zelle das leisten? Hier spielt höchstwahrscheinlich ein nicht-lokaler Informationsaustausch zwischen Zellen und Zellsystemen eine Rolle. Er ließe sich auch durch die Verbundenheit aller Zellen aufgrund ihrer Herkunft aus derselben Quelle erklären: aus der befruchteten, mit einer individuellen DNA ausgestatteten Eizelle. Auch in Alain Aspects Experiment, in dem Nicht-Lokalität endgültig bewiesen wurde, hatte man zwei Teilchen verwandt, die aus derselben Quelle stammten (siehe Kapitel 10).

Zudem sind sämtliche Trillionen Körperzellen durch das sich ständig rhythmisch bewegende elektromagnetische Feld des Herzens miteinander verbunden. Diese Aktivität ist in jeder Zelle des Körpers nachweisbar. Das Elektrokardiogramm oder EKG erfasst sie daher auch auf der Haut von Armen, Beinen oder Brust. Ebenso lässt sich die elektrische Aktivität des Herzens in einer Aufnahme der elektrischen Aktivität des Gehirns, dem EEG, erkennen. Es wäre auch denkbar, dass das Herz samt seinen intensiven elektromagnetischen Feldern und deren kohärenten Mustern durch Selbstorganisation eine Empfangsmöglichkeit für gewisse Aspekte unseres Bewusstseins bildete und diese Informationen über elektromagnetische Felder an den gesamten Körper weitergegeben würden. Doch um dies zu belegen, ist noch eine weitere umfangreiche Forschung erforderlich.

Eine andere Form nicht-lokaler Information lässt sich beim effektiven Verhalten von Gruppen beobachten, die aus Tausenden, manchmal auch Millionen lebender Organismen wie Bienen, Wespen, Ameisen oder Termiten bestehen. Diese »Völker« stehen beispielhaft für lebende, sich selbst organisierende Systeme. Obwohl die Tiere in diesen Völkern unterschiedliche Aufgaben haben, verfügen sie doch über ein gemeinsames Gruppenbewusstsein, das von der Königin koordiniert wird. Wird die Königin lebendig von ihrem Volk isoliert, ändert sich nichts am Verhalten der Gruppe. Wird sie jedoch fern von ihrem Volk getötet, entsteht sofort Chaos und alle Arbeiten werden eingestellt. Die Königin koordiniert aus der Ferne (nicht-lokal) und wahrscheinlich aufgrund ihrer DNA-Funktion alle Tätigkeiten ihres Volkes, indem sie ein Gruppenbewusstsein schafft und aufrechterhält.[26]

Auch bei einem Vogelzug oder bei dem gemeinsamen Reagieren einer großen Anzahl von Fischen scheint Gruppenbewusstsein für die blitzartige Koordination aller Tiere des Schwarms von Bedeutung zu sein. Mit Hilfe von Filmaufnahmen wurde bei einem Vogelschwarm eine Reaktionsgeschwindigkeit von 38 Millisekunden berechnet, was für eine »normale« Kommunikation zwischen Hunderten oder Tausenden von Vögeln, die oft in einem Abstand von Dutzenden von Metern fliegen, viel zu schnell ist.[27] Die Vögel verhalten sich nicht mehr wie einzelne Individuen, sondern wie eine zusammenhängende Einheit. Da die Gruppenkoordination bei diesen Tierarten angeboren ist, scheint es mir nur logisch, ihrer DNA bei dieser Fernkommunikation eine wichtige Rolle zuzusprechen.

DNA, Vererbung und Bewusstsein

Nach der in diesem Kapitel vorgestellten Theorie beinhaltet die DNA zwar nicht selbst das Erbmaterial, sie ist jedoch in der Lage, erbliche, morphogenetische und personenspezifische Information aus dem nicht-lokalen Bewusstsein zu empfangen. Wie in Kapitel 10 schon dargelegt, besteht bei morphogenetischen Feldern eine nicht-energetische Form der Informationsübertragung, was diese Felder mit quantenphysikalischen Wahrscheinlichkeitsfeldern vergleichbar macht. Dieser Prozess zwischen dem Feld und den lebendigen Zellstrukturen vollzieht sich über eine Resonanz auf spezifischen Frequenzen. Dies erfolgt auch auf kleinstem subzellulärem Niveau in Form von Elektronenspinresonanz und Kernspinresonanz (siehe Kapitel 11). Die Idee morphogenetischer Felder entwickelten Weiss und Gurwitsch unabhängig voneinander.[28] Rupert Sheldrake hat sie in brillanter Weise ausgearbeitet.[29] In diesen morphogenetischen Feldern sind Informationen über die Entwicklung und Ausformung des Körpers mit all seinen unterschiedlichen Zellsystemen und speziellen Funktionen gespeichert. Dies ist wegen des fortwährenden Auf- und Abbaus von Molekülen und Zellen auch erforderlich, um die Kontinuität aller Körperfunktionen zu wahren.

Jede Zelle muss also über die DNA mit dem »morphogenetischen Bewusstsein« im Zellkern in Verbindung stehen. Das lässt sich am besten an den sogenannten Stammzellen sehen, über die in jüngster Zeit so viel geschrieben wurde. Diese Stammzellen bezeichnet man als omnipotent, also allmächtig, da sie sich im Prinzip zu jedem Typus von Körperzelle entwickeln können, zu Nervenzellen, Herzzellen oder Muskelzellen. Wie sie sich entwickeln, hängt jedoch von der Umgebung ab, in der die Stammzellen entstehen oder gezüchtet werden. Offenbar enthält diese Umgebung die Information (das morphogenetische Bewusstsein), die den Zellen vermittelt, wie sie sich entwickeln und spezialisieren sollen. Wenn Stammzellen inmitten von Nervenzellen gezüchtet werden, können sie sich nur zu Nervenzellen und niemals zu Herz- oder Muskelzellen entwickeln. Alle Zellen im Körper kommunizieren mittels Resonanz, elektromagnetischer Felder, Hormonen und Botenproteinen sowohl untereinander als auch mit Bewusstseinsfeldern. Da sekündlich 500 000 Zellen ausgetauscht werden, muss sich das Zusammenspiel der Zellen, das die Kontinuität aller Funktionen der verschiedenen Zellsysteme gewährleistet, innerhalb von Nanosekunden vollziehen. Aufgrund des Abstands zwischen den Zellsystemen im Körper muss hierbei der Informationsaustausch annähernd mit Lichtgeschwindigkeit vonstattengehen, also sehr viel schneller, als es allein über Signalproteine möglich wäre.

Nachfolgend möchte ich ein paar Fragen zum Phänomen der Vererbung stellen. Was ist Vererbung denn anderes als die Fähigkeit, sich an das zu »erinnern«, was jemals gewesen und als Möglichkeit angelegt ist? Vererbung bewahrt physische Möglichkeiten und unbewusste Eigenschaften. Aber sie bewahrt auch bewusste Eigenschaften, das »Bewusst-sein«, das die Fähigkeit zu bewusster Erinnerung, bewusster Willensäußerung und bewusster Entscheidung hervorbringt, die, von bewusster und unbewusster Erfahrung geleitet, wiederum zu Erkenntnis und Einsicht führt. Vererbung ist daher nur ein anderes Wort für Erinnerungsvermögen. Ob wir Erinnerungsvermögen nun als eine Eigenschaft des Bewusstseins oder als ein biologisches Prinzip bezeichnen, ist nicht so wichtig, denn diese Worte beschreiben nur die unterschiedlichen Ebenen, auf denen die gleiche Form von Information nicht-lokal wirksam ist und sich manifestiert. Vererbung wie auch Bewusstsein und Erinnerungen sind durch unsere DNA Bindeglieder zwischen Vergangenheit und Zukunft.

Dabei ist unser Bewusstsein der nicht-lokale Speicher aller vergangenen Erfahrungen. Der Empfang von Informationen aus dem nicht-lokalen Raum beruht auf unserem freien Willen, unserer Aufmerksamkeit und dem Zustand unseres (Wach-)Bewusstseins. Wahrscheinlich verfügen die unterschiedlichen Formen unseres Bewusstseins – das Wachbewusstsein und das individuelle Unbewusste – durch die personenspezifische DNA über verschiedene Resonanzorte sowohl in unserem Gehirn als auch in anderen Zellsystemen des Körpers. Sie alle besitzen einen individuellen Zugangskode, der mit einer Telefonnummer vergleichbar ist.

Es gibt auch ein universales, kollektives menschliches Bewusstsein, das jedes Individuum mit allem Seienden verbindet, mit allem, was je gewesen ist, und mit allem, was in Zukunft noch sein wird. Und diese Verbindung wird über eine allgemeinmenschliche DNA als einen gemeinsamen Zugangskode hergestellt, der sich mit einer Ländervorwahl vergleichen lässt. Dieser allgemeinmenschliche Zugangscode (DNA) unterscheidet sich von dem Code (DNA) von Tieren und Pflanzen. Das allgemeinmenschliche Bewusstsein ist mit dem kollektiven Unbewussten von C. G. Jung vergleichbar, der 1943 während eines Herzstillstands selbst eine NTE erlebte. Vom »Ich«, dem Wachbewusstsein, unterscheidet Jung das »Selbst«: einen übergeordneten, umfassenderen Aspekt des Bewusstseins, der das »Ich« umgibt und sowohl den bewussten als auch den unbewussten Teil der Persönlichkeit einschließt. Individualität ist also etwas anderes als das körpergebundene Ego. Der unbewusste individuelle Teil des Bewusstseins steht mit anderen Aspekten des kollektiven menschlichen Unbewussten in Kontakt und im Grunde ist das individuelle Unbewusste ein Teil von ihm.[30] So ist jeder Teil nicht-lokal mit dem Ganzen verbunden. Im folgenden Kapitel werde ich mich den unterschiedlichen Aspekten des Bewusstseins noch genauer zuwenden.

Fernkommunikation mit Zellen

Es ist erwiesen, dass Zellen über Distanzen hinweg miteinander kommunizieren und auf Gedanken und Gefühle ihres »Besitzers« reagieren können. Der Erfinder des Lügendetektors, Cleve Backster, hat seinen Apparat nicht nur am Menschen erprobt, sondern auch Versuche mit Pflanzen und weißen Blutkörperchen durchgeführt.[31] Das Prinzip des Lügendetektors beruht darauf, winzige Widerstandsschwankungen auf der Haut mit Hilfe äußerst sensibler Elektroden zu erfassen. Backster registrierte auch Schwankungen des elektrischen Widerstands auf den Blattoberflächen von Pflanzen, die selbst dann auf emotionale oder negative Gedanken reagierten, wenn die Blätter zerrieben und als Partikel über die Elektroden gestreut wurden. Schließlich nahm er auch Messungen bei weißen Blutkörperchen, Leukozyten, vor, die er der Wangenschleimhaut entnahm und in einem Zuchtmedium am Leben erhielt; ein Verfahren, das auch in der Zahnheilkunde gelegentlich angewandt wird. Ich habe zu Beginn dieses Kapitels bereits erwähnt, dass in entnommenen weißen Blutkörperchen oszillierende Aktivität nachgewiesen werden konnte und dass die Ausbreitung von Wellen in und zwischen Zellen nicht-linear, also als Quantenprozess, verläuft.[32] In Backsters Versuchen wurden in dem Moment, in dem man der Testperson aufwühlende oder sexuell erregende Bilder zeigte, Reaktionen ihrer weißen Blutkörperchen verzeichnet, selbst wenn diese Zellen zwischen zwölf und zwanzig Kilometer entfernt von der Testperson, der sie entnommen worden waren, aufbewahrt wurden. Diese Aktivität der Zellen konnte sogar nachgewiesen werden, wenn die Blutkörperchen sich abgeschirmt gegen elektromagnetische Strahlung in einem faradayschen Käfig befanden. Zum selben Zeitpunkt wurden auch Veränderungen des Hautwiderstands bei der Testperson registriert. Auf diese Weise wurde eine augenblickliche, nicht-lokale Kommunikation zwischen dem Bewusstsein der Testperson und ihren weißen Blutkörperchen nachgewiesen. Offenbar ist also jede Zelle durch die personenspezifische DNA in der Lage, auf den Gemütszustand der Person, der sie angehört, zu reagieren. Diese Kommunikation der Zellen über eine große Distanz hinweg korrespondiert mit der Möglichkeit eines nicht-lokalen Informationsaustauschs über die individuelle DNA.

Transplantiertes Gedächtnis

Bei einer Herztransplantation enthält das Spenderorgan immer noch die personenspezifische DNA des Spenders. Für den Empfänger ist es körperfremdes Material, das immer eine Abstoßungsreaktion auslöst, die mit Hilfe starker Medikamente unterdrückt werden muss. Doch in manchen Fällen dient die DNA im transplantierten Organ offenbar noch als Resonanzort oder Schnittstelle des Spenderbewusstseins, sodass dem Organempfänger bruchstückhaft Gefühle und Vorstellungen bewusst werden, die zur Persönlichkeit des verstorbenen Spenders zu passen scheinen. Eine Fernsehsendung auf *Discovery Channel* aus dem Jahre 2003 thematisierte dieses Phänomen unter dem originellen Titel: »Gedächtnistransplantationen« (»transplanted memories«). Das ist wirklich ein passender Name für die Erfahrungen, die Claire Sylvia und William Novak in ihrem Buch *Herzensfremd* und später auch der Arzt Paul Pearsall in seinem Buch *Heilung aus dem Herzen* beschreiben.[34] Ein kürzlich veröffentlichter Artikel berichtet von zehn gut dokumentierten Fällen, in denen zum Teil noch sehr junge Patienten nach ihrer Herztransplantation auffällige Veränderungen ihrer Gefühle und ihres Verhaltens durchlebten, die von Angehörigen des Spenders im Nachhinein als persönliche Eigenheiten des Verstorbenen wiedererkannt wurden.[35] Dieses Phänomen lässt sich erklären, wenn wir davon ausgehen, dass die DNA der Resonanzort für das personenspezifische, nicht-lokale Bewusstsein ist und daher auch der Resonanzort des individuellen nicht-lokalen Bewusstseins des verstorbenen Spenders, das der Organempfänger über die DNA im gespendeten Organ noch immer wahrnehmen kann. Auf diese Weise ließe sich dieses sogenannte »zelluläre Gedächtnis« verstehen. Leider war bisher aufgrund der reservierten Haltung von Transplantationszentren und Transplantationsorganisationen keine systematische wissenschaftliche Forschung zu diesem immer wieder geschilderten Phänomen möglich.

Fazit

Die DNA ist mehr als ein kompliziertes Molekül, das Eiweiße nach vererbten Informationen kodiert. Immer mehr weist darauf hin, dass der Teil, den wir als Junk-DNA bezeichnen, eine wichtige Rolle als Schnittstelle zwischen dem nicht-lokalen Bewusstsein und dem Körper spielt. Vererbung sehe ich als eine Art Erinnerungsvermögen an. Vererbung bewahrt physische Möglichkeiten und bewusste und unbewusste Eigenschaften (Individualität). Darüber hinaus könnte die DNA für das Zusammenwirken in Zellen, Zellsystemen, Organen und im lebendigen Organismus als Ganzem eine koordinierende Rolle spielen, indem sie den Informationsaustausch zwischen ihnen reguliert (Biokommunikation).

Die DNA in jeder Zelle hat die Funktion einer Schnittstelle. Hierdurch können wir die Kontinuität unseres sich fortwährend wandelnden Körpers erklären. Denn auf diese Weise kann es zu einem Austausch sowohl mit den Erbinformationen im nicht-lokalen Raum als auch mit dem nicht-lokalen Bewusstsein kommen. Weitere Forschung an lebender DNA ist erforderlich, um diese Auffassung genauer auszuarbeiten und die Thesen zu erhärten.

13. Endloses Bewusstsein

> Wenn wir etwas aus der Geschichte der Erfindungen und
> Entdeckungen in der Wissenschaft gelernt haben, dann wohl dies,
> dass sich die meisten kühnen Prognosen langfristig – und vielfach
> auch kurzfristig – im Nachhinein als lächerlich konservativ
> erwiesen haben.
> *Sir Arthur C. Clarke, Autor und Erfinder*

Einleitung

In diesem Buch geht es um Bewusstsein. Um endloses Bewusstsein.
Um Erfahrungen eines besonders klaren und weiten Bewusstseins,
die zu einem Zeitpunkt auftreten können, in dem die Gehirnfunktionen ausgefallen sind. Es geht um Gehirn und Bewusstsein und
um Quantenmechanik und Bewusstsein, um nicht-lokales Bewusstsein, um »bewusst« sein.

Aber was ist eigentlich Bewusstsein? Es ist sehr schwer zu definie-
ren, denn häufig verwendet man das Wort »Bewusstsein« dazu, unterschiedliche Bewusstseinsformen zu beschreiben. Wenn jemand
tief und traumlos schläft, erfährt er meist kein Bewusstsein, und
wenn jemand wach ist, sagt man, er sei bei Bewusstsein. Diesen
Zustand bezeichnet man als Wachbewusstsein, das eines reflektie-
renden Subjekts, einer Person bedarf, die sich eines Phänomens
bewusst ist. Man kann sich der eigenen Gefühle, Gedanken, Empfindungen und Erinnerungen bewusst sein – der sogenannten Objekte des Bewusstseins. Die Fähigkeit einer Person, ein Objekt im
Wachbewusstsein wahrzunehmen, hängt von ihrer selektiven Aufmerksamkeit ab. Denn man kann so sehr in Gedanken vertieft sein,
dass man sich kaum seiner selbst oder seiner Umgebung bewusst
ist. Die Tatsache, dass man sich dessen nicht bewusst ist, »dass man
bewusst ist«, bedeutet nicht, dass zu diesem Zeitpunkt kein Bewusstsein vorhanden ist. Das Wissen um unsere eigene Existenz,
die Wahrnehmung eines Gefühls der Subjektivität, also unser

Selbstbewusstsein, ist sicher auch ein Aspekt, der dazugehört. Doch das Bewusstsein umfasst meines Erachtens noch mehr, und damit möchte ich mich in diesem Kapitel befassen.

Bewusstsein ist subjektiv und lässt sich wissenschaftlich nicht nachweisen. Die Fähigkeit, Bewusstsein zu erfahren, unterscheidet sich in Art und Intensität von jeder anderen subjektiven Erfahrung. Der Physiker und Psychologe Peter Russell vergleicht diese Fähigkeit mit dem Licht eines Filmprojektors.[1] Der Projektor sendet Licht auf eine Leinwand, auf der sich die projizierten Bilder ständig verändern. Diese Bilder kann man mit den inhaltlichen Aspekten unseres Bewusstseins vergleichen: Wahrnehmungen, Gefühle, Erinnerungen, Träume, Gedanken und Empfindungen. Ohne das Licht des Projektors gäbe es keine Bilder, daher kann man das Licht mit der Fähigkeit vergleichen, Bewusstsein zu erfahren. Doch die Bilder selbst sind nicht das eigentliche Bewusstsein. Wenn nur noch das Licht des Projektors strahlt und keine Bilder mehr vorhanden sind, können wir von einer reinen Quelle des Bewusstseins sprechen. Einem reinen, inhaltsleeren Bewusstsein, das mitunter nach jahrelangem Meditieren erfahren werden kann und von indischen Philosophen und Weisen »Samadhi« genannt wird. Man bezeichnet einen Menschen in einem solchen Moment auch als »erleuchtet«.

Während einer NTE wird die Begegnung mit »dem Licht« als eindringlichster und wesentlichster Teil der Erfahrung erlebt; er geht immer mit einem überwältigenden Gefühl bedingungsloser Liebe und Akzeptanz einher. Man ist in diesem Moment völlig in das »erleuchtende« und allumfassende Bewusstsein aufgenommen.

Unser Bewusstsein und die »Wirklichkeit«

Normalerweise leiten wir unser Gefühl dafür, wer wir sind, von unserem Körper ab, von unserem Äußeren, unserer Familie, unserer Geschichte, unserer Nationalität, den Rollen, die wir einnehmen (Vater, Mutter, Kind, Opa, Oma, Geliebter), unserer Arbeit, unserem sozialen und finanziellen Status, unserem Besitz sowie davon, was andere von uns denken. Wir leiten unsere Identität auch von unseren Gedanken und Empfindungen her, von unserem Glaubenssystem, unseren Werten, unseren kreativen und intellektuellen Fähigkeiten, unserem Charakter und unserer Persönlichkeit. All dies und vieles mehr bestimmt das Gefühl dafür, wer wir sind.[2]

Aber was macht letzten Endes unser Wesen aus, abgesehen von unseren Gefühlen, Gedanken und Ideen? Was bestimmt unser Bewusstsein und was legt fest, wie wir unser Bewusstsein erfahren? Ist das Bewusstsein eine primäre Eigenschaft des Universums, die nicht-lokal immer schon gegenwärtig war, oder geht es als Produkt oder Konsequenz aus etwas anderem hervor?

Warum und woraus das Bewusstsein entstanden ist, wird wohl immer ein Mysterium bleiben, denn für eine endgültige Beantwortung dieser Frage reichen meines Erachtens unsere Erkenntnisfähigkeiten nicht aus.[3] Bewusstsein ist weder sichtbar noch greifbar, weder beobachtbar noch messbar oder nachweisbar. Dennoch verleiht das Bewusstsein jedem Lebewesen Inhalt und Form. Ohne Bewusstsein gäbe es keinen lebendigen Körper. Bis in jede einzelne Zelle hinein scheint das Leben ein Ausdruck des Willens (unbewusster Aspekte) des Bewusstseins zu sein. Ohne Bewusstsein gäbe es weder Wahrnehmung noch Denken, Fühlen, Wissen oder Erinnerung. Es ist allumfassend. Die Wirklichkeit besteht in der Weise, wie wir sie erleben, nur in unserem Bewusstsein, sie wird von ihm beeinflusst und letzten Endes bestimmt.[4] Der Körper schränkt die Möglichkeit, die »wahre Wirklichkeit« wahrzunehmen, ein, diese wahre Wirklichkeit ist also per definitionem nicht erkennbar. In unserem Wachbewusstsein können wir mittels unserer Sinne das Bild unserer Umwelt wahrnehmen. Doch Wahrnehmen ist kein objektives, passives Registrieren, sondern ein aktiver schöpferischer Bewusstseinsakt. Alles existiert nur in unserem Bewusstsein, und alles, was außerhalb unseres Bewusstseins liegt, die »wahre objektive Wirklichkeit«, ist nicht erkennbar.

Wie Frederik van Eeden schon vor mehr als hundert Jahren schrieb, können wir zum Beispiel Elektrizität nicht unmittelbar wahrnehmen, wohl aber ihre physischen Auswirkungen: Licht durch das

Auge, Schmerz auf der Haut, Klang durch das Ohr, Geschmack durch die Zunge.[5] Ebenso ist auch Kraft als solche nicht erkennbar; nur ihre physischen Auswirkungen, ein Gewicht oder das Verschieben von Gegenständen, sind wahrnehmbar oder messbar. Genauso ist es mit unserem Bewusstsein. Wir können nur die physischen Aspekte unseres Wachbewusstseins wahrnehmen und erfassen. Und ebenso ist die uns umgebende Wirklichkeit nicht erkennbar, sondern nur ihre physischen und wahrnehmbaren Aspekte, die wir in unserem Bewusstsein erfahren können. Dieser Meinung war auch der Philosoph Immanuel Kant. Er vertrat die Auffassung, dass wir nur die Wirklichkeit, wie wir sie wahrnehmen, und nicht die Wirklichkeit, wie sie wirklich ist, erkennen können.[6] Dank unseres Verstandes als eines Aspekts unseres Bewusstseins sind Wahrnehmungen möglich, denn unser Bewusstsein verleiht der wahrgenommenen Wirklichkeit eine Form. Aber die wahre Wirklichkeit (»das Ding an sich«) ist nach Kant nicht erkennbar.

Individuelle und gemeinschaftliche Aspekte des Bewusstseins

Alle Aspekte unseres Bewusstseins sind miteinander verbunden. Unser alltägliches Wachbewusstsein bildet ebenso einen individuellen Aspekt des allumfassenden Bewusstseins wie das Bewusstsein darüber, dass wir existieren, dass wir etwas wahrnehmen oder dass wir Erinnerungen haben. Dass wir darüber nachdenken können, was wir denken, oder dass wir in luziden Träumen wissen können, dass wir träumen, sind weitere Aspekte unseres persönlichen Bewusstseins. Der Begriff »Individuum« bedeutet im Lateinischen wörtlich: das nicht zu Teilende, das Unteilbare. Aber es gibt auch ein universales, kollektives menschliches Bewusstsein, dass jedes Individuum mit allem Seienden verbindet, mit allem, was je gewesen ist, und mit allem, was in Zukunft noch sein wird. Es gibt gute Gründe für die Annahme, dass dieses gemeinsame menschliche Bewusstsein mit dem kollektiven Unbewussten vergleichbar ist, das der Psychiater und Psychologe C. G. Jung beschrieben hat.[7] Darauf hatte ich schon in Kapitel 12 (S. 331) hingewiesen. Das kollektive Unbewusste des Menschen drückt sich nach Jung in Bildern aus, die sich häufig in unseren Träumen, Märchen und Mythen wiederfinden und die die Quelle jeder Religion bilden. Jung unterscheidet das »Ich«, das Wachbewusstsein, vom »Selbst«: einem weitgreifenden Aspekt, der das »Ich« umfasst und sowohl den bewussten wie auch den unbewussten Teil der Persönlichkeit einschließt. Individualität unterscheidet sich also vom körpergebundenen Ego. Der unbewusste individuelle Teil des Bewusstseins steht mit anderen Aspekten des kollektiven menschlichen Unbewussten in Kontakt; im Grunde ist das individuelle Unbewusste ein Teil von ihm. Nichtlokal ist alles mit allem verbunden. Unter normalen Umständen basiert das Vermögen, Informationen, wie Erinnerungen, Wissen und Assoziationen, aus dem nicht-lokalen Raum zu empfangen, auf unserem freien Willen, unserer Konzentration und unserem (Wach-)Bewusstsein. Aber es gibt Aspekte des persönlichen Unbewussten, die nur durch Träume, Meditation, Regressionstherapie oder Hypnose erfahren werden. Das kollektive Unbewusste ist prinzipiell unbegrenzt; seine tiefsten oder höchsten Schichten sind nach Jungs Auffassung unserem Wachbewusstsein niemals zugänglich.[8]

Transpersonale Aspekte des Bewusstseins

Ich weiß nicht, was ich bin; ich bin nicht, was ich weiß.
Angelus Silesius (Johannes Scheffler), Arzt, Mystiker und Dichter,
1624–1677

Da nach Jung der kollektive Aspekt des Bewusstseins nicht als personengebundenes Bewusstsein erfahren wird, bezeichnet man ihn auch als den transpersonalen Aspekt des Bewusstseins.
»Transpersonal« bedeutet, dass es Aspekte im Bewusstsein einer Person gibt, die über das Persönliche oder »das Ego« hinausgehen. In seinem neuesten Buch fasst der Psychologe Jorge Ferrer alle

bisherigen Interpretationen transpersonaler Theorien zusammen.[9] Indem er sie aus einer Vielzahl von Perspektiven beleuchtet, bietet er eine systematische Übersicht über die transpersonalen Aspekte des Bewusstseins, die er als die spirituellen Aspekte des Menschen auffasst. Er führt das transpersonale Bewusstsein auf ein Grundprinzip für spirituelles Wachstum in jedem Menschen zurück.

Der Begriff Transpersonale Psychologie geht auf die grundlegenden Werke des klinischen Psychologen und Begründers der humanistischen Psychologie Abraham H. Maslow (1908–1970) und des Psychologen Stanislav Grof zurück.[10] Grof betonte in den siebziger Jahren des vorigen Jahrhunderts, dass sich bestimmte Aspekte des Bewusstseins, wie sie unter anderem beim (therapeutischen) Gebrauch von LSD erlebt werden, mit den modernen wissenschaftlichen Ansichten über Bewusstsein und Gehirn nicht erklären lassen. Er verwies dabei auch auf weitere Erfahrungen eines veränderten Bewusstseins, zum Beispiel in gesundheitlich kritischen Situationen oder in Isolation (NTE). Diese Erfahrungen müssten in einer Dimension stattfinden, in der Zeit und Distanz bedeutungslos sind, da sich fortwährend neue Bewusstseinszustände ergeben, sobald sich die innere Aufmerksamkeit auf etwas anderes verlagert. In meinen Worten handelt es sich hierbei um Aspekte des nicht-lokalen Bewusstseins im nicht-lokalen Raum. Da nicht mehr zwischen dem Ich und seiner Umgebung unterschieden wird, wird das Bewusstsein als die einzige bestehende Wirklichkeit erfahren; man erlebt sich selbst als Teil und zugleich als Ganzes. Dies wird auch Einheitserfahrung genannt. Es kann vorkommen, dass dabei noch einmal Erinnerungen an die ersten Tage oder Wochen des eigenen Lebens mit fotografischer Genauigkeit nacherlebt oder spezifische Details der eigenen Geburt wahrnehmbar werden. Manchmal werden aufeinanderfolgende Geburts- und Todeserfahrungen geschildert.[11] Ausgehend von der Frage, wie alle Informationen kodiert in jeder Sperma- und Eizelle vorliegen können, gelangt Grof zu einem Konzept einer Art zellulären Bewusstseins, das mit meiner im vorangehenden Kapitel beschriebenen Auffassung von der Funktion der DNA in Einklang steht.

Der »holistische« Philosoph Ken Wilber hat das Konzept eines transpersonalen Bewusstseins genauer ausgearbeitet.[12] In seinem Buch *Wege zum Selbst* beschreibt er das grenzenlose Bewusstsein, das er auch Einheitsbewusstsein oder ewiges Bewusstsein nennt. Er versteht es als transpersonales Selbst oder als »den Zeugen«, der als Einheit mit allem, was er bezeugt, erlebt wird. Doch man ist nicht das, was man erlebt. Ich habe meinen Körper, aber ich bin nicht mein Körper. Ich habe Sehnsucht, aber ich bin nicht meine Sehnsucht. Ich habe Emotionen und Gedanken, aber ich bin nicht meine Emotionen und Gedanken. Alles, was dann noch bleibt, ist ein reiner Bewusstseinskern.[13]

Dieses Einheitsbewusstsein geht über das Individuelle hinaus und verbindet den Menschen mit einer Welt jenseits von Raum und Zeit. Es unterscheidet sich von allen anderen Bewusstseinsebenen, denn es schließt alle Ebenen oder Teilaspekte des Bewusstseins ein. Wilber nennt dieses grenzenlose und endlose Bewusstsein den spirituellen Aspekt jedes Menschen, in dem zu jeder Zeit die Gegenwart (das »Jetzt«) präsent ist. Hier gibt es weder Vergangenheit noch Zukunft, weder Anfang noch Ende. Hier gibt es keine Grenze zwischen Ich und Nicht-Ich. Alles ist in einer grenzenlosen Einheit miteinander verbunden. Das »ewige Jetzt« oder der »zeitlose Moment« *ist* Bewusstsein. Wie deutlich wird, weisen seine Vorstellungen auffallende Parallelen zum Konzept eines nicht-lokalen Bewusstseins auf.

Wilber zufolge kann man die unbeschreibliche Erfahrung dieses Einheitsbewusstseins schwer in Worte fassen, da sich das endlose Bewusstsein nicht auf Worte und Gedanken reduzieren lässt. Dieselben Schwierigkeiten schildern auch Menschen, die über ihre NTE zu sprechen versuchen. Wie auch Platon schon vor mehr als zweitausend Jahren schrieb, ist unsere Sprache zu begrenzt, um das Wesen der Dinge zu beschreiben: »Das wahre Wesen der Dinge wird von unseren Worten nicht offenbart, sondern verdeckt.«[14]

Erfahrungen eines veränderten Bewusstseins

Vor gut hundert Jahren befassten sich auch schon die Psychologen William James (1842–1910) und Frederic W. H. Myers (1843–1901) mit außergewöhnlichen Bewusstseinserfahrungen.[15] Beide stellten die heute noch immer vorherrschende Auffassung in Frage, dass Bewusstsein ein Produkt des Gehirns sei. In ihrem neuesten, fundierten Buch *Irreducible Mind* würdigen die Psychologen Edward und Emily Kelly den großen Beitrag von Myers und James zur Erforschung und Beschreibung außergewöhnlicher Bewusstseinszustände, zum Beispiel mystischer oder religiöser Erfahrungen, unbewusster Aspekte des Menschen (»subliminal consciousness«), Hypnose, Trance, Ahnungen und durch (Auto-)Suggestion ausgelöster körperlicher Veränderungen.[16]

Ihr Buch eröffnet uns einen Zugang zu einem wiederentdeckten Wissen, das bei Wissenschaftlern und Psychologen in Vergessenheit geraten war, heute jedoch, wie zahlreiche wissenschaftliche Beiträge belegen, offenbar wieder an Aktualität gewinnt. James und Myers warfen in ihren Studien über außergewöhnliche Bewusstseinsformen schon vor mehr als hundert Jahren dieselben Fragen auf, die ich auch in meinem Buch zur Sprache bringe. In einem postum erschienenen Buch vertritt Myers sogar die Auffassung, dass die Persönlichkeit des Menschen den physischen Tod überlebe,[17] und auch James war der Überzeugung, dass das menschliche Bewusstsein einen unsterblichen Aspekt besitze. 1898 schrieb er, dass das Gehirn zwar unzweifelhaft eine Funktion für das Bewusstseinserleben habe, es könne sich dabei jedoch nicht um eine produktive, sondern nur um eine permissive oder transmissive Funktion handeln, also um das Zulassen oder Übermitteln von Information.[18] Seiner Auffassung nach entsteht das Bewusstsein nicht in der physischen Welt, es existiert vielmehr in einer anderen, transzendenten Sphäre. Inwieweit wir Zugang zu gewissen Aspekten des Bewusstseins haben, hänge von der individuellen »Gehirnschwelle« ab. Sie sei bei manchen Menschen ungewöhnlich niedrig, sodass ihnen manche Aspekte des erweiterten Bewusstseins zugänglich seien. James untermauert seine Theorien mit Beispielen von außergewöhnlichen Bewusstseinserfahrungen. Er spricht ebenfalls von einer Kontinuität des Bewusstseins. Es ist erstaunlich, wie stark der Ansatz und die Terminologie von William James mit meinem Konzept eines nicht-lokalen Bewusstseins übereinstimmen.

Nicht-lokales Bewusstsein

Unser Bewusstsein ist intrinsisch mit dem nicht-lokalen Raum verbunden (siehe Kapitel 11). Der nicht-lokale Raum oder das Vakuum bildet demnach die Quelle sowohl der physischen Welt als auch des Bewusstseins, und das nicht-lokale Bewusstsein bildet die Quelle des Wachbewusstseins wie auch aller anderen Bewusstseinsaspekte. Das Bewusstsein und jedes seiner Teile ist unbegrenzt und endlos. Genau das versteht man unter dem Begriff Nicht-Lokalität.

Ich möchte nochmals betonen, dass diese Theorie keine Erklärung für die Entstehung des Bewusstseins anbietet. Sie ist nur eine Beschreibung, die es ermöglicht, die unterschiedlichen Bewusstseinserfahrungen, die in diesem Buch zur Sprache kommen, besser zu verstehen. Die Entstehung des Bewusstseins ist ein großes Mysterium und wird es wohl auch immer bleiben.

Eine NTE ist ein Aspekt des endlosen Bewusstseins

Dem allumfassenden Bewusstsein hat man viele Namen verliehen. Ich nenne es endloses oder nicht-lokales Bewusstsein. Aber es wurde auch das höhere oder höchste, das kosmische, das göttliche Bewusstsein, die reine Quelle oder das Wesen unseres Bewusstseins genannt. Andere ziehen Namen wie grenzenloses oder transpersonales Bewusstsein, letztes Bewusstsein, Einheitsbewusstsein oder ewiges Bewusstsein vor, doch ist damit immer dasselbe allumfassende Bewusstsein gemeint. Der Systemphilosoph Ervin Laszlo nennt diese höchste Bewusstseinsform das Akasha-Feld, da in ihm alles Wissen und eine unendliche Fülle an Information gespeichert sind.[19] All diese Namen deuten auf eines hin: Es gibt eine letzte

Quelle des Bewusstseins und einen höherdimensionalen Raum, und fast jeder Teil dieses endlosen und nicht-lokalen Bewusstseins ist dem Menschen zugänglich.

Formen eines erweiterten Bewusstseins, die mit einem Gefühl der Körperlosigkeit einhergehen, können in unterschiedlichen Situationen erfahren werden (siehe Kapitel 6). Auch die mögliche Bedeutung von DMT wurde bereits erwähnt. Das erweiterte und endlose Bewusstsein wird als vollkommen anderer Zustand erlebt als das Wachbewusstsein, das man nur als einen Teil des nicht-lokalen Bewusstseins betrachten kann. Man kann jeden Aspekt unseres Bewusstseins als Teilbewusstsein des endlosen oder nicht-lokalen Bewusstseins bezeichnen, der Unterschied zwischen ihnen liegt vor allem in der Intensität der Bewusstseinserfahrung.

Wir sind in unterschiedlichen Situationen in der Lage, dieses endlose Bewusstsein zu erfahren. In lebensbedrohlichen Situationen spricht man von einer Nahtoderfahrung. Da aber manche Menschen auch in weniger gefährlichen Situationen von erweiterten Erfahrungen berichten, ist dieser Begriff bestimmt nicht ideal. Eine gute Bezeichnung könnte »Einsichtserfahrung« oder »Erleuchtungserfahrung« sein oder vielleicht besser noch »Erfahrung eines nicht-lokalen oder endlosen Bewusstseins«.

Die Situationen, in denen ein erweitertes Bewusstsein erfahren werden kann, wurden bereits in Tabelle 6.1 auf Seite 132 aufgeführt. Hier folgt nochmal eine kurze Auflistung:

1. *Nahtoderfahrungen* können in einer kritischen gesundheitlichen Situation auftreten, in der die Gehirnfunktionen meist deutlich in Mitleidenschaft gezogen sind, wie bei einem Herzstillstand, einem Koma oder einem Beinahe-Ertrinken.

2. *Todesangsterfahrungen* gehen auf plötzliche heftige Todesangst zurück und werden nach Situationen beschrieben, in denen der Tod unvermeidlich schien, etwa nach einem (drohenden) Verkehrsunfall oder nach Unfällen beim Bergsteigen.

3. *Dieselben Erfahrungen* werden auch nach Situationen geschil-

dert, in denen Gefühle der Verzweiflung, Einsamkeit oder der Verlassenheit beherrschend waren. Solche Erfahrungen wurden zum Beispiel von Charles Lindbergh nach seinem Alleinflug über den Ozean und von Astronauten nach ihrem Raumflug beschrieben.

Andere mögliche Umstände sind:
– Isolation (Schiffbrüchige, Astronauten)
– extreme Austrocknung oder Unterkühlung
– eine Depression oder existentielle Krise

4. *Erfahrungen eines erweiterten Bewusstseins* können auch geschildert werden, wenn weder Todesangst noch Verzweiflung oder Einsamkeit auftreten:
   – während einer Meditation oder einer totalen Entspannung (Erleuchtungserfahrungen oder Einheitserfahrung)
   – während einer Regressionstherapie (die auch unter Hypnose stattfinden kann)[20]
   – unter Verwendung bewusstseinserweiternder Substanzen wie LSD[21] oder DMT.[22]

Andere Formen nicht-lokalen Bewusstseins

In diesem Kapitel möchte ich mich auch anderen als den bisher erwähnten Erfahrungen eines erweiterten Bewusstseins, die sich mit der Theorie der Nicht-Lokalität erklären lassen, zuwenden. Einige dieser Beispiele sind weniger bekannt, denn sie werden oft bewusst verschwiegen, da sie unbegreiflich erscheinen und in vielen Fällen als überwältigende, emotionale und sehr persönliche Erfahrungen erlebt werden. Oft werden diese Erlebnisse sozial und wissenschaftlich tabuisiert, und zwar in einem noch stärkeren Maße, als dies bis vor kurzem für Nahtoderfahrungen galt. Ich hoffe, mit meinen ausführlichen und sorgfältigen Beschreibungen, mit einer Vielzahl von Hinweisen auf wissenschaftliche Veröffentlichungen und mit dem Konzept des nicht-lokalen Bewusstseins zum Bruch dieses Tabus beizutragen. Damit mehr Menschen den Mut aufbringen, über ihre Erfahrungen zu sprechen, und so diese äußerst persönlichen und oft aufwühlenden Berichte größere Beachtung finden.

Sterbebettvisionen

In der Sterbephase werden manchmal Begegnungen mit verstorbenen geliebten Menschen, meist mit dem verstorbenen Partner oder einem Elternteil, sowie Visionen einer wunderbaren außerweltlichen Landschaft, eines hellen Lichts und das Gefühl bedingungsloser Liebe beschrieben. Der Inhalt einer solchen Erfahrung kann dem einer NTE sehr ähnlich sein, der große Unterschied liegt jedoch darin, dass Menschen während einer solchen Sterbebettvision mit ihrem Wachbewusstsein präsent sind. Sie können währenddessen sogar mit Anwesenden über ihre Wahrnehmung eines erweiterten und nicht-lokalen Bewusstseins sprechen. Während einer NTE hat man hingegen kein Wachbewusstsein: Man ist »bewusstlos« und daher nicht ansprechbar. Jedoch schwindet ebenso wie bei einer NTE auch bei einer Sterbebettvision die Angst vor dem Tod. Ein Kollege, der als praktischer Arzt arbeitet, erzählte mir von einem Mann, der im Sterben lag und sich schrecklich vor dem Tod fürchtete. Er besuchte ihn täglich. Eines Tages jedoch saß dieser Mann strahlend im Bett. Als sein Arzt ihn daraufhin erstaunt fragte, was passiert sei, erzählte er, Jan, ein guter Freund und Nachbar, der drei Jahre zuvor gestorben war, sei vorbeigekommen und habe mit ihm ausführlich und liebevoll über den Tod gesprochen und ihn beruhigt. Zwei Tage später ist der Mann ganz ruhig und friedlich gestorben.

Viele Beschreibungen von Sterbebettvisionen werden nicht als solche erkannt oder als Halluzinationen, als Verwirrtheit des Sterbenden oder als Nebenwirkungen von Medikamenten interpretiert. Aber seit das Pflegepersonal und die ehrenamtlichen Helfer, vor allem in Hospizen und Einrichtungen zur Sterbebegleitung, solchen Erfahrungen offener gegenüberstehen, werden Sterbebettvisionen auch häufiger als solche erkannt und ernst genommen.[23] Dazu beigetragen hat vor allem Elisabeth Kübler-Ross (1926–2004), eine Psychiaterin aus der Schweiz, die in Amerika lebte und der es gelang, durch ihre Beschreibungen von Sterbebettvisionen das Tabu, mit dem Sterben und Tod in der medizinischen Welt belegt waren, zu brechen.[24] Auch von Marie de Hennezel, einer französischen Psychologin mit jahrelanger Erfahrung im Umgang mit sterbenden Patienten, sowie von dem amerikanischen Arzt John Lerma und zwei amerikanischen Pflegekräften, die über umfangreiche Erfahrungen in Einrichtungen zur terminalen und palliativen Pflege verfügten, liegen Berichte über Sterbebettvisionen vor.[25] Kürzlich ist auch ein Buch des Neurowissenschaftlers und NTE-Forschers Peter Fenwick erschienen[26], das sich mit der ganzen Bandbreite von Sterbebetterfahrungen und Sterbebettphänomenen (end-of-life experiences, ELEs) befasst. In Kapitel 3 habe ich in diesem Zusammenhang auch die empathische NTE beschrieben, bei der Menschen in die Erfahrung eines sterbenden Patienten einbezogen werden.

Es gibt nur einige wenige retrospektive Studien zu diesem Phänomen. Da Menschen meist kurz nach oder sogar während ihrer Vision sterben, werden die meisten derartigen Erfahrungen nicht von den Patienten selbst, sondern von Pflegekräften, Ärzten oder Angehörigen geschildert. Die bekannteste Studie stammt von Karlis Osis und Erlendur Haraldsson.[27] Eine aktuellere wissenschaftliche Untersuchung wurde von Emily Williams Kelly durchgeführt.[28] In ihr berichten 41 Prozent der Patienten von Sterbebettvisionen. In einer allgemeinen Umfrage in Deutschland gaben jedoch nur 4 Prozent der Befragten an, dass sie während der Sterbephase eines geliebten Menschen eine solche Vision miterlebt hätten.[29] Das deutet darauf hin, dass diese Erfahrungen häufig nicht erwähnt oder nicht erkannt werden. Es bedarf einer besseren systematischen und prospektiven Forschung, um mehr über die Häufigkeit, den Inhalt und die Auswirkungen von Sterbebettvisionen zu erfahren.

Kontakt zum (nicht-lokalen) Bewusstsein Verstorbener

Die Vorstellung von einem nicht-lokalen, endlosen Bewusstsein erklärt auch, warum manche Menschen Erscheinungen von räumlich weit entfernten Angehörigen haben, die im Sterben liegen. Die Erscheinungen können zum unmittelbaren Todeszeitpunkt des Angehörigen auftreten oder in den ersten Tagen, Wochen und Monaten nach ihrem Begräbnis. Solche Phänomene bezeichnet man als peri- und postmortale Erfahrungen oder als »after death communication« (ADC). Perimortale Erfahrungen ereignen sich ungefähr zum Zeitpunkt des Todes, postmortale Erfahrungen nach dem Tod. Ich werde darauf im nächsten Abschnitt noch ausführlicher eingehen. Das umfassendste Buch mit persönlichen Schilderungen solcher Erfahrungen stammt von Bill und Judy Guggenheim.[30]

Es gibt jedoch weder wissenschaftliche Artikel noch Bücher zu diesem Thema. Denn die Möglichkeit eines Kontakts zum (nicht-lokalen) Bewusstsein Verstorbener wird so stark tabuisiert, dass solche Erfahrungen oft sogar den engsten Angehörigen verschwiegen werden. In der europäischen Werte-Umfrage (European Value Survey), die 1980 bis 1983 unter der Leitung der Universität Tilburg durchgeführt wurde, fragte man eine Anzahl von Personen anonym, ob sie schon einmal das Gefühl hatten, mit Verstorbenen in Kontakt zu stehen.[31] In Europa beantworteten diese Frage 25 Prozent (125 Millionen Menschen) positiv, in Amerika betrug dieser Prozentsatz 30 Prozent (100 Millionen).[32] In den Niederlanden lag er bei nur 12 Prozent, was immerhin bedeutet, dass fast zwei Millionen Niederländer in irgendeiner Form mit dem Bewusstsein Verstorbener in Kontakt gestanden hatten.[33] Darüber hinaus wurde auch der Anteil postmortaler Erfahrungen bei Witwen und Witwern untersucht; hier gaben etwa 50 Prozent der Befragten an, mit dem Bewusstsein des verstorbenen Partners Kontakt gehabt zu haben.[34] Bei Eltern, die ein Kind verloren hatten, betrug die Wahrscheinlichkeit eines postmortalen Kontakts mit ihrem Kind sogar 75 Prozent.[35] Wie bereits erwähnt, kommt es auch während einer NTE immer wieder zur Kommunikation mit verstorbenen Familienangehörigen.

Perimortale Erfahrungen

Wenn der Kontakt mit dem Bewusstsein eines Menschen zu einem Zeitpunkt erlebt wird, in dem man von seinem Tod noch nichts wissen kann, spricht man von einer perimortalen Erfahrung. Man erhält oft auch über eine große Distanz hinweg Informationen über den Todeszeitpunkt und manchmal sogar über die Art und Weise, in der ein geliebter Mensch gestorben ist, obwohl einem die Inhalte und Details dieser Information zu diesem Zeitpunkt unmöglich bekannt sein können. Später stellt sich häufig heraus, dass sich die Erfahrung wirklich zum Todeszeitpunkt der betreffenden Person eingestellt hat, oft von dem inneren Wissen begleitet, dass sich der Tod tatsächlich ereignet hat. In einem solchen Moment kann ein unmittelbarer, wortloser Kontakt oder ein Dank für gemeinsame Lebenserfahrungen zu einem wirklichen Abschied führen. Solche Erfahrungen können sich tagsüber ereignen, in manchen Fällen auch mit Zeugen, oder als geteilte Erfahrungen. Häufig werden sie jedoch nachts als sogenannter »Klartraum« erlebt, der einen außergewöhnlich tiefen Eindruck hinterlässt und einen viel höheren Realitätsgrad besitzt als ein »normaler« Traum. Hier folgt nun die Schilderung einer perimortalen Erfahrung aus dem Buch von Guggenheim:

»Tom und ich sind zusammen aufgewachsen. Wir waren Nachbarskinder, aber ich hatte ihn nicht mehr gesehen, seit er Priester geworden war. Ich hatte den Kontakt zu ihm und seiner Familie durch meinen Umzug nach Texas völlig verloren. Eines Nachts, über zehn Jahre später, wachte ich aus tiefem Schlaf auf. Da stand Tom in Marineuniform am Fußende meines Bettes! Dass er Uniform trug, wunderte mich, denn ich nahm doch an, er sei katholischer Priester! Er sagte ›Leb wohl, Melinda. Ich gehe jetzt fort.‹ Und er verschwand. Mein Mann wachte auf, und ich erzählte ihm, was geschehen war. Aber er meinte, das sei bloß ein Traum gewesen. Drei Tage später schrieb mir meine Mutter, dass Tom bei Kampfhandlungen gefallen sei. Er war Marinekaplan gewesen!«[36]

Postmortale Erfahrungen

Stark tabuisiert ist es auch, über das Gefühl zu sprechen, mit einem geliebten verstorbenen Menschen oder dessen Bewusstsein in den Wochen, Monaten und Jahren nach seinem Tod in Kontakt zu stehen. Dieser Kontakt kann darin bestehen, eine Präsenz zu fühlen, eine Berührung zu spüren oder den Verstorbenen zu »sehen«. Manchmal kann man auch mit ihm kommunizieren und bestimmte Gerüche wahrnehmen oder es treten »zufällige« Ereignisse ein, die man in tiefer innerer Gewissheit mit dem Verstorbenen in Verbindung bringt. Diese sogenannte postmortale Erfahrung ist häufig von starken Emotionen begleitet und wird mit einer derartigen inneren Gewissheit als Erfahrung oder als Botschaft des geliebten Verstorbenen beziehungsweise seines Bewusstseins erlebt, dass viele Menschen sie zunächst nicht als reales Geschehnis akzeptieren wollen oder können. Bisher ist es daher auch noch nicht gelungen, postmortale Erfahrungen systematisch wissenschaftlich zu erforschen.

Es sind jedoch zahlreiche Erfahrungsberichte bekannt, zudem sind einige Bücher zu diesem Thema erschienen.[37] Mir selbst wurden in einer Reihe vertraulicher Gespräche, sehr zurückhaltend und mit der Bitte um Diskretion, Dutzende solcher Erfahrungen geschildert. Ein Beispiel beschreibt auch Tsjitske Waanders in ihrem Buch:

»Ich wusste, ohne es zu sehen, zu hören oder zu fühlen, immer, dass mein Kind bei mir war, ganz in meiner Nähe. ... Bei diesem Wissen spielte mein Verstand überhaupt keine Rolle. Es war ein intuitives Wissen.«[38]

Menschen sind nur dann bereit, diese Erfahrungen mit anderen zu teilen, wenn sie großes Vertrauen zu ihnen haben, wenn sie sicher sind, dass ihr Gegenüber nicht sofort mit (Vor-)Urteilen oder negativen Kommentaren reagiert (»Das ist nur Wunschdenken«; »Das ist nur auf deinen Kummer zurückzuführen«). Und selbst dann sind sie oft noch sehr vorsichtig, denn sie fürchten, dass man sie für verrückt hält und nicht versteht. Oft begegnet ihnen ein geliebter

Verstorbener im Schlaf in einem »Klartraum«, in manchen Fällen können sie sogar mit ihm kommunizieren. Doch diese Erfahrung ist kein Traum. Sie ist, ebenso wie eine perimortale Wahrnehmung, viel klarer und realer als ein normaler Traum. Im Schlaf ist die Möglichkeit, nicht-lokales Bewusstsein zu empfangen, größer, da das Wachbewusstsein die »Empfangsmöglichkeit«, die Schnittstelle, nicht wie gewöhnlich blockiert (siehe Kapitel 11). Eine postmortale Erfahrung, also der Kontakt mit dem Bewusstsein eines geliebten Verstorbenen, ist oft überaus tröstlich, und die Zuversicht, dass es dem Verstorbenen gut geht, wirkt sich positiv auf den Trauerprozess aus. Die Erfahrung, dass auch nach dem Tod ein Kontakt zum (Bewusstsein des) Verstorbenen möglich ist, führt oft zu einer veränderten Vorstellung vom Tod. Es wird zur Gewissheit, dass es nach dem körperlichen Tod eine Form des Weiterlebens gibt. Oft nimmt auch die Furcht vor dem eigenen Tod ab. Diese Wirkung ist mit den Folgen einer NTE oder einer Sterbebettvision vergleichbar. Eines der bekanntesten Beispiele eines solchen Phänomens stammt aus William Shakespeares *Hamlet*. Hamlet sieht den »Schatten« seines verstorbenen Vaters vor seinem »geistigen Auge«, und dieser Schatten erzählt ihm, sein Vater sei von seinem Bruder, also Hamlets Onkel Claudius, ermordet worden, weil dieser Hamlets Mutter heiraten und so König von Dänemark werden wollte. Er berichtet ihm auch detailliert von der Vergiftung, die zu seinem Tod führte. An Hamlet musste ich auch denken, als ich von einer Frau aus den USA eine E-Mail mit einem Bericht über eine zweifache postmortale Erfahrung erhielt, von denen die erste eher Ähnlichkeit mit einer empathischen NTE hat.

»Ich hatte keine Nahtoderfahrung, aber ich hatte einen ›Traum‹, in dem es mir so vorkam, als hätte ich eine NTE. 1992 wurde meine Mutter ermordet. Nach einer fünfzigtägigen Leidenszeit auf der Intensivstation starb sie. Ich war sehr verzweifelt und verstört, denn meine Mutter hatte sich immer sehr vor dem Sterben gefürchtet. Diese Gedanken ließen mich nicht mehr los. Eines Nachts, etwa einen Monat nach ihrem Tod, sprach ich beim Zubettgehen ein Gebet und bat darum, mich doch bitte wissen zu lassen, ob es meiner Mutter gut gehe. In dieser Nacht hatte ich einen ›Traum‹. Ich erlebte das Gleiche wie viele Menschen während einer Nahtoderfahrung. Ich bewegte mich durch eine tiefe Finsternis zum Licht. Und das Licht bestand aus einem überwältigenden Gefühl der Liebe. Es war ein blendendes, strahlendes, unbeschreibliches Licht. Es war so einladend und fühlte sich so gut an, dass ich mich nicht mehr von ihm trennen mochte. Man sagte mir, meiner Mutter gehe es gut, aber ich müsse zurückkehren. Als ich wach wurde, wusste ich, dass meine Mutter sich an einem besseren Ort befand, und ich war von einem starken Gefühl des Friedens erfüllt. Ich wusste nun tief im Innersten meines Herzens, dass es nach diesem Leben noch etwas anderes gab. Ich bin nie ein besonders religiöser Mensch gewesen. Ich erzähle nur sehr selten jemandem von dieser Begebenheit, aber nachdem ich diesen Artikel über Ihre Studie zur NTE gelesen hatte, empfand ich es fast als meine Pflicht, Ihnen zu schreiben, denn es gibt noch mehr zu berichten.

Vor etwas mehr als zwei Jahren wurde auch mein Vater ermordet. Nach etwa drei Wochen waren die polizeilichen Ermittlungen völlig festgefahren; man startete einen Presseaufruf, in dem man um Mithilfe bat. Damals ›träumte‹ ich drei Nächte hintereinander von meinem Vater. Jede Nacht erklärte er mir, ich solle in sein Archiv schauen, und gab mir genaue Instruktionen. Nach der dritten Nacht rief ich den Chef des Ermittlungsteams an, das den Fall bearbeitete. Er dachte sicher, ich sei völlig verrückt geworden. Aber ich hatte im Archiv meines Vaters nachgesehen – genau wie er es mir aufgetragen hatte –, denn er hatte mir ein Datum und einen Namen genannt. Und so viel ist sicher: Ich fand dort zu meiner großen Überraschung wirklich diesen Namen! Die Kriminalpolizei nahm mit dieser Person Kontakt auf, die ihr wiederum den Namen einer anderen Person nennen konnte, die am Mord an meinem Vater beteiligt gewesen war. Da der Prozess noch im Gange ist, kann ich leider keine weiteren Details nennen. Aber die Täter wurden gefasst. Wie und warum mir das widerfahren ist, bleibt mir ein großes Rätsel. Ich habe keine hellseherischen Fähigkeiten. Aber es verblüfft mich und macht mich neugierig.«

Im nächsten Beispiel handelt es sich um einen Fall von einer geteilten beziehungsweise kollektiven postmortalen Erfahrung, deren Beschreibung mir ein junger Mann aus Ungarn zusandte:

»Ich möchte Ihnen gerne von meiner Mutter erzählen, die vor drei Jahren eine schwere Hirnblutung hatte. Sie war gelähmt, konnte nicht mehr sprechen und starb nach etwa sechs Monaten. Drei Tage nach ihrem Begräbnis ereignete sich Folgendes: Ich schlief, als mich plötzlich ein merkwürdig kaltes Gefühl weckte. Ich hatte auf meiner rechten Seite geschlafen, doch nachdem ich wach war, drehte ich mich zur linken Seite, denn ich spürte, da war etwas. Zu meinem großen Erstaunen sah ich dort meine Mutter! Sie war ganz in Weiß gekleidet und völlig in ein strahlend weißes Licht eingehüllt. Sie lächelte, sie war wunderschön, berührte mich an der Schulter und teilte mir ohne Worte mit: ›Jetzt ist alles gut. Es gibt keinen Grund, sich Sorgen zu machen.‹ Ich wollte ihr antworten, aber irgendwie schlief ich wieder ein. Ich erwachte erst am nächsten Morgen, und sicher wäre alles für mich nur ein seltsamer Traum geblieben, wenn sich nicht Folgendes ereignet hätte: Nachdem ich aufgewacht war, musste ich immerfort daran denken, was sich in der Nacht zugetragen hatte. Mittags ging ich zum Zimmer meines Vaters, um mit ihm darüber zu sprechen. Doch zu meiner großen Überraschung sagte mein Vater: ›Du wirst es nicht glauben, was mir heute Nacht passiert ist!‹ Und mein Vater erzählte mir: ›Mitten in der Nacht wurde ich von einer Kälte geweckt, und als ich mich umdrehte und mich etwas aufrichtete, sah ich auf der anderen Seite des Bettes deine Mutter. Von ihr ging Licht aus, sie war in Weiß gekleidet, sie war glücklich, sie berührte mich und sagte, ich solle mir keine Sorgen machen, sie würde sich gut um uns kümmern.‹ Und dann war mein Vater wieder eingeschlafen! Keiner von uns beiden hatte je zuvor so etwas erlebt. Keiner von uns hatte je etwas von einem Kontakt zu Verstorbenen gehört. Mein Vater ist ein rational denkender Arzt, der nie mehr darüber gesprochen hat. Ich habe auch nie mehr von meiner Mutter geträumt. Aber ich bin sicher, dass es kein Traum war. Ich bin davon überzeugt, weil mein Vater und ich in derselben Nacht dieselbe Erfahrung gemacht haben, ohne voneinander zu wissen.«

Glaube an eine Form persönlichen Weiterlebens

Kürzlich wurden in einer großen repräsentativen Umfrage zu sozialen Unterschieden und Gemeinsamkeiten in europäischen Ländern neben Fragen zu Arbeit, Freizeitverhalten, Politik, Religion und sozialen Themen auch Fragen zum Glauben an ein persönliches Weiterleben nach dem Tod gestellt.[39] Aus der Befragung unter Leitung der Universität Tilburg ging hervor, dass in Europa durchschnittlich zwischen 48 und 59 Prozent der Bevölkerung an ein persönliches Weiterleben nach dem körperlichen Tod glauben, eine Ausnahme bildet das Gebiet der früheren DDR mit dem weltweit niedrigsten Anteil von 15 Prozent. Dieselbe Umfrage ergab, dass 22 Prozent der Menschen in Westeuropa an ein Leben vor dem jetzigen Leben, also an Reinkarnation glauben. In den Niederlanden sind dieser Studie zufolge 50 Prozent der Einwohner (etwa acht Millionen Menschen) von einem persönlichen Weiterleben nach dem Tod überzeugt und 21 Prozent (fast 3,5 Millionen Menschen) glauben an Reinkarnation.[40] Bekanntermaßen widerspricht eine Reinkarnationsvorstellung der offiziellen Lehre der christlichen Kirchen.

Diese Zahlen sind interessant, denn wie in zwei Artikeln im Magazin *Nature* berichtet wird, steht die Mehrzahl der heutigen Wissenschaftler in der westlichen Welt diesen Vorstellungen ablehnend gegenüber.[41] Doch wie könnte man all die Erfahrungen, die von Menschen überall auf der Welt in den verschiedensten Situationen unabhängig voneinander beschrieben werden, erklären, wenn nicht durch die Annahme, das Bewusstsein könne unabhängig vom Körper existieren, in einer Dimension, in der Zeit und Distanz keine Rolle spielen und alles nicht-lokal miteinander verbunden ist? Die Überzeugung der meisten Wissenschaftler steht augenscheinlich in scharfem Kontrast zu den Resultaten dieser großen Sozialbefragung. Sie macht deutlich, dass mehr als 250 Millionen Menschen in Europa an eine Form der Kontinuität nach dem körperlichen Tod glauben und etwa hundert Millionen an die Möglichkeit der Reinkarnation.[42] Auf diese Unterschiede zwischen den

Überzeugungen der allgemeinen Bevölkerung und denen der meisten Wissenschaftler komme ich in Kapitel 15 noch einmal zurück.

Die Kontinuität des Bewusstseins nach dem körperlichen Tod

> Je vertrauter uns die Vorstellung wird, dass das Bewusstsein den Organismus übersteigt, desto natürlicher werden wir es finden, dass die Seele den Körper überlebt.[43]
> *Henri Bergson, Philosoph, 1859–1941*

Die Ergebnisse der NTE-Forschung lassen es möglich erscheinen, dass (nicht-lokales) Bewusstsein immer gegenwärtig ist, also auch immer bestehen bleibt. Der Inhalt der NTE deutet auf eine Kontinuität des Bewusstseins hin, die unabhängig vom Körper erfahren werden kann. Doch wie bereits erwähnt, werden ganz ähnliche Phänomene und in manchen Fällen der Kontakt mit dem Bewusstsein Verstorbener auch in Todesangst, Verzweiflung, Einsamkeit, während einer Meditation, auf dem Sterbebett und während peri- und postmortaler Erfahrungen beschrieben.

Noch immer gibt es mehr Fragen als Antworten. Doch angesichts all der geschilderten Bewusstseinserfahrungen sollten wir ernsthaft die Möglichkeit in Erwägung ziehen, dass der Tod ebenso wie die Geburt nur einen Übergang in einen anderen Bewusstseinszustand darstellt. Die fast zwangsläufige Schlussfolgerung, dass das nicht-lokale Bewusstsein nach dem physischen Tod in einer anderen Dimension, einer immateriellen Welt, fortbesteht, in der Vergangenheit, Gegenwart und Zukunft beschlossen liegen, verändert unsere Sicht auf den Tod.

Das Bewusstsein lässt sich nicht auf das Gehirn reduzieren, denn es ist nicht-lokal, und unser Gehirn hat für Bewusstseinserfahrungen nur eine ermöglichende, keine produktive Funktion. Unser Wachbewusstsein hat eine biologische Grundlage, denn unser Körper fungiert als Schnittstelle dafür. Doch für unser endloses oder nicht-lokales Bewusstsein gibt es diese biologische Basis nicht, denn seine Quelle liegt im nicht-lokalen Raum. Das Wachbewusstsein wird zwar körperlich erfahren, doch das endlose Bewusstsein hat seinen Sitz nicht im Gehirn.

Vor kurzem sah ich eine Traueranzeige mit dem Text: »Was du hast, vergeht, was du bist, lebt weiter, jenseits von Raum und Zeit.« Der Tod ist nur das Ende des physischen Aspekts unseres Lebens. Wir *haben* einen Körper, doch wir *sind* Bewusstsein. Losgelöst von unserem Körper sind wir offenbar immer noch in der Lage, bewusste Erfahrungen zu machen, sind wir immer noch bewusste Wesen. Wenn unser Körper endgültig tot ist, nach einer Sterbephase, die Stunden oder Tage dauern kann, stehen wir mit diesem endlosen Bewusstsein in Verbindung oder sind, besser gesagt, zu einem Teil von ihm geworden.

Forschung zur NTE liefert uns keinen unumstößlichen Beweis für diese Schlussfolgerung, denn die Betroffenen sind nicht endgültig gestorben, sondern wieder zu Bewusstsein gekommen. Doch in einem (noch umkehrbaren) Sterbeprozess waren sie während eines temporären Totalausfalls aller Gehirnfunktionen dem Tode alle sehr nahe. Aus wissenschaftlichen Untersuchungen geht unmissverständlich hervor, dass das Bewusstsein unabhängig vom Körper, wenn das Gehirn nicht mehr funktioniert, erfahren werden kann. Diese Schlussfolgerung führt zu einem kompletten Wandel unseres Menschenbildes und hat Konsequenzen für aktuelle medizinische und ethische Fragen. Wissen über Nahtoderfahrungen kann für Mitarbeiter im medizinischen Bereich sowie für Sterbende und deren Angehörige von großer praktischer Bedeutung sein. Es wäre sicher vorteilhaft, wenn jeder über die außergewöhnlichen Erfahrungen, zu denen es während eines klinischen Todes, im Koma, auf dem Sterbebett oder nach dem Tod kommen kann, Bescheid wüsste.

Andere Formen nicht-lokalen Informationsaustauschs

Nach einer NTE haben die meisten Menschen Schwierigkeiten mit einer erhöhten intuitiven Sensibilität. Sie sind nun »empfänglicher« für Teile des nicht-lokalen Bewusstseins, das ihnen vorher verschlossen war, und ebenso für Aspekte des Bewusstseins anderer. Mittels der Vorstellung eines nicht-lokalen Bewusstseins lässt sich nicht nur eine NTE begreifen und erklären, sondern auch eine erhöhte intuitive Sensibilität, Fernwahrnehmungen, Genialität und der Einfluss des Bewusstseins auf die Materie. All diese Phänomene können während und nach einer NTE auftreten (siehe Kapitel 3 und 4).

Erhöhte intuitive Sensibilität

Unter einer erhöhten intuitiven Sensibilität verstehe ich das Erfassen von nachprüfbar richtigen Informationen über Ereignisse und Personen auch über große Distanzen hinweg, die nicht sinnlich wahrgenommen oder erinnert worden sein können. Es kommt auch vor, dass zukünftige Ereignisse vorausgesehen werden. Man kann offensichtlich, oft auch unwillentlich, mit Aspekten des eigenen Bewusstseins, dem Bewusstsein anderer oder verstorbener geliebter Menschen und vielleicht sogar mit Tieren und der Natur in Kontakt stehen. Meistens sind wir uns dieser fortwährenden Beziehung zu unserer Umgebung nicht bewusst. Wie in Kapitel 4 bereits geschildert, verfügen Menschen nach ihrer NTE, oft zu ihrem eigenen Erstaunen und ihrer eigenen Verwirrung, über eine solche erhöhte intuitive Sensibilität; sie sind hellsichtig, hellfühlend, hellhörig oder haben prophetische Fähigkeiten, wenn sie zum Beispiel von Geschehnissen »träumen«, die sich erst zukünftig ereignen werden. Offenbar hat die NTE ihre »Empfangsmöglichkeit« dauerhaft verstärkt. Der Vergleich mit einem Fernsehapparat liegt nahe, der normalerweise nur das 1. Programm empfangen kann, das »Programm« des eigenen persönlichen Bewusstseins, der jedoch nach einer NTE auch ein 2., 3. und 4. Programm, mit Aspekten des Bewusstseins anderer Menschen, hereinbekommt. Wie in Kapitel 11 bereits dargestellt, wurde diese nicht-lokale »Verschränkung« des Bewusstseins auch wissenschaftlich nachgewiesen.[44]
Das nicht in Worte fassbare Vorgefühl oder die innere Gewissheit,

dass jemand sterben wird, ist ebenfalls eine unbewusste Erfahrung. In den meisten Fällen geht es dabei um einen plötzlichen Tod, einen Unfall oder einen Herzstillstand. Doch kommt auch ein plötzlicher Tod nie unerwartet. In den letzten Stunden, Tagen oder Wochen vorher werden oft allgemeine Fragen über den Tod gestellt, »grundlos« Wünsche zum Ablauf der eigenen Beerdigung formuliert oder ein Testament aufgesetzt.[45] Ich weiß von einem sechsjährigen Mädchen, das seine Mutter gefragt hatte, was der Tod denn eigentlich sei, ob man dann völlig verschwinde oder doch noch irgendwo existiere. Es starb zwei Stunden später, als es plötzlich über die Straße gerannt und dabei von einem Auto erfasst worden war. Menschen mit erhöhter intuitiver Sensibilität »wissen« oder träumen oft, dass jemand bald sterben wird.

Erhöhte intuitive Sensibilität tritt in Europa und Amerika häufig auf. In der bereits erwähnten European Value Survey (der europäischen Werte-Umfrage)[46] und in einer amerikanischen Gallup-Umfrage[47] wurden Personen anonym dazu befragt, ob sie irgendwann einmal Erfahrungen mit Telepathie, also dem Kontakt zu einer weit entfernten Person, oder mit Hellsichtigkeit, dem Gefühl zu wissen, was irgendwo in weiter Ferne geschieht, gemacht hatten. Diese Fragen wurden in Europa von 46 Prozent (230 Millionen Menschen) und in den USA von 60 Prozent (180 Millionen Menschen) der Befragten positiv beantwortet.[48] Im Mai 2006 publizierte *Reader's Digest* eine Studie mit gezielten Fragen zu Aspekten gesteigerter Intuition, an der sich mehr als tausend Erwachsene in England beteiligt hatten.[49] 68 Prozent der Befragten nannten dabei das Gefühl, »heimlich« von jemandem angestarrt zu werden, 62 Prozent schilderten Situationen, in denen sie wussten, wer anruft, bevor sie den Hörer abgenommen hatten, 52 Prozent kannten prophetische Gefühle, 26 Prozent merkten, wenn einer ihrer Angehörigen oder Freunde krank war oder in Schwierigkeiten steckte, und 19 Prozent berichteten von einer Begegnung mit einem verstorbenen Angehörigen.

Zusammenfassend lässt sich feststellen, dass solche Zustände gesteigerter Intuition nicht nur nach einer NTE, sondern vielfach auch in der allgemeinen Bevölkerung vorkommen. Derartige Erfahrungen werden jedoch weitgehend verschwiegen, denn in der heutigen Gesellschaft und besonders in der heutigen Wissenschaft gibt es im Grunde keinen Ort für solche Phänomene. Die Vorstellung eines nicht-lokalen Bewusstseins macht diese Erfahrungen jedoch nachvollziehbar.

Fernwahrnehmung (intuitive Wahrnehmung)

Seit 1972 führt der Physiker Hal Puthoff gemeinsam mit seinem Kollegen Russell Targ am Stanford Research Institute (SRI) wissenschaftliche Untersuchungen zur Exaktheit und Zuverlässigkeit von Fernwahrnehmungen durch, die auch als intuitive Wahrnehmungen bezeichnet werden.[50] Man empfängt Informationen von einem oder über ein Objekt, das für die Sinne nicht zugänglich oder erreichbar ist, sei es ein Gebäude, eine Apparatur oder irgendein Ort. Intuitive Fernwahrnehmung bedeutet, dass Menschen über große Distanzen hinweg nicht-lokal Objekte wahrnehmen. Bei den genannten Studien wurden die Objekte willkürlich ausgewählt oder nur durch Koordinaten auf einer Karte markiert.

Zunächst ging Puthoff ziemlich skeptisch an die Sache heran, doch die Ergebnisse, die »intuitiv begabte« Probanden erzielten, waren so eindrucksvoll, dass sich die CIA während des »Kalten Krieges« dafür interessierte, da sie hoffte, auf diesem Wege Informationen über geheime Projekte in der Sowjetunion zu erhalten. Die CIA hat diese Forschung zur Fernwahrnehmung über Dutzende von Jahren vollständig finanziert und sie vielfach genutzt, um sich über »den Feind« zu informieren. Aus Gründen militärischer Geheimhaltung wurde ein Teil dieser Forschungsergebnisse erst 1996 von Präsident Clinton der Öffentlichkeit zugänglich gemacht.

Bei Forschungen im Princeton Engineering Anomalies Research (PEAR) Institute wurde nachgewiesen, dass auch »normale« Menschen in der Lage sind, bei solchen Versuchen positive Resultate zu erzielen. Die Wahrscheinlichkeit, dass die Ergebnisse zur Fernwahrnehmung auf Zufall beruhten, lag statistisch unter eins zu einer Milliarde.[51] Später fand man heraus, dass Testpersonen auch dann Gebäude oder Gegenstände wahrnehmen konnten, wenn sie isoliert in einem faradayschen Käfig saßen, der alle elektromagnetische Strahlung blockierte; oder in einem U-Boot, das bis zu einer Tiefe von 170 Metern unter der Meeresoberfläche abtauchte, sodass selbst eine extrem niedrige Frequenzübertragung ausgeschlossen war. Diese Ergebnisse lassen sich nur mit der Vorstellung eines nicht-lokalen Bewusstseins erklären. Das Phänomen der Fernwahrnehmung muss man sich so vorstellen, als blickte man aus großer Höhe auf etwas herab, könnte Details jedoch näher »heranzoomen«. Die Versuchspersonen konnten das Innere von Gebäuden und den Inhalt geschlossener Aktenschränke oder auch Staatsgeheimnisse beschreiben. Selbst über extrem große Entfernungen im Weltraum waren Wahrnehmungen möglich, wie die des Jupiter-Rings, dessen Existenz erst bestätigt werden konnte, als der NASA-Satellit »Pioneer 10« später (1973) nahe genug an dem Planeten vorbeizog. Von der Erde aus hatte man diesen Ring bis dahin noch nie gesehen. Einer der jüngsten Erfolge der Fernwahrnehmung war die Entdeckung des geheimen Aufenthaltsorts von Saddam Hussein, die dank detaillierter Beschreibungen der Umgebung und des Ortes, an dem er sich versteckt hatte, gelungen war.[52]

Der Forscher Stephan Schwartz nutzte die in die Vergangenheit gerichtete nicht-lokale Wahrnehmung zur Wiederentdeckung archäologischer Fundstätten wie der des Palastes der Kleopatra, des Palastes des Marc Anton in Alexandria und der Überreste der Leuchttürme von Pharos bei Alexandria.[53] Forscher des PEAR führten wissenschaftliche Studien zur nicht-lokalen Wahrnehmung, die in die Zukunft hineinreicht, durch. Darin wurden Personen aufgefordert, auf Reisen zu gehen und zum Beispiel Bahnhöfe und Flugplätze zu fotografieren. Anschließend stellte sich heraus, dass ihre Fotos exakt mit bereits zuvor protokollierten und fixierten Bildern übereinstimmten, die Testpersonen aus der Ferne wahrgenommen hatten, Stunden bevor das Ereignis, das auf dem jeweiligen Foto abgebildet war, stattgefunden hatte.

Die Ereignisse konnten mit einem Gesichtsfeld von 360 Grad und gleichzeitig aus einem Überblick und einer Detailansicht heraus wahrgenommen werden. Dies gleicht den Schilderungen außerkörperlicher Erfahrungen während einer NTE (siehe Kapitel 3). Genauso wie bei Nahtoderfahrungen kann man auch hier die Wahrnehmungen vergangener Ereignisse und Zukunftsvisionen als wahr überprüfen. Auch die theoretische Erklärung, die Schwartz für die intuitive Fernwahrnehmung angibt, stimmt völlig mit meiner Vorstellung eines nicht-lokalen Bewusstseins überein.[54]

Genialität

Woher kommt eine plötzliche wissenschaftliche Erkenntnis? Wie gelangen radikal neue Einsichten in unser Bewusstsein? Von Einstein ist bekannt, dass ihn seine Relativitätstheorie wie ein Geistesblitz durchfuhr. Der russische Chemiker Mendelejew kam dank eines plötzlichen »Einfalls« auf das nach Atommassen geordnete Periodensystem der chemischen Elemente. Woraus erwächst die Inspiration von Schriftstellern, Malern und anderen Künstlern? Wie konnte es jemand wie Mozart schon in so jungen Jahren gelingen, solch herrliche Musik zu komponieren? Mozart sagte, ebenso wie Brahms, er höre die Musik schon in seinem Kopf und brauche sie nur noch niederzuschreiben. Auf diese Weise konnte er in kürzester Zeit geniale Musik in fast fehlerloser Notation zu Papier zu bringen.[55] Durch die Möglichkeit, (unbewusst) mit Aspekten des nicht-lokalen Bewusstseins in Kontakt zu stehen, lassen sich Inspiration, Kreativität und plötzliche wissenschaftliche Einsichten erklären. Auch während einer NTE kann man das Gefühl haben, mit der Quelle eines unbeschreiblichen Wissens in Berührung zu sein, an das man sich später meistens nicht mehr erinnern kann (Kapitel 3). Die an diesem Phänomen Interessierten möchte ich auf das Kapitel zur Genialität im Buch *Irreducable Mind* von Edward und Emily Kelly verweisen.[56]

Der Einfluss des Bewusstseins auf die Materie:
Psychokinese, Telekinese und Teleportation

In Kapitel 9 wurde mit Hilfe des Begriffs Neuroplastizität beschrieben, wie das Bewusstsein durch Gedankenkraft aktiven Einfluss auf die Anatomie und Funktion des Gehirns ausüben kann. Dass das Bewusstsein den Körper beeinflussen kann, lässt sich schon an den deutlichen körperlichen Reaktionen erkennen, die Angst oder sexuelle Erregung hervorrufen. Ist es dann nicht auch denkbar, dass Bewusstsein durch Prozesse auf Quantenniveau »tote« Materie beeinflusst?

Unter Psychokinese oder Telekinese versteht man die Veränderung der sichtbaren äußeren Form von Gegenständen durch konzentrierte Aufmerksamkeit, wie sie mehrfach unter kontrollierten Bedingungen, sogar im U. S. Capitol Building in Anwesenheit einer offiziellen Militärdelegation, nachgewiesen wurde.[57] Unter Teleportation versteht man das Bewegen materieller Gegenstände mit Hilfe unbekannter, vom Bewusstsein geweckter physischer Kräfte auch über große Distanzen hinweg. Psychokinese und Telekinese werden heute auch als abnorme oder nicht-lokale Störungen bezeichnet, da man unter diesen Begriffen einen unmittelbaren Einfluss des Bewusstseins auf die Materie ohne Einwirken einer bekannten physischen Kraft versteht. Die bisher durchgeführten Untersuchungen, die dem Nachweis dienten, dass die zielgerichtete Konzentration tatsächlich den Ablauf von Wahrscheinlichkeitsprozessen verändern kann, wurden in ihrer ganzen Bandbreite von Jahn und Dunne in ihrem Buch *Margins of Reality* zusammengefasst.[58]

Das hört sich alles nach Science-Fiction an. Doch aus dem offiziellen Bericht der amerikanischen Luftwaffe, den ein Physiker unter dem Titel *Teleportation Physics Study* zusammengestellt hat, geht hervor, dass der amerikanische Nachrichtendienst und das amerikanische Militär viel Geld und eine Menge Forschungsarbeit in diese Phänomene investieren.[59] Der Autor verweist auf viele wissenschaftliche Studien, die darauf hindeuten, dass diese Phänomene nicht nur auf Quantenniveau, sondern auch auf makroskopischer Ebene möglich sind. Er nimmt dabei unter anderem auf den Quantenphysiker Anton Zeilinger Bezug, der in seinem Buch *Einsteins Spuk* die Ansicht vertritt, Quantenteleportation sei definitiv nachgewiesen.[60]

Der Artikel der amerikanischen Luftwaffe bietet einen detaillierten Überblick über alle Studien zur Fernwahrnehmung und Teleportation und geht auch auf mögliche Erklärungen derartiger Phänomene auf Grundlage der Quantenphysik ein, etwa mittels des Konzepts der Nullpunktfluktuation oder der Informationsspeicherung in Wellenfunktionen im nicht-lokalen Raum. Am spannendsten sind die hier beschriebenen chinesischen Studien, die unter sorgfältig kontrollierten Bedingungen blind und doppel-blind im Aerospace Medicine Engineering Institute in Peking durchgeführt wurden. Die Artikel wurden von der Defence Intelligence Agency (DIA) aus dem Chinesischen ins Englische übersetzt. In Experimenten mit intuitiv begabten Kindern und jungen Erwachsenen war es gelungen, die Teleportation von kleinen Radiogeräten, lichtempfindlichem Papier, mechanischen Uhren und Insekten über Dutzende von Metern nachzuweisen.[61] Später wurden diese Versuche wiederholt, wobei man die Bewegung in Videoaufzeichnungen und ultraschneller Fotografie festhielt.[62] Die Ergebnisse sind wirklich spektakulär: Gegenstände wie Nüsse, Streichhölzer, Pillen, Schwämme, lebende Insekten und Ähnliches wurden durch die Hüllen versiegelter Umschläge, durch die Wände versiegelter Glasflaschen und aus Röhren mit versiegelten Verschlusskappen herausbefördert, ohne dass hierbei das Äußere dieser Behälter zerstört oder zerrissen wurde. Durch die Videoaufzeichnung wurde die instantane Bewegung festgehalten. So konnte man filmen, wie der Gegenstand von seinem ursprünglichen Aufbewahrungsort verschwand und an anderer Stelle wieder auftauchte. Manchmal schien der Gegenstand mit der Hülle des Behälters oder des Aufbewahrungsortes zu verschmelzen. Insekten blieben dabei am Leben, doch bei der Teleportation kleiner Radiosender änderten sich Amplitude und Frequenz des Radiosignals. Zum Zeitpunkt der Bewegung war das Signal sogar kurzzeitig nicht wahrnehmbar, als ob sich der Sender zeitweilig in einer anderen Dimension befände, doch sobald der Radiosender an seinem neuen Ort auftauchte, stellte sich auch wieder ein stetiges Signal ein. Die Testpersonen hatten immer verbundene Augen und wussten nicht, welchen Gegenstand sie mit Hilfe ihres Bewusstseins bewegen sollten. Um einen Betrug zu vermeiden, waren bei jedem dieser Tests objektive Zuschauer und militärische Beobachter zur Kontrolle zugegen. Der Autor des zusammenfassenden amerikanischen Militärberichts ist der Überzeugung, dass man bei einer Erklärung derartiger Phänomene dem Bewusstsein und Theorien der Quantenphysik eine Schlüsselrolle zugestehen müsse. In seinem jüngsten Buch *Entangled Minds* beschreibt auch Dean Radin viele genau erforschte und gut dokumentierte Phänomene eines nicht-lokalen Zusammenhangs zwischen dem Bewusstsein mehrerer Menschen sowie zwischen Bewusstsein und Materie, wobei er ebenfalls auf ein quantenmechanisches Erklärungsmodell zurückgreift.[63] Auch der Quantenphysiker Amit Goswami hat den kausalen Einfluss des Bewusstseins auf die Materie ausführlich beschrieben und theoretisch erklärt.[64] Für die Erklärung solcher ungewöhnlicher Phänomene scheint auch hier das Konzept eines nicht-lokalen Bewusstseins von wesentlicher Bedeutung zu sein.

Fazit

Wer nie seine Meinung geändert hat, hat selten etwas gelernt.
NRC-Handelsblad

In diesem Kapitel bin ich auf unterschiedliche Aspekte des nicht-lokalen Bewusstseins eingegangen, für die wissenschaftliche und gut fundierte Nachweise vorliegen. Auf der Grundlage der NTE-Forschung habe ich das Konzept eines nicht-lokalen und endlosen Bewusstseins entwickelt, mit dem viele, vielleicht sogar alle Aspekte außergewöhnlicher Bewusstseinserfahrungen, die in diesem Kapitel thematisiert wurden, begreiflich werden. Man kann sich kaum der Schlussfolgerung entziehen, dass das Wesen unseres endlosen Bewusstseins in einem nicht-lokalen Raum, in dem Zeit und Distanz keine Rolle spielen, unabhängig von unserem Körper schon vor der Geburt bestanden hat und unabhängig von unserem Körper auch *nach* unserem Tod weiter bestehen wird. Unser Bewusstsein hat keinen Anfang und es wird auch nie ein Ende haben. Daher sollten wir ernsthaft die Möglichkeit in Erwägung ziehen, dass der Tod wie auch die Geburt nur einen Übergang in einen anderen Bewusstseinszustand darstellt. Während unseres Lebens fungiert der Körper als Schnittstelle, die es uns ermöglicht, einige Aspekte unseres erweiterten Bewusstseins zu empfangen. Dabei handelt es sich um einen Prozess, bei dem sowohl die (Junk-)DNA wie auch DMT eine Rolle spielen könnten.

Das Konzept eines endlosen und ewigen Bewusstseins ist nicht neu. Im folgenden Kapitel werde ich antike und mittelalterliche Schriften aus Europa und Asien zitieren, die Erfahrungen eines erweiterten Bewusstseins und die Vorstellung eines Bewusstseins nach dem körperlichen Tod schon ausführlich beschreiben.

14. Es gibt nichts Neues unter der Sonne[1]

Keine Erkenntnis ist so nützlich wie die Besinnung darauf:
Das ist nicht neu, das gibt es seit Jahrhunderten.[2]
Frederik van Eeden, 1860–1932

Einleitung

In einer Nahtoderfahrung wird offenbar individuell wiederentdeckt, was an Wissen und Weisheit schon jahrhundertelang in vielen Kulturen bekannt war, doch scheinbar in Vergessenheit geraten ist. Im Laufe der Geschichte wurde aus unterschiedlichen Perspektiven schon immer über den Tod gesprochen oder geschrieben. Der Glaube, dass mit dem Tod alles zu Ende sei, ist womöglich nur deshalb so weit verbreitet, weil sich viele Menschen nie eingehend mit diesem historischen Wissen beschäftigt oder nur selten etwas über Nahtodererfahrungen gehört oder gelesen haben. Auch ich selbst war früher davon überzeugt, dass mit dem Tod alles zu Ende sei. Doch nach jahrelanger kritischer Auseinandersetzung mit den zahlreichen Schilderungen von Nahtoderfahrungen und nach sorgfältiger Sichtung dessen, was wir heute über die Funktion des Gehirns, das Bewusstsein und einige Grundprinzipien der Quantenphysik wissen, hat sich meine Auffassung grundlegend geändert. Für mich als Arzt und Wissenschaftler lässt sich das wichtigste Fazit in folgendem Satz zusammenfassen, den ein Betroffener nach seiner NTE äußerte: »Der Tod ist nicht der Tod.«

Heute betrachte ich die Kontinuität unseres Bewusstseins nach dem Tod unseres physischen Körpers als eine sehr reale Möglichkeit. Um zu dieser neuen Einsicht zu gelangen, bedarf es offenbar keiner eigenen Nahtoderfahrung.

Zu allen Zeiten und in allen Kulturen war man davon überzeugt, dass das Wesen des Menschen, meistens Seele genannt, nach dem Tod des Körpers fortbesteht. In diesem Kapitel finden sich Schilderungen des Weiterlebens nach dem Tod aus dem Hinduismus, Buddhismus, Judentum, Christentum und Islam sowie Zitate aus dem alten Ägypten, der Antike und dem Römischen Reich. Die Vorstellungen vom Tod, die in diesen alten Texten erkennbar werden, ähneln sich erstaunlicherweise, obwohl sie in früheren Zeiten längst nicht immer mündlich oder schriftlich ausgetauscht werden konnten. Denn dazu sind ihre Quellen zu verschieden und die Regionen und Völker, denen sie entstammen, sind nicht nur durch Meere und weite Entfernungen über Land, sondern auch durch große zeitliche, kulturelle und sprachliche Barrieren voneinander getrennt. Eines der ältesten schriftlichen Beispiele dieser universellen Todesvorstellung stammt aus dem alten Ägypten. Wie aus dem *Ägyptischen Totenbuch* seines Verfassers Ani (ungefähr 1250 v. Chr.) hervorgeht, glaubte man hier, dass die Seele nach dem Tod die Erde verlässt und eine Reise durch die Unterwelt antritt, an deren Ende sich der Verstorbene noch einer letzten Prüfung stellen muss, bevor er ins Jenseits eingehen kann: dem Urteil des Osiris.[3] Hierbei zählt der Tote eine lange Liste von Sünden auf, die er unterlassen hat. Die Wahrheit dieses Berichts wird geprüft, indem sein Herz auf einer großen Waage gegen eine Feder aufgewogen wird. Hat der Verstorbene die Wahrheit gesagt, ist ihm eine glückselige Unsterblichkeit im Angesicht des Sonnengottes gewiss, besteht er den Wahrheitstest jedoch nicht, erwartet ihn ein schreckliches Los – er wird als Sünder zu ewigem Vergessensein verdammt.

Nichts Neues

Schon seit uralten Zeiten existiert die Vorstellung von einem Fortbestehen der Seele nach dem Tod und von einem Urteil über das vergangene Leben im Angesicht des Todes (dem Lebensrückblick in der NTE). Abhängig davon, wie man gelebt hat, entscheidet dieses Urteil darüber, ob man in die Sphäre der Glückseligen eintreten darf oder, manchmal zur Strafe, an einen Furcht erregenden Ort verbannt wird. Diese Vorstellung wird nicht nur im alten Ägypten, sondern in allen Kulturen und zu allen Zeiten beschrieben. Die Lektüre alter Bücher und Schriften macht deutlich, dass man die

Idee einer körperunabhängigen Seele schon seit Tausenden von Jahren kennt.[4] Schon im alten Indien sagte man: »Kommen und Gehen ist reine Illusion; die Seele kommt nicht und geht nicht. Wo sollte sie hingehen, wenn aller Raum in der Seele selbst ist? Wann sollte es Zeit sein zu gehen, wenn alle Zeit in der Seele selbst ist?«[5] Aus dieser Einsicht in die Sterblichkeit des Körpers und die Unsterblichkeit der Seele entwickelte sich auch die Lehre von der Präexistenz und der Wiedergeburt. Auch Platon und andere griechische Philosophen kannten diese Vorstellungen eines stofflichen Körpers und einer nicht stofflichen, unsterblichen Seele. Wahrscheinlich waren die Philosophen des antiken Griechenland von Ideen aus Indien, dem Persischen Reich und Ägypten beeinflusst. Doch Vorstellungen einer unsterblichen Seele findet man nicht nur in Asien, sondern auch bei vielen anderen Völkern: bei den meisten afrikanischen Stämmen, den Aborigines in Australien, den Ureinwohnern Amerikas, den Wikingern, Kelten und Römern. Der römische Kaiser Julius Cäsar, 100–44 v. Chr, schreibt in seinem Text über den *Gallischen Krieg:*

»Vor allen Dingen suchen die Druiden davon zu überzeugen, dass die Seelen unsterblich sind und nach dem Tode von einem Körper in einen anderen übergehen. Sie meinen, diese Lehre sei ganz besonders geeignet, zur Tapferkeit anzuspornen, weil man dann den Tod nicht fürchte.«[6]

Und der römische Dichter Ovid, 43 v. Chr. – 17 n. Chr., schreibt in seinen *Metamorphosen:*

»Wie das schmiegsame Wachs sich formt zu neuen Gebilden, so nicht bleibt, wie es war, die gleiche Gestalt nicht behält, und doch dasselbe verbleibt, so lehre ich, ist auch die Seele immer dieselbe, doch wandert sie stets in neue Gestalten.«[7]

Auch der Gedanke, dass sich das Bewusstsein im Verlaufe des Lebens nicht auf den Körper und das Gehirn beschränkt, ist offenbar nicht neu. Kürzlich sah ich eine Zeichnung von Robert Fludd (1574–1637), einem englischen Arzt und Philosophen.[8] Er ging schon damals davon aus, dass sich unser Intellekt und alle mentalen Prozesse, unsere Erinnerungen, Emotionen, Träume und Visionen, zu einem Großteil außerhalb unseres Körpers befinden. Die Zeichnung zeigt auch deutlich die vermuteten energetischen Verbindungen zu unserem materiellen Körper, besonders zum Gehirn; sie verlaufen vor allem über den Scheitel und die Stirn.

Mystische Erfahrungen als Quelle der Todeserkenntnis

Nicht nur in unserer Zeit führt eine NTE zu einer neuen Einsicht in die Möglichkeit eines persönlichen Weiterlebens nach dem körperlichen Tod. Viele Bücher über »ein Leben nach dem Tod« beruhen auf eigenen mystischen und religiösen Erfahrungen des Verfassers oder wurden von solchen Erfahrungen inspiriert. So auch die *Göttliche Komödie (Divina Commedia)* von Dante Alighieri (1265 bis 1325), in der er schildert, wie er in Begleitung Vergils eine Reise durch die drei Reiche des Jenseits unternimmt: die Hölle, den Läuterungsberg und das Paradies.[9] Er gibt an, dass die mehr als 14 000 Verse seines Buches auf seinen eigenen Visionen beruhten. Im 18. Jahrhundert schrieb der schwedische Wissenschaftler Emanuel Swedenborg (1688–1772) das Buch *Himmel und Hölle,* in dem er seine Erkenntnisse aus den zahlreichen mystischen Erfahrungen seit seinem 25. Lebensjahr beschreibt.[10]

Gegen Ende des neunzehnten und zu Beginn des zwanzigsten Jahrhunderts verfassten eine Reihe europäischer Autoren mit eigenen mystischen Erfahrungen Bücher über dieses Thema. Die Theosophin Annie Besant (1847–1933) schrieb zum Beispiel das Buch *Der Tod – und was dann?* und der Anthroposoph Rudolf Steiner (1861–1925) nannte seine Schrift *Der Tod als Lebenswandlung.* Alice Bailey (1880–1949) schrieb *Death, the Great Adventure* und in *Tod ist eine Illusion* schildert Else Byskov das Lebenswerk des dänischen Mystikers Martinus (1890–1981), der mit dreißig Jahren seine erste mystische Erfahrung hatte.[11] Alle diese Bücher setzten sich auf der Grundlage eigener mystischer Erfahrungen ausführlich mit einem möglichen Erleben nach dem Tod auseinander. Es ist bemerkenswert, welch große Ähnlichkeiten diese mehr als hundert Jahre alten Texte ebenso wie die Überlieferungen aus der Antike und aus anderen Kulturen mit den heutigen Schilderungen von Nahtoderfahrungen aufweisen. Eine NTE hatte auch damals meistens zur Folge, dass die Furcht vor dem Tod schwand und die innere Überzeugung vom Fortbestehen des Bewusstseins nach dem körperlichen Tod wuchs. Denn es zeigte sich: »Der Tod ist nicht der Tod.«

Hier schließen sich nun einige klassische und historische Beschreibungen solcher Erfahrungen an, die wir heute als Nahtoderfahrung bezeichnen. Diese Berichte machen deutlich, dass Nahtoderfahrungen nicht nur in der heutigen Zeit moderner Reanimationstechnik möglich sind. In der Vergangenheit gab man solchen Phänomenen allerdings andere Namen, die den Vorstellungen der Zeit oder dem damaligen religiösen Verständnis entsprachen. Man nannte sie Erleuchtungen, mystische und religiöse Erfahrungen oder Visionen. In der Antike beschrieb man Reisen in die Unterwelt oder Aufenthalte in der Götterwelt, im frühen Mittelalter Besuche im Himmel oder im Paradies. Solche Erfahrungen wurden vor allem Helden, Heiligen und Propheten zugeschrieben, manchmal jedoch auch gewöhnlichen Menschen, wie in Platons Erzählung über den Soldaten »Er«, dazu aber später mehr in diesem Kapitel.

Weltreligionen und mystische Erfahrungen

In seinem Buch *Bijna Dood Ervaring en de zoektocht naar het Licht (Nahtoderfahrung und die Suche nach dem Licht)* schildert Bob Coppes sehr detailliert die Gemeinsamkeiten und Unterschiede der verschiedenen Weltreligionen.[12] Er vergleicht besonders die Übereinstimmungen der religiösen Strömungen mit den Inhalten und Folgen von Nahtoderfahrungen. Auch in anderen Büchern wird die Ähnlichkeit einer NTE mit den religiösen oder mystischen Erfahrungen der verschiedenen Weltreligionen,[13] vor allem aber mit Todesvorstellungen des Christentums, thematisiert.[14]

Hinduismus

Das alte Indien

Die Upanischaden basieren auf den Veden. Dies sind sehr alte hinduistische Erzählungen, die über Tausende von Jahren mündlich überliefert und etwa achthundert Jahre vor unserer Zeitrechnung verschriftlicht wurden. Innerhalb der altindischen Kultur war es undenkbar, dass die Seele des Menschen erst mit der Empfängnis oder der Geburt entstehen könnte. Die Seele war immer schon da. Das Ziel der Erkenntnis lag darin, sich bewusst zu machen, dass der Mensch »in seinem Wesen« unsterblich ist. Der Begriff Unsterblichkeit bezieht sich dabei nicht auf den materiellen Körper, sondern auf das »Selbst«. Unsterblichkeit zu erlangen, bedeutet nicht, dass das »Selbst« unsterblich wird, denn das »Selbst« ist immer schon unsterblich. Wenn ein Mensch sich dessen vollkommen bewusst wird, kann sich das »Selbst« mit dem Höchsten (Brahman) vereinigen. Solange der Mensch dieses Bewusstsein nicht erreicht hat, erzeugt sein Ich-Gefühl die Illusion, dass er mit seinem sterblichen Körper eins ist. In diesem Zustand bleibt er im Kreislauf von Geburt und Tod gefangen. Ich zitiere einige Texte, die ich selbst aus verschiedenen Übersetzungen zusammengestellt habe.[15]

Die *Katha Upanishad* enthält ein Gespräch zwischen Nachiketa und dem Tod. Dieser sagt:

»Nie wurde der Geist (Atman) geboren; nie wird dessen Sein enden. Nie gab es eine Zeit, in der er nicht war. Anfang und Ende sind ein Traum. Das Selbst weiß alles. Unsterblich ohne Anfang, unveränderlich besteht der Geist alle Zeit. Der Geist wird nicht getötet, wenn der Körper getötet wird. Wer denkt, dass er tötet, und wer denkt, dass er getötet werden kann, ist unwissend. Er tötet nicht, noch wird er getötet. Der Geist ist geringer als das Geringste und größer als das Größte. Er lebt in allen Herzen. Das individuelle Selbst und das universelle Selbst leben im Herzen wie Schatten und Licht. ... Der Unwissende strebt nach dem Glück und verfängt sich in den Fallstricken des Todes. Doch der Weise, der das Unsterbliche sucht,

verweilt nicht bei den sterblichen Dingen. … Denn wer erkennt, was klang-
los, unfassbar und formlos ist, unvergänglich, geschmacklos, beständig,
geruchlos und ohne Anfang und Ende, der wird vom Tod erlöst … Wenn
der Geist, der Körperlose, aus dem Körper weicht, den Körper ohne Atem
zurücklässt, was bleibt dann noch? Was hier ist, ist auch dort; was dort ist,
ist auch hier. Wer darin einen Unterschied sieht, geht von Tod zu Tod.«

Und in der *Isha Upanishad* findet sich eine fast buchstäbliche Beschreibung des nicht-lokalen Bewusstseins:

»Bewegt ist es und doch unbewegt. Ferne ist es und doch nah. In allem ist
es und doch außerhalb davon. Doch der, der alle Wesen hier im Selbst erkennt und das Selbst in allen Wesen und für den alle Wesen zum eigenen
Selbst wurden, welchen Wahn, welchen Kummer sollte den noch über-
kommen, der solche Einheit schaut? Das Selbst ist überall, leuchtend, körperlos, heil, makellos, rein, über alles erhaben, weise, klug, allumfassend;
allen Dingen im ewigen Zeitenraum gibt es einen Ort.«

Das moderne Indien

Das altindische Wissen ist im modernen Indien noch immer sehr
lebendig, etwa bei dem indischen Philosophen Swami Rama
(1925–1996). Er wurde als der erste Yogi bekannt, der sich von
westlichen Wissenschaftlern untersuchen ließ. Er konnte automati-
sche, unbewusste Körperprozesse mit Hilfe bewusster Willenskraft
kontrollieren und verändern. So gelang es ihm zum Beispiel, seinen Puls innerhalb von siebzehn Sekunden auf einen anormalen
Rhythmus von mehr als dreihundert Schlägen pro Minute zu verstärken, ohne dabei sein Bewusstsein zu verlieren. Er konnte seinen
Blutdruck und seine Körpertemperatur regulieren, seine Gehirnwellen so verändern, dass ihr Muster auf dem EEG dem eines Menschen im Tiefschlaf entsprach, und er demonstrierte seine Fähigkeit
zur Telekinese, indem er Gegenstände mittels »Gedankenkraft«
fortbewegte. Auch in seinen Schriften finden sich deutliche Parallelen zur Vorstellung eines nicht-lokalen Bewusstsein:

»Was nach dem Tode kommt, lässt sich durch intellektuelle Argumente oder Diskussionen nicht begreifen. Die absolute Wahrheit ist wissenschaftlich nicht beweisbar, denn sie kann nicht wahrgenommen, nicht objektiviert und nicht von unseren Sinnen erfasst werden. Aus diesem Grund können Wissenschaftler auch keine zwingenden Schlüsse auf die Unsterblichkeit der Seele und das Leben nach diesem Leben ziehen, und nichts kann sie von einer anderen Sichtweise überzeugen ... Die objektive Welt ist nur die eine Hälfte des Universums. Was wir mit unseren Sinnen wahrnehmen, ist nicht die ganze Welt. Die andere Hälfte des Universums, die aus unserem Bewusstsein, Gedanken und Gefühlen besteht, lässt sich nicht durch die sinnliche Wahrnehmung äußerer Dinge erklären. ... Die Seele ist nicht erschaffen. Sie ist ihrem Wesen nach Bewusstsein und vollkommen. Nach der Loslösung vom materiellen Körper bleibt alles Verborgene bewahrt. Die Seele bleibt bestehen. Unsere Seele bleibt ewig vollkommen und wird nach dem Tod weder zerstört noch aufgelöst. Leben und Tod sind nur zwei verschiedene Namen für die gleiche Sache; die beiden Seiten einer Medaille ... Wir fürchten nicht den Tod, sondern die Furcht vor dem Tod. Der Sterbeprozess an sich ist nicht schmerzhaft; er ist eher eine Veränderung der Gegebenheiten. Ungenügende Vorbereitungen und Bindungen verursachen die Schmerzen, die man im Moment des Todes erfährt. Man leidet, weil man nicht dazu in Lage ist, vollkommen loszulassen.«[16]

Nach dieser Lehre (Vedanta) ist reines Bewusstsein von Beginn an im Universum präsent, unser Geist, also unser Denken und Wachbewusstsein, ist nur ein winziger Bruchteil oder eine Widerspiegelung dessen. Das absolute oder höchste Bewusstsein, das ich nichtlokales Bewusstsein genannt habe, ist die Quelle und Grundlage des vollkommenen Selbst und des gesamten Universums.

Der tibetanische Buddhismus

Der Buddhismus entstand im fünften Jahrhundert vor Christus im damals hinduistischen Indien mit der Geburt des Prinzen Siddhartha Gautama, des künftigen Buddha. Buddhisten glauben an den Kreislauf von Tod und Wiedergeburt. Nicht der Mensch, nur der

Körper stirbt. Abhängig von der Zeit, die das Bewusstsein braucht, um sich völlig vom Körper zu lösen, kann die Sterbephase entweder sehr kurz sein oder auch länger dauern. Die Kontinuität des Geistes bleibt in einem »Geistkörper« gewahrt, der so subtil ist, dass man ihn nicht wahrnehmen kann. Der Tod gleicht einem Schlafzustand und der Bardo, die maximal 49 Tage dauernde Zwischenphase, liegt wie ein Traum zwischen dem Sterben und dem neuen Leben, das nach der Lehre des tibetanischen Buddhismus meist am fünfzigsten Tag nach dem Tod beginnt.

Das *Tibetanische Totenbuch (Bardo Thödol)* enthält sehr altes, mündlich überliefertes Wissen, das wohl schon zu Beginn unserer Zeitrechnung in einem geschriebenen Text in Umlauf gewesen war und in seiner heutigen Form wahrscheinlich im achten Jahrhundert von Padmasambhava (in Tibet auch Guru Rinpoche genannt), dem Gründer des tibetanischen Buddhismus, zusammengestellt wurde. Im folgenden daraus stammenden Zitat wird ein Phänomen beschrieben, das große Ähnlichkeit mit einer außerkörperlichen Erfahrung aufweist.

»Wenn das Bewusstseinsprinzip (aus dem Körper) heraustritt, sagt es zu sich selbst: ›Bin ich tot oder bin ich nicht tot?‹ Es kann es nicht bestimmen. Es sieht seine Verwandten und Angehörigen, wie es zuvor gewohnt war, sie zu sehen. Es hört sogar die Wehklagen[17] ... Zu dieser Zeit kann (der Verstorbene) sehen, dass sein Anteil an Nahrung beiseitegesetzt wird, dass man den Körper seiner Kleider entledigt, dass der Platz seines Schlafteppichs gereinigt wird, er kann alles Weinen und Wehklagen seiner Freunde und Verwandten hören, und obgleich er sie sehen und sie nach ihm rufen hören kann, können sie sein Rufen nach ihnen nicht hören, weshalb er unzufrieden weggeht. Zu dieser Zeit erlebt man Klänge, Lichter und Strahlen – alle drei.«[18]

In den alten tibetanischen Texten, die den Sterbenden oder Verstorbenen begleiten sollen, steht:

»Höre! Unmittelbar nachdem deine Atmung aufgehört hat, wirst du das strahlend weiße Urlicht sehen. Es ist dein Urgeist, ohne Kontur oder Mitte ... Und fürchte das helle leuchtend gelbe Licht nicht, sondern erkenne es als das Licht des Bewusstseins. Wenn du es als Strahlung deines eigenen Intellekts, deines eigenen Urgeistes erkennst, wirst du in diese göttliche Formen und dieses Licht aufgehen[19] ... Lass dich nicht vom matten gelben Licht aus der Welt der hungrigen Geister verleiten. Denn das ist der Pfad der negativen Taten, die sich durch heftige Habsucht und Begierde angehäuft haben[20] ... Fürchte nicht das herrliche und leuchtend helle grüne Licht, sondern erkenne es als Strahlung deines eigenen Bewusstseins.«[21]

Diesen Stadien folgen noch viele andere, die der Geist des Verstorbenen durchlaufen muss. Doch wenn es ihm nicht gelingt, alles als Illusion zu erkennen,

»wird der Körper des vergangenen Lebens immer verschwommener und der Körper des zukünftigen Lebens immer klarer. Die Anzeichen und Merkmale des Ortes deiner zukünftigen Wiedergeburt werden dir erscheinen. Gehe nun zu dem blauen Licht der Menschenwelt oder kehre zurück zum weißen Licht aus dem Reich Gottes.«[22]

In seinem neuesten Buch, dem *Tibetischen Buch vom Leben und Sterben*, hat Sogyal Rinpoche das alte tibetanische Wissen über Leben, Tod und die Vergänglichkeit des Menschen auf verständliche Art und Weise dargestellt. Mehrfach vergleicht er die NTE mit alten tibetanischen Erfahrungen und weist darauf hin, dass diese alten Einsichten auch für den westlichen Menschen und sein Verständnis vom Tod hilfreich sein können. Er schreibt:

»Ist es nicht langsam an der Zeit, dass in den medizinischen Berufen das Verständnis wächst, dass die Suche nach der wahren Natur von Leben und Tod und die Praxis des Heilens nicht voneinander zu trennen sind?[23] ... Sterben lernen heißt leben lernen; leben lernen bedeutet rechtes Tun üben – und zwar nicht nur in diesem, sondern ebenso in allen zukünftigen

Leben. Wir können der Welt am wirkungsvollsten helfen, wenn wir uns selbst wahrhaftig verändern und lernen, als transformierte Wesen wiedergeboren zu werden, um anderen in ihrem Leiden beizustehen.«[24]

So viel zur modernen Interpretation des tibetanischen Buddhismus.

Die Philosophie des antiken Griechenland

Einer der größten Philosophen ist Platon (427–347 v. Chr.). Er schrieb:

»In der unstofflichen Welt gibt es keine Zeit. Der veränderliche, stoffliche Körper ist der zeitweilige Träger der Seele, die ewig besteht ... Die Seele, unabhängig vom Körper, tritt in Verbindung zu Verstorbenen. Ihr stehen beim Übergang Schutzgeister zur Seite ... Der Tod ist ein Erwachen, ein Sicherinnern der Seele. Während des Lebens hat das Bewusstsein die Wahrheiten aus der unstofflichen Welt vergessen. Kurz nach dem Tod wird die Seele beurteilt ... Die Seele ist im Körper gefangen und wird von den Sinnen in ihrer Wahrnehmung beschränkt.«

Die unstoffliche Seele besitzt für Platon einen höheren Wert als der stoffliche Körper. Platon war der Auffassung, dass alles Wissen Erinnerung sei. Alles menschliche Wissen gehe aus einer vorhergehenden Existenz hervor, schlummere als Erinnerung in der Seele und werde von konkreten Wahrnehmungen wachgerufen. Was wir gewöhnlich als Wirklichkeit betrachten, ist Platon zufolge nur ein schwacher Abglanz der wahren Wirklichkeit, der Welt der Ideen. Platon glaubte an ein Reich der Ideen: eine transzendente Realität ohne Raum und Zeit. Kennzeichnend für Platons Philosophie ist die Vorstellung, dass die abstrakte Welt der Ideen wirklicher ist als die materielle Welt der konkreten Dinge. Die Parallele zu einem nicht-lokalen Bewusstsein in einem nicht-lokalen Raum ist auffallend.

Im *Phaidon* schildert Platon Sokrates' Gespräch mit seinen Freunden an jenem Tag, an dem Sokrates den tödlichen Giftbecher trinken muss:

»Heißt aber dies nicht Tod, Erlösung und Absonderung der Seele von dem Leibe?«[25] [Die Frage seiner Freunde lautet:] »O Sokrates, das andere dünkt mich alles gar schön gesagt, nur das von wegen der Seele findet großen Unglauben bei den Menschen, ob sie nicht, wenn sie vom Leibe getrennt ist, nirgend mehr ist, sondern an jenem Tage umkommt und untergeht, an welchem der Mensch stirbt, und sobald sie von dem Leibe sich trennt und ausfährt wie ein Hauch oder Rauch, auch zerstoben ist und verflogen, und nirgend nichts mehr ist.«[26]

Sokrates antwortet seinen Freunden:

»Dennoch scheint ihr ... auch zu fürchten, wie die Kinder, daß nicht gar buchstäblich der Wind sie, wenn sie aus dem Leibe herausfährt, auseinanderwehe und zerstäube, zumal wenn einer nicht etwa bei Windstille, sondern in recht tüchtigem Sturmwinde stirbt ... Ist der Tod wohl etwas anders als die Trennung der Seele von dem Leibe? Und daß das heiße tot sein, wenn abgesondert von der Seele der Leib für sich allein ist, und auch die Seele abgesondert von dem Leibe für sich allein ist ... Ähnlicher also als der Leib ist die Seele dem Unsichtbaren, er aber dem Sichtbaren. ... Daß dem Göttlichen, Unsterblichen, Vernünftigen, Eingestaltigen, Unauflöslichen und immer einerlei und sich selbst gleich sich Verhaltenden am ähnlichsten ist die Seele, dem Menschlichen und Sterblichen und Unvernünftigen und Vielgestaltigen und Auflöslichen und nie einerlei und sich selbst gleich Bleibenden diesem wiederum der Leib am ähnlichsten ist? ... Tritt also der Tod den Menschen an, so stirbt, wie es scheint, das Sterbliche an ihm, das Unsterbliche aber und Unvergängliche zieht wohlbehalten ab, dem Tode aus dem Wege. ... Wenn also das Unsterbliche auch unvergänglich ist, wäre dann nicht die Seele, wenn sie doch unsterblich ist, zugleich auch unvergänglich? ... Ganz sicher also ist die Seele unsterblich ... Also welche sich so verhält, die geht zu dem ihr Ähnlichen, dem Unsichtbaren und zu dem Göttlichen, Unsterblichen, Vernünftigen, wohin gelangt ihr dann, zuteilwird, glückselig zu sein, von Irrtum und Unwissenheit, Furcht und wilder Liebe und allen andern menschlichen Übeln befreit? ... So werden, sobald die Verstorbenen an dem Orte angelangt sind, wohin der

Dämon jeden bringt, zuerst diejenigen ausgesondert, welche schön und heilig gelebt haben, und welche nicht ... Daß dies nicht die Seelen der Guten sind, sondern der Schlechten, welche um dergleichen gezwungen sind, herumzuirren, Strafe leidend für ihre frühere Lebensweise, welche schlecht war.«[27]

Die alte jüdische Mystik

Auch die jüdische Tradition lehrt, dass der Tod der Existenz der Seele kein Ende setzt. Der Tod stellt vielmehr einen Übergang von einer Bewusstseinsebene zu einer anderen dar, zu jener Ebene eines körperlosen, spirituellen Bewusstseins.[28] Der mittelalterliche Midrasch und der Sohar sind die ergiebigsten Quellen zur jüdischen Vorstellung von einem Leben nach dem Tod. Eine chassidische Legende erzählt vom Rabbi Elimelech, der seinem verstorbenen Freund Chaim begegnet, so wie er es mit ihm schon vor dessen Tod verabredet hatte. Bei dieser Begegnung erzählt Chaim seinem Freund von seinem Leben nach dem Tod:

»Als ich starb, spürte ich keinerlei Schmerz. Ich bemerkte, wie man meinen Körper auf das Begräbnis vorbereitete, auch wenn ich nicht wirklich begriff, dass ich tot war. Nachdem mein Körper begraben und mit Erde bedeckt war, wollte ich wieder nach Hause. Da sah ich ein Wesen aus Licht und ich ging in eine Welt der Wahrhaftigkeit ein. Nachdem ich eine Vielzahl von Bildern aus meinem Leben gesehen hatte – wobei ich mir jeden Gedankens, jeden Wortes und jeder Tat meines Lebens bewusst wurde –, stand ich vor dem Himmlischen Gericht, das ein Urteil über mich fällen würde. Sie begannen, mein irdisches Tun genauestens zu prüfen, und gewährten mir einen Blick auf die Verdammten im Fegefeuer. Ich erkannte alte Freunde und hörte ihre schmerzlichen Wehklagen. Ebenso sah ich die himmlischen Gefilde der seligen Gerechten im Paradies. Dann sprach ich mit einem Vertreter des Himmlischen Gerichts ...«[29]

Diese Geschichte hat auffallende Ähnlichkeit mit einer typischen Nahtoderfahrung. In *The Jewish Book of Living and Dying* werden viele Einsichten der jüdischen Mystik über den Tod beschrieben, die den Inhalten heutiger Nahtoderfahrungen sehr nahe kommen.[30] In den alten jüdischen Traditionen wurde zu den unterschiedlichen Aspekten menschlichen Bewusstseins eine Vorstellung entwickelt, die in vielerlei Hinsicht mit dem übereinstimmt, was in den vorhergehenden Kapiteln über Teilaspekte des Bewusstseins geschrieben steht. Die Lehre der Kabbala vermittelt die Einsicht, dass das Wesen des Menschen, sein Bewusstsein oder seine Seele, aus unterschiedlichen Schichten besteht; sie ist im wahrsten Sinne des Wortes ein vielschichtiges Phänomen.[31]

Das Christentum

Menschen mit Nahtoderfahrungen empfinden das Bemühen, sich selbst und ihren Mitmenschen Liebe und Akzeptanz entgegenzubringen, als das Wichtigste im Leben. Diese Einstellung steht mit einem zentralen Dogma des Christentums im Einklang. Liebe und Vergebung sind miteinander verknüpft. Das war auch die Botschaft Jesu, wie nachfolgende Bibelzitate zeigen. Markus 12,31: »Du sollst deinen Nächsten lieben wie dich selbst.« Matthäus 7,12: »Alles, was ihr also von anderen erwartet, das tut auch ihnen.«

Die biblischen Geschichten schildern, dass Jesus zu vielen Wundertaten und Wunderheilungen fähig war. Er hatte Visionen und Ahnungen und wusste, dass er verraten und getötet werden würde. Er verfügte also in hohem Maße über das, was wir heute eine erhöhte intuitive Sensibilität nennen. Nach seinem Kreuzestod ist er am dritten Tage vom Tode »auferstanden« und von seinen Jüngern in einem »neuen Körper« wiedererkannt worden. Dass es eine gewisse Form des Weiterlebens nach dem Tod des Körpers gibt, ist innerhalb der christlichen Tradition eine allgemein anerkannte Vorstellung, auch wenn sie in den verschiedenen Glaubensrichtungen innerhalb der katholischen und protestantischen Kirchen unterschiedlich interpretiert wird. Die Aussicht, ins »himmlische Paradies« zu kommen, scheint nach manchen Auslegungen eher von der Taufe und dem Glaubensbekenntnis abhängig zu sein als von der jeweiligen Lebensführung. In bestimmten christlichen Anschauungen besteht für »Ungläubige« kaum Hoffnung auf ein ewiges Leben.

Im Alten und Neuen Testament gibt es viele Hinweise auf die Existenz einer unsterblichen Seele und eines materiellen, sterblichen Körpers. Ich habe aus der Bibel einige Zitate über den Tod und den Verbleib des »Geistes« außerhalb des Körpers ausgewählt. Im Buch Kohelet 5–7 steht über den Tod:

»Doch ein Mensch geht zu seinem ewigen Haus, und die Klagenden ziehen durch die Straßen – ja ehe die silberne Schnur zerreißt, die goldene Schale bricht, ... der Staub auf die Erde zurückfällt als das, was er war, und der Atem zu Gott zurückkehrt, der ihn gegeben hat.«

Und über die Vorstellung einer zeit- und distanzlosen Dimension, in der alle Vergangenheit und Zukunft im Bewusstsein erfahren werden kann, steht im Buch Kohelet 3,15:

»Was auch immer geschehen ist, war schon vorher da, und was geschehen soll, ist schon geschehen.«

Paulus schreibt im 2. Korinther 5,6–8:

»Wir sind also immer zuversichtlich, auch wenn wir wissen, daß wir fern vom Herrn in der Fremde leben, solange wir in diesem Leib zu Hause sind; denn als Glaubende gehen wir unseren Weg nicht als Schauende. Weil wir aber zuversichtlich sind, ziehen wir es vor, aus dem Leib auszuwandern und daheim beim Herrn zu sein.«

Und im 2. Korinther 12,2–4 schreibt Paulus:

»Ich kenne jemand, einen Diener Christi, der vor vierzehn Jahren bis in den dritten Himmel entrückt wurde, ich weiß allerdings nicht, ob es mit dem Leib oder ohne den Leib geschah, nur Gott weiß es. Und ich weiß, dass dieser Mensch in das Paradies entrückt wurde; ob es mit dem Leib oder ohne den Leib geschah, weiß ich nicht, nur Gott weiß es. Er hörte unsagbare Worte, die ein Mensch nicht aussprechen kann.«

Die Ähnlichkeit mit einer Nahtoderfahrung springt ins Auge und die Ausführungen in diesem letzten Zitat haben auch große Ähnlichkeit mit dem, was Dante Alighieri im »Paradies«, dem dritten Teil (erster Gesang) seiner *Göttlichen Komödie,* schreibt:

»Im Himmel, der das meiste Licht empfangen, war ich und sah Dinge, die kann keiner verkünden, der von dort herniedersteigt.«[32]

Dantes großes, auf seinen »Visionen« beruhendes Lebenswerk beschreibt seine siebentägige Reise durch Hölle und Fegefeuer bis hinauf in den Himmel, auf der er anfangs von Virgil begleitet wird. Schließlich jedoch steigt er mit seiner großen Liebe Beatrice in den Himmel auf. Er begegnet den Seelen Verstorbener, die er wiedererkennt und mit denen er auch sprechen kann. In der Hölle trifft er auf Menschen, die dort wegen ihrer Maßlosigkeit (Wollust, Gefräßigkeit, Gier, Verschwendungssucht, Zorn), ihrer Gewalttätigkeit (gegenüber anderen, sich selbst, Gott und der Natur) und ihrer Betrügereien (Wucherei, Wahrsagerei, Bestechung, Diebstahl, falsche Ratschläge, Fälschertum und Verrat der Familie, des Vaterlandes und Gottes) auf ewige Zeiten Strafen verbüßen. Auf dem Läuterungsberg begegnet er Verstorbenen, die dort aufgrund von Hochmut, Missgunst, Zorn, Lieblosigkeit, Gier, Gefräßigkeit und Wollust ausharren müssen. Im himmlischen Paradies hingegen trifft er auf Beatrice, eine Vielzahl von Heiligen und schließlich auf Gottes ewiges Licht. Seine Beschreibungen stimmen in vielem mit dem überein, was Menschen nach einer NTE in Worte zu fassen versuchen.

»Von jetzt ab war mein Schauen noch viel größer als unsre Sprache, die ihm nicht gewachsen, und das Gedächtnis weicht dem Unerhörten. Wie einer, der im Traume etwas schaute, und nach dem Traume bleibt nur die Erregung, indes das andre aus dem Geist verschwunden: So bin ich jetzt

... Oh höchstes Licht, das über Menschensinne so weit erhaben, leihe meinem Geiste ein wenig noch von dem, was du geschienen; ... In jenem Licht muss man also werden, dass man unmöglich sich entschließen könnte, sich einem andern Bilde zuzuwenden. Denn jenes Gut, nach dem der Wille trachtet, ist ganz vereint in ihm und außer diesem ist mangelhaft nur das, was dort vollkommen.«[33]

Die folgenden Bibelstellen haben jahrhundertelang die Diskussion über die Möglichkeit einer Reinkarnation lebendig gehalten. In Johannes 3,6–7 steht geschrieben:

»Was aus dem Fleisch geboren ist, das ist Fleisch; was aber aus dem Geist geboren ist, das ist Geist. Wundere dich nicht, dass ich dir sagte: Ihr müsst von neuem geboren werden.«

Und nach Matthäus 11,13–14 sagt Jesus:

»Denn bis hin zu Johannes haben alle Propheten und das Gesetz (über diese Dinge) geweissagt. Und wenn ihr es gelten lassen wollt: Ja, er ist Elija, der wiederkommen soll.«

Erst auf dem zweiten Konzil von Konstantinopel im Jahr 553 n. Chr. verwarf die christliche Kirche offiziell und definitiv die Idee einer persönlichen Wiedergeburt.

Zur christlichen Tradition gehören auch zahlreiche Mystiker, die während ihrer ekstatischen Visionen unmittelbar mit dem Göttlichen in Kontakt getreten waren. Der Inhalt dieser Visionen gleicht stark den Inhalten von Nahtoderfahrungen. Die bekanntesten Mystiker sind Franz von Assisi (1181–1226), Meister Eckhart (1260–1328), Theresa von Ávila (1515–1582) und Johannes vom Kreuz (1542 bis 1591). Einige Mystiker »empfingen« auch die Stigmata Christi, Wunden an Händen, Füßen und der rechten Körperseite; sie werden von der christlichen Kirche als eine deutliche physische Manifestation (Materialisierung) des göttlichen Christusbewusstseins angesehen.

Der Islam

Muslime glauben, dass die Worte des Korans von Allah selbst stammen. Daher ist ihnen diese Schrift so heilig. Es gibt keinen anderen Gott als den einen Gott, und Mohammed (570–633 n. Chr.) ist sein Prophet.[34] Der Islam glaubt an das Gericht am Ende aller Zeiten, bei dem jeder vor Allah tritt und individuell gerichtet wird. Jeder muss sich selbst für seine Taten verantworten. In der Sure 99,7–8 steht geschrieben:

»Wer auch nur eines Stäubchens Gewicht Gutes tut, der wird es dann schauen, und wer auch nur eines Stäubchens Gewicht Böses tut, der wird es dann schauen.«

Diese Vorstellung gleicht dem, was manche Menschen während eines Lebensrückblicks in einer NTE erleben. Auch im Islam erwartet den Menschen, der sein Leben gut und rein geführt hat, ein ewiges Paradies, und die Beschreibung dieses Himmels hat große Ähnlichkeit mit den Vorstellungen, die wir aus dem Christentum kennen. Und ebenso erwartet den Ungläubigen und Abtrünnigen nach den Lehren des Islam ewige Verdammnis, ohne Hoffnung auf Erlösung.

Einige historische Darstellungen von Nahtoderfahrungen

Aus allen Zeiten und Kulturen sind Schilderungen von Visionen und mystischen oder religiösen Erfahrungen bekannt, die oft in lebensbedrohlichen Situationen wie Beinahe-Ertrinken, gefährlicher Atemnot, Erschöpfung oder hohem Fieber auftraten. Heute würden wir in solchen Fällen von Nahtoderfahrungen sprechen. Carol Zaleski[35] hat über diese »Reisen in die andere Welt« das gut dokumentierte Buch *Nah-Toderlebnisse und Jenseitsvisionen. Vom Mittelalter bis zur Gegenwart* geschrieben. In ihm hat sie nicht nur eine ganze Reihe von Schilderungen mystischer Erfahrungen aus dem Mittelalter zusammengetragen, sondern auch Berichte aus älteren und jüngeren Zeiten.

Platon: Die Vision des Er

In seinem Buch *Politeia,* dessen Titel auch mit *Der Staat* oder *Der ideale Staat, Die Verfassung* oder *Die Republik* übersetzt worden ist, lässt Platon Sokrates von der »Erzählung des Er« berichten, die in anderen Übersetzungen auch »die Vision des Er« genannt wird.[36] Diese Vision ist eine umfangreiche NTE, die das Schicksal der menschlichen Seele nach dem Tod und die Art und Weise, wie über das darauffolgende Leben entschieden wird, zum Inhalt hat. Ich habe die Erzählung gekürzt, die Zitate jedoch wörtlich übernommen, um so das Wesentliche von Ers Nahtoderfahrung zu bewahren. Sokrates berichtet:

»Dieses aber, sagte ich, ist dennoch nichts, an Menge und Größe mit demjenigen verglichen, was jeglichen von beiden [den Gerechten und Ungerechten] nach dem Tode erwartet ... Ich will dir ... von einem gar wackeren Manne [erzählen], nämlich Er, dem Sohn des Armenios, ... welcher einst im Kriege tot geblieben war, und als nach zehn Tagen die Gebliebenen schon verwest aufgenommen wurden, ward er unversehrt aufgenommen und nach Hause gebracht, um bestattet zu werden. Als er aber am zwölften Tage auf dem Scheiterhaufen lag, lebte er wieder auf und berichtete sodann, was er dort gesehen.

Er sagte aber, nachdem seine Seele ausgefahren, sei sie mit vielen andern gewandelt, und sie wären an einen wunderbaren Ort gekommen, wo in der Erde zwei aneinander grenzende Spalten gewesen und am Himmel gleichfalls zwei andere ihnen gegenüber. Zwischen diesen seien Richter gesessen, welche, nachdem sie die Seelen durch ihren Richterspruch geschieden, den Gerechten befohlen hätten, den Weg rechts nach oben durch den Himmel einzuschlagen, nachdem sie ihnen Zeichen dessen, weswegen sie gerichtet worden, vorne angehängt, den Ungerechten aber den Weg links nach unten, und auch diese hätten hinten Zeichen gehabt von allem, was sie getan. Als nun auch er hinzugekommen, hätten sie ihm gesagt, er solle den Menschen ein Verkündiger des Dortigen sein, und hätten ihm geboten, alles an diesem Orte zu hören und zu schauen. Er habe nun dort gesehen, wie durch den einen jener Spalte im Himmel und in der

Erde die Seelen, nachdem sie gerichtet worden, abgezogen seien, von den andern beiden aber seien aus dem in der Erde Seelen hervorgekommen voller Schmutz und Staub, durch den andern hingegen seien reine Seelen vom Himmel herabgestiegen. Und die ankommenden hätten jedes Mal geschienen wie von einer langen Wanderung herzukommen ... Die einander bekannten haben sich dann begrüßt und die aus der Erde kommenden von den andern das Dortige erforscht, und so auch die aus dem Himmel von jenen das Ihrige; und so haben sie einander erzählt, die einen heulend und weinend, indem sie gedachten, welcherlei und wie Großes sie erlitten und gesehen während der unterirdischen Wanderung, die Wanderung aber sei tausendjährig, die aus dem Himmel hingegen hätten von ihrem Wohlergehen erzählt und der unbegreiflichen Schönheit des dort zu Schauenden. Vielerlei nun davon erfordere viel Zeit zu erzählen, die Hauptsache aber sei dieses, daß sie jeder für alles, was sie jemals und an wem immer Unrechtes getan, einzeln hätten Strafe geben müssen, zehnmal für jedes, nämlich immer wieder nach hundert Jahren ... Hatten sie aber wiederum auch Wohltaten gespendet und sich gerecht und heilig erwiesen, so empfingen sie auch dafür nach demselben Maßstabe den Preis. Die aber anlangend, welche nach ihrer Geburt nur kurze Zeit leben, sagte er anderes, so nicht nötig hier zu erwähnen.«[37]

In Platons Darstellung berichtet Er, dass die Seelen ihre Reise nach sieben Tagen fortsetzen und schließlich an einen Ort gelangen, an dem drei Göttinnen die Vergangenheit, die Gegenwart und die Zukunft besingen. Den anwesenden Seelen werden ihr Schicksal und ihre Lebensentscheidung für einen »neuen Lebensweg« auf Erden, der sie wieder zu einem (neuen) Tod führen wird, gedeutet. Jede Seele darf ihr eigenes Schicksal wählen und trägt damit auch selbst die Verantwortung für dieses neue Leben. Er berichtet:

»So daß er auch sagte, es hingen sich an solcherlei Dinge [an die Entscheidung für ein mühseliges Leben] nicht wenigere von den aus dem Himmel Gekommenen, weil sie nämlich in Mühseligkeiten unerfahren seien, wohingegen von denen aus der Erde gar viele, weil sie selbst Mühseligkeiten genug gehabt und auch andere darin gesehen, ihre Wahl nicht so auf den ersten Anlauf machten. Daher denn, so wie freilich auch durch den Zufall des Loses, den meisten Seelen ein Wechsel entstehe zwischen Übel und Gutem ... Denn dies Schauspiel sei wert gewesen, es zu sehen, wie die Seelen jede für sich ihre Lebensweise wählten; denn es sei jämmerlich zu sehen gewesen und lächerlich und wunderbar. Die meisten nämlich hätten der Erfahrung ihres früheren Lebens gemäß gewählt.«[38]

Nachdem jeder sich für das nächste Leben entschieden hatte, gingen sie zunächst in der Reihenfolge, in der sie ihr Los gezogen hatten, zur Göttin der Vergangenheit und dann von der Göttin der Gegenwart zur Göttin der Zukunft, um schließlich zusammen zum Feld des Vergessens zu ziehen. Es war schon Abend, als sie ihr Lager an einem Fluss aufschlugen, aus dem jeder eine gewisse Menge Wasser trinken sollte. Jeder, der davon trank, vergaß alles. Als sie in den Schlaf gesunken waren und es Mitternacht geworden war, erscholl ein Donnerschlag und die Erde erbebte. Plötzlich trieb es sie von dort in alle Richtungen auseinander, aufwärts wie hüpfende Sterne, ihrer Geburt entgegen.

»Er selbst habe des Wassers zwar nicht trinken dürfen, wie aber und auf welche Weise er wieder zu seinem Leibe gekommen, wisse er doch nicht, sondern nur, daß er plötzlich, des Morgens aufschauend, sich schon auf dem Scheiterhaufen liegend gefunden.«[39]

Schilderung einer NTE aus dem achten Jahrhundert

Aus den vielen schönen Beispielen von religiösen und mystischen Erfahrungen des frühen Mittelalters, die Carol Zaleski in ihrem Buch beschreibt,[40] möchte ich die Erzählung über Drythelm herausgreifen, die der angelsächsische Mönch Beda im achten Jahrhundert aufzeichnete.[41] Drythelm starb eines Abends an einer schweren Krankheit, kam am nächsten Tag bei Sonnenaufgang wieder zu Bewusstsein und jagte seiner trauernden Familie »einen wahren Todesschrecken« ein, als er sich plötzlich von seinem

Totenbett erhob. Drythelm schilderte seine Geschichte zunächst ausführlich seiner Frau und später einem Mönch, der sie wiederum an Beda weitergab:

»Zu Beginn der Geschichte trifft Drythelm einen Mann ›von leuchtendem Angesicht und heller Kleidung‹, der ihn in ein riesiges Tal führt. Es ist auf einer Seite von lodernden Flammen begrenzt, während auf der anderen Schnee und Hagel wüten. Angesichts der unzähligen mißgebildeten Seelen, die hier zwischen Feuer und Eis hin- und hergeworfen werden, meint Drythelm, sich in der Hölle zu befinden, doch sein Führer erklärt ihm, daß dies lediglich die Stätte der vorübergehenden Qualen sei ... Um zur Höllenpforte zu gelangen, wird Drythelm durch ein Land der Finsternis geführt, das er nur durchqueren kann, solange er den Blick auf die leuchtende Silhouette seines Begleiters gerichtet hält. Die Hölle ist ein bodenloses, übel riechendes Verlies, aus dem die Seelen der Verworfenen auf Feuerzungen aufgespießt ... emporflackern, um unter Hohngelächter und Wehklagen wieder in die Tiefe hinabzustürzen ... Sie reisen nach Südosten, in einen lichtdurchfluteten Bereich, bis sie auf eine riesige Mauer stoßen. Plötzlich, ohne zu wissen, wie, findet sich Drythelm jenseits der Mauer inmitten einer leuchtenden Blumenwiese wieder. Er begegnet ›einer Gesellschaft von vielen glücklichen Menschen‹ und glaubt im Himmel zu sein. Sein Führer belehrt ihn indes, daß dies nur die Vorkammer für die noch nicht ganz Vollkommenen sei. Endlich nähert er sich dem himmlischen Königreich; die süßesten Gesänge erklingen, berauschende Düfte umhüllen ihn und er erblickt ein Licht, so hell, wie er es nie zuvor gesehen hatte. Trotz seines Wunsches, hier für immer verweilen zu dürfen, wird er ins Leben zurückgeschickt, doch mit dem Versprechen, daß ein gottgefälliges Leben ihm einen Platz in der Glückseligkeit sichern werde. Nach seiner Rückkehr erzählt er seiner erstaunten Frau: ›Hab keine Angst, ich bin tatsächlich vom Tode, der mich hielt, auferstanden und es wurde mir erlaubt, wieder unter den sterblichen Menschen zu leben; doch von heute an darf ich nicht mehr wie früher leben, sondern muß ein ganz neues Leben beginnen.‹ Demzufolge verteilt er sein Eigentum, zieht sich in ein Benediktinerkloster zurück und führt fortan ein asketisches, ganz der Anbetung Gottes gewidmetes Leben.«

Der Mönch Beda ist vor allem vom Schluss der Geschichte beeindruckt:

»Es ist ein größeres Wunder, wenn ein Sünder bekehrt wird, als wenn ein Toter zum Leben erweckt wird ... Und ein noch größeres Wunder ist es, wenn die Erzählung über die Erweckung und spirituelle Wandlung eines Toten die Herzen der Zuhörer verwandelt.«

Der Inhalt dieser ausführlichen NTE und die Veränderungen, die sie nach sich zieht, haben große Ähnlichkeit mit Dantes *Divina Commedia* sowie der selbst erlebten NTE, die der Arzt George Ritchie in seinem Buch beschrieben hat (siehe S. 66).[42]

Schilderung einer NTE aus dem 19. Jahrhundert

1849 beschrieb Admiral Francis Beaufort eine Erfahrung, die er als junger Mann gemacht hatte, als er ins Hafenbecken von Portsmouth gefallen und beinahe ertrunken war.

»Als alle Anstrengung vorüber war ..., trat an Stelle der vorherigen unbändigen Ängste ein friedvolles Gefühl vollkommener Ruhe ... Obwohl alle Sinne ausgeschaltet waren, war mein Geist noch aktiv; die Aktivität meines Bewusstseins hatte sich unbeschreiblich gesteigert ... Jedes Geschehnis meiner Vergangenheit kam mir im Nu in einem panoramaartigen Rückblick in Erinnerung und jede Handlung ging mit einem Einsehen in ihr Gut und Böse einher ... Als ich mich wieder in meinem Körper befand, verkehrten sich meine Gefühle in ihr Gegenteil ..., war ich im Augenblick meines Ertrinkens von körperlichem Schmerz und Beklemmungen vollkommen frei, quälten mich nun Schmerzen am ganzen Körper.«[43]

Zwei medizinische Berichte über Nahtoderfahrungen aus dem 19. Jahrhundert

Auch in der medizinischen Literatur des 19. Jahrhunderts finden sich Berichte über Nahtoderfahrungen. 1859 schrieb der Arzt Brierre de Boismont über eine Frau, die unter Fieberträumen litt und plötzlich zu sterben drohte. Den Anwesenden gelang es zwar, sie ins Leben zurückzurufen, doch statt sich bei denjenigen, die sich um ihr Leben bemüht hatten, zu bedanken,

»beklagte sie sich bei ihnen darüber, dass sie ihre Seele aus einer herrlichen und unbeschreiblichen Ruhe und Glückseligkeit zurückgerufen hätten. [Und fügte hinzu, dass sie,] während die Umstehenden sie für tot hielten, das Seufzen und Klagen ihres Vaters ebenso vernommen habe wie alles, was man bereits über ihr Begräbnis besprochen hatte.«[44]

Frederic Myers schilderte 1892 in einer Veröffentlichung den Fall eines Arztes, der 1889 an Typhus gestorben zu sein schien.[45] Der behandelnde Arzt hatte erklärt, dass »dieser so ganz und gar tot war, dass ich auch später einen solchen Menschen jederzeit wieder für tot erklärt hätte«. Er hatte weder einen spürbaren Herzschlag noch atmete er. Trotzdem machte dieser Patient/Arzt

»eine lebhafte und komplexe Erfahrung, bei der er das Gefühl hatte, seinen Körper zu verlassen und danach sowohl seinen eigenen Körper als auch das Handeln der Anwesenden wahrzunehmen. Er gelangte an einen unglaublich schönen Ort, an dem er die Gegenwart eines Wesens fühlte und das Antlitz einer unbekannten Person sah, die eine unvorstellbare Liebe ausstrahlte. Er sah auch eine dunkle Wolke und einen dunklen Gang. Er stand vor der Wahl, dort zu bleiben oder zurückzukehren, doch als er sich dafür entschied zu bleiben und den Versuch unternahm, eine vermeintliche Grenze zu passieren, wurde er zurückgehalten und befand sich plötzlich wieder in seinem Körper.«

Während der Erfahrung hatte er ständig das Gefühl, »in einem vollkommen gesunden und kräftigen Körper« zu sein. Er erzählte, dass

»Erinnerung, Urteilsvermögen und Vorstellungskraft, die drei charakteristischen Merkmale des Bewusstseins, vollkommen intakt und aktiv gewesen seien«.

Fazit

Die NTE ist ganz offensichtlich kein Phänomen, das erst in den letzten dreißig Jahren beschrieben wurde, auch wenn das Interesse an Nahtoderfahrungen und die Beachtung, die diesem Phänomen zuteilwurde, mit dem Erscheinen von Raymond Moodys Buch *Leben nach dem Tod* im Jahr 1975 erheblich angestiegen ist.[46] Es ist bemerkenswert, dass im Laufe der Geschichte immer wieder die gleichen Erfahrungen beschrieben werden. Erfahrungen, die in allen Religionen und Kulturen einen entscheidenden Einfluss darauf hatten, welche Vorstellungen man sich vom Tod und von einem möglichen Leben nach dem Tod machte. Lokale, kulturelle und religiöse Faktoren führten dabei jedoch auch immer zu sehr unterschiedlichen Interpretationen. Für manche Bevölkerungsgruppen, besonders für die Ureinwohner Asiens, Afrikas und Amerikas, waren diese Erfahrungen auch Hinweise auf die Existenz einer geistigen Welt, in der die Ahnen weilten, bis sie in einem anderen Körper zurückkehrten.

Auch heute können die universellen Beschreibungen eines erweiterten und klaren Bewusstseins während einer tiefen Bewusstlosigkeit und des Ausfalls aller Gehirnfunktionen unsere Vorstellung vom Tod verändern. Dass sich daraus Konsequenzen für ethische und medizinische Probleme innerhalb des westlichen Gesundheitswesens ergeben, liegt auf der Hand. Das wird auch an der Vielzahl eindringlicher Fragen zu Koma, Sterben und Tod deutlich, die in Diskussionen nach meinen Vorträgen über Nahtoderfahrungen an mich herangetragen werden. In den folgenden Kapiteln werde ich mich eingehender mit diesen häufig gestellten Fragen befassen, um einige praktische Konsequenzen der NTE-Forschung und der Vorstellung eines nicht-lokalen Bewusstseins für ethische, medizinische und gesellschaftliche Probleme in unserer größtenteils materialistisch geprägten westlichen Gesellschaft zur Sprache zu bringen.

15. Häufig gestellte Fragen

Und ich habe das auch gesagt, weil es der Würde der Wissenschaft abträglich wäre, wenn man ihr vorwerfen könnte, über manche Dinge darum nicht zu sprechen, weil sie im Grunde nichts damit anzufangen weiß.[1]
Frederik van Eeden, Arzt und Autor, 1860–1932

Einleitung

In diesem Kapitel möchte ich mich den vielen eindringlichen und emotionalen Fragen, die mir in den letzten Jahren in den Diskussionen nach meinen Vorträgen gestellt wurden, intensiver zuwenden. In einem Vortrag kann ich natürlich nie so detailliert auf die verschiedenen Aspekte und Schlussfolgerungen der NTE-Forschung eingehen wie in diesem Buch.

Den meisten der gestellten Fragen liegen eigene Erfahrungen oder die Berichte von Angehörigen oder Freunden zugrunde. Es geht um die Inhalte und Folgen einer NTE sowie um die stark erhöhte intuitive Sensibilität, von der viele Menschen nach einer NTE berichten. Darüber hinaus werden natürlich auch Fragen zu Sterbebettvisionen und zum Kontakt mit verstorbenen Angehörigen in postmortalen Erfahrungen gestellt. Dabei wird auch angesprochen, wie Ärzte, Pflegekräfte oder Angehörige auf die Versuche reagiert haben, über die eigenen NTE zu sprechen. Auf die Erleichterung, die Menschen empfinden, wenn sie endlich einen verständnisvollen Gesprächspartner finden, bin ich bereits eingegangen. In persönlichen Gesprächen oder per E-Mail fragen mich Ärztekollegen oder andere Wissenschaftler immer wieder, warum schwerwiegender Sauerstoffmangel denn keine Erklärung für eine NTE sei und wie man so sicher wissen könne, dass während eines Herzstillstands alle Gehirnfunktionen völlig ausgefallen seien. Auf die meisten dieser Fragen bin ich in den vorherigen Kapiteln schon ausführlich eingegangen. In diesem Kapitel möchte ich mich nun den drei folgenden Fragen widmen:

- Warum regt sich in der medizinischen und wissenschaftlichen Welt so starker Widerstand gegen die Erforschung der Ursachen und Inhalte einer NTE?
- Zum Thema Reinkarnation: Wenn es eine Kontinuität des Bewusstseins gibt und dieses Bewusstsein endlos und nicht-lokal vorhanden ist, kehrt das Bewusstsein dann auch wieder in einen anderen Körper zurück?
- Vor einer Organtransplantation muss der Spender zunächst für hirntot erklärt werden. Ist Hirntod wirklich mit Tod gleichzusetzen? Wie kann jemand für tot erklärt werden, wenn sein Körper noch intakt und warm ist und anscheinend noch gut funktioniert? Worin liegt der Unterschied zwischen Koma und Hirntod?

Wissenschaftlicher Widerstand gegen die NTE

Daran erkenn ich den gelehrten Herrn!
Was ihr nicht tastet, steht euch meilenfern,
Was ihr nicht faßt, das fehlt euch ganz und gar,
Was ihr nicht rechnet, glaubt ihr, sei nicht wahr,
Was ihr nicht wägt, hat für euch kein Gewicht,
Was ihr nicht münzt, das, meint ihr, gelte nicht.
Mephisto im Faust II von Johann Wolfgang von Goethe, 1749–1832

Immer wieder werde ich gefragt, warum in der medizinischen und wissenschaftlichen Welt solch ein großer Widerstand gegen die Erforschung der Ursachen und Inhalte einer NTE besteht und warum dem Phänomen NTE in wissenschaftlichen Zeitschriften so wenig Aufmerksamkeit zuteilwird. Dabei sind die Fragenden auch selbst oft sehr kritisch eingestellt.

Die Forschungen zur NTE und zu anderen Phänomenen des nicht-lokalen Bewusstseins, die sich nicht mit den derzeit gültigen Erkenntnissen der westlichen Wissenschaft erklären lassen, reizen offenbar zu Ablehnung und Spott oder provozieren emotionale

Reaktionen und Vorurteile. Welche Haltung Ärzte und Wissenschaftler zu Nahtoderfahrungen einnehmen, wird in entscheidendem Maße von deren eigenen Vorstellungen und Ansichten über Leben und Tod bestimmt. Vorstellungen, die oft vom jeweiligen religiösen und spirituellen Hintergrund oder dessen Nichtvorhandensein geprägt sind.

Daher ist es sinnvoll, dem nachzugehen, was wir über Wissenschaftler und deren religiöse Vorstellungen wissen. Umfragen haben ergeben, dass sich das Gros der Wissenschaftler im Gegensatz zur allgemeinen Bevölkerung weniger für Religion oder Unsterblichkeitsvorstellungen interessiert. Während 91 Prozent der amerikanischen Bevölkerung an Gott und/oder an irgendeine Form des persönlichen Weiterlebens glauben,[2] beträgt nach einer kürzlich durchgeführten Umfrage unter mehr als tausend Ärzten in den Vereinigten Staaten der Anteil der Gläubigen 76 Prozent und der Anteil derer, die an ein persönliches Weiterleben glauben, 59 Prozent.[3] Wie aus einem Artikel der Zeitschrift *Nature* hervorgeht, bezeichnen sich aber nur 39 Prozent der Wissenschaftler selbst als religiös, das heißt, 61 Prozent von ihnen haben keinen Glauben, sind Agnostiker oder zweifeln.[4] Da die gleiche Umfrage bereits 1914 durchgeführt worden war,[5] weiß man, dass dieser Prozentsatz an »Ungläubigen« in mehr als achtzig Jahren fast unverändert geblieben ist. Bemerkenswerter ist jedoch, dass nach einem anderen Artikel in *Nature* nur 7 Prozent der einflussreichsten und bedeutendsten Wissenschaftler – allesamt Mitglieder der Nationalen Akademie der Wissenschaften in den Vereinigten Staaten – sich selbst als religiös oder spirituell bezeichnen.[6] Das bedeutet: 93 Prozent dieser führenden Wissenschaftler verneinen heute jegliche Form von Religion und Spiritualität. 1914 jedoch betrug der Anteil der führenden Wissenschaftler, die an Gott glaubten, noch 28 Prozent und 35 Prozent konnten sich damals noch ein persönliches Weiterleben nach dem Tod vorstellen.[7]

Wenn es in unserem Bewusstsein keinen Platz für ein Gottesbild oder für Unsterblichkeit gibt, wird auch das (Vor-)Urteil über Themen, die mit Leben und Tod zu tun haben, von einem solchen Bewusstsein bestimmt. Es ist daher verständlich, dass es über diese Themen auch weiterhin große Meinungsverschiedenheiten geben wird. Hierbei ist der Einfluss bekannter Top-Wissenschaftler, die oft bedeutende Positionen in nationalen und internationalen Beratergremien einnehmen oder in den Redaktionen der wichtigsten wissenschaftlichen Zeitschriften arbeiten, sicherlich nicht zu unterschätzen. Denn sie entscheiden darüber, ob ein bestimmter Artikel veröffentlicht wird oder nicht. Doch zieht man die oben genannten Umfrageergebnisse zu Rate, so ist ihr Urteil nicht repräsentativ für alle Wissenschaftler, vor allem nicht für Ärzte und erst recht nicht für die allgemeine Bevölkerung.

Im Allgemeinen wird die persönliche Meinung von Wissenschaftlern maßgeblich dafür sein, ob sie neue wissenschaftliche Ideen und neue oder bahnbrechende Erkenntnisse akzeptieren. Wissenschaftliche Studien zum Phänomen NTE führen uns die Begrenztheit unserer heutigen medizinischen und neurophysiologischen Vorstellungen über das menschliche Bewusstsein und die Beziehung zwischen Bewusstsein, Erinnerung und Gehirn vor Augen. Die Ansicht, dass das Bewusstsein nur das Produkt rein neurologischer Prozesse im Gehirn sein könne, ist noch immer die meistvertretene Hypothese. Wenn sich neue Ideen mit diesem allgemein akzeptierten, materialistischen Paradigma nicht vereinbaren lassen, werden sie von vielen Wissenschaftlern als Bedrohung empfunden. Daher werden neu entdeckte Phänomene und empirisch nachgewiesene Fakten, die nicht mit den gängigen Theorien übereinstimmen, meistens verleugnet, verschwiegen oder sogar ins Lächerliche gezogen. Auch die Geschichte der Wissenschaft lehrt uns, dass neue Ideen schon immer auf Widerstand gestoßen sind.

Ein gutes Beispiel für den Widerstand eines materialistisch eingestellten Wissenschaftlers gegen neue Ideen sind die Äußerungen des bekannten niederländischen Hirnforschers Dick Swaab in einem kürzlich veröffentlichten Interview.[8] Swaab, der sich selbst als Atheist bezeichnet, behauptet:

»Wir sind unser Gehirn ... ausnahmslos alles, was wir um uns herum sehen, von schlechten Essensgewohnheiten angefangen bis zur Sexualität und zur Erkenntnis Gottes, ist das Produkt unseres Gehirns und wird schon in einer sehr frühen Entwicklungsphase in der Gebärmutter genetisch festgelegt.«

Swaab ist überzeugt: »Bewusstsein ist ein Produkt der Hirnzellen«, und er fährt fort: »Ich glaube nicht an die Seele ... die Seele ist ein Irrtum ... Ich bin ein Mensch mit einer mächtigen Maschine im Schädel, die jedoch ihre Grenzen hat und größtenteils automatisch funktioniert ... Es heißt gelegentlich: Wenn ein Einzelner dem Irrsinn verfällt, nennt man das auch Irrsinn und kann es psychiatrisch behandeln, verfällt eine Gruppe dem gleichen Irrsinn, nennt man es Religion. Ich erhebe nicht den Anspruch auf absolute Wahrheit, aber als Wissenschaftler bin ich es gewohnt, mit Wahrscheinlichkeiten zu arbeiten, die sich in Prozentsätzen ausdrücken lassen. Die Chance, dass ich Recht habe und nicht diejenigen, die von ihrer Religion überzeugt sind, ist sehr groß. Es wird sich zeigen, dass sie im Unrecht sind.«

Auch aus seinem Kommentar zu meinem Buch geht seine einseitige und materialistische Einstellung deutlich hervor: »All diese Aspekte und charakteristischen Merkmale der Nahtoderfahrung lassen sich durch einen Sauerstoffmangel im Gehirn oder eine Stimulation bestimmter Hirnregionen ausgezeichnet nachahmen. Es handelt sich einfach um eine Störung der Informationsverarbeitung im Gehirn ... Aber van Lommel will von alldem nichts wissen. Seine Vorstellung ist vor allem spirituell und religiös geprägt und das hält er auch für korrekt. Seine Wissenschaft ist eigentlich eine Pseudowissenschaft. Wenn man mit van Lommel spricht, kommt es einem so vor, als spräche man mit einem fundamentalistischen Christen, der sich in seinen Auffassungen von nichts und niemandem erschüttern lässt.«

Wahre Wissenschaft beschränkt sich nicht auf materialistische und daher restriktive Annahmen, sondern ist neuen, anfangs mitunter unerklärlichen Phänomenen gegenüber aufgeschlossen und betrachtet es als eine Herausforderung, auch hierfür Erklärungsansätze zu finden. Wissenschaft sollte aus einer offenen Geisteshaltung heraus entstehen und auf Neugierde beruhen. Anormale Phänomene eröffnen uns die Möglichkeit, bestehende wissenschaftliche Theorien entweder an sie anzupassen oder die alten Konzepte durch neue zu ersetzen. Auch in der Vergangenheit entstand immer dann eine neue Formen der Wissenschaft, wenn sich ein Phänomen mit den bestehenden Auffassungen nicht mehr erklären ließ. Die heutige Wissenschaft geht größtenteils noch von einer Wirklichkeit aus, die ausschließlich auf materiell wahrnehmbaren Daten basiert. Meiner Meinung nach müssen die heutigen Wissenschaftler ihre Annahmen über das Wesen der wahrnehmbaren Wirklichkeit einer erneuten Prüfung unterziehen. Denn die derzeitigen Vorstellungen haben zu einer Vernachlässigung oder Leugnung wichtiger und bisher unbeantworteter Fragen zum Bewusstsein geführt.

Objektive Beweise für zutreffende Wahrnehmungen bei außerkörperlichen Erfahrungen

Einer der wichtigsten und faszinierendsten wissenschaftlichen Aspekte der NTE bleibt die außerkörperliche Erfahrung (AKE). Denn wenn es gelingt, die berichteten zutreffenden Wahrnehmungen während eines Herzstillstandes oder im Koma zusammen mit dem Zeitpunkt ihres Auftretens durch eine unabhängige Person bestätigen zu lassen, dann könnte das den Beweis dafür liefern, dass während einer solchen Phase offensichtlicher Bewusstlosigkeit verifizierbare Wahrnehmungen möglich sind. Aus naheliegenden Gründen widerstrebt es den meisten Wissenschaftlern jedoch, die Möglichkeit einer zutreffenden Wahrnehmung aus einer Position außerhalb und oberhalb des leblosen Körpers zu akzeptieren, da dies der entscheidende Beleg dafür sein könnte, dass eine bewusste Wahrnehmung außerhalb des Körpers während eines vorübergehenden Ausfalls der Gehirnfunktionen möglich ist. Daher bezeichnen sie diese Wahrnehmungen ganz bewusst als bloße Anekdoten. Diese Wissenschaftler wollen mehr »objektive« Beweise, und natürlich stimmen die meisten NTE-Forscher dem zu. Aus diesem Grund werden in Reanimationsräumen, auf Herz- und Intensivstationen auf Deckenhöhe verborgene Zeichen angebracht, die vom Bett aus nicht sichtbar sind. Falls die Patienten während eines Herzstillstands in der Lage sind, Details ihrer Reanimation aus einer Position außerhalb und oberhalb ihres leblosen Körpers im Verlauf ihrer Herz-Lungen-Wiederbelebung wahrzunehmen, und wenn diese Wahrnehmungen später von Ärzten, Krankenpflegern und Angehörigen bestätigt werden können, so könnte das ein objektiver Beweis für zutreffende Wahrnehmungen sein.

Aber bis heute gibt es keinen veröffentlichten Fall, in dem Patienten während ihrer Herz-Lungen-Wiederbelebung das verborgene Zeichen wahrgenommen haben,[9] und zwar obwohl es zutreffende Wahrnehmungen von Einzelheiten ihrer Reanimation gegeben hat, die den Patienten vorher unbekannt waren.[10] Könnte es eine plausible Erklärung dafür geben, dass es nicht möglich ist, die berichtete Wahrnehmung während einer AKE anhand eines verborgenen Zeichens zu beweisen? Dieses Fehlen »objektiver Beweise« könnte auf der sogenannten »Blindheit durch Unaufmerksamkeit« beruhen, die auch als »Wahrnehmungsblindheit« bekannt ist.[11] Dabei handelt es sich um das Phänomen, außerstande zu sein, Dinge wahrzunehmen, die man direkt vor Augen hat. Grund dafür kann das Fehlen eines inneren Bezugsrahmens sein, der die Wahrnehmung des unbemerkten Objekts ermöglicht, oder auch ein durch mentale Ablenkungen bewirkter Mangel an geistiger Konzentration oder Aufmerksamkeit. Diese Blindheit durch Unaufmerksamkeit ist die Unfähigkeit, ein deutlich sichtbares Objekt, auf das man nicht vorbereitet ist, zu bemerken, weil die Aufmerksamkeit einer anderen Aufgabe, einem anderen Ereignis oder Objekt zugewandt war. Ursache dafür ist die begrenzte menschliche Fähigkeit zur bewussten Aufmerksamkeit, wodurch die zu einem bestimmten Zeitpunkt zu verarbeitende Informationsmenge beschränkt ist.[12] Nur wenn wir uns gezielt dafür entscheiden, worauf wir unsere Aufmerksamkeit richten wollen, werden wir das Ereignis oder Objekt, dem wir zugewandt sind, bewusst wahrnehmen. Aus Studien zur Blindheit durch Unaufmerksamkeit geht hervor, dass die Probanden es versäumen, die Wahrnehmung eines Objekts zu berichten, auf das sie nicht vorbereitet waren.[13] Belege für Blindheit durch Unaufmerksamkeit ergeben sich meist aus relativ einfachen Aufgaben in Laborsituationen,[14] aber das Phänomen hat vermutlich etliche Entsprechungen im Alltag. Beispielsweise heißt es in Berichten von Autounfällen häufig, dass der Fahrer den anderen Wagen »übersehen« hat. Aus neuerer Zeit gibt es Belege dafür, dass sich die Wahrscheinlichkeit, ein unerwartet auftauchendes Objekt zu übersehen, dramatisch erhöht, wenn man währenddessen zum Beispiel mit dem Handy telefoniert.[15] Legt man die vielen bestätigten Fälle zutreffender Wahrnehmung aus einer Position außerhalb und oberhalb des Körpers während einer NTE zugrunde, erscheint es offenkundig, dass im Verlaufe einer AKE tatsächlich eine Wahrnehmung stattfinden kann. Wird ein verborgenes Zeichen während der AKE übersehen, beruht das offenbar auf einem Mangel an bewusster Aufmerksamkeit für dieses unerwartete verborgene Zeichen, weil die Patienten zu sehr davon überrascht sind, der Reanimation ihres eigenen leblosen Körpers während eines Herzstillstands oder im Verlaufe einer Operation von oben »zusehen« zu können.

Reinkarnation

Gesunder Menschenverstand ist die Summe der Vorurteile,
die man bis zu seinem 18. Lebensjahr angesammelt hat.
Albert Einstein, 1879–1955

Nach meinen Vorträgen wird mir aufgrund meiner Vorstellung eines endlosen und daher ständig (nicht-lokal) präsenten Bewusstseins immer wieder die Frage gestellt, ob das Bewusstsein auch in einen neuen Körper zurückkehren könne (»Reinkarnation«).
Die Idee der Reinkarnation wird im Hinduismus und Buddhismus

allgemein akzeptiert. Dabei wird auf das Gesetz des Karmas verwiesen, das auch das Gesetz von Ursache und Wirkung genannt wird: In einem neuen Leben erhält man Gelegenheit, das gutzumachen, was man im vorhergehenden Leben unterlassen, worin man versagt oder was man nicht gelernt hat. In vielen Kulturen war Reinkarnation oder »Seelenwanderung« eine anerkannte Vorstellung, etwa bei den alten Ägyptern, den Römern, den Griechen (Platon), den Kelten und den Katharern.[16] Und ebenso bei den Indianern Nordamerikas, den Tlingits in Alaska, den Azteken, Mayas und Inkas in Mittel- und Südamerika, den Völkern und Stämmen in Afrika, den Aborigines in Australien und den Drusen im Libanon. Auch der Anthroposoph Rudolf Steiner (1861–1925) schrieb: »Alles ist dem Gesetz der Reinkarnation unterworfen.«[17]

Der Psychiater Ian Stevenson (1918–2007) hat systematisch nach Fällen von Reinkarnation geforscht und viel darüber geschrieben; in seinem leicht verständlichen Buch *Reinkarnationsbeweise* beschreibt er zahlreiche gut dokumentierte Fälle mutmaßlicher Wiedergeburten.[18] Ein Kind, das über ein früheres Leben spricht, beginnt damit meistens spontan in einem Alter zwischen zwei und vier Jahren. Solche Kinder sprechen oft sehr gefühlvoll von ihrem früheren Dasein und können sich an Details ihrer damaligen Eheschließung und oft auch an den Namen ihres Partners, ihrer Kinder sowie an Nachbarn und Angehörige erinnern. Sie unterscheiden nicht strikt zwischen Vergangenheit und Gegenwart; ihr Erinnerungsvermögen scheint einer zeitlosen Quelle zu entspringen. In mehr als der Hälfte aller Fälle schildern sie einen gewaltsamen Tod, die Spanne reicht von 29 Prozent der Kinder in Alaska bis zu 74 Prozent in der Türkei. In einigen Fällen zeigen diese Kinder ein ungewöhnliches Verhalten; sie sind sich im Unklaren über ihre eigene Identität oder entwickeln Phobien, die mit ihrem vorzeitigen, unerwarteten und gewaltsamen Tod in ihrem früheren Leben in Zusammenhang stehen.

Stevenson sprach nicht nur mit dem betroffenen Kind und seinen engsten Angehörigen, sondern auch mit der Familie der vermeintlich reinkarnierten, verstorbenen Person. Dabei ergaben sich erstaunlich detaillierte Übereinstimmungen zwischen den Schilderungen des Kindes und der Familie des Verstorbenen, obwohl sich die beiden Familien nie getroffen oder miteinander gesprochen hatten. Stevenson richtete besonderes Augenmerk auf ungewöhnliche Muttermale und angeborene körperliche Anomalien des Kindes, die sich genau an der Stelle befanden, an der es sich im vorhergehenden Leben die tödliche Verwundung zugezogen hatte. Zur Kontrolle zog er Obduktionsberichte und andere Dokumente zu Rate.[19] Die meisten Fälle von Reinkarnation untersuchte er in Birma, Alaska, Sri Lanka, im Libanon, in Indien und in der Türkei. Stevenson selbst ist zwar zurückhaltend, Reinkarnation als Fakt zu bezeichnen, die Belege dafür hält er jedoch für durchaus stichhaltig. Reinkarnation wird wissenschaftlich vielleicht nie beweisbar sein, doch solche Studien können einiges zur Plausibilität dieses Phänomens beitragen.

Es bleibt weiterhin fraglich, wie es ohne die Vorstellung einer Reinkarnation zu erklären ist, dass sich kleine Kinder an so viele Einzelheiten aus ihrem früheren Leben erinnern können und dabei körperliche Merkmale aufweisen, die zu dem gewaltsamen Tod in ihrem früheren Leben passen. Und wie wäre es ohne Reinkarnation möglich, dass einige buddhistische Lamas wie der Karmapa oder der Dalai-Lama noch vor ihrem Tod sehr präzise in schriftlicher Form prophezeien, wo und wann sie wiedergeboren werden? Oder wie lassen sich gelegentlich auftretende »Ankündigungsträume« erklären, durch die eine zukünftige Mutter manchmal sogar noch vor der Empfängnis erfährt, welches Geschlecht und welchen Charakter das ungeborene Kind haben wird?[20]

Während einer NTE werden manchmal »frühere Leben« durchlebt, die mit einem gewaltsamen Tod endeten (siehe Kapitel 3), und auch in Regressionstherapien, die unter Hypnose die »hemmende Wirkung« des Wachbewusstseins ausschalten, werden immer wieder Erfahrungen aus früheren Leben geschildert.[21] Deshalb stehen NTE-Betroffene der Möglichkeit einer Reinkarnation offen gegenüber.

Erinnerungen an ein früheres Leben lassen sich durch das Konzept eines nicht-lokalen Bewusstseins erklären, denn diese Sichtweise schließt die Möglichkeit ein, nicht-lokal mit dem Bewusstsein eines Menschen aus der Vergangenheit in Verbindung zu stehen. Auch die Begegnung mit Verstorbenen während einer NTE (Kapitel 3) oder peri- und postmortale Erfahrungen (Kapitel 13) sind so zu verstehen. Für manche stellt diese Möglichkeit der Kontaktaufnahme einen Beweis für Reinkarnation dar; ich selbst sehe darin eher einen Hinweis auf den nicht-lokalen Aspekt des endlosen Bewusstseins. Das schließt jedoch die Möglichkeit der Reinkarnation eines oder mehrerer Aspekte eines nicht-lokalen Bewusstseins und somit Erinnerungen an ein früheres Leben nicht aus. Mit der Annahme, dass ein Mensch mit seiner ganzen Persönlichkeit, in ihrer Verbundenheit mit seiner gegenwärtigen Individualität und seinem Ego, später wieder in einen anderen Körper zurückkehrt, bin ich zurückhaltend. Dennoch hat sich bei mir allmählich die Überzeugung herausgebildet, dass Erinnerungen an ein früheres Leben möglich sind.

Organspende: Worum es »eigentlich« geht

In den Diskussionen nach meinen Vorträgen werden mir sehr oft eindringliche Fragen zum Thema Hirntod und Organtransplantation gestellt: Ist ein Hirntod wirklich mit dem Tod gleichzusetzen? Wie kann jemand für tot erklärt werden, wenn sein Körper noch intakt und warm ist und anscheinend noch gut funktioniert? Worin liegt der Unterschied zwischen Koma und Hirntod? Setzt mit dem Hirntod der sich gewöhnlich über Stunden oder Tage hinziehende Sterbeprozess ein? Und was bedeutet es für den Sterbeprozess, wenn Organe wie Herz und Lunge entfernt werden? Wie steht es um das Bewusstsein, wenn die Diagnose Hirntod lautet oder wenn der Sterbeprozess begonnen hat? Wie sind die Schilderungen neuartiger Gefühle und Gedanken nach einer Herztransplantation, die sogenannten »Gedächtnistransplantationen«, zu interpretieren? Ich werde in diesem Kapitel ausführlich auf diese Fragen eingehen, denn anhand der Themen Hirntod und Organtransplantation lassen sich aktuelle ethische und medizinische Probleme des modernen Gesundheitswesens praktisch verdeutlichen.

Zunächst möchte ich festhalten, dass ich kein prinzipieller Gegner von Organtransplantationen bin – immer unter der Voraussetzung, dass die Entscheidung, ein Organ zu spenden, wohlüberlegt ist. Die Entscheidung sollte in liebevoller Absicht und in dem klaren Bewusstsein getroffen werden, dass der eigene Sterbeprozess durch die operative Organentnahme stark beeinflusst und beschleunigt wird. Auf der Grundlage der gegenwärtigen lückenhaften und oft einseitigen Aufklärung lässt sich jedoch kaum eine wohlbedachte Entscheidung treffen; schon gar nicht, wenn einem zugemutet wird, den Spenderausweis gewissermaßen zwischen Tür und Angel, mit der Aushändigung eines neuen Führerscheins im Rathaus, auszufüllen. Die tatsächliche Bedeutung einer Hirntoddiagnose und ihre praktischen Konsequenzen für die Angehörigen des potentiellen Spenders sind für die meisten Menschen beim Ausfüllen des Spenderausweises nicht absehbar.[22] Das fehlende Bewusstsein für die Bedeutung einer Organspende wird erst dann offenbar, wenn ein geliebter Mensch an ein Beatmungsgerät angeschlossen ist und der Arzt den Angehörigen erklärt, dass ihr Mann, ihre Frau, ihr Bruder, ihre Schwester oder ihr Kind eigentlich tot sei, und sie daraufhin bittet, einer Organspende zuzustimmen. In einem solchen erschütternden Moment verweigern 70 Prozent der Hinterbliebenen ihre Zustimmung, wenn sie nicht sicher sind, wie ihr hirntoter Angehöriger zu einer Organspende stand. Doch selbst wenn die Patienten als Spender registriert sind, kommt es immer wieder vor, dass die Angehörigen einer Organentnahme nicht zustimmen. Oft entstehen intuitive Zweifel, ob Hirntod tatsächlich mit Tod gleichzusetzen ist, wenn man merkt, dass der Körper des bewusstlosen Angehörigen, der beatmet wird und mit Infusionen versorgt ist, noch warm ist.

Eindringliche Fragen

Die meisten Fragen, die mir gestellt werden, kommen auch in den beiden folgenden Briefen zur Sprache, die ich erhielt, als in der zweiten Kammer des niederländischen Parlaments über die Einführung einer Widerspruchsregelung für Organspenden diskutiert wurde. Nach dieser Regelung würde jeder Niederländer automatisch als Spender registriert werden, wenn sein Widerspruch gegen eine Organspende zuvor nicht ausdrücklich festgehalten wurde.

»Ist es bei dieser immer wieder aufflammenden Diskussion nicht einmal an der Zeit, tiefer darauf einzugehen, weshalb Menschen diese Entscheidung nicht ›einfach nebenher‹ treffen? Wo ist der wissenschaftliche Nachweis dafür, dass eine Organtransplantation nicht in den Sterbeprozess eingreift? Das Wort Prozess beinhaltet doch schon, dass es sich hier um Phasen handelt, und die Organe werden zu Beginn dieses Prozesses entnommen. Warum wird ›der Tote‹ in Narkose versetzt, bevor die Organe entnommen werden? Mediziner sprechen von Reflexen der Patienten, aber ist das wirklich so? Warum gibt es weltweit unterschiedliche Kriterien für den Begriff ›Hirntod‹? Welcher Zusammenhang besteht zwischen Körper, Seele und Geist? Wer beschäftigt sich mit den psychischen Folgen für die Eltern, die von ihrem noch warmen und atmenden Kind Abschied nehmen müssen? Was sagen wir zu den vielen Publikationen über Nahtoderfahrungen in Situationen, in denen man einen Hirntod diagnostiziert hatte und die Patienten später, nachdem sie wieder zu Bewusstsein gekommen waren, trotzdem noch darüber berichten konnten? Es gibt noch viele Fragen, die für unseren begrenzten menschlichen Verstand vielleicht zu groß sind und die sich einem simplen Dafür oder Dagegen sperren. Eine aggressive staatliche Kampagne wird nur weiteres Misstrauen schüren. Jeder Mensch sollte in Freiheit und dann, wenn für ihn die Zeit dafür gekommen ist, eine bewusste Entscheidung treffen.«

Und aus einem anderen Brief:

»Fünfzehn Jahre habe ich einen Spenderausweis bei mir getragen, das war eine Selbstverständlichkeit für mich. Doch nach dem folgenden Bericht einer meiner Kursteilnehmerinnen habe ich ihn zerrissen: Während sie offensichtlich in einem tiefem Koma lag und keine Gehirnaktivität mehr zu erkennen war, führten der zuständige Facharzt und ihr Ehemann an ihrem Bett ein Gespräch. Der Facharzt prognostizierte ihr ein Leben wie eine ›Treibhauspflanze‹ und legte ihrem Mann nahe, die Abschaltung der lebenserhaltenden Geräte in Betracht zu ziehen. Ihr Mann hatte noch Hoffnung, dass sich ihr Zustand bessern könnte, daher blieb sie an den Geräten angeschlossen. Trotz der düsteren Prognose erwachte die Frau nach einigen Monaten aus dem Koma. Nun wurde deutlich, dass sie fast die ganze Zeit während ihres Komas alles wie gewohnt gehört hatte, auch das Gespräch zwischen dem Arzt und ihrem Mann über die passive Sterbehilfe! Sie erzählte, wie schrecklich das gewesen sei. Während sie herausschreien wollte, dass sie noch da ist, dass sie leben möchte, dass sie bei ihrem Mann und ihren Kindern sein möchte, wurde über ihr mögliches Sterben gesprochen. Prinzipiell stehe ich weiterhin zu meiner Spendebereitschaft, trotzdem habe ich meinen Organspenderausweis immer noch nicht wieder beantragt. Warum? Weil es noch viele unbeantwortete Fragen gibt. Denn bei der staatlichen Kampagne geht es doch nur um das Fehlen von Spendern und um die Notwendigkeit, dass sich mehr Menschen als potentielle Spender registrieren lassen.«

Unzulängliche und einseitige Aufklärung

Der Text im Antragsformular zur Registrierung als Organspender lautet wie folgt:[23]

»Die Wartezeiten auf ein Spenderorgan sind lang. Deshalb sterben Menschen, die mit Hilfe einer Organtransplantation noch am Leben sein könnten. Deshalb sind Spenderorgane notwendig. Und so geht es! Lassen Sie sich als Spender registrieren. Zeigen Sie, dass Sie helfen wollen, Leben zu retten.«

Nach dem Gesetz ist heute eine Registrierung als Spender ab einem Alter von zwölf Jahren möglich.[24] Jugendlichen soll ab einem Alter von vierzehn Jahren, wenn sie im Rathaus ihren Personalausweis abholen, zukünftig auch ein Spenderformular ausgehändigt werden. Die staatliche Aufklärung zielt einseitig auf das Anwerben zusätzlicher Spender ab und nicht auf eine objektive Aufklärung über die Hintergründe »postmortaler« Organspenden. Postmortal bedeutet: nachdem ein Mensch für tot erklärt wurde. Die Diskussion dreht sich fast ausschließlich um den bestehenden Mangel an Organen. Doch diesen Mangel wird es auch in Zukunft geben, ganz gleich wie viele Spender man findet und wie viele Organe man transplantieren wird.[25] Die positiven Eigenschaften, die man dem Spender zuspricht (nobel, heroisch, lebensrettend) werden zu stark betont und es wird zu wenig auf die negativen Seiten einer Organspende eingegangen.

Einige Beispiele für diese unzulängliche Aufklärung:

1. Die meisten Menschen sind sich trotz aller Aufklärungskampagnen über den bedeutenden Unterschied zwischen einer Organspende und einer Gewebespende im Unklaren. Es ist nicht bekannt, dass Gewebespenden auch dann noch möglich sind, wenn ein Mensch schon 24 Stunden in der Leichenhalle gelegen hat. Gewebespenden betreffen die Hornhaut des Auges, Haut, Knochen- und Muskelgewebe und Herzklappen. Bei postmortalen Organspenden hingegen geht es um die Entnahme von Organen bei sogenannten »hirntoten« Patienten, deren Körper noch warm ist und die in tiefem Koma liegen und an ein Beatmungsgerät angeschlossen sind. Für eine Organspende werden die Niere, die Leber, das Herz, die Lunge, die Bauchspeicheldrüse (Pankreas) und Teile des Darms entnommen. Eventuelle Kontraindikationen für Organspenden wie bösartige Erkrankungen, Arterienverkalkung, chronische Infektionen, HIV und frische Piercings finden kaum Erwähnung.

2. Trotz des neuen Organs hat sein Empfänger sicherlich keine normale Lebenserwartung. Ein Patient, der ein Organ empfangen hat, wird für den Rest seines Lebens einem System intensiver medizinischer Kontrollen unterworfen sein und zugleich ist er einem erhöhten Risiko ausgesetzt, an bösartigen Krankheiten, hohem Blutdruck, Diabetes oder ernsten Infektionen zu

leiden. Der Grund dafür ist die Gefahr von Abstoßungsreaktionen und Nebenwirkungen von Medikamenten, die das Immunsystem unterdrücken.

3. Nirgendwo werden die möglichen körperlichen und psychischen Folgen einer Organtransplantation erwähnt. Der psychologische Druck auf den Organempfänger ist groß, denn es gibt so etwas wie eine »Tyrannei des Geschenks«: Negative Gefühle werden nicht ausgesprochen aus Furcht davor, »undankbar« zu erscheinen.

4. In den Informationsbroschüren werden mit keinem Wort die notwendigen Vorkehrungen erwähnt, wie Kontrolltests und Medikamentengaben, die noch vor der definitiven Hirntoddiagnose und vor der Zustimmung zur Organspende getroffen werden müssen, um die Organe in einem für die Spende geeigneten Zustand zu erhalten.

Wann ist jemand hirntot?

Als Organtransplationen erstmals technisch möglich wurden – die erste Nierentransplantation gelang 1965 und die erste Herztransplantation 1967 –, stand man vor dem Problem: Wie kommt man an geeignete Organe? Im Jahre 1968 entschied das »Ad-Hoc Committee« in Harvard nach ausführlicher Diskussion, ein »coma dépassé«, ein bleibendes Koma, fortan als Tod zu bezeichnen. Damit wurde die Möglichkeit eröffnet, Organe »toter« Patienten für Transplantationen zu gewinnen. Es besteht ein Unterschied zwischen Hirntod und Koma. Bei einem Koma, das manchmal auch als »Scheintod« bezeichnet wird, gibt es noch ein gewisses Maß elektrischer Aktivität im Gehirn. Das Herz schlägt normal, der Blutdruck wird mit Hilfe von Medikamenten geregelt und der Patient wird künstlich beatmet. Ein »bleibendes« Koma ist ein Zustand, bei dem ein großer Teil der Hirnrinde und des Hirnstamms schwerwiegend geschädigt ist. Wenn es Hinweise auf eine irreparable Schädigung gibt, spricht man von »Hirntod«. Ein durch den Ausfall der Hirnrinde hervorgerufenes Koma, bei dem der Hirnstamm noch funktioniert, kann in Ausnahmefällen Jahre anhalten und wird als »vegetatives Stadium« bezeichnet, da Hirnstammreflexe wie Atmen und Schlucken noch funktionieren.

Eine Verwechslung zwischen einem bleibenden Koma und einem Hirntod sollte nach den Richtlinien für Organtransplantationen[26] ausgeschlossen sein, weil bei einem Hirntod überhaupt keine elektrische Aktivität des Gehirns mehr messbar ist und der Hirnstamm irreparable Schäden aufweist. Mir wird jedoch oft die Frage gestellt, wie genau man das eigentlich messen kann. Und wie soll man all die Berichte von Bewusstseinserfahrungen in dieser Phase des Komas deuten, in der die Gehirnfunktionen nachweislich ausgefallen sind? In den Richtlinien für Organtransplantation lässt sich dazu Folgendes finden:

»Das Gehirn benötigt ständig sauerstoffreiches Blut. Wenn das Gehirn länger als ein paar Minuten nicht mit sauerstoffreichem Blut versorgt wird, ist es umfassend geschädigt. Daher fallen alle Gehirnfunktionen für alle Zeit aus. Eine Weiterbehandlung ist in diesem Fall sinnlos. Die hirntote Person ist verstorben.«

Dabei drängt sich die Frage auf, wie es um die Sterbephase der Menschen bestellt ist, die Stunden, ja Tage dauern kann. Darauf wird in den Richtlinien nicht eingegangen. Zudem sollte man sich bewusst machen, dass in dem Moment, in dem die Diagnose Hirntod gestellt wird, noch 96 Prozent des Körpers »lebendig« sind und »lebendig« gehalten werden, während der Patient dem Gesetz zufolge »tot« ist. Wann gilt ein Mensch nach den Richtlinien als hirntot?

»Jemand ist hirntot, wenn ein irreparabler und vollständiger Funktionsverlust des Gehirns und des Hirnstamms einschließlich des verlängerten Marks vorliegt. Die Person kann nicht mehr selbständig atmen. Alle Gehirnfunktionen sind ausgefallen und der Körper kann den Blutdruck und die Temperatur nicht mehr regeln.«[27]

Zur künstlichen Beatmung steht in den Richtlinien:

»Spenderorgane benötigen sauerstoffreiches Blut. Darum wird der hirntote Spender künstlich beatmet, bis die Organe auf dem Operationstisch entnommen werden. Was ausschließlich in der Intensivstation eines Krankenhauses möglich ist.

Aufgrund der künstlichen Beatmung sieht der hirntote Spender nicht tot aus. Er scheint zu schlafen, hat eine normale Hautfarbe und fühlt sich noch warm an. Auf dem Monitor ist der Herzschlag zu sehen. Dennoch ist er verstorben!«[28]

Im Gesetz ist auch vom »Beatmen der sterblichen Überreste« die Rede, obwohl jeder Arzt und jeder Laie weiß, dass es unmöglich ist, die »wirklichen« sterblichen Überreste aus der Leichenhalle erfolgreich zu beatmen.

Über Gehirnaktivität steht in den Richtlinien:

»Ein Elektroenzephalogramm (EEG) ist eine Aufzeichnung der elektrischen Aktivität der Hirnrinde. Wenn das EEG ›flach‹ ist und nur noch eine gerade Linie zeigt, liegt nachweislich keinerlei elektrische Aktivität in der Hirnrinde mehr vor.«[29]

Einem flachen EEG wird also für die Hirntoddiagnose eine entscheidende Rolle zugemessen. Dennoch stellt sich die Frage, ob es bei einem flachen EEG während eines Herzstillstands (Kapitel 8) nicht doch noch eine nicht-messbare Aktivität im Gehirn geben könnte. Außerdem liefert das EEG keinerlei Informationen über den Hirnstamm.

»Wenn ein EEG nicht möglich ist (beispielsweise bei einem zertrümmerten Schädel) ..., wird eine Untersuchung der Gehirnblutgefäße vorgenommen, bei der der Arzt nach der Injektion eines Kontrastmittels feststellen kann, ob das Gehirn noch durchblutet wird.«

Nach einer schwerwiegenden Schädelverletzung oder einer starken Hirnblutung entsteht meist ein hoher Gewebedruck durch ein Hirnödem, so dass eine eventuell vorhandene Durchblutung des Gehirns nur noch schwer feststellbar ist. Weder mit Hilfe eines Kontrastmittels noch durch eine Isotopenuntersuchung lässt sich diese bestimmen. In derartigen Fällen wird dann zu Unrecht unterstellt, dass keine Blutzirkulation im Gehirn mehr vorliege. Nach einer Unterkühlungsbehandlung (Hypothermie) des Gehirns verringert sich das Gehirnödem und in einigen Fällen besteht eine Chance auf Besserung. Diese Behandlung wird jedoch in der Praxis noch sehr selten angewendet.

Ist hirntot gleich tot?

Nach den Richtlinien für Organtransplantation wird die Diagnose Hirntod mit dem Tod gleichgesetzt.[30] Zur vorherrschenden Vorstellung vom Tod gehört es, dass Leben und Tod einander nie überschneiden; jemand ist entweder tot oder lebendig, aber niemals beides zugleich. Es ist jedoch wissenschaftlich nicht möglich, den Moment zu bestimmen, in dem das Leben vollkommen aus dem Körper gewichen ist. Der Sterbeprozess dauert Stunden oder gar Tage, er verläuft bei jedem Menschen anders und findet sowohl auf der Organebene als auch auf der zellulären und subzellulären Ebene statt, wobei jedes System seinen eigenen Prozess durchläuft und seine spezifische Abbaugeschwindigkeit hat.[31] Zudem sind bei der Diagnose Hirntod noch fast hundert Prozent des Körpers lebendig. Die Kriterien für die Feststellung eines Hirntods und die Methoden, ihn zu diagnostizieren, sind von Land zu Land verschieden. In dem Maße, in dem sich die wissenschaftlichen Erkenntnisse über die Problematik einer richtigen Diagnose verbessern, nimmt auch die diagnostische Unsicherheit bei den Spezialisten zu.[32] Auf das Gehirn bezogene Todeskriterien beruhen nicht auf verlässlichen wissenschaftlichen Daten. Solange wir es ausschließlich mit dem Aufhören der Gehirnfunktionen zu tun haben, haben wir es mit einem lebenden Patienten zu tun. Auch wenn er im weiteren Verlauf stirbt, ist er allein aufgrund dieser Tatsache dennoch am Leben und nicht tot. Ob Patienten mit schweren Hirnschäden, bei Atemstillstand und Verlust von Hirnstammreflexen tatsächlich tot sind, wird immer wieder in Frage gestellt. Wenn die Verletzung rein intrakranial, also auf das Schädelinnere begrenzt ist, machen diese Patienten jedenfalls einen sehr lebendigen Eindruck: Sie sind warm und haben eine gesunde Gesichtsfarbe; ihre Verdauung und ihr Stoffwechsel funktionieren; sie durchlaufen den geschlechtlichen Reifungsprozess und sind sogar fortpflanzungsfähig. Auf einen zufälligen Beobachter wirken sie einfach wie schlafende Patienten, die dauerhaft künstlich beatmet werden. Die Argumente, die dafür sprechen sollen, dass diese Patienten als tot anzusehen sind, waren noch niemals vollkommen überzeugend. Die »Tote-Spender-Regel« (dead donor rule) hat bestenfalls eine irreführende ethische Grundlage geliefert, die einer sorgfältigen Prüfung nicht standhalten kann, denn als ethische Voraussetzung für eine Organentnahme verlangte die »Tote-Spender-Regel« unnötige und unhaltbare Korrekturen der Definition des Todeseintritts.[33] Auf das Gehirn bezogene Todeskriterien, und das gilt vom ersten Gebrauch des Begriffs »Hirntod« bis auf den heutigen Tag, waren und sind nicht in Studien begründet, die für irgendwelche anderen medizinischen Zwecke als stichhaltig gelten könnten. Der »Hirntod« ist kein wirklicher Tod.[34] Die meisten Menschen wissen auch nicht, dass bei der Entnahme von Organen »verstorbener« Patienten wegen des sogenannten »Lazarus-Syndroms« meistens eine Narkose erforderlich ist. Darunter versteht man Abwehrbewegungen der offiziell bereits verstorbenen Organspender, wie heftige Arm- und Beinbewegungen oder der Versuch, sich wegzudrehen.[35]

Aber bedürften denn »sterbliche Überreste« einer Narkose? Außerdem lassen sich bei den als hirntot erklärten Patienten während der Operation zur Organentnahme signifikante Veränderungen des Blutdrucks, des Gefäßwiderstands und des Herzschlags feststellen, die nur möglich sind, wenn ein Teil des Gehirns und die Rückenmarkreflexe noch intakt sind.[36]

Zu bedenken ist in diesem Zusammenhang auch, dass eine »tote« Frau offenbar ein lebendiges Kind austragen kann, dazu gibt es Dutzende von Fallbeschreibungen. Diese Frauen wurden trotz ihres komatösen Zustandes und der Diagnose Hirntod über Wochen und manchmal sogar Monate beatmet, medikamentös versorgt und intravenös ernährt, bis sie ein lebendiges Kind ausgetragen hatten und man schließlich die Geräte abschaltete.[37] Kann denn eine »Leiche« ein lebendiges Kind gebären? Es ist doch schwerlich möglich zu behaupten, »eine klinisch hirntote, schwangere Frau sei zwar persönlich, aber nicht biologisch tot«![38] Es gibt sogar medizinische Richtlinien und ein Buch über das Aufrechterhalten von Schwangerschaften bei hirntoten Frauen mit dem Titel: *Management of post-mortal Pregnancy* (Umgang mit post-mortalen Schwangerschaften).[39]

Abnahme der Zahl hirntoter Spender

Die Zahl potentiell hirntoter Patienten, deren Organe »geerntet« werden können (Formulierung der Juristen des niederländischen Ministeriums), nimmt durch bessere Möglichkeiten der Behandlung eines schwerwiegenden Gehirntraumas oder einer Hirnblutung von Jahr zu Jahr ab. Die Niederlande sind sehr erfolgreich bei der »Spenderprävention«: dem Verhindern eines Hirntods. Die Behandlung von Hirnschäden nach Verkehrsunfällen und Gehirnblutungen hat sich in den vergangenen Jahren sehr verbessert, sodass die Niederlande in ganz Europa das geringste »Spenderpotential« haben. Dazu haben nicht nur die verbesserten Möglichkeiten zur Behandlung von Hirnschäden beigetragen, sondern auch eine strenge gesetzliche Regelung der Gurtpflicht, die Einführung einer Höchstgeschwindigkeitsregelung, die Helmpflicht für Mofa- und Motorradfahrer und das Alkoholverbot im Verkehr. In anderen Ländern gibt es wesentlich mehr (junge) Verkehrsopfer. Nicht zuletzt geht es zynischerweise auf die strenge Gesetzgebung in den Niederlanden zurück, dass es eine so geringe Zahl von Organspendern gibt.

Im Jahre 2002 gab es theoretisch 1131 »potentielle« Spender, doch aufgrund von Kontraindikationen wie etwa ein zu hohes Alter oder chronische Erkrankungen, Versäumnisse von Ärzten, die Zustimmung zur Organspende einzuholen, oder die Ablehnung durch Angehörige (in ungefähr 35 bis 45 Prozent der Fälle) wurden nur 232 geeignete Fälle gemeldet, von denen letztendlich 202 wirklich ein Organ spendeten. Die Zahl der tatsächlichen Spender liegt in den letzten fünf Jahren stabil bei etwa 200 pro Jahr. Die Zahl der Patienten, vor allem der Nierenpatienten, die auf eine Transplantation warten, steigt jedoch aufgrund der zunehmend breiteren Indikationsstellung vor dem Beginn der Hämodialyse (Nierenspülung) jährlich an.

Nur durch neue Techniken wie die »non-beating-heart«-Spende (die Entnahme von Organen nach dem Aussetzen des Herzschlags) oder die Motivation von Spendern, schon zu Lebzeiten eine Niere oder einen (kleinen) Teil der Leber zu spenden, sowie durch weitere Forschung zu den Möglichkeiten der Xenotransplantation (Transplantation von Tierorganen in menschliche Körper ermöglicht durch die genetische Manipulation von Schweinen) soll die Warteliste für Organspenden theoretisch verkürzt werden.[40] Doch das Problem langer Wartelisten für Organspenden ließe sich teilweise auch dadurch beheben, dass man das Augenmerk nicht nur auf die physischen Aspekte der Organspende richtet, sondern auch Fragen zum Sinn von Krankheit und zur Furcht vor dem Tod zulässt.[41] Nicht alles, was medizintechnisch möglich ist, muss sinnvoll sein und umgesetzt werden.

Fazit

Immer wieder stellt man mir Fragen zu ethischen und medizinischen Aspekten des niederländischen Gesundheitswesens. Vor allem werde ich gefragt, inwiefern sich Kenntnisse über NTE positiv auf einen menschlicheren Umgang mit Patienten und deren Angehörigen auswirken können. Die Furcht vor dem Tod und vor dem Sterbeprozess bildet sowohl bei Ärzten als auch bei Patienten und

Angehörigen oft die Basis für eine Entscheidungsfindung in ethischen und medizinischen Fragen. Im nächsten Kapitel werde ich ausführlich darauf eingehen, was es für Patienten bedeuten könnte, wenn mehr Menschen über die besonderen Erfahrungen, von denen ich in diesem Buch berichte, im Bilde wären.

16. Die praktische Bedeutung der NTE

Es ist bedeutender, menschlich zu sein, als bedeutend zu sein.
Will Rogers, Schauspieler, 1879–1935

Hilfe nach einer NTE

Kenntnisse über Nahtoderfahrungen können für Mitarbeiter im Gesundheitswesen sowie für sterbende Patienten und deren Familien von großer praktischer Bedeutung sein. Man sollte über die außergewöhnlichen Erfahrungen, die in der Phase eines klinischen Todes, während eines Komas, auf dem Sterbebett oder nach dem Tod auftreten können, informiert sein. Häufig ziehen sie selbst dann gravierende Lebensveränderungen, etwa den Verlust der Todesangst, nach sich, wenn sie auf dem Sterbebett erlebt werden. Wenn man solchen Erfahrungen Raum gibt und Aufmerksamkeit schenkt, ohne sie direkt zu beurteilen, erleichtert man Patienten und deren Angehörigen die Integration der Erlebnisse in ihr verbleibendes Leben.

Wie Menschen ihre NTE und die anschließenden Veränderungen verarbeiten, wurde schon in Kapitel 4 erläutert. Hier möchte ich auf die Frage eingehen, welche Bedeutung den Verarbeitungsprozessen zukommt und welche Rolle professionelle Helfer bei der Lösung von Problemen spielen können. In Igor Corbeaus Umfrage[1] (siehe Kapitel 4) wurde bei 84 Menschen mit einer NTE der Grad der psychopathologischen Reaktion anhand einer etablierten und allgemein gebräuchlichen Beschwerdeliste, der sogenannten *Symptom Check List 90* (SCL-90), erfasst.[2] Im Vergleich zur allgemeinen Bevölkerung (Punktewert: 118) lag der erfasste Wert bei Menschen mit einer NTE im Durchschnitt höher (Punktewert: 138). Er war jedoch deutlich geringer als bei einem durchschnittlichen Patienten in psychotherapeutischer Behandlung (Punktewert: 178) und weitaus niedriger als bei einem durchschnittlichen Patienten in stationärer psychiatrischer Betreuung (Punktewert: 205). Zwischen Menschen, die als Kind eine NTE erlebt hatten, und solchen, die als Erwachsene eine NTE durchlebten, ließ sich kein signifikanter Unterschied feststellen. Aus dem gegenüber der allgemeinen Bevölkerung leicht erhöhten Punktewert könnte man schließen, dass Menschen nach einer NTE nur geringfügige psychische Probleme hätten. Das trifft jedoch nicht zu. Denn 19 Prozent dieser Menschen erreichen im Hinblick auf ihre psychopathologische Problematik einen höheren Punktewert als ein durchschnittlicher Psychiatriepatient. Mehr als die Hälfte der Befragten gaben an, ein Bedürfnis nach Hilfe (gehabt) zu haben. In den meisten Fällen wurde der Hausarzt zu Rate gezogen, seltener ein Psychotherapeut, ein Therapeut für »paranormale« Phänomene, ein Pfarrer oder ein Psychiater. Die Konsultationen von Psychologen, Psychiatern, Hausärzten und Sozialarbeitern wurden im Allgemeinen als negativ oder sehr negativ erlebt. Die Hälfte aller Betroffenen fühlte sich durch die Interventionen des Hausarztes oder eines Psychotherapeuten eher zurückgeworfen als vorangebracht. Sie erlebten es als problematisch, dass sie sich nicht ernst genommen fühlten und der Kenntnisstand des jeweiligen Arztes oder Psychotherapeuten zu den verschiedenen Aspekten einer NTE viel zu gering war. Spirituell orientierte Therapien und »transpersonale« Psychotherapeuten waren offenbar am erfolgreichsten, doch auch der Kontakt zu »Schicksalsgefährten«, etwa über die Stiftung Merkawah, die niederländische Sektion der International Association of Near-Death-Studies (IANDS),[3] wurde als sehr hilfreich empfunden. Interessant ist weiterhin, dass zwischen einem möglichen Behandlungserfolg und der Zeit, die seit einer NTE verstrichen war, kein Zusammenhang feststellbar war.

NTE im Krankenhaus

Um Menschen mit Nahtoderfahrungen besser unterstützen und begleiten zu können, als es heute in vielen Fällen geschieht, sollte jeder professionelle Helfer nach einer lebensbedrohlichen Krise eines Patienten die Möglichkeit einer NTE in Betracht ziehen. Ein

Arzt oder Therapeut sollte eine NTE nicht als etwas Pathologisches oder Abnormes betrachten, sondern als eine existentielle Krise mit all ihren verwirrenden Folgen und psychischen Problemen. Man sollte Betroffene darin unterstützen, zwischen der Erfahrung selbst und den Konsequenzen dieser Erfahrung zu differenzieren, und es ist auch empfehlenswert, den Partner in die Begleitung des Betroffenen mit einzubeziehen. Darüber hinaus sollte man auf Informationen in Büchern und im Internet sowie auch auf die Aktivitäten der Stiftung Merkawah hinweisen.[4]

Eine gute Begleitung der Betroffenen ist vor allem dann möglich, wenn die professionellen Helfer einer solchen ungewöhnlichen Erfahrung nicht nur offen gegenüberstehen, sondern auch mit der wissenschaftlichen Literatur über die verschiedenen Aspekte einer NTE vertraut sind. Leider ist das oft nicht der Fall. Wenn Patienten nach einem überstandenen Herzstillstand ihre Enttäuschung über die erfolgreiche Reanimation zum Ausdruck bringen, sollten Pflegekräfte und Ärzte der kardiologischen Intensivstationen die Möglichkeit einer NTE in Erwägung ziehen. Eigentlich sollte man alle Patienten, die einen Herzstillstand überlebt haben, routinemäßig danach befragen, ob ihnen aus der Zeit ihres Herzstillstands, also aus ihrer Bewusstlosigkeit, etwas in Erinnerung geblieben ist. Es ist äußerst wichtig, Patienten die Gelegenheit zu geben, über ihre Erfahrung zu sprechen, ohne ihre Erlebnisse gleich als Halluzination abzutun, sie als Nebenwirkung der Medikamente anzusehen oder sie auf Sauerstoffmangel im Gehirn zurückzuführen. Auch ablehnende Reaktionen von Angehörigen und Freunden können die Verwirrung und Unsicherheit der Betroffenen steigern. Erklären Sie einem solchen Patienten, dass man seine Erfahrung als Nahtoderfahrung bezeichnet, und versuchen sie, ihn zu beruhigen, indem Sie ihm deutlich machen, dass solche Erfahrungen ganz normal sind und nach einem Herzstillstand öfter geschildert werden.

Es kommt vor, dass sich Patienten, die nach einem schweren Verkehrsunfall, einer Gehirnblutung oder einem Schlaganfall im Koma liegen, ihrer selbst und ihrer Umgebung bewusst sind. Man sollte

Patienten, die aus einem Koma erwachen, genau zuhören und sie fragen, ob sie sich an irgendetwas aus der Zeit ihres Komas erinnern können. Ärzte und Pflegekräfte sollten jedoch auch darauf achten, wie sie miteinander über einen Patienten sprechen, der im Koma liegt, und sich darüber bewusst sein, dass diese Patienten möglicherweise alles, was sich in ihrer Umgebung abspielt, sehen und hören können. Komatöse Patienten können nicht deutlich machen, dass sie die Vorgänge in ihrer Umgebung wahrnehmen. Später jedoch, nachdem sie wieder erwacht sind, berichten sie manchmal von klaren Bewusstseinserfahrungen während ihres Komas. Gelegentlich kommt es währenddessen auch zu Wahrnehmungen aus einer Position außerhalb und oberhalb des eigenen Körpers: Patienten sehen Angehörige, Pflegekräfte und Ärzte, und sie hören, was gesprochen wird. Die Kommunikation mit dem komatösen Patienten, das Spielen seiner Lieblingsmusik, Erläuterungen dessen, was genau passiert, und eine dezidiert positive Einstellung können zu einer rascheren Genesung beitragen. Noch bevor allgemein bekannt war, dass während eines Komas Bewusstseinserfahrungen (eine NTE) möglich sind, wurde in medizinischen Zeitschriften darauf hingewiesen, dass es sich positiv auf die Genesung auswirken kann, wenn Ärzte, Pflegekräfte und Angehörige mit Komapatienten sprechen.[5] Mehr als 50 Prozent der Patienten, die nach einem Verkehrsunfall im Koma lagen, berichten nach ihrer Genesung von Erinnerungen aus dieser Zeit, vor allem wenn der Zustand länger als zehn Tage andauerte.[6]

Auf den chirurgischen und neurologischen Stationen sowie der Abteilung für innere Medizin sollte man bei komatösen Patienten nach einem Verkehrsunfall sowie bei Patienten nach einem Schlaganfall, nach einem Zuckerschock oder nach einem gravierenden Blutverlust, bei einer langwierigen, komplizierten Operation oder aufgrund der Verletzung einer Körperschlagader die Möglichkeit einer NTE in Betracht ziehen. Auch auf der Entbindungsstation sollte man nach einer komplizierten Geburt mit der Möglichkeit einer NTE rechnen, da ein schwerer Blutverlust eine häufige Ursache für eine NTE bei jüngeren Frauen darstellt. Ebenso berichten manchmal junge Patienten auf der Kinderstation von einer NTE, nachdem sie fast ertrunken oder erstickt waren, oder infolge einer schweren Gehirnentzündung oder eines Verkehrsunfalls im Koma lagen.

Missglückte Selbsttötung und suizidgefährdete Patienten

Nach einer fehlgeschlagenen Selbsttötung schildern mindestens 20 Prozent der Patienten eine NTE, die in manchen Fällen das weitere Leben dieser oft schwer depressiven Patienten tief greifend positiv verändert.[7] Ihre NTE führt sie zu der Einsicht, dass ihnen ihre selbst gewählte Flucht aus dem Leben bei der Bewältigung der Probleme keine Hilfe ist; denn diese Konflikte begleiten sie weiterhin und sind in einem körperlosen Zustand noch schwieriger zu lösen. Neben dieser Erkenntnis sind es aber auch oft positive Erfahrungen von Akzeptanz, Liebe und Verständnis, die mit einer NTE verbunden sind.[8] Nach einem fehlgeschlagenen Suizidversuch sollte auf einer psychiatrischen Station oder bei der häuslichen Betreuung routinemäßig die Frage gestellt werden, ob ein Patient eine NTE erlebt hat.

Nach einem ersten misslungenen Suizidversuch wird aufgrund der Einsichten aus der NTE nur sehr selten ein zweiter Versuch zur Selbsttötung unternommen. Wenn suizidgefährdete, schwer depressive Patienten in einer psychiatrischen Klinik über Nahtoderfahrungen und deren Folgen aufgeklärt werden und ihnen Gelegenheit gegeben wird, Menschen mit Nahtoderfahrungen zu begegnen, verringert das – einigen Studien zufolge – sogar die Gefahr eines Suizidversuchs.[9] Die Auseinandersetzung mit einer NTE kann also bei diesen Patienten einen positiven therapeutischen Effekt haben.

Stationen für terminale und palliative Pflege

Gespräche über Nahtoderfahrungen, über Sterben und Tod und über die Erfahrung einer Kontinuität des Bewusstseins können für

Patienten und Pflegekräfte in der terminalen und palliativen Pflege in Hospizen und Pflegestationen, in denen Menschen mit bösartigen und unheilbaren Krankheiten betreut werden, eine große Hilfe sein. Verschiedene Forscher haben nachgewiesen, dass solche Gespräche dazu beitragen können, die Todesangst sterbender Patienten zu verringern. Während des Sterbeprozesses können Videos oder DVDs und Bücher über Nahtoderfahrungen sehr hilfreich sein. Wenn Kinder sterben, können Bücher über Sterbebettvisionen oder über die Nahtoderfahrungen von Kindern für Eltern, Großeltern und andere Angehörige eine große Unterstützung sein.[10] Viele Menschen beginnen nach eine NTE, ehrenamtlich in der häuslichen Sterbebegleitung oder im Hospiz zu arbeiten, wo sie dank ihrer neuen Erkenntnisse für sterbende Patienten und deren Angehörige eine große Stütze sein können.

Pflegekräfte, Ärzte und Angehörige von terminalen Patienten sollten Sterbebettvisionen, die manchmal nur in Form vager intuitiver Bilder auftreten und mit der inneren Gewissheit des Patienten einhergehen, dass der Moment des Übergangs sehr nahe ist, aufgeschlossen gegenüberstehen.[11] Sie werden in dieser Weise nicht nur von Erwachsenen, sondern auch von Kindern erlebt. Fast immer legt sich kurz vor dem Moment des Übergangs eine tiefe Ruhe und Gelassenheit auf das Antlitz des Sterbenden, die manchmal von einem Blick in die Ferne, einem glücklichen Lächeln oder Worten über das »Licht« begleitet werden. Menschen, die schon jahrelang dement sind, können in den letzten Augenblicken vor ihrem Tod manchmal sehr klar sein, sodass sie ihre Angehörigen erkennen und bewusst von ihnen Abschied nehmen können.

Auch Patienten auf einer Herz- oder Lungenstation, die im Endstadium eines Herzversagens oder Lungenleidens unter extremer Atemnot leiden, können während ihres Sterbeprozesses Sterbebettvisionen erleben, in denen sie ihrem verstorbenen Partner begegnen oder eine wunderschöne Landschaft sehen.[12] Diese sterbenden Patienten sollten den Raum bekommen, über ihre Erfahrungen zu sprechen, ohne dass Pflegekräfte oder Angehörige deren Inhalt in

Frage stellen. Es kann indessen sehr hilfreich sein, wenn die Pflegekräfte dazu offen Fragen stellen, denn eine Sterbebettvision kann sowohl bei dem Patienten als auch bei seiner Familie die Angst vor dem Tod deutlich verringern.

Wenn die Familie immerzu weint und klagt, weil sie sich von ihrem sterbenden Angehörigen nicht trennen kann, zögert sich der Moment des Sterbens hinaus und das Leiden verlängert sich. Der Prozess des »Loslassens« wird erleichtert, wenn man dazu bereit und in der Lage ist, dem Sterbenden für alles Gute, was man gemeinsam erlebt hat, zu danken. So kann man ihn in Liebe und Vertrauen gehen lassen. Es wirkt sich auch positiv auf den Sterbeprozess aus, wenn Angehörige und Freunde den Sterbenden dabei unterstützen können, sich von altem Kummer und alten Schuldgefühlen zu befreien.[13] Abgerissene Kontakte zu Kindern können in solchen Momenten wiederhergestellt und schwelende Konflikte beigelegt werden. Elisabeth Kübler-Ross sagte dazu: »Der Rucksack mit unerledigten Dingen sollte geleert werden.«[14]

Erfahrungen über den Tod hinaus

Auf den Tod des Vaters oder der Mutter, des Partners oder eines Kindes folgt eine schwere Phase der Trauer und des Kummers. In den ersten Tagen, Wochen oder Monaten ist die Chance, mit dem Verstorbenen in Kontakt zu treten, sehr groß. Oft wird eine solche Begegnung in einem »Klartraum« erlebt. Erfahrungen, wie ich sie in Kapitel 13 dargestellt habe, werden zwar häufig gemacht, aber aufgrund der Angst, auf Unglauben und Ablehnung zu stoßen, nur selten beschrieben. Obwohl etwa 125 Millionen Menschen in Europa, hundert Millionen in Amerika und fast zwei Millionen Menschen in den Niederlanden schon einmal das Gefühl hatten oder die Erfahrung gemacht haben, mit einem verstorbenen Angehörigen in Kontakt zu stehen, ist das Sprechen darüber in unserer Gesellschaft mit einem starken Tabu belegt. Die Wahrscheinlichkeit, auf irgendeine Weise mit einem verstorbenen Partner oder Kind zu kommunizieren, kann sogar 50 bis 75 Prozent betragen.

Weisen Sie als professioneller Helfer oder als Familienmitglied einen Bericht über einen Kontakt mit einem Verstorbenen nicht als Wunschdenken oder als eine von dem schweren Verlust ausgelöste Halluzination zurück, sondern hören sie den Schilderungen zu und machen Sie dem Trauernden klar, dass solche Erfahrungen häufiger auftreten. Begegnungen mit verstorbenen Angehörigen und geliebten Menschen werden in vielen Fällen als sehr tröstlich und hilfreich erlebt und wirken sich daher positiv auf den Trauerprozess aus. Um den Angehörigen beizustehen, können Sie auch auf Bücher über peri- oder postmortale Erfahrungen hinweisen.[15]

Einstellungen zum Tod im Gesundheitswesen

Es dürfte klargeworden sein, dass ein umfangreicheres Wissen über NTE und über ein mögliches persönliches Weiterleben nach dem Tod das praktische Handeln von Ärzten entscheidend beeinflussen kann. Dieses Wissen hat nicht nur Auswirkungen auf ihre Einstellung zur Behandlung von Komapatienten oder Patienten im Endstadium einer unheilbaren Krankheit, es beeinflusst auch ihre Haltung zu Themen wie aktive Sterbehilfe, Hilfe zur Selbsttötung und Abtreibung. Der Umgang mit diesen medizinischen und ethischen Problemen wird entweder von der Einsicht in eine mögliche Kontinuität unseres Bewusstseins nach dem körperlichen Tod bestimmt oder von der Überzeugung, mit dem Tod gehe alles zu Ende. Also von Auffassungen, die oft von dem jeweiligen religiösen Hintergrund oder gerade auch von dessen Nichtvorhandensein geprägt werden.

Aus amerikanischen Studien geht hervor (siehe Kapitel 15), dass die religiösen Überzeugungen von Ärzten für ihr praktisches Handeln in solchen Fragen eine wichtige Rolle spielen. Nach einer aktuellen Umfrage, in der an die 1150 amerikanische Ärzte befragt wurden, glaubte ein Anteil von 76 Prozent an Gott und 59 Prozent an ein persönliches Weiterleben.[16] 20 Prozent bezeichneten sich selbst weniger als religiös, sondern eher als spirituell. 55 Prozent der Ärzte gaben an, dass ihr Glaube Einfluss auf ihre medizinische

Praxis habe. Dieser Zusammenhang war bei Allgemeinmedizinern deutlicher (70 Prozent) als bei Fachärzten (48 bis 60 Prozent). Daraus ergaben sich auch Unterschiede in ihrem praktischen Handeln im Hinblick auf aktive Sterbehilfe, Hilfe zur Selbsttötung, das Ausstellen einer Verfügung zum Verzicht auf Wiederbelebung, das Anordnen oder Aussetzen lebensverlängernder Maßnahmen und den Umgang mit Geburtenregelung und Abtreibung.[17]

Aktive Sterbehilfe und Hilfe zur Selbsttötung[18]

Natürlich spielt bei medizinisch-ethischen Themen, wie der Verfügung zum Verzicht auf Wiederbelebung oder dem Wunsch nach aktiver Sterbehilfe, nicht nur der Standpunkt des Arztes eine Rolle. Der Wunsch, freiwillig oder vorzeitig aus dem Leben zu scheiden, wird vielmehr in entscheidendem Maße von der Einstellung der Patienten zum Tod bestimmt. Eine Bitte um aktive Sterbehilfe oder um Hilfe zur Selbsttötung beruht wahrscheinlich nicht nur auf dem Wunsch, nicht mehr leiden zu müssen und auf menschenwürdige und zumutbare Weise sterben zu dürfen, sondern auch auf der eigenen Vorstellung vom Tod – zumindest wenn man der Auffassung ist, mit dem Tod sei alles zu Ende:

»Wenn ich tot bin, sind doch alle meine Gedanken, Gefühle und Erinnerungen erloschen. Dann hat mein Leiden ein Ende und ich bin von allem befreit.«

Würde sich die Erkenntnis, dass im Tod das Bewusstsein erhalten bleibt, weil es weder einen Anfang noch ein Ende hat, auf den Wunsch nach aktiver Sterbehilfe oder nach Hilfe zur Selbsttötung auswirken?
In der Öffentlichkeit besteht immer noch große Unklarheit darüber, was genau unter dem Begriff aktive Sterbehilfe zu verstehen ist. Die politische Diskussion zu diesem Thema hat sicherlich zu dieser Unklarheit beigetragen. Unter aktiver Sterbehilfe versteht man das Verabreichen einer tödlichen Injektion – meistens an Patienten, die

sich im Endstadium einer bösartigen Erkrankung befinden oder an Aids leiden –, die einen schnellen, nicht-natürlichen Tod herbeiführt. Ärzte dürfen nach niederländischem Recht nur in aussichtslosen Fällen und bei unerträglichem Leiden aktive Sterbehilfe leisten, wenn noch ein zweiter Arzt zu Rate gezogen wurde.[19] Ärzte, die aktive Sterbehilfe grundsätzlich ablehnen, sind dazu verpflichtet, den Patienten gegebenenfalls an einen anderen Arzt zu überweisen, der dazu bereit ist. Hilfe zur Selbsttötung besteht meist darin, dem Patienten ein tödliches Medikament zu verschreiben.

Man kann nicht von aktiver Sterbehilfe sprechen, wenn man einem neunzigjährigen dementen Patienten bewusst keine Antibiotika mehr gibt und er daher, häufig auch weil er selbst aufhört, zu essen und zu trinken (»Erlöschen«), an einer nicht behandelten Infektion stirbt. Damit wird ein längerer Leidensweg vermieden. Manche Menschen sprechen in einem solchen Fall von passiver Sterbehilfe. Denn die Entscheidung, eine auftretende Komplikation nicht zu behandeln, zieht hier einen »natürlichen« Tod nach sich. Die heutige medizinische Technik versetzt uns in die Lage, Menschen bis ins hohe Alter am Leben zu erhalten, manchmal allerdings mit sehr eingeschränkter Lebensqualität und oft auch gegen den ausdrücklichen Wunsch von Patienten oder deren Angehörigen (»Meinetwegen braucht es so nicht mehr weiterzugehen«). Wie sinnvoll und wie wünschenswert ist es, bösartige Erkrankungen mit verstümmelnden Operationen und intensiver Bestrahlung zu behandeln? Inwieweit spielt dabei die Furcht vor dem Tod eine Rolle?

Eine Bitte um Sterbehilfe ist oft eine Bitte um Unterstützung in der Endphase einer nicht mehr behandelbaren Erkrankung. Wenn der Arzt für liebevolle Zuwendung und eine gute Medikation zur Verringerung von Schmerz, Atemnot und Angst sorgt, erlischt mit der Zeit oft der Wunsch nach Sterbehilfe. Aus den Werken von Elisabeth Kübler-Ross in den USA und von Marie de Hennezel in Frankreich wird ersichtlich, dass eine gute häusliche Rund-um-die-Uhr-Betreuung oder die Aufnahme eines sterbenden Patienten in eine palliative Einrichtung (Hospiz) für eine solche Zuwendung sorgen kann.[20] Oft ist die Bitte um aktive Sterbehilfe von der Angst vor einem schmerzhaften Sterbeprozess bestimmt, und auch die Furcht vor dem Tod spielt eine große Rolle.[21]

Zur aktiven Sterbehilfe wurden in den Niederlanden landesweit strenge Richtlinien erstellt, die offenbar auch genau eingehalten werden. Aktive Sterbehilfe ist für den Patienten und dessen Angehörige, aber auch für den behandelnden Arzt ein schwerwiegender und von starken Emotionen begleiteter Schritt, den kein Arzt leichtfertig unternimmt. In den Niederlanden wurden im Jahre 2005 bei 2325 Patienten aktiv lebensbeendende Maßnahmen durchgeführt, verglichen mit dem Jahr 2001 ist das eine Verringerung um 33 Prozent.[22] Wenn Ärzte starke schmerzstillende Medikamente oder starke Mittel gegen Atemnot verschreiben, verkürzt sich die Sterbephase eines todkranken Patienten oft nur geringfügig. Man spricht in solchen Fällen von palliativer Sedierung. Im Jahr 2005 wurde bei 9700 Patienten eine solche sedierende Behandlung vorgenommen, und bei 66 000 oft sehr alten Patienten wurde von einer lebensverlängernden Behandlung abgesehen oder es wurden intensive Schmerzmittel verabreicht.[23]

Die Niederlande sind, soweit ich weiß, das einzige Land der Welt, in dem es eine solch große Offenheit und damit auch Kontrolle der unterschiedlichen Behandlungsformen terminaler Patienten gibt. Damit ist sicherlich nicht der »Dammbruch« verbunden, den man im Ausland so fürchtet. Auch in vielen Ländern, in denen Abtreibung, Hilfe zur Selbsttötung und aktive Sterbehilfe offiziell verboten sind, werden diese Maßnahmen ergriffen, dort jedoch illegal, ohne gute medizinische Richtlinien und mit einer Vielzahl medizinischer und psychologischer Risiken für Patienten, Angehörige und Ärzte.

Manchmal werde ich gefragt, was ich selbst von aktiver Sterbehilfe halte. Meine Antwort lautet meistens, dass ich mir kein Urteil über einzelne Patienten und/oder ihre Angehörigen, die den Wunsch nach Sterbehilfe haben, erlauben möchte, ebenso wenig über den Arzt, der sie leistet. Jeder Fall hat seinen eigenen speziellen Hintergrund. Man muss jedoch mit in Betracht ziehen, dass die

Familie manchmal den Arzt unter Druck setzt, Sterbehilfe zu leisten, weil die Angehörigen es »nicht mehr mit ansehen können«, obgleich der Patient selbst nicht mehr bewusst oder erkennbar leidet. Mit aktiver Sterbehilfe verkürzt man auch die Zeit, die dem Patienten und der Familie bleibt, um manche Dinge in aller Ruhe zu Ende zu bringen und auszusprechen. Man verkürzt die Zeit für einen sinnhaften liebevollen Abschied, denn jedes Eingreifen in den natürlichen Lebensverlauf verkürzt die Spanne, die für eine sinnvolle Vollendung des Lebens bleibt.

Man hat mir erzählt, dass Menschen, die aus religiösen oder politischen Gründen prinzipielle Gegner der aktiven Sterbehilfe waren, ihre Einstellung oft geändert haben, wenn jemand aus ihrer eigenen Familie von einer tödlichen Krankheit betroffen war, die mit starken Schmerzen, Atemnot, Verzweiflung und Angst einherging. Ich selbst bin zwar kein Verfechter aktiver Sterbehilfe, aber ich verurteile sie auch nicht. Die Erforschung von Nahtoderfahrungen und vor allem die Berichte über die Kontinuität des Bewusstseins und die Befreiung von Todesangst haben bei mir zu einem differenzierten Denken über diese Fragen geführt. Wie gesagt, spielt bei der Bitte um aktive Sterbehilfe und Hilfe zur Selbsttötung oft die Furcht vor dem Tod und vor einem schmerzhaften Sterbeprozess eine große Rolle.

Kenntnisse über die NTE-Forschung und über ein mögliches persönliches Weiterleben können die Furcht vor dem Tod mindern und so zur Meinungs- und Entscheidungsfindung in ethischen und medizinischen Fragen beitragen.

Fazit

> Wenn ihr's nicht fühlt, ihr werdet's nicht erjagen.
> *Aus Faust I von Johann Wolfgang von Goethe, 1749–1832*

Wissen über Nahtoderfahrungen kann, wie gesagt, für Mitarbeiter im medizinischen Bereich sowie für sterbende Patienten und deren

Angehörige von großer praktischer Bewandtnis sein. Eine NTE kommt viel häufiger vor, als man bisher dachte, und die persönlichen Folgen einer solchen Erfahrung sind viel einschneidender, als Ärzte, Pflegekräfte und Angehörige es für möglich hielten. Eine offene Haltung, Zuwendung und eine gute Begleitung helfen Menschen mit einer NTE, ihre Erfahrung anzunehmen und zu integrieren.[24] Zu oft bildet bei ethischen und medizinischen Fragen die Furcht vor dem Tod und dem Sterbeprozess die Basis für eine Entscheidungsfindung. Eine neue Sicht auf den Tod, die eine Kontinuität des Bewusstseins nach dem körperlichen Tod einschließt, wird sich darauf auswirken, wie man im medizinischen Bereich mit Komapatienten oder mit reanimierten, schwerkranken oder sterbenden Patienten umgeht. Nicht nur der technische Fortschritt und eine Ausweitung der medizinischen Möglichkeiten, sondern auch eine menschliche und liebevolle Zuwendung zum einzelnen Patienten und seiner Familie sind Bedingungen dafür, dass sich die Qualität des Gesundheitswesens weiter verbessert.

Offensichtlich werden viele Menschen erst dann nachdenklich, wenn sie sich der Bedeutung der Ursachen, Inhalte und Folgen einer NTE bewusst werden. Sie beginnen, über die Möglichkeit nachzudenken, dass Bewusstsein unabhängig vom Körper erfahrbar ist, dass Bewusstsein wahrscheinlich immer schon existiert hat und immer existieren wird, dass jeder und alles miteinander verbunden ist, dass jeder Gedanke eines Menschen immer erhalten bleibt und Einfluss auf das eigene Ich und die Umwelt ausübt und dass es den Tod im eigentlichen Sinne nicht gibt. Darin liegt eine Chance, auf andere Weise mit sich selbst, seinen Mitmenschen und der Natur umzugehen. Eine Chance, die sich uns nur bietet, wenn es uns gelingt, auch weiterhin offen Fragen zu stellen und uns von einseitigen Vorstellungen und Vorurteilen zu lösen. Ich hoffe, dass dieses Buch dazu einen Beitrag leisten kann.

17. Epilog

Und bei den Motiven, die gegen die Annahme unerklärlicher Phänomene vorgebracht wurden, handelte es sich immer um emotionale Motive, wie die Befürchtung, die Schönheit und Geschlossenheit des naturwissenschaftlichen Systems könnte darunter leiden. Dies sind ganz unwissenschaftliche und unphilosophische Gründe, die aus einer unzulänglichen Reflexion hervorgehen.[1]

Frederik van Eeden, Arzt und Autor, 1860–1932

Nahtoderfahrung und Wissenschaft

Nun, da ich beim Epilog angekommen bin, hoffe ich aufrichtig, dass es mir gelungen ist, die Vorstellung eines nicht-lokalen Bewusstseins und die Konsequenzen dieser Sichtweise für die Wissenschaft, das Gesundheitswesen und unser Menschenbild zu verdeutlichen. Mir ist bewusst, dass dieses Buch nicht immer einfach zu lesen war. Sicherlich kann es nicht mehr sein als ein Ansatz für weitergehende Studien und daran anschließende Diskussionen. Denn auf viele wichtige Fragen zum Bewusstsein und seinem Verhältnis zu unserem Körper haben wir heute noch keine Antwort. Besonders die Rolle von DMT, Junk-DNA und Kernspinresonanz muss noch eingehender untersucht werden. Dieses Buch musste ein rein materialistisches Paradigma als Grundlage der Wissenschaft in Frage stellen, denn es beschreibt Formen eines nicht-lokalen Bewusstseins, die die heutige westliche Wissenschaft nicht erklären kann. Aus diesem Grund sind außergewöhnliche Bewusstseinserfahrungen mit einem großen wissenschaftlichen und gesellschaftlichen Tabu belegt. Indem es wissenschaftlich plausibel macht, dass das Bewusstsein nicht-lokal und somit allgegenwärtig ist, kann dieses Buch hoffentlich zu einem neuen Verständnis des Bewusstseins beitragen. Die Akzeptanz neuer wissenschaftlicher Ideen im Allgemeinen und die Akzeptanz von Ideen zu einem endlosen Bewusstsein im Besonderen erfordern eine offene Geisteshaltung und das Aufgeben dogmatischer Betrachtungsweisen. Ein einziger ungewöhnlicher Befund, der sich nicht mit allgemein geltenden Begriffen und Ideen erklären lässt, kann einen grundlegenden Wandel in der Wissenschaft bewirken.

Die Forschung zur Nahtoderfahrung hat mich zur Konzeption eines nicht-lokalen, endlosen Bewusstseins geführt. Zu einer Vorstellung, mit der sich viele, vielleicht sogar alle Aspekte der ungewöhnlichen Bewusstseinserfahrungen erklären lassen, die in diesem Buch zur Sprache kamen. Darunter verstehe ich: Nahtoderfahrungen, Todesangsterfahrungen sowie gleichartige Erfahrungen, die durch Verzweiflung, Depression, Einsamkeit, während einer Meditation, in totaler Entspannung (Erleuchtungs- oder Einheitserfahrung), während einer Regressionstherapie und unter Einwirkung bewusstseinserweiternder Substanzen wie LSD oder DMT entstehen. Aber auch Sterbebettvisionen, peri- und postmortale Erfahrungen, erhöhte intuitive Sensibilität, Fernwahrnehmungen und das Einwirken des Bewusstseins auf die Materie sind als Ausdrucksformen eines nicht-lokalen Bewusstseins erklärbar.

Man kann sich kaum der Schlussfolgerung entziehen, dass unser endloses Bewusstsein schon vor der Geburt unabhängig von unserem Körper bestand und auch nach unserem Tod in einem Raum, in dem Zeit und Distanz keine Rolle spielen, fortbestehen wird. Nach der Theorie des nicht-lokalen Bewusstseins hat unser Bewusstsein weder Anfang noch Ende.

Nahtoderfahrung und Gesundheitswesen

Eine NTE ereignet sich viel häufiger, als man bisher angenommen hat, und die persönlichen Folgen einer solchen Erfahrung sind viel einschneidender, als es Ärzte, Pflegekräfte und Angehörige je für möglich gehalten haben. Alle Mitarbeiter im Gesundheitswesen sowie auch sterbende Patienten und deren Angehörige sollten über diese besonderen Erfahrungen, die während eines klinischen Todes, im Koma, auf dem Sterbebett oder nach dem Sterben auftreten können, informiert sein. Diese Erfahrungen bewirken häufig, sogar noch auf dem Sterbebett, deutliche Veränderungen im Leben der Betroffenen, zu denen auch der Verlust der Todesangst zählt. Wenn man diesen Erfahrungen Raum gibt und sich ihnen aufmerksam zuwendet, ohne sofort ein Urteil über sie zu fällen, erleichtert man es dem Patienten und seiner Familie, die Erfahrung in das verbleibende Leben zu integrieren.

Nahtoderfahrung und unser Menschenbild

Eine NTE ist eine existentielle Krise, sie führt aber auch zu einer tief greifenden Lebenserkenntnis. Die Veränderungen, die eine NTE bei vielen Menschen auslöst, entstehen aus der bewussten Erfahrung einer Dimension, in der Zeit und Distanz nicht von Bedeutung sind, in der man die Vergangenheit und die Zukunft sehen kann, in der man sich eins mit sich und geheilt fühlt und in der man unendliches Wissen und bedingungslose Liebe erfahren kann. Diese Lebensveränderungen beruhen vor allem auf der Erkenntnis, dass Liebe und Achtsamkeit sich selbst, anderen und der Natur gegenüber zu den wichtigen Grundlagen des Lebens zählen. Nach einer NTE ist man sich darüber bewusst, dass jeder und alles miteinander verbunden ist, dass jeder Gedanke Einfluss auf das eigene Ich und auf andere hat und dass unser Bewusstsein nach dem körperlichen Tod weiter existiert. Diese Erkenntnis verändert nicht nur wissenschaftliche Theorien, sondern auch unser Menschen- und Weltbild.

Dag Hammarskjöld (1905–1961) schrieb in seinem Buch *Zeichen am Weg:* »Wie wir dem Tod entgegensehen, entscheidet darüber, wie wir im Leben stehen.«[2] Solange wir glauben, dass mit dem Tod alles zu Ende sei, investieren wir unsere Lebenszeit vor allem in Vergängliches, Materielles, Äußerliches und sind weniger bereit, an die zukünftige Entwicklung der Umwelt und an die Lebenswelt unserer Kinder und Enkelkinder zu denken. Unser Bewusstsein prägt unsere Weltsicht. Wenn wir verliebt sind, erscheint uns die Welt wunderbar, sind wir dagegen depressiv, gleicht dieselbe Welt einem Jammertal, und wenn wir uns fürchten (zum Beispiel weil wir uns von der Politik und der Presse Angst einjagen lassen), wird unsere Welt zu einer angsterfüllten Welt. »Denn unser Sinn ist selbst ein Ort, er schafft aus Himmel Höll, aus Hölle Himmel sich«, schrieb John Milton (1608–1674) schon 1667 in seinem Gedicht *Das verlorene Paradies*.[3]

Wie Ervin Laszlo in seinem Buch *Wie kann ich die Welt verändern?* deutlich macht, können wir unsere Lebensweise und unsere Welt nur verändern, wenn wir uns bemühen, unser eigenes Bewusstsein zu verändern.[4] Jeder Wandel in der Welt beginnt bei uns selbst. Oder wie mir eine NTE-Betroffene aus den USA in einer E-Mail anvertraute:

»Erst wenn die Macht der Liebe stärker wird als unsere Liebe zur Macht, wird sich unsere Welt ändern.«[5]

Dazu bedarf es eines Bewusstseinswandels. Zu dieser Einsicht können wir gelangen, wenn wir der Bedeutung einer NTE offen gegenüberstehen und den Menschen, die ihre Erfahrung mit uns teilen wollen, wirklich zuhören. Diese Erkenntnisse sind schon Tausende von Jahren alt, zeitlos und zugleich gegenwärtig, denn über Nahtoderfahrungen werden sie auch in unsere Zeit getragen und geben uns so die Möglichkeit, mit unserem Herzen zuhören zu lernen. Für neue Einsichten über Leben und Tod muss man nicht selbst eine Nahtoderfahrung erleben.

Danksagung

Dieses Buch wäre ohne die Unterstützung und Mitarbeit vieler Menschen nie möglich gewesen. Vor allem bin ich all jenen dankbar, die dazu bereit waren, ihre NTE mündlich, schriftlich oder per E-Mail mit mir zu teilen, und mir damit geholfen haben, die Basis für die Ideen, die in diesem Buch formuliert und ausgearbeitet wurden, zu schaffen. Ich möchte besonders Mickey Broekhuysen, Machteld Blickman, Monique Hennequin, Cees de Kort, Elly Moerman, Bert van Schuijlenburg, Joke Crone-Ravestein und den inzwischen verstorbenen Evert ter Beek, Willem Witteveen und Ben Blondé danken. Mit ihnen danke ich allen Menschen mit einer NTE, die ich hier nicht persönlich nennen kann.

Eine Quelle der Inspiration waren für mich die Beschreibungen der Nahtoderfahrungen und der wissenschaftliche Ansatz von George Ritchie, Raymond Moody, Michael Sabom, Melvin Morse, Kenneth Ring, Bruce Greyson, P. M. H. Atwater, Sam Parnia, Peter Fenwick und Mario Beauregard, wobei ich das Privileg hatte, zu vielen von ihnen persönliche Freundschaftsbande knüpfen zu können. Vor allem Ken Rings persönliche Unterstützung dabei, unserer Studie zu ihrer Veröffentlichung in *The Lancet* den letzten Schliff zu geben, möchte ich nicht unerwähnt lassen. Als Ina Vonk, Nico Vissel, Ruud van Wees, Vincent Meijers und ich uns im Jahre 1988 dazu entschlossen, mit der Stichting Merkawah[1] eine Niederländische Sektion von IANDS[2] (der International Association of Near-Death Studies) zu gründen, wäre es uns nie in den Sinn gekommen, dass dies der Auftakt zu einer Studie über Nahtoderfahrungen sein würde, die uns ungefähr zehn Jahre beschäftigen, 2001 in *The Lancet* publiziert und weltweite Aufmerksamkeit auf sich ziehen würde.[3] Merkawah wurde gegründet, um NTE bekannter zu machen, über sie zu informieren, Treffen zu organisieren, in denen sich Menschen mit Nahtoderfahrungen begegnen konnten (Kontakt zu Schicksalsgefährten), und um die wissenschaftliche Forschung zur

NTE zu fördern. Ruud, Vincent und ich begannen 1988 auf den kardiologischen Intensivstationen zehn niederländischer Krankenhäuser mit unserer prospektiven Studie. Dank der Mitwirkung von Herzpatienten, Pflegekräften und einer großen Zahl ehrenamtlicher Mitarbeiter konnte sie zu einem guten Ende gebracht werden; Ingrid Elfferich hat die Interviews, die acht Jahre später stattfanden, koordiniert und ausgearbeitet. Die Ideen zu diesem Buch entstanden bereits in den neunziger Jahren des letzten Jahrhunderts und wurden im Laufe der Jahre immer weiter ausgearbeitet. Paul de Haas bin ich für unsere zahlreichen Gespräche und Hinweise zur Quantenphysik dankbar. Nachdem ich im Januar 2007 mit dem Schreiben des Buches begonnen hatte, erfuhr ich große Unterstützung von meinen Mitlesern Rudolf Smit, Tsjitske Waanders, meiner Tochter Sabien und meiner Frau Niekje. Außerdem möchte ich mich ausdrücklich bei Monique Hennequin für ihre wertvollen Ratschläge zum Manuskript bedanken. Régine Dugardyn vom Verlag Ten Have hat mir mit ihren zuweilen kritischen Bemerkungen enorm geholfen, noch deutlicher zu formulieren, woran mir in diesem Buch gelegen war. Peter van Huizen war eine sehr wichtige und unverzichtbare Stütze bei der endgültigen, niederländischen Fassung dieses Buches. Ich möchte außerdem Maria Koettnitz für ihr Vertrauen in mein Buch und ihre Entscheidung, es in Deutschland zu veröffentlichen, danken. Zusätzlich danke ich Bärbel Jänicke für ihre ausgezeichnete Übersetzung und Heike Hermann für ihre unschätzbare Hilfe bei der Erstellung des endgültigen deutschen Textes.

Und zu guter Letzt: Ohne Niekjes jahrelange Unterstützung, ihr Verständnis und den Raum, den sie mir zugestanden hat, wäre es mir nie gelungen, dieses Buch zu schreiben. Sie war und ist für mich ein unverzichtbarer und liebevoller Rückhalt.

Velp, Januar 2011

Erläuterung wichtiger Begriffe

Akasha: Ist im Sanskrit der Begriff für »den alles durchdringenden Raum«. Nach der altindischen Philosophie ist Akasha die Quelle des gesamten Universums, die Informationen über alles enthält, was je geschehen ist, gegenwärtig geschieht und zukünftig geschehen kann.

Anästhesie: Vollnarkose, bei der der Patient das Bewusstsein verliert.

Aneurysma: Eine Art ballonförmige Ausweitung oder Schwachstelle in einem Blutgefäß, die sich in etwa mit einer aus einem Fahrradschlauch herausquellenden Blase vergleichen lässt.

Anoxie: Totalausfall der Sauerstoffversorgung.

Antigen: Ein Antigen ist ein Molekül, das eine Reaktion des Abwehrsystems auslösen kann, bei der Antikörper produziert werden.

Bose-Einstein-Kondensat: Ein (quanten)physikalisches System, in dem die zahlreichen Bestandteile, die gemeinsam ein geordnetes System bilden, sich nicht nur einheitlich verhalten, sondern auch eine Einheit formen.

CES: Cranial-Electrotherapy-Stimulation. Siehe auch tDCS.

Coronary Care Unit: Kardiologische Intensivstation.

DBS: (Deep-Brain Stimulation) Tiefe Gehirnstimulation durch Implantation tief liegender Elektroden in Gehirnregionen, die eine zu hohe oder zu niedrige Aktivität aufweisen.

Defibrillation: Das Verabreichen von Stromstößen auf die Brust bei der Reanimation eines Patienten mit einem Herzstillstand (Ventrikel fibrillieren).

Dekohärenz: Das Versickern von Information in lebenden Quantensystemen.

Delusion: Fehlinterpretation einer korrekten Wahrnehmung (Wahnvorstellung).

Dendriten: Fortsätze der Neuronen, an denen Synapsen Kontakt zu anderen Neuronen aufnehmen.

Depersonalisation: Unter diesem Phänomen versteht man den Verlust der eigenen Identität, der mit Gefühlen der Distanz und Entfremdung sowie mit Realitätsverlust einhergeht.

Differenzierung: Spezialisierung durch zunehmende funktionelle Unterscheidung oder eine Veränderung in Richtung eines vielgestaltigeren und verfeinerten Zustands.

Dissoziation: Flucht vor der Furcht einflößenden Realität eines Traumas durch »Zerbrechen der normalerweise integrierten Funktionen von Identität, Gedächtnis oder Bewusstsein«.

DMT: Dimethyltryptamin, von der Epiphyse produzierte psychoaktive Substanz. Bewirkt eine Bewusstseinserfahrung, die starke Ähnlichkeit mit einer NTE hat.

DNA: Desoxyribonukleinsäure. Die menschliche DNA besteht aus 23 Chromosomenpaaren und umfasst ungefähr 30 000 Gene, die sich aus mehr als drei

Milliarden Basenpaaren zusammensetzen. Ungefähr 5 Prozent der DNA kodieren Eiweiß und werden Exon genannt.

Doppelblindstudie: Form eines Experiments, bei dem die Teilnehmer nicht wissen, ob sie zur Versuchs- oder zur Kontrollgruppe gehören. Auch die Forschungsleiter sind darüber nicht informiert.

Dualismus: Vorannahme der Existenz zweier kontroverser oder paralleler, aus nichts anderem mehr abzuleitender Grundprinzipien.

EEG: Elektroenzephalogramm; die Aufzeichnung der elektrischen Aktivität des Gehirns.

EKG: Elektrokardiogramm; die Aufzeichnung der elektrischen Aktivität des Herzens.

Elektron: Ein Elektron ist ein Elementarteilchen, das Teil eines Atoms ist oder sich frei im Raum bewegt. Es hat eine negative Ladung. Das Antiteilchen eines Elektrons heißt Positron.

Empathie: Einfühlungsvermögen; die Fähigkeit, sich in die Gefühle oder Gedankengänge anderer hineinzuversetzen.

Empirische Forschung: Umfasst alle Untersuchungen oder Experimente, die von direkten oder indirekten Wahrnehmungen Gebrauch machen; die Untersuchungen basieren nicht auf einem ausgearbeiteten theoretischen Fundament.

Epigenetik: Die Forschung zu reversiblen Veränderungen der Genfunktionen, die auf Faktoren außerhalb der DNA zurückgehen und die Struktur der DNA im Zellkern nicht verändern.

Epilepsie: Eine Erkrankung, bei der es zu Anfällen (Insulten, Konvulsionen) kommt, die durch eine Anomalie im Gehirn hervorgerufen werden und in manchen Fällen mit Bewusstlosigkeit einhergehen.

Epiphänomenalismus: Theorie, die davon ausgeht, dass alle mentalen Phänomene, Prozesse oder Zustände nur Nebenerscheinungen (»Epiphänomene«) von Gehirnvorgängen sind.

Epiphyse: Die Epiphyse oder Zirbeldrüse ist eine endokrine Drüse im Gehirn. Endokrine Drüsen produzieren Hormone.

EPS: Elektrophysiologische Stimulation. Bei ihr werden mit Hilfe eines Katheters im Herzen Rhythmusstörungen diagnostiziert oder ausgelöst.

Erhöhte intuitive Sensibilität: Das Erfassen von nachprüfbar korrekten Informationen über Ereignisse und Personen auch über große Distanzen hinweg oder von Informationen über zukünftige Ereignisse, die nicht sinnlich wahrgenommen oder erinnert worden sein können. Siehe auch Intuition.

Existentielle Krise: Wird von Gefühlen der Angst, Panik und Ohnmacht begleitet.

Faradayscher Käfig: Eine isolierte käfigartige Konstruktion aus elektrisch leitfähigem Metall, durch die elektromagnetische Strahlungen nicht hindurchdringen können.

Feld: Ein Feld ist ein nicht-materieller, unsichtbarer Bereich, der den Raum durchdringt und auf unsere sichtbare physische Welt Einfluss nehmen kann.

Fernwahrnehmung: Bedeutet, dass Menschen über große Distanzen hinweg (nicht-lokal) Objekte wahrnehmen können, die willkürlich ausgewählt oder nur durch Koordinaten auf einer Karte markiert werden. Eine Art Hellsichtigkeit (siehe dort).

fMRT: Funktionelle Magnetresonanztomographie.

Fourier-Transformation: Dient dazu, von einem linear verlaufenden System (der Zeit) in Wellenfunktionen oder Frequenzen überzugehen und umgekehrt.

Gematrie: Technik der Interpretation von Worten mit Hilfe von Zahlen.

Gen: Ein Gen trägt die Information für ein spezielles Erbmerkmal in einer Zelle.

Genom: Das Genom eines Organismus umfasst einen vollständigen Chromosomensatz und bezeichnet die Kombination aller Erbanlagen.

Gluonen: Ein Gluon ist ein Elementarteilchen, das für die Übertragung der starken Kernkraft verantwortlich ist. Die elektrische Ladung von Gluonen ist gleich null, ihr Spinn ist gleich eins.

Googol: Die Bezeichnung für die Zahl 10^{100}.

Halluzination: Eine sinnliche Wahrnehmung, die zwar von demjenigen, der halluziniert, als Realität erlebt wird, jedoch mit dem, was in der Realität vor sich geht, nicht übereinstimmt.

Hellfühligkeit: Das Gefühl zu wissen, was jemand fühlt.

Hellhörigkeit: Das Gefühl zu wissen, was jemand denkt.

Hellsichtigkeit: Das Gefühl zu wissen, was in großer Distanz geschieht.

Hirnrinde: Der größte Teil des Gehirns, gegliedert in Frontal-, Schläfen-, Scheitel- und Hinterhauptslappen mit jeweils speziellen funktionellen Bereichen.

Hirnstamm: Der älteste Teil des Gehirns; er verbindet das Großhirn mit dem Kleinhirn und dem Rückenmark und steuert vitale Lebensfunktionen wie Herzschlag, Atmung und Blutdruck.

Hirntod: Koma mit Anzeichen einer irreparablen Schädigung der Hirnrinde und des Hirnstamms.

Hippocampus: Verbindende Gehirnstruktur; liegt im Schläfenlappen und gehört zum limbischen System.

Holistisches System: In einem holistischen System geht man von der Tatsache aus, dass »alles mit allem« zusammenhängt und ein Problem daher nie isoliert untersucht oder gelöst werden kann.

Hologramm: Ein räumlich dreidimensionales Bild auf einer ebenen Fläche, das mit Hilfe von kohärentem Laserlicht und den sich daraus bildenden Interferenzmustern entsteht. In jedem Teil der Fläche liegt das gesamte Bild vor.

Hospiz: Eine Einrichtung oder eine Station in einem Krankenhaus oder Pflegeheim, die auf terminale Pflege spezialisiert ist. Unheilbar kranke Patienten können hier bis zu ihrem Tod betreut werden.

Hyperästhesie: Überempfindlichkeit.

Hyperbel: Ist in der Geometrie eine zweidimensionale Figur, ein Kegelschnitt, der von den Schnittlinien eines Kegels und einer Fläche, die beide Hälften des Kegels schneidet, gebildet wird. Eine non-lineare, hyperbolische Reaktion ist für einen Quantenprozess charakteristisch.

Hypnose: Ein künstlich erzeugter Bewusstseinszustand der Entspannung und Konzentration, in dem das Wachbewusstsein ausgeschaltet ist.

Hypophyse: Die Hypophyse oder Hirnanhangsdrüse sitzt mitten im Schädel unterhalb des Gehirns. Sie produziert viele Hormone und ist von zentraler Bedeutung für die Steuerung einer Vielzahl von Hormonen.

Hypothalamus: Unter dem Thalamus gelegener Gehirnbereich, Teil des limbischen Systems, regelt unter anderem Blutdruck, Atmung und Emotionen.

Hypothermie: Unterkühlung.

Hypoxie: Sauerstoffmangel.

ICD: Interner Defibrillator. Wird bei Patienten mit wiederkehrenden lebensbedrohlichen Herzrhythmusstörungen implantiert, wenn sie nicht oder nicht ausreichend auf Medikamente ansprechen.

Illusion: Ein Trugbild oder eine falsche Realitätsvorstellung.

Immateriell: Geistig, unstofflich, nicht-materiell, spirituell.

Immunsystem: Abwehrsystem des Körpers, das körperfremde Eindringlinge und veränderte körpereigene Zellen bekämpft.

Impulsgenerator: Hier Ohrstöpsel, über die ein Klicken abgesondert wird. Damit lässt sich die Tiefe einer Narkose bestimmen.

Instantan: Augenblicklich, also mit einer Geschwindigkeit, die viel größer ist als Lichtgeschwindigkeit.

Integration: Zusammenwirken, miteinander verschmelzen, eine Einheit bilden.

Interaktionismus: Interaktionismus ist die wissenschaftliche Untersuchung aller Prozesse, in denen Individuen und Gruppen miteinander in Beziehung treten.

Interferenz: Phänomen, bei dem einander überlappende kohärente (rhythmisch verknüpfte) Wellen ein spezifisches Muster bilden.

Intrinsisch: Wesentlich.

Intuition: Das Gewahrwerden nachprüfbar richtiger Informationen über auch weit entfernte oder zukünftige Ereignisse oder Personen, die für die Sinne nicht zugänglich oder erreichbar sind. Intuition ist ein Ausdruck des nicht-lokalen Bewusstseins; eine Art »unmittelbares« Wissen, für das es im jeweiligen Moment keine rationale Begründung gibt. Intuition geht mit einer inneren Gewissheit und Zuversicht einher. Sie umfasst Telepathie (siehe dort), Hellsichtigkeit (siehe dort), Hellfühligkeit (siehe dort), Hellhörigkeit (siehe dort) und prophetische Träume.

Isotopenuntersuchung: Aufnahme von Organen oder Blutgefäßen, bei denen sehr geringe Mengen radioaktiver Substanzen injiziert werden.

Junk-DNA: Nicht-eiweißkodierende DNA oder Intron; mit bisher noch unbekannter Funktion.

Kausalität: Oder Ursächlichkeit bedeutet, dass die Zeit nur in eine Richtung verläuft und die Abfolge von Ursache und Wirkung immer vollkommen eindeutig ist.

Klartraum: Siehe Luzider Traum

Klinischer Tod: Bewusstlosigkeit infolge eines Herz- und Atmungsstillstands. Wenn klinisch tote Patienten nicht innerhalb von fünf bis zehn Minuten reanimiert werden, sterben sie.

Kognitive Funktionen: Die Fähigkeit, etwas zu begreifen, zu denken, zu argumentieren und sich zu erinnern.

Kohärent: Rhythmisch verknüpft.

Koma: Zustand tiefer Bewusstlosigkeit, der durch unterschiedliche Erkrankungen ausgelöst wird. Manchmal auch »Scheintod« genannt.

Komplementarität: Abhängig von der Versuchsanordnung verhält sich das Licht wie ein Teilchen oder wie eine Welle, aber nie wie beides zugleich.

Komplex: Vielfältig und kompliziert.

Kontinuität: Bedeutet, dass es keine Diskontinuität gibt und in Raum und Zeit alles gleichmäßig verläuft.

Konzeption: Befruchtung.

Kornealreflex: Lidschlussreflex bei Berührung des Auges.

Korrelation: Wechselbeziehung oder Zusammenhang.

Kortex: Siehe Hirnrinde.

Limbisches System: Teil des Gehirns, umfasst den Hippocampus, Hippothalamus und die Amygdala. Ist für die Gefühle und das Gedächtnis von Bedeutung.

Lokalität: Bedeutet, dass sich Objekte nur durch direkten (lokalen) Kontakt beeinflussen lassen. Aus der Ferne auf sie einzuwirken, ist diesem Konzept nach unmöglich.

LSD: Psychoaktive Substanz, die nicht in der Natur vorkommt und Bewusstseinserfahrungen auslöst, die manchmal Ähnlichkeit mit einer NTE haben.

Luminiszenz: Wenn Atome ihren Energiezustand ändern, strahlen sie manchmal Licht aus. Dies geschieht, wenn energiereiche Elektronen in eine weniger energiereiche Bahn um den Atomkern springen. Die Energie, die dabei freigesetzt wird, strahlt das Elektron als Photon aus (elektromagnetische Strahlung). Wenn genug Energie freigesetzt wird, kann die Strahlung im Wellenspektrum des für den Menschen sichtbaren Lichts liegen.

Luzider Traum: Ein Traum, bei dem sich der Träumende der Tatsache bewusst ist, dass er träumt.

M-Theorie: Erweiterung und Verallgemeinerung der Stringtheorie (siehe dort).

Materialismus: Die philosophische Richtung, die die Wirklichkeit letztendlich auf die Materie zurückführt.

MBCT: »Mindfulness-based cognitive therapy« oder »achtsamkeitsbasierte kognitive Therapie«. Mit einer Kombination aus kognitiver Therapie, Meditation sowie gezielter und bewusster Achtsamkeit werden durch diese Therapie bei bestimmten Erkrankungen oder Störungen deutliche klinische Erfolge erzielt.

Meditation: Die Praxis einer konzentrierten, stillen und nach innen gerichteten Aufmerksamkeit oder einer Konzentration auf ein Objekt.

MEG: Magnetenzephalogramm; Aufzeichnung der magnetischen Aktivität des Gehirns.

Membranpotential: Die elektrische Spannung der Membran einer Zelle.

Messproblem: Siehe Quantenmessproblem.

Metaphysik: Unter Metaphysik versteht man die philosophische Strömung, die nicht die äußere Welt untersucht, die wir mit unseren Sinnen wahrnehmen, sondern die Welt jenseits der Materie.

Mitochondrien: Die Energiezentren der Zelle.

Morphogenetische Felder: Felder, die formgestaltende Information enthalten.

MRT: Siehe fMRT.

Nahtoderfahrung oder NTE: Ein spezieller Bewusstseinszustand, der während eines drohenden oder tatsächlichen körperlichen Todes oder bei Todesangst entsteht.

Neuronen: Nervenzellen.

Neuroplastizität: Ein ständiger Anpassungsprozess in der Gehirnrinde, durch den unsere geistige, intellektuelle und körperliche Aktivität sowohl die Zahl als auch den Ort der Neuronenverbindungen (Synapsen) beeinflusst.

Neurotransmitter: Chemische Substanzen im Gehirn, die elektrische Signale von einem Neuron (Nervenzelle) zum anderen weitergeben und steuern.

Neutronen: Ein Neutron ist ein subatomares Teilchen ohne elektrische Ladung im Atomkern.

Nicht-linear: Nicht geradlinig verlaufend. Eine nicht-lineare, hyperbolische Reaktion ist charakteristisch für einen Quantenprozess.

Nicht-periodisch: Unvorhersehbar. Quantenmechanische Prozesse in lebender Materie sind nicht-periodisch. Siehe auch nicht-statistisch.

Nicht-statistisch: Nicht-statistische (unvorhersehbare, regellose) Prozesse sind quantenmechanische Prozesse, die aus dem nicht-lokalen Raum lebender Organismen hervorgehen. Siehe auch nicht-periodisch.

NMDA: N-Methyl-D-Aspartat

Nicht-lokale Verbundenheit: Quantenphänomen, bei dem räumlich voneinander separierte Teilchen über Eigenschaften verfügen, die außerhalb von Zeit und Raum miteinander verbunden sind; auch Verschränkung genannt.

Nicht-lokaler Raum: Raum, in dem Zeit und Distanz keine Rolle spielen, wo alles augenblicklich und ständig miteinander verbunden ist. Im nicht-lokalen Raum gibt es eine verborgene Wirklichkeit, die fortwährend Einfluss auf unsere physische Welt ausübt.

Nicht-lokale Störung: Siehe Telekinese.

Nullpunktenergie: Ein Vakuum ist nicht leer; es steckt am Nullpunkt von

−273,15 Grad Celsius voller Energie (ein »Plenum«) und ist auf kleinstem Niveau ständig Quantenfluktuationen unterworfen, die »aus dem Nichts« neue Quanten schaffen, die prompt wieder zerfallen. Diese Quantenfluktuationen bezeichnet man auch als die Nullpunktenergie des Vakuums. So können virtuelle Teilchen (und Antiteilchen) entstehen, die sich sofort wieder zerstören.

Objektivität: Eine Tatsache, die nicht von Meinungen bestimmt wird; manchmal versteht man darunter auch neutral oder unparteiisch.

Ödem: Schwellung.

Palliativ: Palliative Versorgung ist die lindernde und erleichternde medizinische Pflege und Betreuung, die zur Anwendung kommt, wenn keine Heilung (mehr) möglich ist.

Panpsychismus: Auch »Idealismus« genannt: Dieser Auffassung nach enthalten alle materiellen, physischen Systeme auf einer grundlegenden oder wesentlichen Ebene eine Art subjektives Bewusstsein.

Paradigma: Eine philosophische Grundhaltung, ein Denkmodell oder eine Sichtweise, die eine Reihe von Regeln und Vorschriften umfasst.

Paranormal: Phänomene, die sich nicht mit unseren »normalen« physikalischen Gesetzen und allgemein akzeptierten Konzepten erklären lassen.

Parasympathikus: Das parasympathische Nervensystem ist ein Teil des autonomen Nervensystems. Es beeinflusst die inneren Organe und dient vor allem der Regeneration des Körpers, es stimuliert den Stoffwechsel, die Zellregeneration und den Aufbau unserer körpereigenen Reserven.

Parkinsonkrankheit: Eine Erkrankung des Gehirns, bei der bestimmte Zellen im Gehirn absterben, die im Körper den Stoff »Dopamin« produzieren. Dopamin ist zur Kontrolle von Körperbewegungen notwendig.

Perimortale Erfahrung: Erfahrung der Präsenz eines anderen Menschen zu einem Zeitpunkt, an dem man noch nicht wissen kann, dass derjenige oder diejenige gestorben ist.

Periodizität: Wiederkehrendes Gleichmaß. Prozesse in toter Materie sind periodisch.

Permissiv: Zulassend.

PET-Scan: Positronen-Emissions-Tomographie. Bildgebende Technik zur Untersuchung des Gehirns mit Hilfe radioaktiver Isotopen.

Pharmakologie: Arzneimittelkunde.

Phänomen: Erscheinung oder wahrnehmbares Ereignis.

Phänomenal: Auf subjektiver Wahrnehmung im Bewusstsein basierend.

Phasengeschwindigkeit: Die Geschwindigkeit, mit der sich eine Welle fortpflanzt. Die Phasengeschwindigkeit nimmt mit der Wellenlänge zu.

Phobie: Eine psychisches Leiden, bei dem ein Mensch aus in der Regel unklaren Gründen eine krankhafte Angst vor speziellen Gegenständen oder Situationen entwickelt.

Photon: Elektromagnetisches Energieteilchen: ein winziges »Lichtpaket«.

Physiologie: Lehre von den normalen Lebensvorgängen und Lebensformen bei Mensch, Tier und Pflanze.

Placebo-Effekt: Selbstheilende Wirkung, ausgelöst vom eigenen Glaubenssystem und Erwartungsmuster, die sich unter anderem in Gehirnstudien nachweisen lässt.

Postmortal: Nach dem Tod.

Postmortale Erfahrung: Das Gefühl, mit einem geliebten verstorbenen Menschen (oder dessen Bewusstsein) in den Wochen, Monaten und Jahren nach seinem Tod in Kontakt zu stehen.

Postum: Nach dem Leben; nachdem jemand gestorben ist.

Prospektive Studie: In ihr wendet man sich konsekutiv an alle Patienten mit einer bestimmten, vor Untersuchungsbeginn festgelegten Diagnose. Einer prospektiven Studie ist ein wesentlich höherer wissenschaftlicher Wert beizumessen als einer retrospektiven Studie.

Protonen: Ein Proton ist ein subatomares Teilchen mit einer positiven elektrischen Ladung. Die Ladung eines Elektrons entspricht genau der Ladung des Protons, aber mit negativem Vorzeichen.

Psychokinese: Siehe Telekinese.

Quantenmechanik/Quantenphysik: Theorie zur Beschreibung der Welt atomarer und subatomarer Teilchen.

Quantenmessproblem: Das Problem, eine Erklärung dafür zu finden, warum die zahllosen Möglichkeiten, die in einer Wahrscheinlichkeitswelle enthalten sind, wegfallen, sobald ein Ergebnis gemessen wird. Wenn es nicht wahrgenommen wird, hat ein Quantenobjekt weder bestimmte Koordinaten in Raum und Zeit noch feststehende Eigenschaften, wie wir sie Objekten in der klassischen Physik gewöhnlich zuschreiben.

Quantenspinkorrelation: Auch Kernspinresonanz oder Quantenspinkohärenz genannt: Der Zusammenhang oder das rhythmische Mitschwingen des Spins aller kleinsten Teilchen wie Protonen, Neutronen und Elektronen im Zellkern. Siehe auch Spin.

Quantensuperposition: Tritt bei einer kohärenten Ordnung (rhythmischer Verknüpfung) von Photonen und in selbstorganisierenden biologischen Prozessen auf.

Quanten-Zeno-Effekt: Wenn wir in einem Quantensystem eine Reihe sehr schnell aufeinander folgender Beobachtungen anstellen, scheint der Effekt der Wahrnehmung einzufrieren und das sich ständig wandelnde System stillzustehen.

Quarks: Ein Quark ist ein elementares oder subatomares Teilchen. Quarks haben einen Spin und zu jedem Quark gibt es auch ein Antiteilchen.

Reanimation: Wiederbelebungsmaßnahmen bei einem Herz- oder Atemstillstand: äußere Herzmassage, Beatmung und das Setzen eines Stromstoßes (Defibrillation).

Reduktionismus: Die Reduzierung oder Zurückführung auf grundlegendere Eigenschaften.

Regressionstherapie: Regression bedeutet ein Zurückgehen in der Zeit, sogar bis vor die Geburt. Sie wird auch als Reinkarnationstherapie bezeichnet.

Reinkarnation: Der Glaube daran, dass das Bewusstsein (oder Aspekte des Bewusstseins) eines Lebewesens nach dem Tod nicht erlischt, sondern in einem anderen Lebewesen wiedergeboren wird.

REM-Schlaf: Rapid-Eye-Movement-Schlaf; Traumphase im Schlaf, in der das Gehirn sehr aktiv ist.

Resistenz: Widerstandsfähigkeit eines lebendigen Organismus gegen einen bestimmten Einfluss.

Resonanz: Das Mitschwingen auf derselben Frequenz.

Retrospektive Studie: Studie zu Ereignissen, die in der Vergangenheit stattgefunden haben, oft mit einer weitreichenden Selektion der Patienten, sodass die Resultate dieser Studien weniger zuverlässig sind.

Schock: Körperlicher Zustand bei ernsthafter Verringerung des zirkulierenden Blutes.

Schwarzes Loch: Ein Gebiet, dessen gewaltiges Schwerkraftfeld alles aufsaugt, sogar das Licht, das ihm zu nahe kommt.

Selbstorganisierendes System: In einem selbstorganisierenden System entstehen Muster und Strukturen in Wechselwirkung mit der Umgebung, ohne dass sie von äußeren Faktoren unmittelbar verursacht werden.

Sonographie: Ultraschalluntersuchung.

SPECT-Scan: Single-Photon-Emission-Computed-Tomography. Computertomographie mit Injektion radioaktiver Isotopen unter Zuhilfenahme der Strahlung einzelner Photonen.

Spenderprävention: Die Vermeidung von Hirntod.

Spin: Quantenmechanische Eigenschaft von Elementarteilchen, die alle einer Rotation unterliegen (innerer Drehimpuls). Ein Spin ist eine grundlegende Eigenschaft der Natur, ebenso wie elektrische Ladung oder Masse. Sämtliche kleinsten Teilchen, die Protonen, Neutronen und Elektronen, haben einen Spin, der entweder positiv oder negativ sein kann und immer ein Vielfaches von ½ beträgt.

Spiritualität: Die Suche nach Sinngebung durch innere Erfahrung.

Split-brain: Operation, bei der die Verbindung zwischen den Gehirnhälften durchtrennt wird.

Statistische Prozesse: Sind (vorhersehbare, geordnete, regelmäßige) quantenmechanische Prozesse, die aus dem nicht-lokalen Raum toter Materie hervorgehen.

Sterbebettvision: Erfahrung des nicht-lokalen Bewusstseins in der Sterbephase.

Stringtheorie: Theorie beruhend auf eindimensionalen vibrierenden energetischen Saiten (offenen und geschlossenen Strings).

Subjektivität: Das persönliche Urteil oder die persönliche Sicht eines Einzelnen.

Superhologramm: Ein mehrdimensionales Hologramm.

Superposition: Wo sich ein Teilchen (etwa ein Photon) befindet, lässt sich nicht durch eine Berechnung bestimmen. Wenn der Aufenthaltsort des Teilchens unbekannt ist, ist es in »Superposition«. Das heißt: Das Teilchen ist von einer Art »Wolke« möglicher Aufenthaltsorte umgeben. Siehe auch Wahrscheinlichkeitswelle und Wellenfunktion.

Sympathisches Nervensystem: Teil des autonomen Nervensystems, dominierend bei Anstrengung und Stress, reguliert die Energiefreisetzung, fördert die Leistungsbereitschaft des Körpers durch Steuerung der Organe, hemmt die Verdauung.

Synapse: Kontaktstellen zwischen Nervenzellen.

Synästhesie: Gegenseitige Beeinflussung von Sinneseindrücken.

Synchronizität: Nennt man ein Zusammenfallen von Ereignissen, das nicht streng kausal, sondern vermeintlich »zufällig« zustande kommt.

tDCS: Transkranielle Gleichstromstimulation; Patienten mit schwerwiegenden Depressionen werden unter Narkose elektrische Stromstöße verabreicht. Siehe auch CES.

Telekinese: Die Möglichkeit, Materie mit Hilfe des Bewusstseins nicht-lokal zu beeinflussen. Auch Psychokinese oder nicht-lokale Störung genannt.

Telepathie: Nicht-lokaler Zusammenhang zwischen dem Bewusstsein mehrerer Menschen, geistiger Kontakt zu weit entfernten Personen.

Teleportation: Das Bewegen materieller Gegenstände mit Hilfe des Bewusstseins (durch Gedankenkraft).

Terminale Patienten: Patienten in der Endphase einer tödlichen Krankheit.

TES: Transkranielle elektrische Stimulation; das Beeinflussen der Gehirnfunktion mit Hilfe eines auf den Schädel ausgerichteten elektrischen Feldes.

Thalamus: Ein wichtiger Hirnkern, liegt wie der Hypothalamus im Zwischenhirn und fungiert als eine Art Schaltstelle zwischen verschiedenen Hirnteilen.

TMS: Transkranielle magnetische Stimulation; das Beeinflussen der Gehirnfunktion mit Hilfe eines auf den Schädel ausgerichteten magnetischen Feldes.

Trance: Dissoziativer Zustand, in dem eine andere Bewusstseinsebene erreicht wird, auf der man für äußere Reize weniger empfänglich ist, aber weder bewusstlos ist noch schläft. Das individuelle Identitätsgefühl kann eingeschränkt sein.

Transformation: Veränderung, Verwandlung.

Transmissiv: Übermittelnd.

Transpersonal: Aspekte des Bewusstseins einer Person, die über das Persönliche oder »das Ego« hinausgehen.

Transzendenz: Darüberhinausgehen, das Überschreiten der Grenzen von Erfahrung und Bewusstsein.

Trauma: Körperliche oder psychische Verletzung, die noch lange wirksam ist.

Universum: Das ganze Raum-Zeit-Kontinuum, in dem wir leben, einschließlich aller Materie und Energie wird als Universum, Weltall oder Kosmos bezeichnet.

Unschärferelation von Werner Heisenberg: Eigenschaft der Quantenmechanik, nach der es eine grundlegende Grenze der Genauigkeit gibt, mit der bestimmte komplementäre physikalische Eigenschaften (Welle-Teilchen) gemessen werden können.

Vakuum: Die größtmögliche Leere, in der sich ein Bereich befinden kann.

Vegetativer Status: Ein komatöser Zustand, in dem die Spontanatmung und die Hirnstammreflexe noch funktionieren.

Ventrikel fibrillieren (Kammerflimmern): Schwerwiegende chaotische Herzrhythmusstörung, die zu Herzstillstand führt. Nur durch Defibrillation (Stromstoß) in manchen Fällen therapierbar.

Verifizierbar: Darunter versteht man, dass eine Behauptung auf Richtigkeit überprüft werden kann.

Verschränkung: Siehe nicht-lokale Verbundenheit.

Vibration: Schwingung mit bestimmter Frequenz, auch Oszillation oder periodisch wiederholte Umkehrung der Bewegungsrichtung genannt.

Virtuell: Nur scheinbar existent oder der Kraft oder Möglichkeit nach vorhanden.

Wahrscheinlichkeitswelle: Welle, die in der Quantenmechanik die Wahrscheinlichkeit angibt, mit der ein Teilchen an einer bestimmten Stelle angetroffen wird. Auch Wellenfunktion genannt.

Wellenfunktion: Siehe Wahrscheinlichkeitswelle.

Wellenlänge: Die Wellenlänge verhält sich umgekehrt proportional zur Frequenz. Hertz (Hz) ist das Symbol für die Frequenz. 1 Hz entspricht einer Phase von 1 Sekunde.

Anmerkungen

Nachbemerkung des Verlags:
Der Verlag hat sich um die Einholung aller benötigten Rechte bemüht. Sollte dabei versehentlich etwas übersehen worden sein, möge sich der Berechtigte mit dem Verlag in Verbindung setzen. Begründete Honorar- und Lizenzansprüche werden branchenüblich angemessen vergütet.

Nachbemerkung der Übersetzerin:
Es wurde versucht, alle Zitate zu verifizieren. Dies war trotz ausgiebiger Suche leider nicht immer möglich. Wenn kein Fundort angegeben ist, wurde nach der niederländischen Vorlage übersetzt.

Anmerkungen zu Kapitel 1

1 Eeden 1897: 201.
2 Ritchie, Sherill 2008.
3 Moody 2007.
4 Kennedy Norman 2005: 5731–5775.
5 Owen u.a. 2006: 1402.
6 Korthals Altes 2002.
7 Kerkhoffs 1994.
8 Dieser Ausdruck »Bewusstsein erfahren« ist mit Absicht so gewählt. Er soll die Besonderheit der geschilderten Bewusstseinserlebnisse hervorheben.
9 Becker, Hart 2006.
10 Maso 2003.
11 Maso 2003.
12 Maso 2003.
13 Maslow 1977: 100.
14 Kuhn 2003.
15 Dennett 1994.
16 Chalmers 1995a: 200.
17 Chalmers 2002.
18 Heisenberg 1955: 21.
19 Lommel u.a. 2001: 2039–2045.
20 Greyson 2003: 269–276; Parnia u.a. 2001: 149–156; Sartori, Badham, Fenwick, P. 2006: 69–84.

Anmerkungen zu Kapitel 2

1 Bach 1989: 106.

Anmerkungen zu Kapitel 3

1 Zaleski 1995.

2 Gallup, Proctor 2003.

3 Schmied, Knoblaub, Schnettler 1999: 65–99.

4 Hoffman 1995: 29–48.

5 Moody 2007.

6 Athappilly, Greyson, Stevenson 2006: 218–233.

7 Kellehear 1993: 148–156.

8 Ring 1980.

9 Sabom 1986.

10 Greyson 1983a: 369–375.

11 Ring 1980.

12 Sabom 1986.

13 Greyson 1983a: 369–375.

14 Ring 1980.

15 Greyson 1983a: 369–375.

16 Holden 2009.

17 Lommel u.a. 2001: 2039–2045.

18 Jung 1979: 293.

19 Ring, Cooper 1999.

20 Evans Bush 2002: 99–133.

21 Ritchie, Sherill 2008: 61–66.

22 Shakespeare 1981: 185–187.

23 Dante Alighieri 2007: 269.

Anmerkungen zu Kapitel 4

1 Groth-Marnat, Summers 1998: 110–125.

2 Ring 1986; Grey 1986; Atwater 2001; Sutherland 1992; Morse 1994; Fenwick, P., Fenwick, E. 1997; Ring, Elsaesser-Valarino 1999; Opdebeeck 2001.

3 Sutherland 1992.

4 Groth-Marnat, Summers 1998: 110–125; Ring 1984; Greyson 1983b: 618–620; Greyson 1992: 533–546.

5 Atwater 2001; Sutherland 1992; Opdebeeck 2001; Greyson 1983b: 618–620.

6 Opdebeeck 2001.

7 Sutherland 1992.

8 Hoffman 1995: 29–48.

9 Atwater 2001.

10 Greyson, B. 2001: 358–373.

11 Hoffman 1995: 29–48; Greyson 2001: 358–373; Greyson 1998a: 14–32; Greyson, Harris 1987: 41–52; Corbeau 2004: 16–22.

12 Tabelle 4.1 bezieht sich auf folgende Studien: Sutherland 1992; Grey 1986; Opdebeeck 2001; Ring 1984; Musgrave 1997: 187–201.

13 Sutherland 1992: 94.

14 Becker, Hart 2006.

15 Becker, Hart 2006.

16 Sutherland 1992: 101.

17 Opdebeeck 2001.

18 Opdebeeck 2001.

19 Sartori, Badham, Fenwick, P. 2006: 69–84.

20 Ring 1986.

21 Sutherland 1992.

22 Sutherland 1992: 116.

23 Montaigne 1998: 49.

24 Sutherland 1992.

25 Corbeau 2004: 16–22.

26 Bush 1991: 5–9.

27 Greyson, Harris 1987: 41–52.

28 Greyson 1992–1993: 81–89.

29 Bush 1991: 5–9.

30 Corbeau 2004: 16–22.

31 Lommel u.a. 2001: 2039–2045.

32 Ring 1986.

33 Ring 1986; Sutherland 1992.

Anmerkungen zu Kapitel 5

1 Morse, Perry 1994.

2 Atwater 2003.

3 Der Ausdruck »eine NTE erleben« ist mit Absicht so gewählt. Es soll die Erlebniskomponente der NTE hervorgehoben werden.

4 Atwater 2003.

5 Atwater 2003.

6 Atwater 2003.

7 Morse, Perry 1994.

8 Atwater 2003.

9 Atwater 2003.

10 Bierman, Wees 1993: 51–72.

11 Palmer 1979: 221–251.

12 Ring 1992.

Anmerkungen zu Kapitel 6

1 Dewey, North Whitehead 1949: 2.

2 Kübler-Ross 1999.

3 Moody 2007.

4 Heim 1892: 327–337.

5 Informationen zu IANDS USA, International Association of Near-Death Studies: <http://www.iands.org>

6 Lommel u.a. 2001: 2039–2045.

7 Gallup, Proctor 2003.

8 Schmied, Knoblaub, Schnettler 1999: 65–99.

9 Greyson 1998b: 92–99.

10 Lommel u.a. 2001: 2039–2045; Greyson 2003: 269–276; Parnia u.a. 2001: 149–156.

11 Lommel u.a. 2001: 2039–2045.

12 Lommel u.a. 2001: 2039–2045.

13 Morse, Perry 1994.

14 Ring 1980.

15 Sabom 1986.

16 Greyson 1998b: 92–99.

17 Greyson 2003: 269–276; Ring 1980.

18 Lommel u.a. 2001: 2039–2045.

19 Yamamura 1998: 103–115.

20 Sabom 1986.

21 Lommel u.a. 2001: 2039–2045.

22 Woerlee 2003.

23 Greyson 2000a: 315–352.

24 Greyson 1998a: 14–32.

25 Kelly, Williams Kelly 2007: 367–421.

26 Woerlee 2003; Blackmore, S. 1993.

27 Blackmore, S. 1993.

28 Woerlee 2003.

29 Whinnery, J. E., Whinnery, A. M. 1990: 764–776.

30 Whinnery, J. E., Whinnery, A. M. 1990: 764–776.

31 Lempert, Bauer, Schmidt 1994: 829–830.

32 Lempert, Bauer, Schmidt 1994: 829–830.

33 Meduna 1950.

34 Parnia u.a. 2001: 149–156; Ring 1980; Greyson 2000a: 315–352; Sartori 2006: 23–25.

35 Klemenc-Ketis u.a. 2010.

36 Mevius u.a. 2010.

37 Sanders u.a. 1989: 1347–1351; Kolar u.a. 2008.

38 Jansen 1996: 265–282.

39 Strassman 2001.

40 Strassman 2001.

41 Strassman 2001.

42 Newberg 2003.

43 Strassman 2001.

44 Grof, Halifax 2000.

45 Rodin 1989: 255–259.

46 Penfield 1955: 451–465; Penfield 1958; Penfield 1975.

47 Blanke u.a. 2002: 269–270.

48 Blanke u.a. 2004: 243–258.

49 Persinger 1994: 277–286.

50 Persinger, Healey 2002: 533–541.

51 Granqvist u.a. 2005: 1–6.

52 Britton, Bootzin 2004: 254–258.

53 Nelson, K. R. u.a. 2006:1003–1009.

54 Nelson, K. R. u.a. 2006:1003–1009.

55 Long, Holden 2007: 135–169.

56 Pfister 1930: 430–455.

57 Kellehear 1996.

58 Athappilly, Greyson, Stevenson 2006: 218–233.

59 Greyson 2000b: 460–463.

60 Woerlee 2003; Blackmore, S. 1993.

61 Blackmore, S. 1993.

62 Woerlee 2003; Blackmore, S. 1993.

63 Sabom 1986.

64 Parnia, Fenwick, P. 2002: 5–11.

65 Cook, Greyson, Stevenson 1998: 377–406.

66 Ring, Cooper 1999.

67 Sabom 1986.

68 Ghoneim, Block 1997: 387–410.

69 John u.a. 2001: 165–183.

70 Laureys u.a. 2004: 229–238.

71 Kelly, Williams Kelly 2007: 367–421.

72 Cheek 1959: 101–113.

73 Kelly, Williams Kelly 2007: 367–421.

74 Laureys u.a. 2004: 229–238.

75 Blackmore, S. 1993.

76 Kelly, Williams Kelly 2007: 367–421.

77 Greyson, Holden, Mounsey 2006: 85–98.

78 Greyson 1998a: 14–32; Kelly, E. D., Williams Kelly, E. 2007: 367–421; Blackmore, S. 1993; Saavedra-Aguilar, Gomez-Jeria 1989: 205–222.

Anmerkungen zu Kapitel 7

1 Schwaninger u.a. 2002: 215–232.

2 Parnia u.a. 2001: 149–156.

3 Hoffman 1995: 29–48.

449

4 Hoffman 1995: 29–48.

5 Lommel u.a. 2001: 2039–2045.

6 Sauve u.a. 1996: 172–81.

7 Hoffman 1995: 29–48.

8 Hoffman 1995: 29–48.

9 SKEPP ist die Abkürzung für »Studiekrin voor de Kritische Evaluatie van Pseudowetenshapen het Paranormale« (Studienkreis für die Evaluation von Pseudowissenschaft und Übersinnlichem). Es handelt sich um einen belgischen Verein, der sich zum Ziel gesetzt hat, Pseudowissenschaften kritisch unter die Lupe zu nehmen.

10 Greyson 2003: 269–276.

11 Parnia u.a. 2001: 149–156; Sartori 2006: 23–25.

12 Greyson 2003: 269–276.

13 Parnia u.a. 2001: 149–156.

14 Sartori 2006: 23–25.

15 Sartori, Badham, Fenwick, P. 2006: 69–84.

16 Sabom 1986.

Anmerkungen zu Kapitel 8

1 Lommel u.a. 2001: 2039–2045.

2 Greyson 2003: 269–276.

3 Parnia u.a. 2001: 149–156.

4 Sartori 2006: 23–25.

5 Parnia, Fenwick, P. 2002: 5–11.

6 Gopalan u.a. 1999: 290–295.

7 Mayer, Marx 1972: 5–11.

8 Parnia, Fenwick, P. 2002: 5–11; Vries u.a. 1998: 16–20; Clute, Levy 1990: 821–825; Losasso u.a. 1992: 12–19.

9 Smith u.a. 1990:12–19.

10 Mayer, Marx 1972: 5–11; Buunk, Hoeven, Meinders 2000: 106–112.

11 Mayer, Marx 1972: 5–11; Losasso u.a. 1992: 12–19; Buunk, Hoeven, Meinders 2000: 106–112.

12 Kelly, E. D., Williams Kelly 2007: 418.

13 Sauve u.a. 1996: 172–81.

14 Fujioka u.a. 2000: 2–7; Kinney u.a. 1994: 1469–1475.

15 Dijk 2004: 21–25.

16 Dijk 2004: 21–25.

17 Dijk 2004: 21–25.

18 Herlitz u.a. 2000: 21–27.

19 Gemeint ist der mittlere artielle Druck (MAD).

20 Paradis, Martin, Goetting 1989: 361–368.

21 Paradis, Martin, Rosenberg 1991: 1139–1144.

22 Clute, Levy 1990: 821–825; Losasso u.a. 1992: 12–19; Hossmann, Kleihues 1973: 375–84; Moss, Rockoff 1980: 2750–2751.

23 Safar u.a. 2002: 140–144.

24 Coimbra 1999: 1479–1487.

25 Sabom 1998: 37–52.

26 Ebert u.a. 1998: 223–229.

Anmerkungen zu Kapitel 9

1 Chalmers 1995b: 62–68.

2 Desmedt, Robertson 1977: 761–782; Roland, Friberg 1985: 1219–1243; Eccles 1988.

3 Roland 1981: 744–754.

4 Dijk 2004: 21–25.

5 Koch 2005: 58–63.

6 Schwartz, Begley 2002.

7 Dobbs 2005: 24–31.

8 Slob 2007.

9 Jack, Roepstorff 2002: 333–339; Jack, Roepstorff 2003.

10 Jack, Roepstorff 2002: 333–339; Jack, Roepstorff 2003.

11 Freeman 2003: 61–80.

12 Noë 2009.

13 Saver, Rabin 1997: 498–510.

14 Schwartz, Begley 2002.

15 Romijn 1997: 181–267.

16 Edelman, Tononi 2002.

17 Hallett 2000: 147–150.

18 Penfield 1958.

19 Blanke u.a. 2004: 243–258.

20 Liebetanz u.a. 2002: 2238–2247.

21 Mayberg u.a. 2005: 651–660.

22 Hopkin 2007: 522; Schiff u.a. 2007: 600–603; Shadler, Kiani 2007: 539–540.

23 Beauregard 2007: 218–236.

24 Massimini u.a. 2005: 2228–2232.

25 Massimini u.a. 2005: 2228–2232.

26 White, Alkire 2003: 401–411; Alkire, Miller 2005: 229–244; Alkire, Hudetz, Tononi 2008: 876–880.

27 Balkin u.a. 2002: 2308–2319.

28 Den Boer 2003:128.

29 Berkovich 1993: 99–107.

30 Romijn 2002: 61–81.

31 Pibram 1969: 75.

32 Lashley 1950: 454–482.

33 Lewin 1980:1232–1234.

34 Schwartz, Begley 2002.

35 Huttenlocher 1984: 488–96.

36 Acosta, Montanez, Leon-Sarmiento 2002: 643; Borgstein, Grootendorst 2002: 473.

37 Mayberg u.a. 2002: 728–737.

38 Wager u.a. 2004: 1162–1167; Benedetti u.a. 2005: 10390–10402.

39 Beauregard 2007: 218–236.

40 Beauregard, O'Leary 2007: 125–180.

41 Schwartz, Begley 2002.

42 Davidson u.a. 2003: 564–570.

43 Lutz u.a. 2004: 16369–16373.

44 Baringa 2003: 44–46; Beauregard, Paquette 2006:186–190.

45 Sperry 1976.

46 Libet u.a. 1983: 623–642.

47 Libet 1994:119–126; Libet 2005.

48 Beauregard, Levesque, Paquette 2004: 163–194.

49 Dennett, 1994; Blackmore 2002: 17–28.

50 Penrose 1995.

51 Beauregard, O'Leary 2007: 125–180.

52 Noë 2009.

Anmerkungen zu Kapitel 10

1 Hawking 2002.

2 Rutherford, Holton, Watson 1968: 14.

3 Bohr, Kalckar 1997: 91–94.

4 Rosenblum, Kuttner 2002: 1273–1293.

5 Bohr 1966: 81.

6 Schrödinger 1935: 555.

7 Heisenberg 1971.

8 Penrose 1995.

9 Goswami, A., Reed, Goswami, M. 1995.

10 Stapp 2004.

11 Wigner 1963: 6.

12 Nadeau, Kafatos 1999.

13 Goswami, A., Reed, Goswami, M. 1995.

14 Wolf 1996.

15 Aspect, Dalibard, Roger 1982: 1084.

16 Marcikic u.a. 2004: 180502-1–4.

17 Greenberger, Horne, Zeilinger 1989: 73–76.

18 Wolf 1989.

19 Einstein 1930: 897–898.

20 Moore 1989.

21 Cole 1999.

22 Mermin 1985: 38–47.

23 Kelly, E. D., Williams Kelly 2007: 199–218.

24 Greenberger 1984. Diskussionsbemerkung während des ›Symposium on Fundamental Questions in Quantum Mechanics‹, SUNY, Albany, USA.

25 Schrödinger 1959: 9.

26 Nersessian 1984: 175–212.

27 Bischof 2001: 217.

28 Schempp 1992: 109–164; Schempp 1997.

29 Hooft 1993: 284–96.

30 Greene 2004.

31 Pagels 1987.

32 Laszlo 2003; Laszlo 2005.

33 Sommerfeld 1924.

34 Penrose 1995.

35 Hall 1992: 27.

36 Chalmers 2002.

37 Chalmers 2002.

38 Bohm 1987.

39 Weiss 1939.

40 Gurwitsch 1922: 383–415.

41 Sheldrake 1981; Sheldrake 1990.

42 Greef, McBurney 2005: 961–967.

43 Zeilinger 2003: 102–106.

44 Blatter 2000: 25–26; Friedman u.a. 2000: 43–45.

45 Prigogine, Stengers 1984.

46 Fröhlich 1983.

47 Romijn 2002: 61–81.

48 Pribram 1969: 75.

49 Lashley 1950: 454–482.

50 Pribram 1977: 123.

51 Hameroff, Penrose 1995: 793–812.

52 Zohar 1990.

53 Zeilinger 2003: 102–106.

54 James 1890; Heisenberg 1971; Neumann 1955.

55 Stapp 2004.

56 Misra, Sudarshan 1977: 756–763.

57 James 1950.

58 Neumann 1955.

59 Jeans 1934: 290.

Anmerkungen zu Kapitel 11

1 Stapp, H. 2004: 271.

2 Chalmers 2002.

3 Chalmers 2002.

4 Chalmers 2002.

5 Popper, Eccles 1982.

6 Dennett 1994.

7 Eccles 1989: 238.

8 Eeden 1894: 321.

9 Alev: Interview with F. David Peat.

10 Eeden 1897: 226.

11 Kuhn 1969.

12 Kuhn 1969.

13 Strassman 2001.

14 Bohm, Hiley 1995.

15 Lommel 2004: 115–132; Lommel 2006: 134–151.

16 Walach, Hartmann 2000: 221–232.

17 Thaheld 2003: 1–7.

18 Grinberg-Zylberbaum u.a. 1993: 25–43; Grinberg-Zylberbaum, Deflafor, Goswami 1994: 422–428.

19 Wackermann u.a. 2003: 60–64; Radin 2004: 315–323; Standish u.a. 2004: 307–314.

20 Standish u.a. 2003: 128; Richards u.a. 2005: 955–963.

21 Achterberg u.a. 2005: 965–971.

22 Pizzi u.a. 2004: 107–117.

23 Penrose 1995.

24 Strassman 2001.

25 Romijn 2002: 61–81.

26 Romijn 2002: 61–81.

27 Misra, Sudarshan 1977: 756–763.

28 Marcer, Schempp 1997: 519–534; Marcer, Schempp 1998: 231–248.

29 Schempp 1992: 109–164; Schempp 1997.

30 Engel u.a. 2007: 782–786.

31 Julsgaard u.a. 2004: 482–485.

32 Matsukevich, Kuzmich 2004: 663–666; Chaneliere u.a. 2005: 833–836.

33 Hu, Wu 2006: 20–26/17–31.

Anmerkungen zu Kapitel 12

1 Ridley, M. 2000.

2 Mantegna u.a. 1994: 31–69.

3 Robinson 2006: 304.

4 Lederberg 2001: 6.

5 Esteller 2005.

6 Baldwin, Brooks, Robson u. a. 2008: 1060–1064.

7 Berkovich 2003.

8 Mantegna u.a. 1994: 31–69.
9 Schrödinger 1944 (vgl. Kap. 11 Nr. 25).
10 Marcer, Schempp 1996: 45–62.
11 Hameroff, Quantum. »computing dna«. <http://www.consciousnessArizo-na.edu/hameroff/New/Quantum_in_dna/index.htm>
12 Gurwitsch 1923–24: 11–40.
13 Bischof 2001.
14 Bischof 2005: 1–5.
15 Bischof 1995.
16 Wijk 2001: 183–197.
17 Bischof 1995.
18 Romijn 2002: 61–81.
19 Bischof 1995; Bischof 2005: 1–5.
20 Engel u.a. 2007: 782–786.
21 Gilliver u.a. 1999: 233.
22 Goldbeter 2002: 238–245; Goldbeter u.a. 2001: 247–260.
23 Fröhlich 1983.
24 Fardhadi, Forsyth, Banan u. a. 2007: 142–148.
25 Goodwin 1987: 167–180.
26 Sheldrake 1990.
27 Sheldrake 1990.
28 Weiss 1939; Gurwitsch 1922: 383–415.
29 Sheldrake 1981; Sheldrake 1990.
30 Jung 1979.
31 Backster 2003.
32 Goldbeter 2002: 238–245; Goldbeter u. a. 2001: 247–260.
33 Stone 1989: 82.
34 Sylvia, Novak 1998; Pearsall 1999.
35 Pearsall, Schwartz, Russek 2002: 191–206.

Anmerkungen zu Kapitel 13

1 Russell 2002.
2 Russell 2002.
3 Mesland 2002.
4 Mesland 2002.
5 Eeden 1894: 296.
6 Kant 1998.
7 Jung 1979.
8 Jung 1979.
9 Ferrer 2002.
10 Maslow 1973; Grof 1985.
11 Grof 1985.
12 Wilber 1984.

13 Russell 2002; Wilber 1984.

14 Platon 1999: 769–787.

15 James 1979; James 1950; Myers 1892a: 298–535.

16 Kelly, Williams Kelly 2007.

17 Myers 1903.

18 James 1926.

19 Laszlo 2005.

20 Wade 1998: 31–53.

21 Grof 1985.

22 Strassman 2001.

23 Barbato 1999: 30–37.

24 Kübler-Ross 1999.

25 Hennezel 1996; Lerma 2007; Callanan, Kelley 1993.

26 Fenwick, P., Fenwick E. 2008:

27 Osis, Haraldsson 1977.

28 Williams Kelly, Greyson, Stevenson 1999–2000: 13–519.

29 Schmied, Knoblaub, Schnettler 1999: 217–250.

30 Guggenheim, B., Guggenheim, J. 1997.

31 European Value Systems Study Group 1987.

32 Haraldsson, Houtkoper 1991: 145–165; Haraldsson 2006: 171–180.

33 Haraldsson 2006: 171–180.

34 Greeley 1987: 258–265; Rees 1971: 37–41.

35 Rando 1985.

36 Guggenheim, B., Guggenheim, J. 1997.

37 Guggenheim, B., Guggenheim, J. 1997; Lensink 2006; Schouterden, Linden 2005.

38 Waanders 2006.

39 Halman 2001.

40 Haraldsson 2006: 171–180; Halman 2001.

41 Larson, Witham 1997: 235–236; Larson, Witham 1998: 313.

42 Haraldsson 2006: 171–180; Halman 2001.

43 Bergson 1955: 79.

44 Wackermann u.a. 2003: 60–64; Standish u.a. 2004: 307–314.

45 Waanders 2006.

46 European Value Systems Study Group 1987.

47 Haraldsson, Houtkoper 1991: 145–165.

48 Haraldsson, Houtkoper 1991: 145–165.

49 BBCNews. »Britons report ›psychic powers««. <http://newsvote.bbc.co.uk/mpapps/pagetools>

50 Puthoff 1996: 63–76; Puthoff, Targ 1976: 329–354.

51 Dunne, Jahn, Nelson, R. D. 1983; Nelson, R. D. u.a. 1996: 109–110.

52 Schwartz 2007.

53 Schwartz 2007.

54 Schwartz 2007.

55 Abell 2002.

56 Kelly, Williams Kelly 2007: 423–494.

57 Alexander 1996.

58 Jahn, Dunne 1987.

59 Davis 2006.

60 Zeilinger 2005.

61 Shuhuang u.a. 1981: 652.

62 Kongzhi, Xianggao, Liangzhong 1990: 22; Banghui 1990: 36.

63 Radin 2006.

64 Goswami, A., Reed, Goswami, M. 1995; Goswami, A. 2001.

Anmerkungen zu Kapitel 14

1 Die Bibel, Kohelet 1,9–10: Was geschehen ist, wird wieder geschehen, was man getan hat, wird man wieder tun: Es gibt nichts Neues unter der Sonne. Zwar gibt es bisweilen ein Ding, von dem es heißt: Sieh dir das an, das ist etwas Neues – aber auch das gab es schon in den Zeiten, die vor uns gewesen sind.

2 Eeden 1894: 296.

3 Fletcher 2002.

4 Mishlove 1993.

5 Mascoro 1965.

6 Cäsar 1951: 160.

7 Ovid 1988: 565.

8 Huffman 1988.

9 Dante Alighieri 2007.

10 Swedenborg 1873. Teile dieses Buches sind auch veröffentlicht in: Lawrence 1993.

11 Besant 1984; Steiner 1961; Bailey 1992; Byskov 2006.

12 Coppes 2006.

13 Badham, P., Badham, L. 1987.

14 Hampe 1975; Fox 2003; Küng 1982.

15 Stichting School voor Filosofie 1983; Blok 1994; Mascoro 1965.

16 Swami Rama 1996.

17 Evans-Wentz 1953: 103–104.

18 Evans-Wentz 1953: 107.

19 Evans-Wentz 1965: 117.

20 Evans-Wentz 1953: 118.

21 Evans-Wentz 1953: 123.

22 Evans-Wentz 1953.

23 Sogyal Rinpoche 2003: 419.

24 Sogyal Rinpoche 2003: 427.

25 Platon 1999: 85–347. 67d.

26 Platon 1999: 85–347.

27 Platon 1999: 85–347. 80 a–b; 106 e; 81 a; 113 d; 81 d.

28 Mishlove 1993.

29 Raphael 1994.

30 Solomon 1999.

31 Zunächst gibt es das »individuelle Wesen«, das den körperlichen Tod überlebt, es wird Nefesch oder »Fleischseele« genannt. Die nächste Schicht wird
»verschmelzendes Wesen« genannt. Sie ist ein Teil der Fleischseele, jedoch
auch davon verschieden und heißt Ruach oder »Geist«. Ruach, das Wesen
der »awareness« (des achtsamen Bewusstseins), schafft eine Verbindung zur
nächsten Schicht, dem »kollektiven Wesen« oder der »menschlichen Seele«
in jedem Individuum. Ähnlich wie das kollektive Unbewusste bei C. G.
Jung ist sie Teil des lebendigen Menschen. Sie wird »Neshama« genannt,
was wörtlich übersetzt »Atem« heißt. Die nächste Schicht führt über den
individuellen und kollektiven Aspekt des Bewusstseins hinaus zu einer
nicht-individuellen Schicht des Bewusstseins, die als »Chaya« oder »Lebenskraft« bezeichnet wird. Mit diesem Wesen der Lebenskraft setzt das
Aufgehen im höchsten »letzten Bewusstsein« ein. Hier existiert die Einheit,
die Allwissenheit und Liebe des höchsten Bewusstseins, des göttlichen oder
kosmischen Bewusstseins, »Jechida«, was wörtlich übersetzt »Einheit« oder
»Zusammensein in Verbundenheit« bedeutet.

32 Dante Alighieri 2007.

33 Dante Alighieri 2007: Das Paradies, 33, 55–60/67–69/100–105.

34 Attema 1993.

35 Zaleski 1995.

36 Platon 1999: 769–787.

37 Platon 1999: 769–787. Politeia, 10, 614 a–615 c.

38 Platon 1999: 769–787. Politeia 10, 619 d.

39 Platon 1999: 769–787. Politeia, 10, 621 b.

40 Zaleski 1995.

41 Colgrave, Mynors 1991.

42 Ritchie, Sherill 2008.

43 Beaufort 1847: 398–403.

44 Boismont 1859.

45 Myers 1892b: 170–252.

46 Moody 2007.

Anmerkungen zu Kapitel 15

1 Eeden 1897: 167.

2 Association of Religion Data Archives: <http://www.thearda.com/interna-
tionalData/countries/Country_234_1.asp>

3 Curlin u.a. 2005: 629–634.

4 Larson, Witham 1997: 235–236.

5 Leuba 1926.
6 Larson, Witham 1998: 313.
7 Leuba 1926.
8 Swaab 2009.
9 Parnia u.a. 2014.
10 Sabom 1982, Sabom 1998, Holden 2009, Sartori 2014.
11 Mack u.a. 1998, Simons u.a. 2005.
12 Most u.a. 2005, Chun u.a. 2002.
13 Koivisto u.a. 2008.
14 Simons u.a. 1999.
15 Scholl u.a. 2003.
16 Fisher 1984.
17 Fisher 1984.
18 Stevenson 1999.
19 Stevenson 1999.
20 Fisher 1984.
21 Fisher 1984.
22 Stark 2005.
23 Hier wie auch in den folgenden Formularen, Richtlinien und Bestimmun-
   gen handelt es sich immer um die niederländischen Versionen. Informationen zu den deutschen Richtlinien findet man ausführlich auf der Website
   der Deutschen Stiftung für Organtransplantation. www.dso.de
24 In Deutschland können Minderjährige ihre Bereitschaft zur Organspende
   ab dem vollendeten 16. Lebensjahr erklären.
25 Kompanje 1999.
26 <http://www.transplantatiestichting.nl>
27 <http://www.transplantatiestichting.nl>
28 <http://www.transplantatiestichting.nl>
29 <http://www.transplantatiestichting.nl>
30 <http://www.transplantatiestichting.nl>
31 Emanuel 1995: 27–35.
32 Machado, Shewmon 2004.
33 Capron 2001, Truog u.a. 2008.
34 Byrne u.a. 2004.
35 Jordan, Dyess, Cliett 1985: 1082.
36 Wetzel u.a. 1985: 125–128; Pennefather, Dark, Bullock 1993: 1034–1038.
37 Kompanje 1999.
38 Kompanje 1999.
39 Kompanje 1999.
40 Kompanje 1999.
41 Lodewick 1998.

Anmerkungen zu Kapitel 16

1 Corbeau 2004: 16–22.
2 Derogatis, Pilman, Covi 1973: 13–27.
3 Siehe: <http://www.merkawah.nl> und <http://www.iands.org>
4 Siehe: <http://www.merkawah.nl> und <http://www.iands.org>
5 Puma u.a. 1988: 20–22.
6 Tosch 1988: 223–228.
7 Greyson 1986: 40–45.
8 Greyson 1991: 183–188.
9 Greyson 1992–93: 81–89.
10 Stolp 1987; Elsaesser-Valarino 2005.
11 Lerma 2007; Callanan, Kelley 1993.
12 Lerma 2007; Callanan, Kelley 1993.
13 Kübler-Ross 1999.
14 Kübler-Ross 1976.
15 Guggenheim, B., Guggenheim, J. 1997; Lensink 2006; Waanders 2006.
16 Curlin u.a. 2005: 629–634.
17 Curlin u.a. 2005: 629–634.
18 Auch hier und in den nachfolgenden Erläuterungen sind immer die niederländischen Verhältnisse gemeint.
19 In Deutschland ist aktive Sterbehilfe verboten.
20 Kübler-Ross 1999; Kübler-Ross 1976; Hennezel 1996.
21 Hennezel, Leloup 2002.
22 Brandt 2007: 804–807.
23 Brandt 2007: 804–807.
24 Schuijlenburg 1994.

Anmerkungen zu Kapitel 17

1 Eeden 1894: 264.
2 Hammarskjöld 2005.
3 Milton 1966.
4 Laszlo 2006.
5 »When the power of love becomes stronger than our love for power, our world will change.«

Anmerkungen Danksagung

1 Siehe <http://www.merkawah.nl>
2 Siehe <http://www.iands.org>
3 Lommel u.a. 2001: 2039–2045.

Quellen

<http://www.eindeloosbewustzijn.nl>

IANDs USA, International Association of Near-Death Studies: <http://www.
iands.org>

<http://www.merkawah.nl>

<http://www.netzwerk-nahtoderfahrung.de>

<http://www.pimvanlommel.nl>

<http://www.transplantatiestichting.nl>: Model protocol postmortale orgaa-
nen weefseldonatie.

Abell, A. M. 2002. *Gespräche mit berühmten Komponisten über die Entstehung
ihrer unsterblichen Meisterwerke, Inspiration und Genius.* Haslach: Artha.
Originaltitel: *Talks with the Great Composers.* Garmisch-Partenkirchen:
G. E. Schroeder Verlag 1964.

Achterberg, J. u.a. 2005. »Evidence for correlations between distant intentio-
nality and brain function in recipients: an fMRI analysis.« *Journal of Alternative and Complementary Medicine* 11 (6), S. 965–971.

Acosta, M. T., Montanez, P., Leon-Sarmiento, F. E. 2002. »Half brain but not
half function.« *Lancet* 360, S. 643.

Alev, Simeon: »Look for truth no matter where it takes you.« *Enlighten Next
Magazine,* Series: *Science, consciousness and the soul.*

Alexander, J. B. 1996. »Uri's impact on the U. S. Army«. <http://www.urigeller.
com>

Alkire M. T., Hudetz A. G., Tononi G. 2008. »Consciousness and anesthesia.«
Science 322 (5903), S. 876–880.

Alkire M. T., Miller, J. 2005. »General anesthesia and the neural correlates of
consciousness.« *Prog. Brain Res.* 150, S. 229–244.

Aspect, A., Dalibard, J., Roger, G. 1982. »Experimental tests of Bell's ilequality
using varying analyses.« *Physical Review Letters 25,* S. 1084.

Association of religion Data Archives: <http://www.thearda.com/internatio-
nalData/countries/Country_234_1.asp>

Athappilly, G. K., Greyson, B., Stevenson I. 2006. »Do prevailing society mo-
dels influence reports of near-death experiences: a comparison of accounts
reported before and after 1975.« *Journal of Nervous and Mental Disease* 194
(3), S. 218–233.

Attema, D. S. 1993. *De Koran. Zijn ontstaan en inhoud.* 3. Auflage, Kampen:
Kok.

Atwater, P. M. H. 2003. *The New Children and Near-Death Experiences.* Rochester: Bear & Company.

Atwater, P. M. H. 2001. *Coming back to Life: the After-Effects of the Near-
Death Experience.* Durchgesehene und überarbeitete Auflage, New York:
Dodd, Mead and Company.

461

Bach, Richard. 1989. *Illusionen. Die Abenteuer eines Messias wider Willen.* Frankfurt/Main: Ullstein.

Backster, C. 2003. *Primary Perception. Biocommunication with Plants, Living Foods, and Human Cells.* Anza, California: White Rose Millennium Press.

Badham, P., Badham, L. 1987. *Death and Immortality in the Religions of the World.* New York: Paragon House.

Bailey, A. A. 1992. *Death: the Great Adventure.* New York u.a.: Lucis Trust.

Baldwin, G. S. u.a. 2008. »DNA double helices recognize mutual sequence homology in a protein free environment.« *J. Phy. Chem. B.* 112 (4), S. 1060–1064.

Balkin, T. J. u.a. 2002. »The process of awakening: a PET study of regional brain activity patterns mediating the re-establishment of alertness and consciousness.« *Brain* 125, S. 2308–2319.

Banghui, W. 1990. »Evidence of the existence of abnormal states of matter.« *Chinese Journal of Somatic Science,* First Issue, S. 36.

Barbato, M. 1999. »Parapsychological phenomena near the time of death.« *Journal of Palliative Care* 15, S. 30–37.

Baringa, M. 2003. »Buddhism and neuroscience. Studying the well-trained mind.« *Science* 302, S. 44–46.

BBCNews: *»Britons report ›psychic powers«.* <http://newsvote.bbc.co.uk/mpapps/pagetools>

Beaufort, F. 1847. *An Autobiographical Memoir of Sir John Barrow. (Letter to Dr. W. Hyde Wollaston).* London: John Murray, S. 398–403.

Beauregard, M. 2007. »Mind does really matter: evidence from neuroimaging studies of emotional self-regulation, psychotherapy, and placebo effect.« *Progress in Neurobiology.* 81 (4), S. 218–236.

Beauregard, M., O'Leary, D. 2007. *The Spiritual Brain. How Neuroscience is Revealing the Existence of the Soul.* New York: Harper-One, S. 125–180.

Beauregard, M., Paquette, V. 2006. »Neural correlates of a mystical experience in Carmelite nuns.« *Neuroscience Letters* 405, S. 186–190.

Beauregard, M., Levesque, P., Paquette, V. 2004. »Neural basis of conscious and voluntary self-regulation of emotion.« In: M. Beauregard (Hrsg.). *Consciousness, Emotional Self-Regulation and the Brain.* Amsterdam: John Benjamins Publishing, S. 163–194.

Becker, J., Hart, J. de. 2006. »Godsdienstige veranderingen in Nederland.« *Werkdocument* 128, Social Cultureel Planbureau.

Benedetti, F. u.a. 2005. »Neurobiological mechanisms of the placebo effect.« *The Journal of Neuroscience* 25 (45), S. 10390–10402.

Bergson, H. 1955. »L'énergie spirituelle.« In: *Bibliothèque de Philosophie Comtemporaine fondée par Félix Alcan.* 58. Auflage, Paris: Presses Universitaire de France.

Berkovich, S. Y. 2003. *On the ›Barcode‹ Functionality of the DNA, or the Phenomenon of Life in the Physical Universe.* Pittsburgh: Dorrance Publishing Co.

Berkovich, S. Y. 1993. »On the information processing capabilities of the brain: shifting the paradigm.« *Nanobiology* 2, S. 99–107.

Besant, A. 1984. *Der Tod – und was dann?* Stuttgart: MANAS-Verlagsgesellschaft.

Bierman, D. J., Wees, R. van. 1993. »Buitengewone ervaringen, andere bewustzijnsvormen en persoonlijkheid.« *Tijdschrift voor Parapsychologie* 60, S. 51–72.

Bischof, M. 2005. »Biophotons – the light in our cells.« *Journal of Optometric Phototherapy*, S. 1–5.

Bischof, M. 2001. *Biophotonen – Das Licht, das unsere Zellen steuert.* Frankfurt/Main: Zweitausendeins.

Blackmore, S. 2002. »There is no stream of consciousness.« *Journal of Consciousness Studies* 9 (5–6), S. 17–28.

Blackmore, S. 1993. *Dying to Live: Science and the Near-Death Experience.* London: Grafton.

Blanke, O. u.a. 2004. »Out-of-body experience and autoscopy of neurological origin.« *Brain* 127, S. 243–258.

Blanke, O. u.a. 2002. »Stimulating illusory own-body perceptions. The part of the brain that can induce out-of-body experiences has been located.« *Nature* 419, S. 269–270.

Blatter, G. 2000. »Schrödinger's cat is now fat.« *Nature* 406, S. 25–26.

Blok, J. A. 1994. *Oepanisjads.* Deventer: Ankh-Hermes.

Bohm, D., Hiley, B. J. 1995. *The Undivided Universe – an Ontological Interpretation of Quantum Physics.* London, New York: Routledge.

Bohm, D. 1987. *Die implizite Ordnung. Grundlagen eines dynamischen Holismus.* München: Goldmann. Originaltitel: *Wholeness and the Implicate Order.* London: Routledge & Kegan Paul 1980.

Bohr, N., Kalckar, J. (Hrsg.). 1997. *Foundations of Quantum Physics I (1926 to 1932). Collected Works.* Band 6. Amsterdam u.a.: North Holland, S. 91–94.

Bohr, N. 1966. *Atomphysik und menschliche Erkenntnis II. Aufsätze aus den Jahren 1958–1962.* Braunschweig: Friedrich Vieweg & Sohn. Originaltitel: *Essays 1958/1962 on Atomic Physics and Human Knowledge.* New York: Wiley 1962.

Boismont, A. B. 1859. *On Hallucinations.* London: Henry Renshaw.

Borgstein J., Grootendorst C. 2002. »Clinical picture: half a brain.« *Lancet* 359, S. 473.

Brandt, E. 2007. »Minder euthanasie, meer meldingen.« *Medisch Contact* 62 (19), 804–807.

Britton, W. B., Bootzin, R. R. 2004. »Near-death experiences and the temporal lobe.« *American Psychological Society* 15–4, S. 254–258.

Bush, N. E. 1991. »Is ten years a life review?« *Journal of Near-Death Studies* 10, S. 5–9.

Buunk, G., Hoeven, J. G. van der, Meinders, A. E. 2000. »Cerebral blood flow after cardiac arrest.« *Neth. J. Med.* 57, S. 106–112.

Byrne P. A., Weaver W. F. 2004. »Brain Death is not Death«. *Advances in Experimental Medicine and Biology* 550, S. 43–49.

Byskov, E. 2006. *Der Tod ist eine Illusion.* Linz-Ockenfels: Martinus Verlag. Originaltitel: *Death is an Illusion. A Logical Explanation Based on Martinus' Worldview.* St. Paul: Paragon House 2002.

Callanan, M., Kelley, P.: 1993. *Mit Würde aus dem Leben gehen.* München: Droemer Knaur. Originaltitel: *Final Gifts: Understanding the Special Awareness, Needs and Communications of the Dying.* New York: Poseidon Press 1992.

Capron A. M. 2001. »Brain Death — Well Settled yet Still Unresolved.« *New England Journal of Medicine* 344, S. 1244–1246.

Cäsar, Julius. 1951. *Der Gallische Krieg.* Übersetzt und erläutert von Karl Büchner. Stuttgart: Reclam.

Chalmers, D. J. 2002. »Consciousness and its place in nature.« In: *Philosophy of Mind: Classical and Contemporary Readings.* Oxford University Press. <http://consc.net/papers/nature.htlm>.

Chalmers, D. J. 1995a. »Facing up to the problem of consciousness.« *Journal of Consciousness Studies* 3 (1), S. 200.

Chalmers, D. J. 1995b. »The puzzle of conscious experience.« *Scientific American* 273, S. 80–86.

Chaneliere, T. u.a. 2005. »Storage and retrieval of single photons transmitted between remote quantum memories.« *Nature* 480, S. 833–836.

Cheek, D. B. 1959. »Unconscious perception of meaningful events during surgical anaesthesia as revealed under hypnosis.« *American Journal of Clinical Hypnosis* 1, S. 101–113.

Chun, M. M., Marois, R. 2002. »The dark side of visual attention.« *Current Opinion in Neurobiology* 12 (2), S. 184–189.

Clute, H., Levy, W. J. 1990. »Electroencephalographic changes during brief cardiac arrest in humans.« *Anesthesiology* 73, S. 821–825.

Coimbra, C. G. 1999. »Implications of ischemic penumbra for the diagnosis of brain death.« *Braz J Med Biol Res* 32 (12), S. 1479–1487.

Cole, K. C. 04. 03. 1999. »In patterns, not particles, physics trust.« *Los Angeles Times.*

Colgrave, B., Mynors, R. A. B. (Hrsg.). 1991. *Bede's Ecclesiastical History of the English People.* Reprint, Oxford: Clarendon Press.

Cook, F. W., Greyson, B., Stevenson, I. 1998. »Do any near-death experiences provide evidence for the survival of human personality after death? Relevant features and illustrative case reports.« *Journal of Scientific Exploration* 12, S. 377–406.

Coppes, B. 2006. *Bijna Dood Ervaringen en de zoektocht naar het Licht.* Soesterberg: Aspekt.

Corbeau, I. 2004. »Psychische problematiek en hulpverlening na een bde.« *Terugkeer (Tijdschrift rond bijna-dood ervaringen en zingeving)* 15 (2–3), S. 16–22.

Curlin, F. A. u.a. 2005. »Religious characteristics of U. S. physicians.« *Journal of General Internal Medicine* 20 (7), S. 629–634.

Dante Alighieri. 2007. *Die göttliche Komödie.* Übersetzt von Hermann Gmelin. Stuttgart: Reclam.

Davis, E. W. 2006. *Teleportation Physics Study.* Air force Research Laboratory, Air Force Material Command, Edwards Air Force Base CA 93524–7048. <www.fas.org/sgp/eprint/teleport.pdf.>

Davidson, R. J. u.a. 2003. »Alterations in brain and immune function produced by mindfulness meditation.« *Psychosom Med* 65 (4), S. 564–70.

Den Boer, J. A. 2003. *Neuro-filosofie. Hersenen-Bewustzijn-Vrije wil.* Amsterdam: Boom.

Dennett, D. 1994. *Philosophie des menschlichen Bewusstseins.* Hamburg: Hoffmann und Campe. Originaltitel: *Consciousness Explained.* Boston u.a.: Little, Brown and Co 1991.

Derogatis, L. R., Pilman, R. S., Covi, L. 1973. »SCL-90: an outpatient psychiatric ratic scale-preliminary report.« *Psychopharmacology Bulletin* 9, S. 13–27.

Desmedt, J. E., Robertson, D. 1977. »Differential enhancement of early and late components of the cerebral somatosensory evoked potentials during forced-paced cognitive tasks in man.« *J Physiol* 271, S. 761–782.

Dewey, J., North Whitehead, A. 1949. »Vom Ursprung des Philosophierens.« *Der Monat* 013, S. 23–35.

Dijk, G. W. van. 2004. »Bewustzijn.« (Kapitel 3). In: Meursing, B. T. J., Kesteren, R. G. van (Hrsg.). *Handboek Reanimatie. 2.,* überarbeitete Auflage, Utrecht: Wetenschappelijke Uitgeverij Bunge, S. 21–25.

Dobbs, D. 2005. »Fact or phrenology?« *Scientific American Mind* 16 (1), S. 24–31.

Dunne, B. J., Jahn, R. G., Nelson, R. D. 1983. *Precognitive Remote Perception.* Princeton Engineering Anomalies Research, School of Engineering/Applied Science. *PEAR TechnicalNote 83003.*

Ebert, H. u.a. 1998. »Deep hypothermia and circulatory arrest for surgery of complex intracranial aneurysms.« *Eur. J. Cardiothorac. Surg.* 13 (3), S. 223–229.

Eccles, J. C. 1989. *Die Evolution des Gehirns – die Erschaffung des Selbst.* München: Piper. Originaltitel: *Evolution of the Brain, Creation of the Self.* London, New York: Routledge.

Eccles, J. C. 1988. »The effect of silent thinking on the cerebral cortex.« *Truth Journal, International Interdisciplinary Journal of Christian Thought* Bd. 2.

Edelman, G. M., Tononi, G. 2002. *Gehirn und Geist. Wie aus Materie Bewusstsein entsteht.* München: Beck. Originaltitel: *A Universe of Consciousness.* New York: Basic Books 2000.

Eeden, F. van. 1897. *Studies. Erste Reihe.* 3. Auflage, Amsterdam: W. Versluys.

Eeden, F. van. 1894. *Studies. Zweite Reihe.* Amsterdam: W. Versluys.

Einstein, A. 1930. »The concept of space.« *Nature* 125, S. 897–898.

Elsaesser-Valarino, E. 2005. *Talking with Angel. About Illness, Death and Survival.* Edinburgh: Floris Books.

Emanuel, L. 1995. »Reexamining death: ›the asymptotic model and a bounded zone definition‹.« *Hastings Center Report* 25, S. 27–35.

Engel, G. S. u.a. 2007. »Evidence for wavelike energy transfer through quantum coherence in photosynthetic systems.« *Nature* 446, S. 782–786.

Esteller, M. 2005. »How epigenetics affect twins.« *The Scientist* 6 (1), 20050707–02.

European Value Systems Study Group. 1987. *Information Bulletin 1987.* Tilburg: Tilburg University Press.

Evans Bush, N. 2002. »Afterward: making meaning after a frightening near-death experience.« *Journal of Near-Death Studies* 21 (2), S. 99–133.

Evans-Wentz, W. Y. 1953. *Das Tibetanische Totenbuch.* Zürich: Rascher Verlag. Originaltitel: *The Tibetan Book of the Dead.* London: Oxford University Press 1951.

Farhadi, A. u.a. 2007. »Evidence for non-chemical, non-electrical intercellular signalling in intestinal epithelial cells.« *Bioelectrochemistry* 71, S. 142–148.

Fenwick, P., Fenwick E. 2008. *The Art of Dying. A Journey to Elsewhere.* London, New York: Continuum.

Fenwick, P., Fenwick, E. 1997. *The Truth in the Light: an Investigation of over 300 Neardeath Experiences.* New York: Berkley Books.

Ferrer, J. N. 2002. *Revisioning Transpersonal Theory. A Participatory Vision of Human Spirituality.* State University of New York Press.

Fisher, J. 1984. *The Case for Reincarnation.* Ontario: Collins Publishers.

Fletcher, J. 2002. *The Egyptian Book of Living and Dying.* Duncan Baird Publishers.

Fox, M. 2003. *Religion, Spirituality and the Near-Death Experience.* London, New York: Routledge.

Freeman, A. 2003. *Consciousness. A Guide to the Debates.* Inc. Santa Barbara, USA: ABC-CLIO.

Friedman, R. u.a. 2000. »Quantum superposition of distinct macroscopic states.« *Nature* 406, S. 43–45.

Fröhlich, H. 1983. »Coherent excitations in active biological systems.« In: F. Gutman, H. Keyzer (Hrsg.). *Modern Bioeletrochemistry.* Plenum Publishers.

Fujioka, M. u.a. 2000. »Hippocampal damage in the human brain after cardiac arrest.« *Cerebrovasc Dis* 10 (1), S. 2–7.

Gallup, G., Proctor, W. 2003. *Begegnung mit der Unsterblichkeit. Erlebnisse im Grenzbereich zwischen Leben und Tod.* München: Universitas. Originaltitel: *Adventures in Immortality. A Look Beyond the Threshold of Death.* New York: McGraw-Hill 1982.

Ghoneim, M. M., Block, R. I. 1997. »Learning and memory during general anaesthesia: an update.« *Anesthesiology* 87, S. 387–410.

Gilliver, M. A. u.a. 1999. »Antibiotic resistance found in wild rodents.« *Nature* 401, S. 233.

Goldbeter, A. 2002. »Computational approaches to cellular rhythms.« (Review article). *Nature* 420, S. 238–245.

Goldbeter, A. u.a. 2001. »From simple to complex oscillatory behavior in metabolic and genetic control networks.« *Chaos* 11, S. 247–260.

Goodwin, B. C. 1987. »Developing organisms as self-organizing fields.« In: F. E. Yates (Hrsg.). *Self-Organizing Systems*. New York: Plenum Publishers, S. 167–180.

Gopalan, K. T. u.a. 1999. »Cerebral blood flow velocity during repeatedly induced ventricularfibrillation.« *Journal of Clinical Anesthesia* 11 (4), S. 290–295.

Goswami, A. 2001. *Physics of the Soul. The Quantum Book of Living, Dying, Reincarnation and Immortality*. Inc. Charlottesville: Hampton Roads Publishing Company.

Goswami, A., Reed, R. E., Goswami, M. 1995. *Das bewusste Universum: Wie Bewusstsein die materielle Welt erschafft*. Stuttgart: Lüchow. Originaltitel: *The Self-Aware Universe: How Consciousness Creates the Material World*. New York: Jeremy Tarcher/Putman 1993.

Granqvist, P. u.a. 2005. »Sensed presence and mystical experiences are predicted by suggestibility, not by the application of weak complex transcranial magnetic fields.« *Neuroscience Letters* 379, S. 1–6.

Greef, J. van der, McBurney, R. N. 2005. »Rescuing drug discovery: In vivo systems pathology and systems pharmacology.« *Nature Reviews/drug discovery* 4, S. 961–967.

Greeley, A. M. 1987. »Hallucinations among the widowed.« *Sociology and Social Research* 71 (4), S. 258–265.

Greenberger, D., Horne, M., Zeilinger, A. 1989. »Going beyond Bell's Theorem.« In: M. Kafatos, M. Kluwer (Hrsg.). *Bell's Theorem, Quantum Theory, and Conceptions of the Universe*. Dordrecht: Academics, S. 73–76.

Greene, B. 2004. *Der Stoff aus dem der Kosmos ist: Raum-Zeit und die Beschaffenheit der Wirklichkeit*. München: Siedler. Originaltitel: *The Fabric of the Cosmos*. New York: Alfred A. Knopf 2004.

Grey, M. 1986. *De dood gezien. Ervaringen op de grens van leven en dood*. 's-Gravenhage: BZZTôH. Originaltitel: *Return from Death: an Exploration of the Near-death Experience*. London: Arkana 1985.

Greyson, B., Holden, J. M., Mounsey, J. P. 2006. »Failure to elicit near-death experiences in induced cardiac arrest.« *Journal of Near-Death Studies* 25 (2), S. 85–98.

Greyson, B. 2003. »Incidence and correlates of near-death experiences in a cardiac care unit.« *General Hospital Psychiatry* 25, S. 269–276.

Greyson, B. 2001. »Posttraumatic stress symptoms following near-death experiences.« *American Journal of Orthopsychiatry* 71, S. 358–373.

Greyson, B. 2000a. »Near-death experiences.« In: E. Cardena u.a. (Hrsg.). *Vari-*

eties of Anomalous Experiences: Examining the Scientific Evidence. Washington DC: American Psychological Association, S. 315–352.

Greyson, B. 2000b. »Dissociation in people who have near-death experiences: out of their bodies or out of their minds?« *Lancet* 355, S. 460–463.

Greyson, B. 1998a. »Biological aspects of near-death experiences.« *Perspective in Biology and Medicine* 42 (1), S. 14–32.

Greyson, B. 1998b. »The incidence of near-death experiences.« *Medicine & Psychiatry* 1, S. 92–99.

Greyson, B. 1992–1993. »Near-death experiencers and antisuicidal attitudes.« *Omega* 26, S. 81–89.

Greyson, B. 1992. »Reduced death threat in near-death experiences.« *Death Studies* 16, S. 533–546.

Greyson, B. 1991. »Near-death experiences precipitated by suicide attempt: lack of influence of psychopathology, religion, and expectations.« *Journal of Near-Death Studies* 9, S. 183–188.

Greyson, B., Harris, B. 1987. »Clinical approaches to the near-death experiencer.« *J. Near-death Studies* 6, S. 41–52.

Greyson, B. 1986. »Incidence of near-death experiences following attempted suicide.« *Suicide Life Threat Behav.* 16 (1), S. 40–45.

Greyson, B. 1983a. »The near-death experience scale: construction, reliability and validity.« *Journal of Nervous and Mental Disease* 171, S. 369–375.

Greyson, B. 1983b. »Near-death experiences and personal values.« *American Journal of Psychiatry* 140, S. 618–620.

Grinberg-Zylberbaum, J., Deflafor, M., Goswami, A. 1994. »The Einstein-Podolsky-Rosen paradox in the brain: the transferred potential.« *Physics Essays* 7 (4), S. 422–428.

Grinberg-Zylberbaum, J. u.a. 1993. »Human communication and the electrophysiological activity of the Brain.« *Subtle Energies and Energy medicine* 3 (3), S. 25–43.

Grof, S., Halifax, J. 2000. *Die Begegnung mit dem Tod.* Originaltitel: *The Human Encounter with Death.* New York: Dutton 1977.

Grof, S. 1985. *Geburt, Tod und Transzendenz.* München: Kösel. Originaltitel: *Beyond the Brain; Birth, Death and Transcendence in Psychotherapy.* State University of New York Press 1985.

Groth-Marnat, G., Summers, R. 1998. »Altered beliefs, attitudes and behaviors following near-death experiences.« *J Hum Psychol* 38, S. 110–125.

Guggenheim, B., Guggenheim, J. 1997. *Trost aus dem Jenseits. Unerwartete Begegnungen mit Verstorbenen.* Bern u.a.: Scherz. Originaltitel: *Hello from Heaven. A New Field of Research – After-Death Communication – Confirms that Life and Love are Eternal.* New York: Bantam Books 1995.

Gurwitsch, A. G. 1923–24. »Die Natur des spezifischen Erregers der Zellteilung.« *Archiv für mikroskopische Anatomie und Entwicklungsmechanik* 100, S. 11–40.

Gurwitsch, A. 1922. »Über den Begriff des embryonales Feldes.« *Archiv für Entwicklungsmechanik* 51, S. 383–415.

Hall, R. A. 1992. *Isaac Newton, Adventurer in Thought.* Cambridge: Cambridge University Press.

Hallett, M. 2000. »Transcranial magnetic stimulation and the human brain.« *Nature* 406, S. 147–150.

Halman, L. 2001. *The European Values Study: a Third Wave. Sourcebook of the 1999–2000 European Values Study Surveys.* Tilburg: Evs, WORC, Tilburg University.

Hameroff, S. »Quantum computing dna.« <http://www.consciousnessArizona. edu/hameroff/New/Quantum_in_dna/index.htm.>

Hameroff, S., Penrose, R. 1995. »Orchestrated reduction of quantum coherence in brain microtubules.« In: *Proceedings of the International Neural Network Society, Washington DC.* Hillsdale, S. 793–812.

Hammarskjöld, D. 2005. *Zeichen am Weg.* München: Knaur. Originaltitel: *Vägmärken.* 1963.

Hampe, J. Ch. 1975. *Sterben ist doch ganz anders. Erfahrungen mit dem eigenen Tod.* Stuttgart: Kreuz.

Haraldsson, E., Houtkoper, J. M. 1991. »Psychic experiences in the multinational human value study: who reports them?« *The Journal of the American Society for Psychical Research* 85, S. 145–165.

Haraldsson, E. 2006. »Popular psychology, belief in life after death and reincarnation in the Nordic Countries, Western and Eastern Europe.« *Nordic Psychology* 58 (2), S. 171–180.

Hawking, S. 2002. *Das Universum in der Nußschale.* Hamburg: Hoffmann und Campe. Originaltitel: *The Universe in a Nutshell.* 2001.

Heim, A. (von St. Gallen). 1892. »Notizen über den Tod durch Absturz.« *Jahrbuch des Schweizer Alpenclub 27,* S. 327–337.

Heisenberg, W. 1971. *Physics and Beyond.* New York: Harper & Row.

Heisenberg, W. 1955. *Das Naturbild der heutigen Physik.* Reinbek: Rowohlt.

Hennezel, M. de, Leloup, J.-Y. 2002. *Die Kunst des Sterbens.* Frankfurt/Main: Fischer Verlag. Originaltitel: *L'Art de Mourir.* Paris: Editions Robert Laffont 1997.

Hennezel, M. de. 1996. *Den Tod erleben.* Bergisch Gladbach: Lübbe. Originaltitel: *La Mort Intime.* Paris: Editions Robert Laffont 1995.

Herlitz, J. u.a. 2000. »Characteristics and outcome among patients suffering from in hospital cardiac arrest in relation to the interval between collapse and start of CPR.« *Resuscitation* 53 (1), S. 21–27.

Hoffman, R. M. 1995. »Disclosure needs and motives after near-death experiences: influences, obstacles, and listener selection.« *Journal of Near-Death Studies* 14, S. 29–48.

Holden, M. 2009: »Veridical perception in near-death experiences«. In: J. M. Holden, B. Greyson, & D. James (Hrsg.): *The handbook of near-death experiences.* Santa Barbara, CA: Praeger/ABO-CLIO, S. 185–211.

Hooft, G. 't. 1993. »Dimensional reduction in quantum gravity.« In: A. Ali u.a. (Hrsg.). *Salamfest.* Singapore: World Scientific, S. 284–296.

Hopkin, M. 2007. »Implant boosts activity in injured brain.« *Nature* 448, S. 522.

Hossmann, K. A., Kleihues, P. 1973. »Reversibility of ischemic brain damage.« *Arch Neurol* 29 (6), S. 375–384.

Hu, H. P., Wu, M. X. 2006. »Nonlocal effects of chemical substances on the brain produced through quantum entanglement.« *Progress in Physics* 3, S. 20–26 / *NeuroQuantology* 4, S. 17–31.

Huffman, W. H. 1988. *Robert Fludd and the End of the Renaissance.* London, New York: Routledge.

Huttenlocher, P. R. 1984. »Synapse elimination and plasticity in developing human cerebral cortex.« *American Journal of Mental Defi ciency* 88, S. 488–496.

Jack, A. I., Roepstorff, A. 2003. »Why trust the subject?« *Journal of Consciousness Studies.* 10 (9–10).

Jack, A. I., Roepstorff, A. 2002. »Introspection and cognitive brain mapping: from stimulus-response to script report.« *Trends in Cognitive Science* 6, (8), S. 333–339.

Jahn, R., Dunne, B. 1987. *Margins of Reality: The Role of Consciousness in the Physical World.* New York: Hartcourt Brace Jovanovich.

James, W. 1850. *The Principles of Psychology.* 2 Bände. Reprint, New York: Henry Holt.

James, W. 1926. *Unsterblichkeit.* Berlin: Philo-Verlag. Originaltitel: *Human Immortality: Two Supposed Objections to the Doctrine.* 2. Auflage, New York 1900.

James, W. 1979. *Die Vielfalt religiöser Erfahrung.* Freiburg im Breisgau: Walter Verlag. Originaltitel: *The Varieties of Religious Experience: A Study in Human Nature.* New York: Mentor Books 1958.

Jansen, K. 1996. »Neuroscience, Ketamine and the near-death experience: the role of Glutamate and the NMDA-Receptor.« In: L. W. Bailey, J. Yates (Hrsg.). *The Near-Death Experience: A Reader.* London, New York: Routledge, S. 265–282.

Jeans, J. H. 1934. *Der Weltenraum und seine Rätsel.* Stuttgart: Deutsche Verlags-Anstalt. Originaltitel: *The Mysterious Universe,* New York: The Macmillan 1930.

John, E. R. u.a. 2001. »Invariant reversible QEEG eff ects of anesthetics.« *Consciousness and Cognition* 10, S. 165–183.

Jordan, J. E., Dyess, E., Cliett, J. 1985. »Unusual spontaneous movements in brain-deadpatients.« *Neurology* 35, S. 1082.

Julsgaard, B. u.a. 2004. »Experimental demonstration of quantum memory for light.« *Nature* 432, S. 482–485.

Jung, C. G. 1979. *Erinnerungen, Träume, Gedanken.* Olten und Freiburg im Breisgau: Walter-Verlag.

Kant, I. 1998. *Kritik der reinen Vernunft*. Hamburg: Meiner.

Kellehear, A. 1996. *Experiences Near Death: Beyond Medicine and Religion*. New York: Oxford University Press.

Kellehear, A. 1993. »Culture, biology, and the near-death experience: a reappraisal.« *Journal of Nervous and Mental Disease* 181, S. 148–156.

Kelly, E. D., Williams Kelly, E. 2007. *Irreducible Mind: Toward a Psychology for the 21st Century*. New York u.a.: Rowman & Littlefield Publishers.

Kennedy D., Norman C. 2005. »What we don't know.« *Science* 309 (5731), S. 75.

Kerkhoffs, J. 1994. *Droomvlucht in coma*. Melick: Marga Genot Melick.

Kinney, H. C. u.a. 1994. »Neuropathological findings in the brain of Karen Ann Quinlan. The role of the thalamus in the persistent vegetative state.« *N Engl J Med 330* (26), S. 1469–1475.

Klemenc-Ketis, Z., Kersnik, J., Gremc, S. 2010. »The effect of carbon dioxide on near-death experiences in out-of-hospital arrest survivors: a prospective observational study.« *Critical Care* 14, R56.

Koch, Chr. 2005. »The movie in your head.« *Scientific American Mind* 16 (3), S. 58–63.

Koivisto, M., Revonsuo, A. 2008. »The role of unattended distractors in sustained inattentional blindness.« *Psychological Research* 72, S. 39–48.

Kolar M., Krizmaric M., Klemen P., Grmec S. 2008. »Partial pressure of end-tidal carbon dioxide successful predicts cardiopulmonary resuscitation in the field: a prospective observational study.« *Critical Care* 12, R115.

Kompanje, E. 1999. *Geven en nemen. De praktijk van postmortale orgaandonatie*. Doktorarbeit Erasmus Universität Rotterdam.

Kongzhi, S., Xianggao, L., Liangzhong, Z. 1990. »Research into paranormal ability to break through spatial barriers.« *Chinese Journal of Somatic Science*. First Issue, S. 22.

Korthals Altes, A. 2002. *Uit coma*. Den Haag: Miranda.

Kübler-Ross, E. 1999. *Interviews mit Sterbenden*. München: Droemer Knaur. Originaltitel: *On Death and Dying*. New York: Macmillan 1969.

Kübler-Ross, E. 1976. *Reif werden zum Tode*. Stuttgart: Kreuz. Originaltitel: *Death, the Final Stage of Growth*. Englewood Cliffs: Prentice-Hall 1975.

Kuhn, Th. S. 2003. *Die Struktur der wissenschaftlichen Revolutionen*. Frankfurt/Main: Suhrkamp. Originaltitel: *The Structure of Scientific Revolutions*. Chicago: University of Chicago Press 1962.

Kuhn, Th. S. 1969. *Die Struktur wissenschaftlicher Revolutionen*. Frankfurt/Main: Suhrkamp. Originaltitel: *The Structure of Scientific Revolutions*. Chicago: University of Chicago Press 1962.

Küng, H. 1982. *Ewiges Leben?* München: Piper.

Larson, E. J., Witham, L. 1998. »Leading scientists still reject God.« *Nature* 394, S. 313.

Larson, E. J., Witham, L. 1997. »Scientists are still keeping the faith.« *Nature* 386, S. 235–236.

Lashley, K. 1950. »In search of the engram.« In: *Physiological Mechanisms in Animal Behavior.* New York: Academic Press, S. 454–482.

Laszlo, E. 2006. *Wie kann ich die Welt verändern?* Berlin: Ullstein. Original-titel: *You Can Change the World – the Global Citizen's Handbook for Living on Planet Earth.* New York: Select Books 2003.

Laszlo, E. 2005. *Zuhause im Universum. Eine neue Vision der Wirklichkeit.* Berlin: Allegria. Originaltitel: *Science and the Akashic Field. An Integral Theory of Everything.* Rochester: Inner Traditions Int. 2004.

Laszlo, E. 2003. *The Connectivity Hypothesis. Foundations of an Integral Science of Quantum, Cosmos, Life, and Consciousness.* New York: State University of New York Press.

Laureys, S. u.a. 2004. »Brain function in the vegetative state.« In: C. Machado, D. A. Shewmon (Hrsg.). *Advances in Experimental Medicine and Biology 550: Brain Death and Disorders of Consciousness.* New York: Kluwer/Plenum, S. 229–238.

Lawrence, J. F. (Hrsg.) 1993. *Awaken from Death.* J. Appleseed.

Lederberg, J. 2001. »The meaning of epigenetics.« *The Scientist* 15 (18), S. 6.

Lempert, T., Bauer, M., Schmidt, D. 1994. »Syncope and near-death experience.« *Lancet* 344, S. 829–830.

Lensink, M. 2006. *Toevallige Signalen. Meer dan 100 verhalen over ervaringen rondom de dood.* Amsterdam: Schors.

Lerma, J. 2007. *Into the Light. Real Life Stories about Angelic Visits, Visions of Afterlife, and Other Pre-death Experiences.*, Inc. Franklin Lakes: New Page Books.

Leuba, J. H. 1926. *The Belief in God and Immortality: A Psychological, Anthropologicaland Statistical Study.* Boston: Sherman, French & Co.

Lewin, R. 1980. »Is your brain really necessary?« *Science* 210, S. 1232–1234.

Libet, B. 2005. *Wie das Gehirn das Bewusstsein produziert.* Frankfurt/Main: Suhrkamp. Originaltitel: *Mind Time: the Temporal Factor in Consciousness.* Cambridge: Harvard University Press 2004.

Libet, B. 1994. »A testable field theory of mind-brain interaction.« *Journal of Consciousness Studies* 1, S. 119–126.

Libet, B. u.a. 1983. »Time of conscious intention to act in relation to onset of cerebral activity (readiness potential): the unconscious initiation of a freely voluntary act.« *Brain* 106, S. 623–642.

Liebetanz, D. u.a. 2002. »Pharmacological approach to the mechanisms of transcranial DC-stimulation-induced after-effects of human motor cortex excitability.« *Brain* 125, S. 2238–2247.

Lodewick, G. 1998. *Ik houd mijn hart vast. Andere dimensies van orgaandona-tie.* Deventer: Ankh-Hermes.

Lommel, P. van 2006. »Near-death experience, consciousness and the brain: a new concept about the continuity of our consciousness based on recent scientific research on near-death experience in survivors of cardiac arrest.« *World Futures, The Journal of General Evolution* 62, S. 134–151.

Lommel, P. van 2004. »About the continuity of our consciousness.« *Advances in Experimental Medicine and Biology* 550, S. 115–132. In: C. Machado, D. A. Shewmon (Hrsg.). *Brain Death and Disorders of Consciousness.* New York u.a.: Kluwer Academic/Plenum Publishers.

Lommel, P. van u.a. 2001. »Near-death experiences in survivors of cardiac arrest: a prospective study in the Netherlands.« *The Lancet* 358, S. 2039–2045.

Long, J., Holden, J. M. 2007. »Does the arousal system contribute to near-death and out-of-body experiences? A summary and response.« *Journal of Near-Death Studies* 25 (3), S. 135–169.

Losasso, T. J. u.a. 1992. »Electroencephalographic monitoring of cerebral function during asystole and successful cardiopulmonary resuscitation.« *Anesthesia Analgesia* 75, S. 12–19.

Lutz, A. u.a. 2004. »Long-term meditators self-induce high-amplitude gamma synchrony during mental practice.« *Proceedings of the National Academy of Science USA* 101 (46), S. 16369–16373.

Machado, C., Shewmon, A. (Hrsg.). 2004. *Brain Death and Disorders of Consciousness.* London, New York: Kluwer Academic/Plenum Publishers.

Mack, A., Rock, I. 1998. *Inattentional blindness.* Cambridge, MA: MIT Press.

Mantegna, R. N. u.a. 1994. »Linguistic features of non-coding DNA sequences.« *Phys Rev Lett* 73, S. 31–69.

Marcer, P. J., Schempp, W. 1998. »The brain as a conscious system.« *Int. Journal of General Systems* 27 (11), S. 231–248.

Marcer, P. J., Schempp, W. 1997. »Model of the neuron working by quantum holography.« *Informatica* 21 (3), S. 519–534.

Marcer, P. J., Schempp, W. 1996. »A mathematically specified template for DNA and the genetic code in terms of the physically realisable processes of quantum holography.« In: A. M. Fedorec, P. J. Marcer (Hrsg.). *Proc. The Greenwich symposium on Living Computers.* S. 45–62.

Marcikic, I. u.a. 2004. »Distribution of time-bin entangled Qubits over 50 km of optical fiber.« *Physical Review Letters* 93 (18), S. 180502-1-4

Mascoro, J. 1965. *The Upanishads.* London, New York: Penguin Books Ltd.

Maslow, A. H. 1977. *Die Psychologie der Wissenschaft.* München: Goldmann. Originaltitel: *The Psychology of Science.* New York: Harper & Row 1966.

Maslow, A. H. 1973. *Psychologie des Seins.* München: Kindler. Originaltitel: *Toward a Psychology of Being.* New York: Van Nostrand 1968.

Maso, I. 2003. *Argumenten voor een inclusieve wetenschap.* Paper präsentiert auf der Konferenz »Wetenschap, wereldbeeld en wij«, Brüssel, 10. Juni 2003.

Massimini, M. u.a. 2005. »Breakdown of cortical effective connectivity during sleep.« *Science* 309 (5744), S. 2228–2232.

Matsukevich, D. N., Kuzmich, A. 2004. »Quantum state transfer between matter and light.« *Science* 306, S. 663–666.

Mayberg, H. S. u.a. 2005. »Deep brain stimulation for treatment-resistant depression.« *Neuron* 45, S. 651–660.

Mayberg, H. S. u.a. 2002. »The functional neuranatomy of the placebo effect.« *American Journal of Psychiatry* 159, S. 728–737.

Mayer, J., Marx, T. 1972. »The pathogenesis of EEG changes during cerebral anoxia.« In: Drift, E. van der. *Cardiac and Vascular Diseases Handbook of Electroencephalography and Clinical Neurophysiology.* Amsterdam, S. 5–11.

Meduna, L. T. 1950. *Carbon Dioxide Therapy: A Neuropsychological Treatment of Nervous Disorders.* Springfield: Charles C. Thomas.

Mermin, N. D. 1985. »Is the moon there when nobody looks? Reality and the Quantum Theory.« *Physics Today* 38 (4), S. 38–47.

Mesland, D. 2002. *Bewustzijn. De metafysische ruimte.* Delft: Eburon.

Mevius, L., Kievits, F. 2010. »Hypercapnie verklaart bijna-doodervaringen.« *Ned. Tijdschr. Geneesk* 154, C547.

Milton, J. 1966. *Das verlorene Paradies.* München: Winkler Verlag. Originaltitel: *Paradise Lost.* 1667.

Mishlove, J. 1993. *The Roots of Consciousness: The Classic Encyclopedia of Consciousness Studies Revised and Expanded.* Tulsa: Oak Council Books.

Misra, B., Sudarshan, E. C. 1977. »The Zeno's paradox in Quantum Theory.« *J. Math. Phys.* 18, S. 756–763.

Montaigne, Michel de. 1998. »Philosophieren lernen heißt sterben lernen.« Essay I, 20. In: Michel de Montaigne. *Essays.* Hrsg. von Hans Magnus Enzensberger, übersetzt von Hans Stilett. Frankfurt/Main: Eichborn.

Moody, R. A. Jr. 2007. *Leben nach dem Tod.* Reinbek: Rowohlt, 9. Auflage. Originaltitel: 1975. *Life after Life.* Covington: Mockingbird Books.

Moore, W. J. 1989. *Schrödinger: Life and Thought.* London: Cambridge University Press.

Morse, M., Perry, P. 1994. *Zum Licht. Was wir von Kindern lernen können, die dem Tode nahe waren.* München: Droemer Knaur. Originaltitel: *Closer to the Light.* New York: Villard Books 1990.

Morse, M. 1994. *Verwandelt vom Licht. Über die transformierende Wirkung von Nah-Todeserfahrungen.* München: Droemer Knauer. Originaltitel: *Transformed by the Light.* New York: Villard Books 1990,

Moss, J., Rockoff, M. 1980. »EEG Monitoring during Cardiac Arrest and Resuscitation.« *JAMA* 244 (24), S. 2750–2751.

Most, S. B., Scholl, B. J., Clifford, E., Simons, D. J. 2005. »What you see is what you set: Sustained inattentional blindness and the capture of awareness.« *Psychological Review* 112 (1), S. 217–242.

Musgrave, C. 1997. »A study of spiritual transformation.« *Journal of Neardeath Studies,* 15 (3), S. 187–201.

Myers, F. W. H. 1903. *Human Personality and Its Survival of Bodily Death.* London: Longmans, Green.

Myers, F. W. H. (1892a). »The subliminal consciousness.« Chapter 1–5. *Proceedings of the Society for Psychical Research* 8, S. 298–535.

Myers, F. W. H. (1892b). »On indications of continued terrene knowledge on the part of phantasms of the dead.« *Proceedings of the Society for Psychical Research* 8, S. 170–252.

Nadeau, R., Kafatos, M. 1999. *The Non-Local Universe; the New Physics and Matters of the Mind.* New York: Oxford University Press.

Nelson, K. R. u.a. 2006. »Does the arousal system contribute to near death experience?« *Neurology* 66–1, S. 1003–1009.

Nelson, R. D. u.a. 1996. »Precognitive remote perception: replication of remote viewing.« *Journal of Scientific Exploration* 10, (1), S. 109–110.

Nersessian, N. J. 1984. »Aether or: the creation of sientific voncepts.« *Studies in the History and Philosophy of Science* 15, S. 175–212.

Neumann, J. von. 1955. *Mathematical Foundations of Quantum Theory.* Princeton: Princeton University Press.

Newberg, A. 2003. *Der gedachte Gott. Wie Glaube im Hirn entsteht.* München: Piper. Originaltitel: *Why God Won't Go Away: Brain Science and the Biology of Belief.* Ballantine Books 2002.

Noë, A. 2009. *Out of Our Heads. Why You Are Not Your brain, and Other Lessons from the Biology of Consciousness.* New York: Hill and Wang.

Opdebeeck, A. 2001. *Bijna dood. Leven met bijna-doodervaringen.* Tielt: Uitgeverij Terra-Lannoo.

Osis, K., Haraldsson, E. 1977. *At the Hour of Death.* New York: Avon Books.

Ovid (Publius Ovidius Naso). *Metamorphosen.* In deutsche Hexameter übertragen von Erich Rösch. München: Artemis Verlag 1988.

Owen, A. M. u.a. 2006. »Detecting awareness in the vegetative state.« *Science* 313, S. 1402.

Pagels, H. R. 1987. *Die Zeit vor der Zeit. Das Universum bis zum Urknall.* Berlin u.a.: Ullstein. Originaltitel: *Perfect Symmetry.* London: Joseph Publishers 1985.

Palmer, J. 1979. »A community mail survey of psychic experiences.« *Journal of the American Society of Psychical Research* 73, S. 221–251.

Paradis, N. A., Martin, G. B., Rosenberg, J. 1991. »The effect of standard and high dose epinephrine on coronary perfusion pressure during prolonged cardiopulmonary resuscitation.« *J Am Med Assoc* 265, S. 1139–1144.

Paradis, N. A., Martin, G. B., Goetting, M. G. 1989. »Simultaneous aortic jugular bulb, and right atrial pressures during cardiopulmonary resuscitation in humans: insights into mechanisms.« *Circulation* 80, S. 361–368.

Parnia, S., Fenwick, P. 2002. »Near-death experiences in cardiac arrest: visions of a dying brain or visions of a new science of consciousness.« Review article. *Resuscitation* 52, S. 5–11.

Parnia, S., Spearpoint, K., De Vos, G. u.a. 2014. »AWARE – AWAreness during REsuscitation – A prospective study.« *Resuscitation* 85 (12), S. 1799–1805. Online publiziert: 6. Oktober 2014.

Parnia, S. u.a. 2001. »A qualitative and quantitative study of the incidence, features and aetiology of near death experiences in cardiac arrest survivors.« *Resuscitation* 48, S. 149–156.

Pearsall, P., Schwartz, G. E., Russek, L. G. 2002. »Changes in heart: transplant recipients that parallel the personalities of their donors.« *Journal of Near-Death Studies* 20 (3), S. 191–206.

Pearsall, P. 1999. *Heilung aus dem Herz.* München: Goldmann. Originaltitel: *The Heart's Code.* New York: Broadway Books, Bantam Doubleday Dell 1998.

Penfield, W. 1975. *The Mystery of the Mind.* Princeton: Princeton University Press.

Penfield, W. 1958. *The Excitable Cortex in Conscious Man.* Liverpool: Liverpool University Press.

Penfield, W. 1955. »The role of the temporal cortex in certain psychical phenomena.« *Journal of Mental Science* 101, S. 451–465.

Pennefather, S. H., Dark, J. H., Bullock, R. E. 1993. »Haemodynamic responses to surgery in brain-dead organ donors.« *Anaesthesia* 48 (12), S. 1034–1038.

Penrose, R. 1995. *Schatten des Geistes. Wege zu einer neuen Physik des Bewusstseins.* Heidelberg u.a.: Akademie Verlag. Originaltitel: *Shadows of the Mind.* Oxford: Oxford University Press 1994.

Persinger, M. A., Healey, F. 2002. »Experimental facilitation of the sensed presence: possible intercalatation between the hemispheres induced by complex magnetic fields.« *Journal of Nervous and Mental Diseases* 190, S. 533–541.

Persinger, M. A. 1994. »Near-death experiences: determining the neuroanatomical pathways by experiential patterns and simulation in experimental settings.« In: L. Bessette (Hrsg.). *Healing: Beyond Suffering or Death.* Quebec u.a.: Publications MNH, S. 277–286.

Pfister, O. 1930. »Schockdenken und Schockphantasien bei höchster Todesgefahr.« *Zeitschrift für Psychoanalyse* 16, S. 430–455.

Pibram, K. 1969. »The neurophysiology of remembering.« *Scientific American* 220, S. 75.

Pizzi, R. u.a. 2004. »Non-local correlation between human neural networks.« In: E. Donkor u.a. (Hrsg.). *Quantum Information and Computation II, Proceedings of SPIE 5436.* S. 107–117.

Platon. 1999. *Sämtliche Werke in zehn Bänden.* Hrsg. von Karlheinz Hülser, übersetzt von Friedrich Schleiermachers, ergänzt durch Übersetzungen von F. Susemihl u.a. Frankfurt/Main u.a.: Insel.

Popper, K., Eccles, J. C. 1982. *Das Ich und sein Gehirn.* München, Zürich: Piper. Originaltitel: *The Self and Its Brain.* Springer, New York 1977,

Pribram, K. 1977. *Languages of the Brain.* Monterey: Wadsworth Publishing.

Prigogine, I., Stengers I. 1984. *Order out of Chaos: Man's New Dialogue with Nature*. Boulder: New Science Press.

Puma, J. la u.a. 1988. »Talking to comatose patients.« *Arch. Neurol.* 45, S. 20–22.

Puthoff, H. E. 1996. »CIA-initiated remote viewing program at Stanford Research Institute.« *Journal of Scientific Exploration* 10 (1), S. 63–76.

Puthoff, H. E., Targ, R. 1976. »A perceptual channel for information transfer over kilometres distances: historical perspectives and recent research.« *Proceedings of the IEEE* 64 (3), S. 329–354.

Radin, D. 2006. *Entangled Minds. Extrasensory Experiences in a Quantum Reality.* New York: Paraview Pocket Books.

Radin, D. 2004. »Event-related electroencephalographic correlations between isolated human subjects.« *Journal of Alternative and Complementary Medicine* 10, S. 315–323.

Rando, T. A. (Hrsg.). 1985. *Parental Loss of a Child.* Champaign: Research Press.

Raphael, S. P. 1994. *Jewish Views of the Afterlife.* Northvale: Jason Aronson.

Rees, W. D. 1971. »The hallucinations of widowhood.« *British Medical Journal* 4, S. 37–41.

Richards, T. L. u.a. 2005. »Replicable functional magnetic resonance imaging evidence of correlated brain signals between physically and sensory isolated subjects.« *Journal of Alternative and Complementary Medicine* 11 (6), S. 955–963.

Ridley, M. 2000. *Alphabet des Lebens. Die Geschichte des menschlichen Genoms.* München: Claassen. Originaltitel: Ders.: *Genome. The Autobiography of a Species in 23 Chapters.* New York: Harper Collins Publishers 2000.

Ring, K. 1992. *The Omega Project. Near-death Experiences, Ufo-Encounters and Mind at Large.* New York: William Morrow and Company.

Ring, K. 1986. *Den Tod erfahren – das Leben gewinnen. Erkenntnisse und Erfahrungen von Menschen, die an der Schwelle zum Tod gestanden und überlebt haben.* Bern u.a.: Scherz. Originaltitel: *Heading Toward Omega: In Search of the Meaning of the Near-Death Experience.* New York: Morrow 1984.

Ring, K. 1984. *Heading Toward Omega: In Search of the Meaning of the Near-Death Experience.* New York: Quill William Morrow.

Ring, K. 1980. *Life at Death: A Scientific Investigation of the Near-Death Experience.* New York: Coward, McCann & Geoghegan.

Ring, K., Cooper, S. 1999. *Mindsight: Near-Death and Out-of-Body Experiences in the Blind.* Palo Alto: William James Center/Institute of Transpersonal Psychology.

Ring, K., Elsaesser-Valarino, E. 1999. *Im Angesicht des Lichts. Was wir aus Nah-Tod-Erfahrungen für das Leben gewinnen.* München u.a.: Hugendubel. Originaltitel: *Lessons from the Light: What We Can Learn from the Near-Death Experience.* London, New York: Insight Books, Plenum Publishing Corp. 1998.

Ritchie, G., Sherill, E. 2008. *Rückkehr von morgen*. 38. Auflage, Marburg: Francke. Originaltitel: *Return from Tomorrow*. Michigan: Chosen Books of The Zondervan Corps. 1978.

Robinson, R. 2006. »Ciliate genome sequence reveals unique features of a model eukaryote.« *Public Library of Science Biol* 4 (9), S. 304. doi:10.1371/journal.pbio.0040304.

Rodin, E. 1989. »Comments on ›A neurobiological model for near-death experiences‹.« *Journal of Near-Death Studies 7*, S. 255–259.

Roland, P. E., Friberg, L. 1985. »Localization in cortical areas activated by thinking.« *J Neurophysiol* 53, S. 1219–1243.

Roland, P. E. 1981. »Somatotopical tuning of postcentral gyrus during focal attention in man. A regional cerebral blood flow study.« *Journal of Neurophysiology* 46, S. 744–754.

Romijn, H. 2002. »Are virtual photons the elementary carriers of consciousness?« *Journal of Consciousness Studies* 9, S. 61–81.

Romijn, H. 1997. »About the origin of consciousness. A new, multidisciplinary perspective on the relationship between brain and mind.« *Proceedings of the Koninklijke Nederlandse Akademie van Wetenschappen* 100 (1–2), S. 181 bis 267.

Rosenblum, B., Kuttner, F. 2002. »The observer in the quantum experiment.« *Foundations of Physics* 32 (8), S. 1273–1293.

Russell, P. 2002. *Quarks, Quanten, Satori. Wissenschaft und Mystik, zwei Erkenntniswege treffen sich*. Bielefeld: Kamphaus. Originaltitel: *From Science to God. A Physicist's Journey into the Mystery of Consciousness*. Novato: New World Library 2002.

Rutherford, F., Holton, G., Watson, F. G. 1968. *Project Physics Course*. New York: Reinhart & Winston.

Saavedra-Aguilar, J. C., Gomez-Jeria, J. S. 1989. »A neurobiological model for neardeath experiences.« *Journal of Near-Death Studies 7*, S. 205–222.

Sabom, M. B. 1998. *Light and Death: One Doctor's Fascinating Account of Near-Death Experiences*. Michigan: Zondervan Publishing House.

Sabom, M. B. 1986. *Erinnerungen an den Tod. Eine medizinische Untersuchung*. München: Goldmann. Originaltitel: *Recollections of Death: A Medical Investigation*. New York: Harper & Row 1982.

Safar, P. u.a. 2002. »Cerebral resuscitation potentials for cardiac arrest.« *Crit. Care Med.* 30 (4 suppl), S. 140–144.

Sanders, A. B., Kern, K. B., Otto, C. W., Milander, M. M., Ewy, G. A. 1989. »Endtidal carbon dioxide monitoring during cardiopulmonary resuscitation. A prognostic indicator for survival.« *JAMA,* 262 (10), S. 1347–1351.

Sartori, P., Badham, P., Fenwick, P. 2006. »A prospectively studied near-death experience with corroborated out-of-body perception and unexplained healing.« *Journal of Near-Death Studies 2 5* (2), S. 69–84.

Sartori, P. 2006. »The incidence and phenomenology of near-death experiences.« *Network Review* (Scientific and Medical Network) 90, S. 23–25.

Sartori P. 2015. *Nahtod-Erfahrungen als Neuanfang. Was wirklich wichtig ist im Leben.* Grafing: Aquamarin.

Saver, J. L., Rabin, J. 1997. »The neural substrates of religious experience.« *Journal of Neuropsychiatry* 9 (3), S. 498–510.

Sauve, M. J. u.a. 1996. »Patterns of cognitive recovery in sudden cardiac arrest survivors: the pilot study.« *Heart Lung* 25 (3), S. 172–181.

Schempp, W. 1992. »Quantum holography and neurocomputer architectures.« *Journal of Mathematical Imaging and Vision* 2, S. 109–164.

Schempp, W. 1997. *Magnetic Resonance Imaging: Mathematical Foundations and Applications.* New York: John Wiley.

Schiff, N. D. u.a. 2007. »Behavioural improvements with thalamic stimulation after severe traumatic brain injury.« *Nature* 448, S. 600–603.

Schmied, I., Knoblaub, H., Schnettler, B. 1999. »Todesnäheerfahrungen in Ost- und Westdeutschland. Eine empirische Untersuchung.« In: H. Knoblaub, H. G. Soeffner (Hrsg.). *Todesnähe: Interdisziplinäre Zugänge zu einem außergewöhnlichen Phänomen.* Konstanz: Universitas Konstanz.

Scholl, B. J., Noles, N. S., Pasheva, V., Sussman, R. 2003. »Talking on a cellular telephone dramatically increases ›sustained inattentional blindness‹.« *Journal of Vision* 3 (9), S. 156, 156a.

Schouterden, C., Linden, G. van der. 2005. ›*Kijk, ik ben er nog!*‹ *Met getuigenissen overtekens van overledenen.* Free Musketeers.

Schrödinger, E. 1951 *Was ist Leben?* Bern: Francke. Originaltitel: *What is Life?* Cambridge: Cambridge University Press 1944.

Schrödinger, E. 1944. *What is Life. With ›Mind and matter‹ and ›Autobiographical Sketches‹.* Cambridge: Cambridge University Press, Canto Edition 1992. [Davon gibt es keine deutsche Übersetzung. Die Übersetzung stammt aus: Schrödinger, E. 1959. *Geist und Materie.*, Wien u.a.: Zsolnay. Originaltitel: Mind and Matter. Cambridge: Cambridge University Press 1958.]

Schrödinger, E. 1935. »Discussion of probability relations between separated systems.« *Cambridge Philosophical Society Proceedings* 32, S. 555.

Schuijlenburg B. van. 1994. *Waar was de patiënt? Omgang met mensen met een bijnadood-ervaring in de hulpverlening.* Assen: Van Gorcum.

Schwaninger, J. u.a. 2002. »A prospective analysis of near-death experiences in cardiac arrest patients.« *Journal of Near-Death Studies* 20, S. 215–232.

Schwartz, S. A. 2007. *Opening to the Infinite. The Art and Science of Nonlocal Awareness.* Buda: Nemoseen Media.

Schwartz, J. M., Begley, S. 2002. *The Mind and the Brain; Neuroplasticity and the Power of Mental Force.* New York: Regan Books.

Shadler, M. N., Kiani, R. 2007 »News and views. Neurology: an awakening.« *Nature* 448, S. 539–540.

Shakespeare, William. 1981. *Hamlet.* In: W. Shakespeare. *Die großen Dramen.* In zehn Bänden. Band 1, 2. Übersetzt von Rudolf Schaller. Frankfurt/Main: Insel.

Sheldrake, R. 1990. *Das Gedächtnis der Natur. Das Geheimnis der Entstehung der Formen der Natur.* Originaltitel: *The Presence of the Past.* London: Fontana 1988.

Sheldrake, R. 1981. *A new Science of Life.* London: Blond & Briggs.

Shuhuang, L. u.a. 1981. »Some experiments on the transfer of objects performed by unusual abilities of the human body.« *Nature Journal (Peoples Republic of China)* 4 (9), S. 652. [Defense Intelligence Agency Requirements and Validation Branch, DIA Translation LN731–83, Intelligence Information Report No. 6010511683 (1983)]

Simons, D. J., Chabris, C. F. 1999. »Gorillas in our midst: sustained inattentional blindness for dynamic events.« *Perception* 28 (9), S. 1059–1074.

Simons, D. J., Rensink, R. A. 2005. »Change blindness: past, present, and future.« *Trends in Cognitive Sciences* 9 (1), S. 16–20.

Slob, M. 20. 01. 2007. »Waar de wetenschap niet bij kan.« Interview. *NRC Handelsblad,* Beilage: *Wetenschap en onderwijs.*

Smith, D. S. u.a. 1990. »Reperfusion hyperoxia in the brain after circulatory arrest in humans.« *Anesthesiology* 73, S. 12–19.

Sogyal Rinpoche 2003. *Das tibetische Buch vom Leben und Sterben.* Bern: Scherz. Originaltitel: *The Tibetan Book of Living and Dying.* Harper San Fransisco 1992.

Solomon, L. D.: 1999. *The Jewish Book of Living and Dying.* Northvale: Jason Aronson.

Sommerfeld, A. 1924. *Atombau und Spektrallinien.* Braunschweig: Friedrich Vieweg & Sohn.

Sperry, R. W. 1976. »Mental phenomena as causal determinants in brain function.« In: Savodnik u.a. (Hrsg.). *Consciousness of the Brain.* New York: Plenum.

Standish, L. J. u.a. 2004. »Electroencephalographic evidence of correlated event-related signals between the brain of spatially and sensory isolated subjects.« *Journal of Alternative and Complementary Medicine* 10 (2), S. 307–314.

Standish, L. J. u.a. 2003. »Evidence of correlated functional magnetic resonance imaging signals between distant human brains.« *Altern. Ther. Health Med.* 9 (1), S. 128.

Stapp, H. 2004. *Mind, Matter and Quantum Mechanics.* 2. Auflage, Berlin u.a.: Springer Verlag.

Stark, P. 2005. *De hele Waarheid. Verhalen uit de praktijk van orgaantransplantatie.* Breda: Papieren Tijger.

Steiner, R. 1961. »Der Tod als Lebenswandlung.« In: *Rudolf Steiner Gesamtausgabe.* Dornach.

Stevenson, I. 1999. *Reinkarnationsbeweise.* Grafing: Aquamarin Verlag. Originaltitel: *Where Reincarnation and Biology Intersect.* Westport: Praeger Publishers 1997.

Stichting School voor Filosofie 1983. *Tien upanishads*. 2. Auflage, Amsterdam: De Driehoek.

Stolp, H. 1987. *De Gouden Vogel; dagboek van een stervende jongen*. Rotterdam: Lemniscaat.

Stone, R. B. 1989. *The Secret Life of Your Cells*. West Chester: Whitford Press.

Strassman, R. 2001. *DMT, The Spirit Molecule. A Doctor's Revolutionary Research into the Biology of Near-Death and Mystical Experiences*. Rochester: Park Street Press.

Sutherland, Ch. 1992. *Transformed by the Light. Life after Near-Death Experiences*. London u.a.: Bantam Books.

Swaab, D. 2009. »Als we alles bewust moesten doen, zouden wij geen leven hebben.« (»Wenn wir alles bewusst tun würden, hätten wir kein Leben mehr.«) Interview mit Dick Swaab von G. Klaasen, *KRO Magazine* 47, S. 10–13.

Swami Rama. 1996. *Sacred Journey. Living Purposefully and Dying Gracefully*. New Delhi: Himalayan International Institute of Yoga Science & Philosophy.

Swedenborg, E. 1873. *Himmel und Hölle*. Übersetzt von J. F. I. Tafel, Tübingen.

Sylvia, C., Novak, W. J. 1998. *Herzensfremd*. Hamburg: Hoffmann und Campe. Originaltitel: *Change of Heart:* New York: Little, Brown 1997.

Thaheld, F. 2003. »Biological non-locality and the mind-brain interaction problem: comments on a new empirical approach.« *BioSystems 2209*, S. 1–7.

Tosch, P. 1988. »Patient's recollections of their posttraumatic coma.« *Journal of Neuroscience Nursing* 20 (4), S. 223–228.

Truog R. D., Miller F. G. 2008. »The Dead Donor Rule and Organ Transplantation.« *New England Journal of Medicine* 359, S. 674–675.

Vries, J. W. de u.a. 1998. »Changes in cerebral oxygen uptake and cerebral electrical activity during defibrillation threshold testing.« *Anesthesia Analgesia* 87, S. 16–20.

Waanders, T. 2006. *De dood en de jongen. Monument voor mijn gestorven zoon*. Kampen: TenHave.

Wackermann, J. u.a. 2003. »Correlations between electrical activities of two spatially separated human subjects.« *Neuroscience Letters* 336, S. 60–64.

Wade, J. 1998. »The phenomenology of near-death consciousness in past-life regression therapy: a pilot study.« *Journal of Near-Death Studies* 17 (1), S. 31–53.

Wager, T. D. u.a. 2004. »Placebo-induced changes in fMRI in the anticipation and experience of pain.« *Science* 303, S. 1162–1167.

Walach, H., Hartmann, R. 2000. »Complementarity is a useful concept for consciousness studies. A reminder.« *Neuroendrocrinol Lett* 21, S. 221–232.

Weiss, P. 1939. *Principles of Development*. New York: Holt.

Wetzel, R. u.a. 1985. »Hemodynamic responses in braindead organ donor patients.« *Anesthesia and Analgesia* 64, S. 125–28.

Whinnery, J. E., Whinnery, A. M. 1990. »Acceleration-induced loss of consciousness.« *Archives of Neurology* 47, S. 764–776.

481

White N. S., Alkire M. T. 2003. »Impaired thalamocortical connectivity in humans during general-anesthetic induced unconsciousness.« *Neuroimage* 19 (2 pt 1), S. 401–411.

Wigner, E. 1963. »The Problem of Measurement.« *Journal of Physics* 31, S. 6.

Wijk, R. van. 2001. »Bio-photons and bio-communication.« *Journal of Scientific Exploration* 15 (2), S. 183–197.

Wilber, K. 1984. *Wege zum Selbst.* München: Kösel. Originaltitel: *No Boundary.* Shambhala, Boulder 1981.

Williams Kelly, E., Greyson, B., Stevenson, I. 1999–2000. »Can experiences near-death furnish evidence of life after death?« *Omega* 40, S. 513–519.

Woerlee, G. M. 2003. *Mortal Minds. A Biology of the Soul and the Dying Experience.* Utrecht: De Tijdstroom.

Wolf, F. A. 1996. *The Spiritual Universe. One Physicist's Vision of Spirit, Soul, Matter and Self.* Portmouth: Moment Point Press.

Wolf, F. A. 1989. *Der Quantensprung ist keine Hexerei. Die neue Physik für Einsteiger.* Frankfurt/Main: Fischer Verlag. Originaltitel: *Taking the Quantum Leap. The New Physics for Non-Scientists.* New York: Harper & Row Publishers 1989.

Yamamura, H. 1998. »Implication of near-death experience for the elderly in terminal care.« *Nippon Ronen Igakkai Zasshi* 35 (2), S. 103–115.

Zaleski, C. 1995. *Nah-Toderlebnisse und Jenseitsvisionen. Vom Mittelalter bis zur Gegenwart.* Frankfurt/Main: Insel. Originaltitel: *Otherworld Journeys: Accounts of Near-Death Experience in Medieval and Modern Times.* Oxford: Oxford University Press 1987.

Zeilinger, A. 2005. *Einsteins Spuk.* München: Bertelsmann.

Zeilinger, A. 2003. *Einsteins Schleier.* München: C. H. Beck.

Zohar, D. 1990. *The Quantum Self. Human Nature and Consciousness Defined by the new Physics.* New York: William Morrow.

Personenregister

Elisabeth Kübler-Ross

DAS RAD DES LEBENS

Autobiographie

Elisabeth Kübler-Ross hat durch ihre therapeutische Arbeit mit Sterbenden dazu beigetragen, eine der größten Ängste der Menschheit zu lindern: die Furcht vor dem Tod.

In ihrer Autobiographie schildert Elisabeth Kübler-Ross die prägenden Ereignisse eines mutigen und engagierten Lebens. Zentrale Stationen ihres Weges sind: ihre Jugend in der Schweiz, die Grausamkeiten des Nazi-Regimes und ihre therapeutische Arbeit mit Sterbenden.

Der spannende und dramatische Bericht einer großen Heilerin, die ihre Lebensaufgabe darin sieht, den Tod als Illusion zu entlarven.

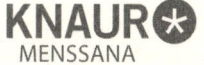

KNAUR ✸
MENSSANA

Frank Ostaseski

DIE FÜNF EINLADUNGEN

Was wir vom Tod lernen können, um erfüllt zu leben

Der bewusste Umgang mit der letzten Lebensphase ist das Hauptaugenmerk von Frank Ostaseski. Der bedeutendste Vertreter der Hospizarbeit hat aus seinen Erfahrungen in der Sterbebegleitung fünf Grundsätze entwickelt, mit denen er zeigt, was im Leben wirklich zählt. Seine »fünf Einladungen« können jeden Menschen bereichern, unabhängig davon, ob man mit Krankheit und Sterben konfrontiert ist oder mitten im Leben steht.

»Frank verkörpert die Weisheit und das Mitgefühl, das er in diesem fesselnden und überzeugenden Buch mit uns teilt.«
Jon Kabat-Zinn

»Ein tolles Buch mit vielen neuen Ansatzpunkten im Bereich Hospizarbeit, das auch unter die Haut geht.«
(all-access-lounge.de (Sebastian Hiedels))

„Inspirierende Geschichten und einfache, kraftvolle Übungen tragen dazu bei, dass man lernt, hinter das Gewöhnliche zu schauen und zu erkennen, was wirklich zählt im Leben.“
(Salzburger Bauer)

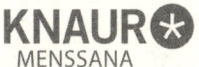

KNAUR
MENSSANA

Bernard Jakoby, Marie-Luise Nieberle

ICH LASS DICH NICHT ALLEIN IM STERBEN

Würdevoll Abschied nehmen

Der bekannte Sterbe-Forscher Bernard Jakoby und die Hospiz-Leiterin Marie-Luise Nieberle machen Angehörigen Mut, Sterbende nicht allein zu lassen.

In ihrem praktischen Ratgeber erklären sie alles Wichtige, was man bei der Begleitung eines Sterbenden wissen muss. Ihre tiefe Überzeugung ist: Wer einen Sterbenden begleitet, gewinnt eine ganz neue Sicht auf das eigene Leben.

Marie-Luise Nieberle weiß durch 25 Jahre Hospizerfahrung, was man als Angehöriger tun kann, um den Abschied liebevoll und würdevoll zu gestalten. Sie gibt eine Fülle konkreter Hilfestellungen und erzählt berührende Geschichten vom Übergang der Menschen in eine andere Dimension.

Bernard Jakoby erklärt die wichtigsten Fakten aus der Sterbe-Forschung, die am Bett eines Sterbenden hilfreich sein können. So verlässt z.B. der Hörsinn als letztes den Menschen, und Sterbende hören, was man sagt, auch wenn sie scheinbar schon weggetreten sind. Das eröffnet Möglichkeiten der Versöhnung, die auch das Leben der Verbliebenen leichter machen.

Immer wieder wird deutlich: Das Mysterium des Todes mitzuerleben schenkt tiefe Einsichten und verändert grundlegend die Wertigkeiten des Lebens.

Dieser berührende Ratgeber gibt Halt und Kraft in der schweren Zeit des Abschieds und nimmt den Menschen die Angst vor dem Tod.

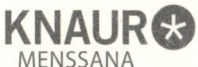

KNAUR
MENSSANA

Betty J. Eadie

LICHT AM ENDE DES LEBENS

Bericht einer außergewöhnlichen Nahtoderfahrung

Seit Urzeiten berichten Menschen, die an der Schwelle zum Tode standen, von Erlebnissen wie sanfter Wärme, himmlischer Musik, Schwerelosigkeit, von strahlendem Licht und einem Film, der innerhalb kürzester Zeit die wichtigsten Stationen ihres Lebens zeigt. Betty Eadies Nahtoderfahrung geht darüber weit hinaus. Ihr wurde plötzlich klar, welche grundlegenden Fehler wir alle machen und dass der Tod den Anfang eines neuen Lebens bedeutet. Betty Eadies Begegnungen mit Engeln und hohen Geistwesen besitzen nicht nur persönlichen Charakter, sondern bringen allen Menschen die Botschaft der Liebe als des höchsten kosmischen Gesetzes.

„Dieses Buch ist nicht einfach nur ein Buch ... es ist eine Erfahrung! Eine Erfahrung, die ihre Denkweise verändern könnte."
(fachbuchkritik.de)

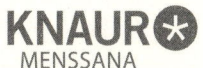